Félicitations !

Vous entrez dans une période bien particulière de votre vie qui sera **un mélange d'intense bonheur et de questionnements, d'attente fébrile et de doutes, de changements pour vous, votre couple et votre famille, de complicité et de partage...** Un nouveau monde unique que nous allons explorer ensemble, semaine après semaine, jusqu'à votre accouchement.

Vous préparer à bien vivre votre grossesse, voilà ce qui doit vous préoccuper à partir de ce jour. Si vous avez déjà vécu une ou plusieurs grossesses, vous savez qu'aucune ne se ressemble. **Je répondrai à toutes vos questions, surtout celles que l'on n'ose pas poser**, toutes ces choses minimes mais qui prennent leur importance quand on est enceinte et qui restent encore trop souvent taboues !

Ce livre marquera avec vous **le franchissement des différentes étapes de votre grossesse**, car quelle femme enceinte ne s'est pas posé la question de savoir ce qu'il convient de faire et de ne pas faire, pour le bien-être de son bébé et le sien ?

De la conception à l'accouchement, vous trouverez toutes les informations nécessaires au bon déroulement de votre grossesse : comprendre comment votre corps se transforme et bébé s'y développe, préparer au mieux l'arrivée de bébé avec le futur papa et rêver à cette nouvelle vie de maman qui vous attend...

Sandrine Dury

Sandrine Dury

9 mois !

Coaching jeunes parents

MANGO

Sommaire

L'évolution mois par mois de la grossesse

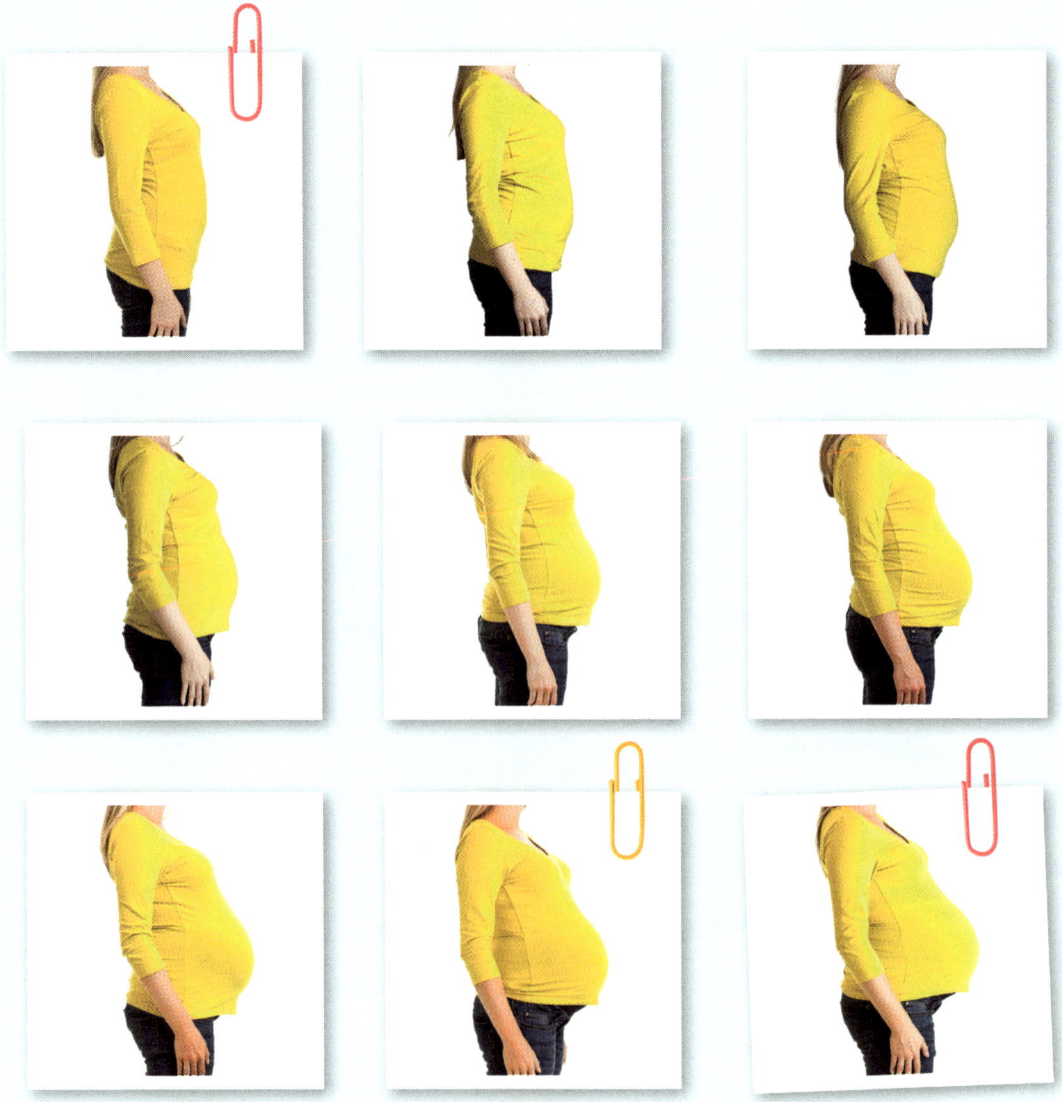

Le premier trimestre

Vous

- **1er mois :** test, bilan sanguin… votre grossesse sera confirmée !
- **2e mois :** vous passerez votre premier examen prénatal obligatoire. Il faut vous inscrire dans la maternité de votre choix. Vous enverrez votre déclaration de grossesse pour recevoir votre « Carnet de santé maternité ».
- **3e mois :** vous passerez votre première échographie ! Ça sera le moment d'annoncer votre grossesse autour de vous.

Bébé

- **À la fin du 1er mois :** on parle d'embryon, ses membres vont s'ébaucher à la fin de ce mois en commençant par les bras. Son cœur commence à battre à 18 jours.
- **À la fin du 2e mois :** son cœur est terminé et bat deux fois plus vite que le vôtre. Bébé pèse environ 10 g !
- **À la fin du 3e mois :** c'est un fœtus qui mesure 8 cm de la tête au coccyx et pèse 65 g. Tous ses organes vitaux sont en place. Il commence à téter le liquide amniotique.

LE 1er MOIS

semaine 1

Vous voilà partie pour la fabuleuse aventure de la grossesse…

… pour neuf mois qui seront, j'en suis sûre, remplis de bonheur, de joies mais aussi de doutes et de questions que nous aborderons ensemble pour tout savoir sur ce qui vous attend pendant cette fabuleuse période de votre vie.

Vous allez ressentir beaucoup d'émotions et découvrir de nouvelles sensations au fil de votre grossesse car votre corps va changer et vous avec… Eh oui, vous ne serez plus la même dans quelques mois, tout simplement parce que vous portez la vie, et ceci que ce soit votre premier, votre deuxième enfant ou même plus !

Même si personne ne peut encore deviner votre état, vous sentez déjà les premiers signes de la grossesse.

Vos seins augmentent de volume et sont tendus, votre goût et votre odorat se modifient, ce que vous saviez certainement avant tout le monde ! N'est-ce pas ? Beaucoup de femmes notent tous ces changements inconsciemment et les gardent dans un petit coin de leur tête en attendant d'être sûre. Une petite voix intérieure murmure déjà, vous devrez y être attentive, nous en reparlerons très vite.

Je vous donne un conseil très précieux, à suivre tout au long de votre grossesse :

É-COU-TEZ-VOUS !

Vous êtes enceinte, c'est une grande nouvelle et vous allez maintenant plonger dans un monde inconnu, car attendre un enfant c'est toujours extraordinaire, que ce soit pour le premier ou pour les suivants !

À savoir

LE JARGON DE GROSSESSE que vous allez devoir décoder jusqu'à l'accouchement :

Votre médecin vous parlera de votre grossesse en semaines d'aménorrhée, c'est-à-dire qu'il calcule le terme de votre grossesse à partir du 1er jour des dernières règles. Lorsqu'il vous dira que vous êtes à 10 semaines d'aménorrhée, vous serez à 8 semaines de grossesse. Clairement, il rajoute 2 semaines sur votre propre calcul.
Votre futur bébé est appelé embryon dès la conception et deviendra un fœtus à 10 semaines.

Mon conseil grossesse :

Pensez à arrêter toute prise d'alcool et de tabac si ce n'est déjà fait. Arrêtez tout traitement médical et prévenez immédiatement votre médecin qui vous indiquera si vous devez le poursuivre. L'aspirine et l'ibuprofène sont fortement déconseillés le premier trimestre car ils favorisent les saignements et sont nocifs pour le bébé les trois derniers mois. Vous devez toujours informer votre médecin traitant ou votre gynécologue avant toute prise de médicament non prescrit dès que vous avez connaissance de votre grossesse.

Ma santé

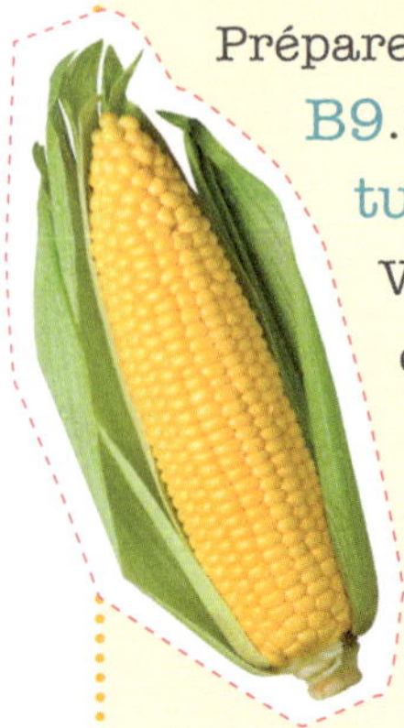

Préparez-vous à la grossesse en prenant de l'acide folique ou vitamine B9. Elle joue un rôle essentiel dans le développement du fœtus en prévenant les risques d'anomalie congénitale (spina bifida). Vous en trouverez naturellement dans les haricots verts, asperges, épinards, lentilles, pois chiches, brocolis, choux de Bruxelles, maïs, oranges et œufs, mais l'apport n'est pas suffisant. Pour une prise de supplément, parlez-en à votre médecin qui vous conseillera sur le dosage. Il contribue à la fortification du fœtus pendant le premier trimestre.

Est-ce normal ? J'ai toujours envie de vomir !

Votre sens de l'odorat va être beaucoup plus sensible et développé. Ainsi certains parfums ou odeurs habituels vont alors vous soulever le cœur et vous mettre très mal à l'aise. Les nausées matinales, voire journalières pour certaines d'entre nous, sont fréquentes le premier trimestre de la grossesse. Sachez qu'il existe des remèdes contre les nausées et vomissements. La biscotte du matin, le coca sont des petits trucs que l'on se transmet entre copines, avec plus ou moins de réussite... L'homéopathie et l'acupuncture soulagent certaines futures mamans et des médicaments reconnus et inoffensifs pour le fœtus pourront vous être prescrits si cela devient trop difficile à vivre au quotidien.

Info nutrition : que dois-je manger à partir de maintenant ?

Votre bébé est le premier concerné par votre alimentation, car vous lui aurez apporté tous les nutriments essentiels et ce que vous mangez se voit directement sur votre corps, alors pensez à faire des repas équilibrés qui vous permettront d'avoir une belle peau. Donc, mangez mieux ; c'est faire coup double et garantir à votre corps un apport nécessaire qu'il transmet directement au fœtus via le cordon ombilical. Évitez les aliments trop gras ou trop sucrés et pensez plutôt aux en-cas

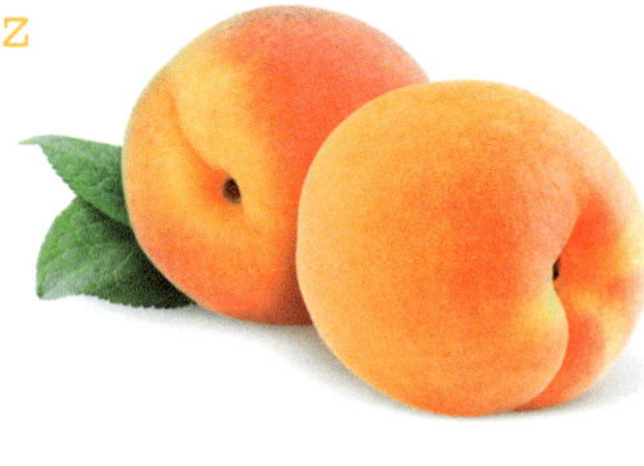

de fruits et légumes de saison de toutes les couleurs. Ayez le réflexe de regarder les étiquettes des produits alimentaires que vous achetez et consommez. Les apparences sont souvent trompeuses ! Et si vous le pouvez, mangez bio le plus possible.

Info grossesse :

85 % des femmes qui le désirent tombent enceintes au cours de la première année où elles cessent d'utiliser un moyen de contraception. Il faut en moyenne 6 mois pour être enceinte après l'arrêt d'une contraception et 25 % des femmes sont enceintes au cours du premier mois !

Mon astuce de la semaine : me détendre !

Le stress de la vie quotidienne a des effets négatifs sur le corps et la santé. Le premier trimestre de la grossesse est une période capitale pour la formation des organes, des muscles et des os de bébé. Alors c'est le moment de vous concentrer sur vous et votre grossesse qui s'annonce...

Plus d'infos

- Pour la plupart des femmes, le développement et la sensibilité de leur odorat est le premier signe qui leur fait comprendre qu'elles sont enceintes !
- Dès la fécondation, votre grossesse commence. La production de progestérone est enclenchée, ce qui permet à l'utérus de comprendre la situation : il garde bien au chaud votre futur bébé...
- Votre esprit est en ébullition : vous allez fonder une famille ou l'agrandir !
- Protégez-vous et votre corps, pensez à vous, soyez égoïste pour une fois, éloignez déjà tous les facteurs de risques, substances, alimentation, facteurs environnementaux qui pourraient nuire à votre condition de femme enceinte.

DOSSIER

Calendrier des moments à ne pas oublier

Une grossesse dure généralement 39 semaines.

La date prévue de votre accouchement :

C'est votre gynécologue qui vous l'indiquera dès la première consultation. Pour bénéficier d'une protection sociale et de la prise en charge de vos soins médicaux, vous avez, dans le premier trimestre de votre grossesse, un certain nombre d'examens et de formalités à accomplir.

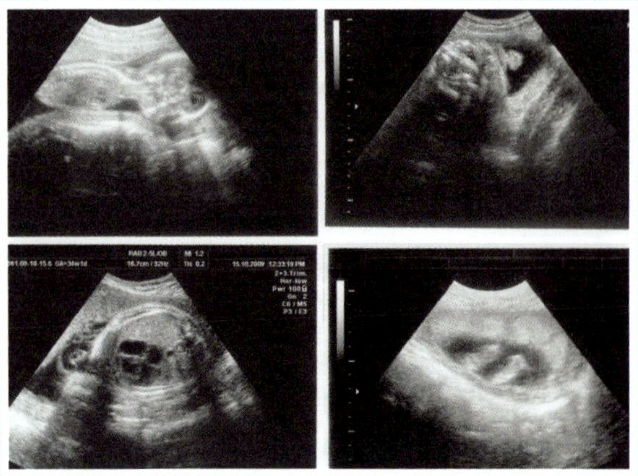

Le premier examen prénatal obligatoire :

Il est à réaliser à partir de la 8e semaine d'aménorrhée (semaine de grossesse plus 2 : soit 6e semaine de grossesse). Il permet de faire un bilan de votre état de santé général. À l'issue de cet examen, votre médecin vous donnera le document intitulé « Déclaration de Grossesse » et vous expliquera les formalités à remplir. La déclaration de grossesse doit être faite dans les 14 premières semaines.

Première échographie :

Elle doit avoir lieu entre la 12e et la 14e semaine d'aménorrhée.

Deuxième échographie :

Il s'agit de l'échographie morphologique qui a lieu entre la 22e et la 24e semaine d'aménorrhée. Elle permet de vérifier la croissance de votre bébé et de déceler d'éventuelles anomalies.

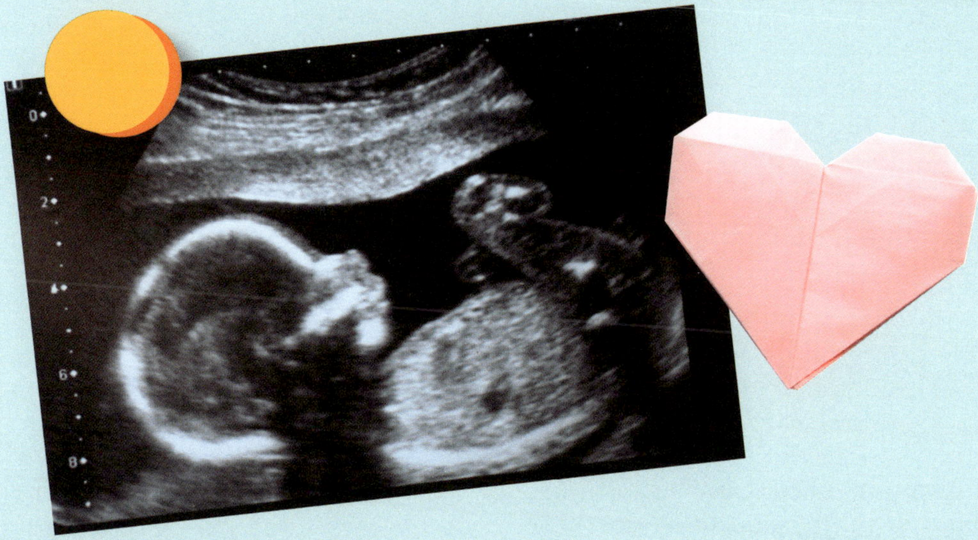

Troisième échographie :

Elle doit être réalisée entre la 32e et la 34e semaine d'aménorrhée.

Consultation avec l'anesthésiste :

Elle doit être faite au cours du dernier trimestre de la grossesse, généralement au cours du 8e mois.

Durée du congé maternité :

Il débute à la fin de la 32e semaine pour un premier ou deuxième enfant. Renseignez-vous auprès de votre médecin pour un troisième enfant ou plus ou une grossesse multiple. La durée du congé maternité est de 16 semaines : généralement 6 semaines avant la date d'accouchement prévue et 10 semaines après. Vous avez maintenant la possibilité de moduler ces semaines « avant et après ».

Enfin, pensez à vous inscrire assez tôt dans une maternité, surtout si vous habitez dans une grande ville !

semaine 2

Nous voilà déjà presque arrivées à l'étape du test de grossesse ...

... car c'est à la fin de cette semaine que vous pourrez vous livrer à ce fameux rituel qui changera sans aucun doute le cours de votre vie.

Votre retard de règles devient certainement une obsession ! Mais soyez patiente, attendez encore quelques jours.

Le moment où vous lirez le résultat du test restera gravé dans votre mémoire, même si beaucoup de choses vont s'enchaîner derrière. Vous allez ressentir le tourbillon de toutes les étapes très fortes que vous vous apprêtez à vivre.

Sachez que votre bébé continue son développement et même si, à ce stade, ce n'est qu'un embryon, il envahit déjà tout votre espace. Vos pensées vont toutes vers lui !

Vous vous sentez différente, un peu bizarre sans vraiment arriver à mettre de mots sur ces nouvelles sensations. Ce qui est sûr, c'est que votre corps change et qu'il se prépare doucement mais sûrement à accueillir votre bébé.

Vous vous posez certainement la question de savoir si ce sera un garçon ou une fille ? Comment allez-vous l'appeler ? À quelle date va-t-il naître ? Tout se bouscule !

Laissez les choses se mettre en place et détendez-vous, vous aurez besoin de toute votre énergie pour aller jusqu'au terme.

Votre corps et votre esprit sont sous l'influence des hormones et modifient votre perception au quotidien. Acceptez-le, ainsi vous vivrez bien mieux chaque phase de ce premier trimestre.

Vous êtes en route pour une fantastique découverte de vous-même !

À savoir

LA FAUSSE COUCHE

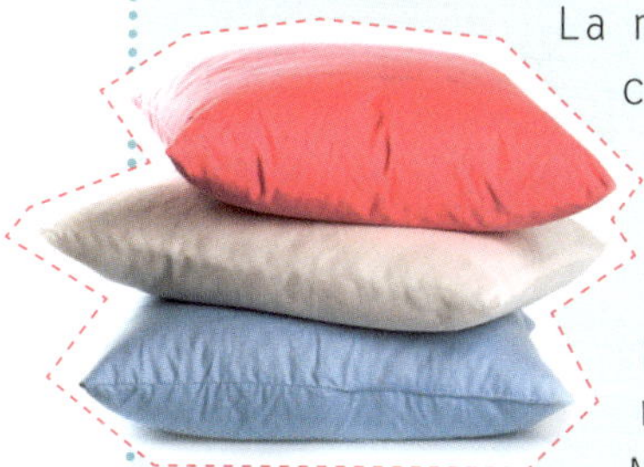

La meilleure prévention contre les risques de fausse couche est le REPOS !

Les signes qui peuvent vous alerter sont principalement : des pertes plus abondantes, la survenue de perte de sang rouge, des douleurs pelviennes comme de très fortes douleurs de règles…

N'hésitez pas à aller consulter si vous ressentez des signes urinaires ou vaginaux en plus comme des brûlures en urinant, une envie très fréquente d'aller faire pipi, des pertes vaginales plus abondantes, etc. Cela pourrait indiquer une infection qui serait à l'origine des petites contractions amenant les pertes brunâtres.

Il faut éviter les trajets en voiture, déléguer les courses et le ménage… Bref,se reposer au maximum, en suivant les conseils de son médecin, le temps que l'utérus se relâche et que tout rentre dans l'ordre.

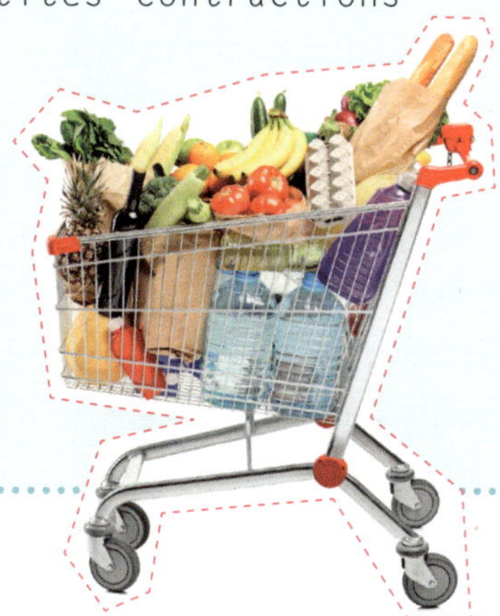

Mon conseil grossesse :

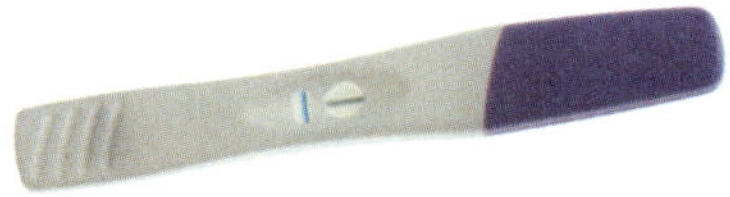

Les premiers symptômes : certains symptômes ne trompent pas si vous avez oublié la date de vos dernières règles ou que vous avez des cycles irréguliers : des seins douloureux qui se tendent et se gonflent, un écœurement ou des nausées, surtout le matin quand vous êtes à jeun, qui peuvent aller jusqu'aux vomissements. Vous vous sentez fatiguée, énervée pour un rien... Un test de grossesse vous permettra de confirmer vos impressions et d'expliquer ces sensations inhabituelles. Les derniers tests de grossesse sont maintenant très perfectionnés et permettent en quelques minutes de savoir ! Sachez que le test sanguin est le seul fiable à 100 %, c'est pour cela que seul votre médecin pourra vous confirmer ou non la grossesse, révélée par la présence ou non de l'hormone Bêta-HCG. La prise de sang permet surtout d'estimer la date de fécondation.

Ma santé

AIGREURS D'ESTOMAC

Contre les remontées acides, essayez de boire un verre de lait ou de prendre un petit-suisse, de manger un petit peu de pain. Évitez les boissons gazeuses et ne vous allongez pas tout de suite après les repas. Pensez à surélever votre tête et vos épaules pour dormir, avec un gros oreiller.

Demandez conseil à votre médecin qui pourra vous prescrire un traitement pour calmer ces désordres alimentaires avec des pansements gastriques.

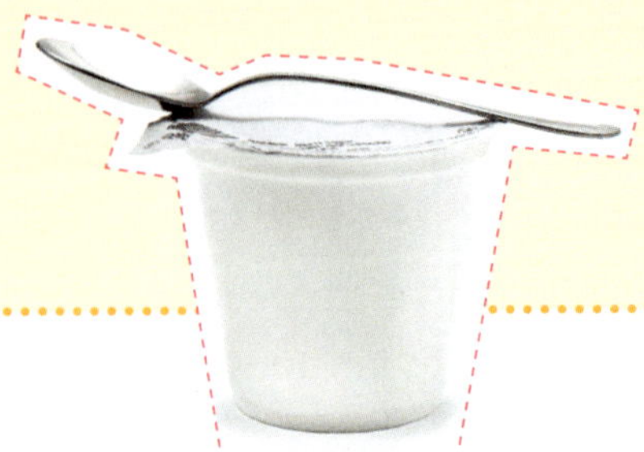

Est-ce normal ? Je me sens très fatiguée et fragilisée.

Dans les premiers mois de grossesse, le système hormonal est particulièrement perturbé, ce qui explique la majorité des symptômes de début de grossesse. La fatigue, étant l'un des principaux symptômes, entraîne avec elle automatiquement une fragilité du système immunitaire. Même sans être enceinte, une personne fatiguée est plus susceptible de tomber malade. Les femmes enceintes, en début de grossesse, particulièrement en raison de cette fatigue et des bouleversements hormonaux, sont plus exposées. C'est pourquoi une alimentation équilibrée et un sommeil de qualité vous aideront à limiter les risques pour votre santé, particulièrement durant ce premier trimestre, ensuite votre corps va s'habituer à tous ces changements hormonaux, ce qui vous permettra de vous sentir plus en forme au cours du second trimestre.

Info nutrition : comment faire diminuer les nausées matinales ?

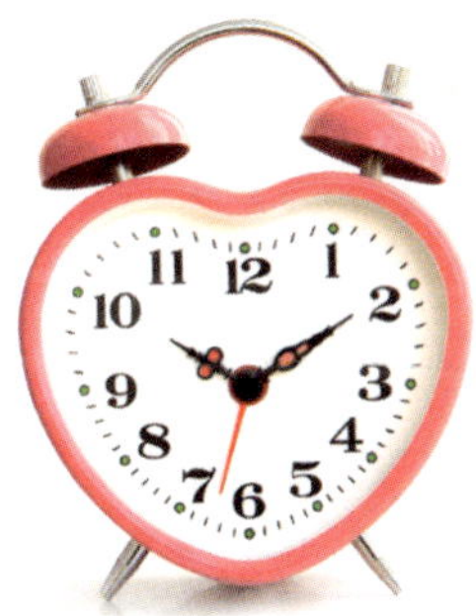

Les nausées matinales viennent souvent perturber le début de journée pendant le premier trimestre de la grossesse. Bien que cela soit vraiment désagréable et difficile à supporter, sachez que ces nausées ne gênent en rien le bon développement de votre grossesse. Heureusement, une fois le premier trimestre passé, les nausées disparaissent et vos levers seront plus agréables. Pour vous aider à diminuer vos nausées, le mieux c'est de vous aménager un environnement calme et une alimentation appropriée. Un réveil en douceur, de petits repas fractionnés, en pensant aux féculents et aux soupes, et un entourage sans fumée ni odeurs désagréables seront vos meilleurs alliés. Votre conjoint ou votre famille peuvent aussi vous aider en cuisinant pour vous, et en vous évitant de faire le ménage. Au besoin, votre médecin pourra aussi vous prescrire un traitement adapté si ces nausées deviennent vraiment insupportables pour vous.

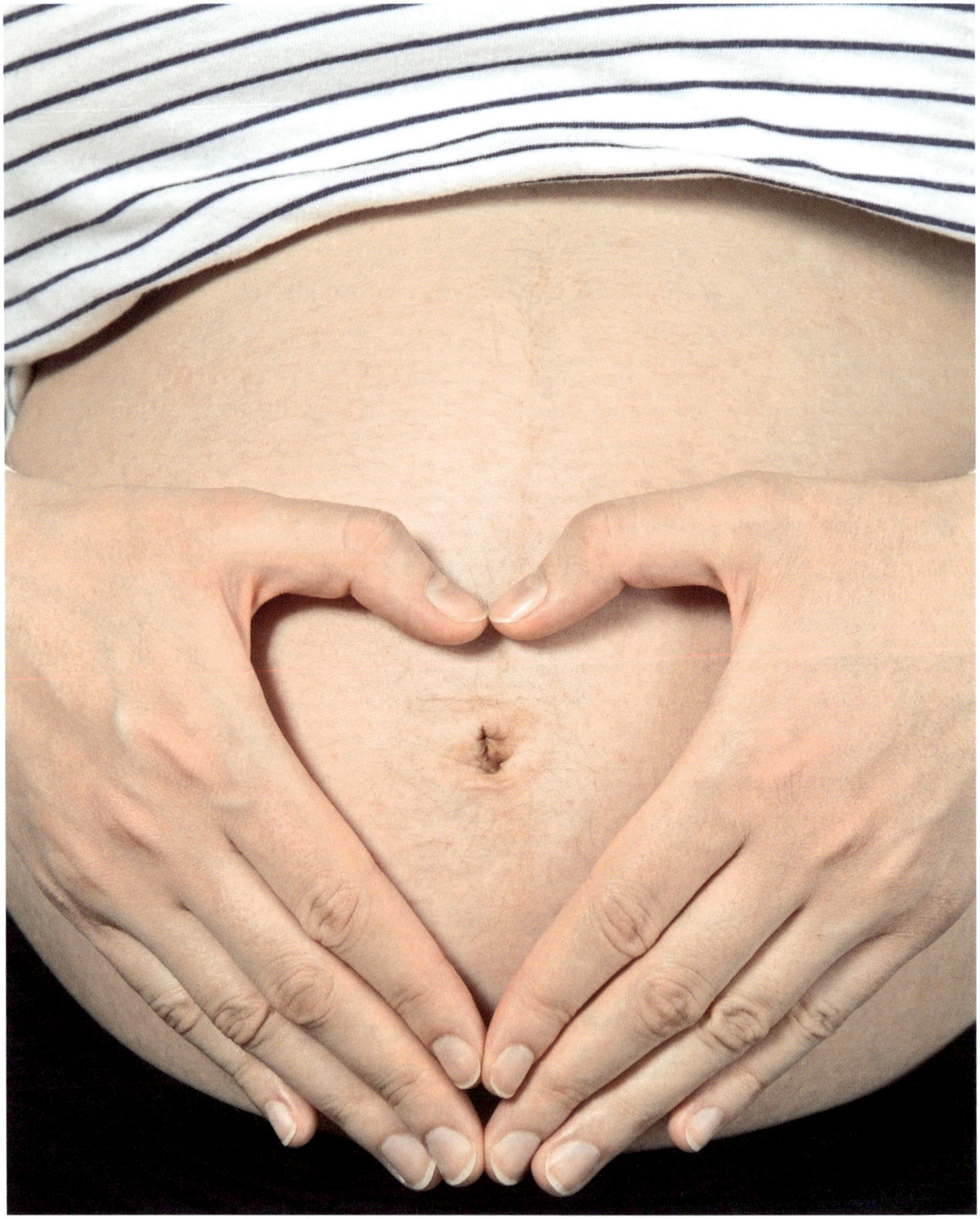

Info grossesse : tabac et alcool

Votre bébé doit se développer en toute sécurité et pour cela vous devez arrêter de fumer, c'est une grande décision et un challenge que vous pouvez réussir pour vous et votre bébé. Pour y parvenir, je vous conseille de vous faire aider en consultant votre médecin qui pourra vous prescrire des patchs de substitution qui vous éviteront de souffrir du manque et vous permettront de tenir. En ce qui concerne l'alcool, si vous en consommez en temps normal de façon raisonnable, il vous faut arrêter toute consommation. Un logo indique sur chaque bouteille si celle-ci est déconseillée pour les femmes enceintes. Si vous avez besoin d'aide pour vous arrêter, n'hésitez pas à en parler avec votre médecin, qui ne vous jugera pas mais sera à votre écoute et vous conseillera.

Ma vie de couple

À chacune ses idées pour annoncer sa grossesse au futur papa. Pensez simplement à ne pas trop en faire, évitez les scénarios compliqués, gardez votre naturel et faites comme vous le ressentez. Il n'y a pas de modèle, simplement un moment magique à partager en fonction de votre couple et de votre histoire personnelle.

Plus d'infos

- Même si vous n'êtes pas encore sûre d'être enceinte, tout est déjà en place pour que votre bébé grandisse !
- Votre futur bébé s'est fait sa place dans la muqueuse utérine.
- Pendant les six premières semaines, si rien ne change dans votre apparence physique, votre corps, lui, amorce déjà de profonds changements car votre organisme est inondé d'hormones de grossesse !
- En début de grossesse, l'afflux d'hormones peut rendre la surface du col de l'utérus très fragile et sujette aux saignements.

DOSSIER

Les 7 visites médicales obligatoires de la grossesse

La date de vos dernières règles va déterminer la date du début de la grossesse et la date présumée d'accouchement. La durée de la grossesse s'évalue donc en mois de grossesse ou en semaines d'aménorrhée (SA), c'est-à-dire en nombre de semaines vous séparant de la date de vos dernières règles. En cas de cycles irréguliers, l'échographie réalisée avant votre 13e SA permettra de dater plus précisément votre grossesse.

Le premier examen prénatal :

Votre médecin vous pose des questions sur les maladies héréditaires familiales ou bien encore sur vos habitudes alimentaires et votre travail (horaires, transport…). Vous aurez aussi quelques examens : un examen général, un examen gynécologique et une prise de sang. Celle-ci permettra de vérifier votre groupe sanguin mais aussi votre immunité à la toxoplasmose, la rubéole et que vous n'êtes pas porteuse du sida. Enfin, c'est lors de ce premier examen prénatal que votre médecin vous remet votre déclaration de grossesse qui vous sera utile pendant tout le suivi de votre grossesse.

Le deuxième examen prénatal aura lieu au cours du 4e mois :

Votre médecin note votre tension, votre poids et les bruits du cœur. Il vous conseille de faire les tests de marqueurs sériques (dépistage de la trisomie 21) et vous prescrit un examen d'urine (recherche d'albumine).

Le troisième examen prénatal lors du 5e mois :

Votre médecin effectue l'examen général et vous rappelle votre deuxième échographie. Il vérifie entre autres votre hauteur utérine, votre tension et votre prise de poids et répond à vos questions, alors n'oubliez pas de les noter avant chaque rendez-vous !

Le quatrième examen prénatal se déroule pendant le 6e mois :

Votre médecin examine maintenant votre col de l'utérus pour éviter un éventuel accouchement prématuré. Il vérifie aussi l'évolution du fœtus et vous fait écouter les battements du cœur de votre bébé. Il étudie le résultat de votre deuxième échographie, vous prescrit un test d'albumine et peut-être aussi un test de O'Sullivan pour la recherche d'un éventuel diabète gestationnel.

Le cinquième examen prénatal est effectué lors du 7e mois :

Le médecin pratique l'examen général et vérifie votre tension artérielle (recherche de toxémie). En plus du test régulier d'urine pour vérifier les albumines, il vous invite alors à prendre rendez-vous pour votre troisième échographie. Sachez que les examens peuvent être plus nombreux au cours du dernier trimestre si votre gynécologue le juge nécessaire.

Le sixième examen prénatal a lieu au 8e mois :

Votre médecin vérifie la position de votre bébé, pour savoir si la présentation se fera par la tête ou par le siège et la largeur de votre bassin. Pour compléter le suivi de votre grossesse, il recherche les albumines et effectue un prélèvement vaginal pour vérifier l'absence de streptocoque. Il vous demandera de prendre rendez-vous avec l'anesthésiste, qui est l'une des étapes obligatoires du 8e mois.

Le septième examen prénatal a lieu si possible pendant le 9e mois :

C'est ainsi la dernière des visites médicales obligatoires de votre grossesse. Ce sont les mêmes examens que durant le 8e mois qui vous sont proposés. Durant cette consultation, votre médecin écoute particulièrement toutes les questions que vous avez à lui poser au sujet de votre accouchement, alors surtout n'hésitez pas !

À savoir : chaque mois votre poids et votre tension artérielle sont surveillés durant l'examen prénatal. Albumine et glucose sont également recherchés ainsi que toxoplasmose et rubéole (obligatoire jusqu'à la 20e SA). D'autres examens peuvent également vous être proposés si votre médecin le juge nécessaire. Faites-lui confiance, et de votre côté pensez bien à respecter les délais tout au long du suivi de votre grossesse pour ne pas perdre une partie de vos droits.

semaine 3

Vous voilà déjà en troisième semaine de cette belle aventure que nous vivons ensemble.

D'habitude, vos règles sont très ponctuelles car votre cycle est régulier... Vous êtes certainement enceinte. Alors vérifiez-le dès maintenant si ce n'est déjà fait !

Vous avez certainement les seins gonflés, vous avez aussi des nausées le matin, vous êtes fatiguée dans la journée, vous avez des sautes d'humeur ! Ne vous inquiétez surtout pas, car ce sont les petits maux classiques du début de la grossesse.

Si votre test de grossesse est positif, faites un test sanguin prescrit par votre médecin pour confirmer votre grossesse. S'il est négatif mais que vos règles n'arrivent pas, refaites-en un dans quelques jours.

L'embryon mesure environ un demi-millimètre et sachez que le cœur de votre bébé va commencer à battre à 18 jours. Alors évitez de prendre des risques qui pourraient mettre en danger votre grossesse. Ainsi, dans le doute, ne vous exposez pas aux rayons X en évitant les examens radiologiques et ne manipulez pas de produits chimiques. Prévenez votre médecin si vous avez besoin de prendre des médicaments. Car chacun de vos gestes sera maintenant celui d'une future maman, gardez-le bien à l'esprit.

Si vous avez le moindre doute, prenez rendez-vous le plus rapidement possible avec votre médecin. Vous vous sentirez ainsi rassurée. Votre santé et celle de votre bébé sont très importantes, alors écoutez votre corps !

Vous seule ressentez ce qui se passe en vous, ainsi vous pouvez vivre au mieux votre grossesse avec l'aide de tous ceux qui vous entourent. Alors, faites attention à vous.

À savoir

LA PREMIÈRE VISITE MÉDICALE OBLIGATOIRE

Lors de ce premier examen prénatal, votre gynécologue vous posera des questions sur vous (les éventuelles maladies héréditaires familiales…), votre mode de vie, et vous interrogera sur vos habitudes alimentaires et votre travail (horaires, transport…). Vous passerez aussi quelques examens tels qu'un examen prénatal général, un examen gynécologique et une prise de sang. Elle permettra de vérifier votre groupe sanguin, mais aussi si vous êtes immunisée contre la toxoplasmose, la rubéole ou que vous n'êtes pas porteuse du sida. Enfin, c'est lors de ce premier examen prénatal que votre médecin vous remettra votre déclaration de grossesse qui vous sera utile durant tout votre suivi de grossesse. Ce premier examen doit être fait avant la fin de la 14e semaine de grossesse, alors prenez rendez-vous dès maintenant pour être sûre d'avoir votre consultation dans les temps !

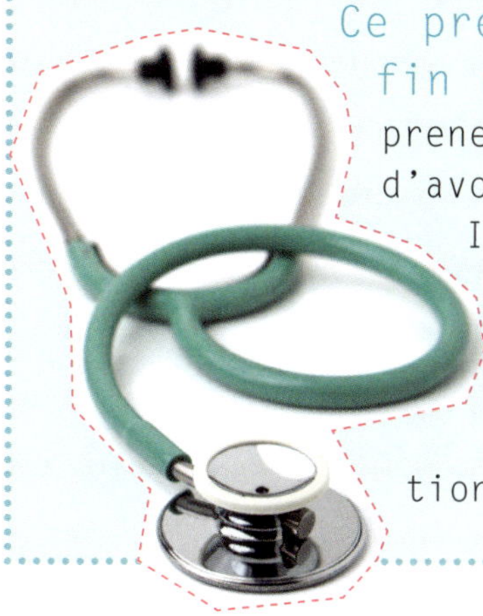

Il vous faudra ensuite envoyer rapidement la déclaration de grossesse à la CAF et à la CPAM pour respecter ces délais, aussi avant la fin de la 14e semaine de grossesse, et ainsi bénéficier de vos droits aux prestations sociales.

Mon conseil grossesse

Quand prévenir son employeur ?

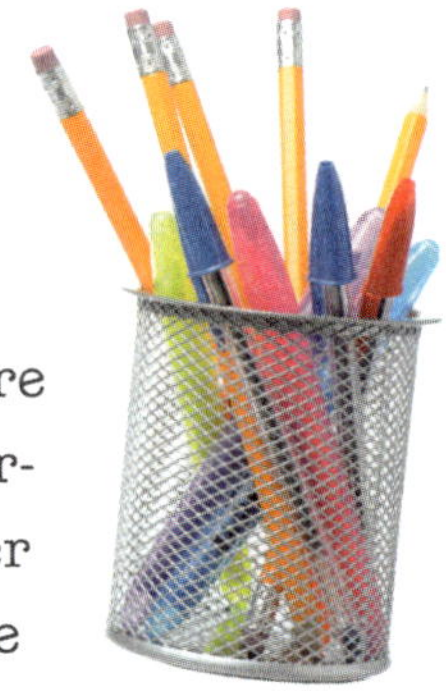

Même si vous n'êtes pas légalement tenue de dire à votre employeur que vous êtes enceinte, la courtoisie vous l'impose afin qu'il puisse s'organiser en prévision de votre congé maternité. Sachez que votre état lui interdit de vous licencier. En général, les femmes attendent la première échographie pour l'annoncer afin de s'assurer du bon déroulement de leur grossesse. Dans l'attente de votre congé maternité, pensez à vous ménager pour préserver votre santé et celle de bébé selon le type de travail que vous effectuez. N'hésitez pas à demander un aménagement de poste si celui-ci nécessite des efforts physiques inadaptés à votre état.

Ma santé

1 200 mg par jour : c'est la quantité de calcium nécessaire au développement de bébé et à la préservation des os de maman pendant la grossesse. Sachez que l'embryon grandit à un rythme prodigieux durant les huit premières semaines suivant la fécondation. **C'est pendant cette période que ses organes vitaux, squelette, crâne, et cerveau commencent à se former.**

Pensez à consommer votre dose de laitage indispensable dès le début de la grossesse. Si vous n'appréciez ou ne supportez pas le lait, sachez que d'autres aliments contiennent du calcium. Vous en trouverez la liste dans notre dossier spécial nutrition sur le calcium page 34.

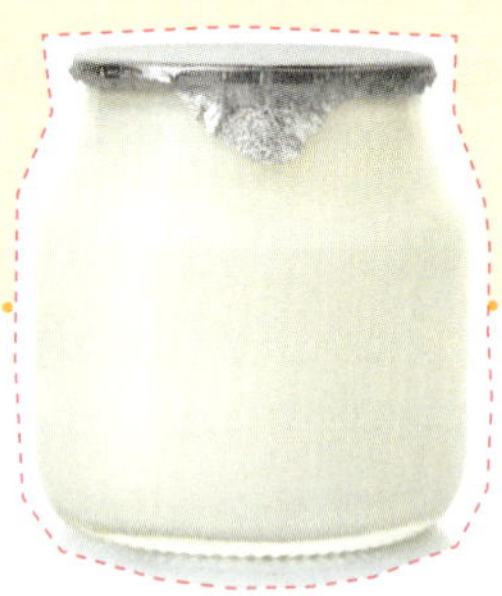

Est-ce normal ?

Je me sens de plus en plus stressée jour après jour.

La grossesse est une période particulière et complexe dans la vie d'une femme. À la fois synonyme de bonheur et aussi stressante par tout ce qu'elle apporte et bouleverse dans votre vie. En effet, vous allez subir beaucoup de changements pendant ces neuf mois, autant physiques que psychologiques, et votre entourage avec vous ! Vous devez surtout penser à votre bébé et à vous en priorité, et pour cela il faudra vous détendre et vous ménager. Ce qui ne signifie pas d'arrêter toute activité, bien au contraire ! N'hésitez pas à continuer ou à participer à des activités qui vous permettront d'évacuer ce stress, avec l'accord de votre médecin, comme la natation, le yoga, mais aussi des loisirs artistiques comme la musique, le théâtre ou la peinture. Partagez-les en groupe, avec des amies pour vous aider à retrouver sérénité et joie de vivre. Prenez aussi du temps pour vous seule, pour vous détendre. Ce n'est pas toujours facile de trouver un moment juste pour soi, mais vous avez besoin de repos pour évacuer le stress de la vie quotidienne, alors prenez du recul quand vous sentez que « ça monte » !

Info nutrition :

Quand vous faites vos courses, sachez que les aliments industriels sont souvent remplis de sucres cachés ou de sel : les gâteaux, desserts, biscuits apéritifs, yaourts aux fruits et tous les plats préparés en général. Même les jus de fruits sont pour la plupart très sucrés, alors ne vous privez pas mais pensez plutôt fraîcheur, et puis cuisiner maison est vraiment plus sain. Allez plutôt faire un tour sur le marché, ce qui est bien plus agréable et sera meilleur pour vos formes !

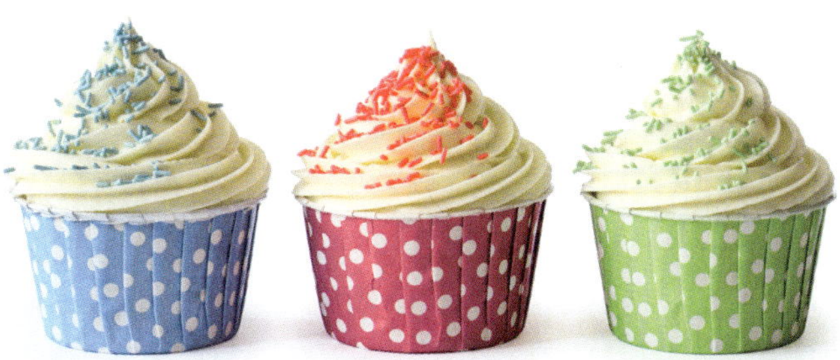

Info grossesse :

Durant votre grossesse, votre poids augmentera d'environ 20 % et votre volume sanguin de près de 30 %, faisant ainsi accélérer vos pulsations cardiaques et votre respiration. Vos seins doubleront de volume et de poids. Vos organes internes seront progressivement comprimés par le poids de bébé, surtout la vessie ! Vos articulations, surtout celles du bassin, vont s'assouplir tandis que vos abdominaux et votre dos seront très sollicités. Votre odorat, votre goût et votre vue seront modifiés. Votre peau, vos cheveux et vos ongles seront affectés, en mieux le plus souvent !

Mon astuce de la semaine

Pensez à avoir une alimentation riche en omégas 3 et 6 pendant votre grossesse, c'est essentiel pour vous comme pour votre bébé en plein développement. Vous en trouverez naturellement dans les poissons dits « gras » tels que le maquereau, la sardine, le saumon et dans certaines huiles telles que l'huile de noix, de colza ou l'huile d'olive. Le thon en contient aussi, mais c'est un poisson de haute mer, à ne pas trop consommer par les femmes enceintes à cause du mercure qu'il peut contenir.

Plus d'infos

- Vous savez maintenant que vous êtes enceinte !
- Si vous vous sentez débordée par les événements, submergée par cette bonne nouvelle et que vous n'arrivez pas à gérer vos émotions, sachez que les hormones de grossesse y sont pour quelque chose !
- Que vous ayez planifié votre grossesse depuis longtemps ou que vous ayez mis du temps à être enceinte, l'hyper-émotivité est au rendez-vous…
- Libérez-vous l'esprit pour vous concentrer sur l'essentiel. Ne vous préoccupez pas encore des soucis d'ordre matériel, bien que réels, ils pourront être résolus par des aides : assistantes sociales, médecins et puéricultrices de la PMI sauront vous apporter des solutions concrètes par leur écoute attentive.

DOSSIER

Mon alimentation pendant la grossesse

Tout au long de votre grossesse, pensez qualité plutôt que quantité ! Ne mangez pas pour deux, mais mangez deux fois mieux !
Ne vous privez pas et ne vous carencez pas. Pensez aux besoins du bébé et aux vôtres. Il a besoin de tous les éléments nutritifs et vous aussi.

Pour vous comme pour votre bébé, il est recommandé de surveiller ses kilos pendant la grossesse. Mais si vous ne voulez pas prendre trop de poids pendant ces neuf mois, inutile de consommer des produits allégés ou contenant des édulcorants car ils ne sont pas naturels, ni même des aliments hyperprotéinés. Il vous suffira simplement de profiter de votre grossesse pour adopter **une bonne hygiène alimentaire.**

Pour une femme enceinte, 2 100 à 2 250 kcal quotidiennes sont suffisantes.

En faisant de l'exercice régulièrement, vous assurerez un gain de poids progressif et ferez face aux besoins en énergie que nécessite votre grossesse, soit environ 250 kcal de plus que d'habitude.

Fractionnez vos repas en 5 repas sur la journée :

- Un petit déjeuner
- Une collation en matinée
- Le déjeuner
- Un goûter
- Un dîner

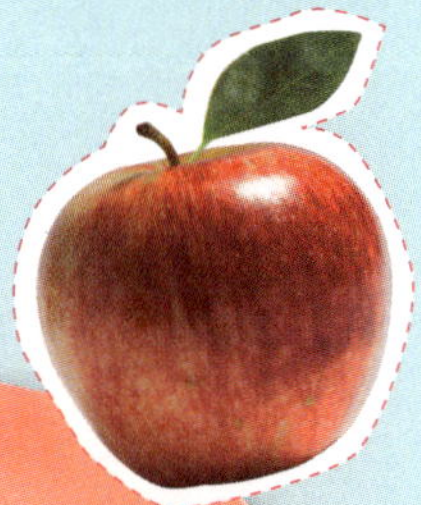

À savoir : Une femme en surpoids ou obèse peut perdre du poids pendant la grossesse sans mettre la santé de son bébé en danger (Indice de Masse Corporelle : IMC >25). Pour les autres, la prise de poids (de 9 à 15 kg) est inévitable, car c'est le poids de bébé ainsi que du placenta, du liquide amniotique, etc. Ces kilos, indispensables pour mener à bien votre grossesse et avoir un bébé en pleine santé, peuvent être perdus dans les mois qui suivent l'accouchement.

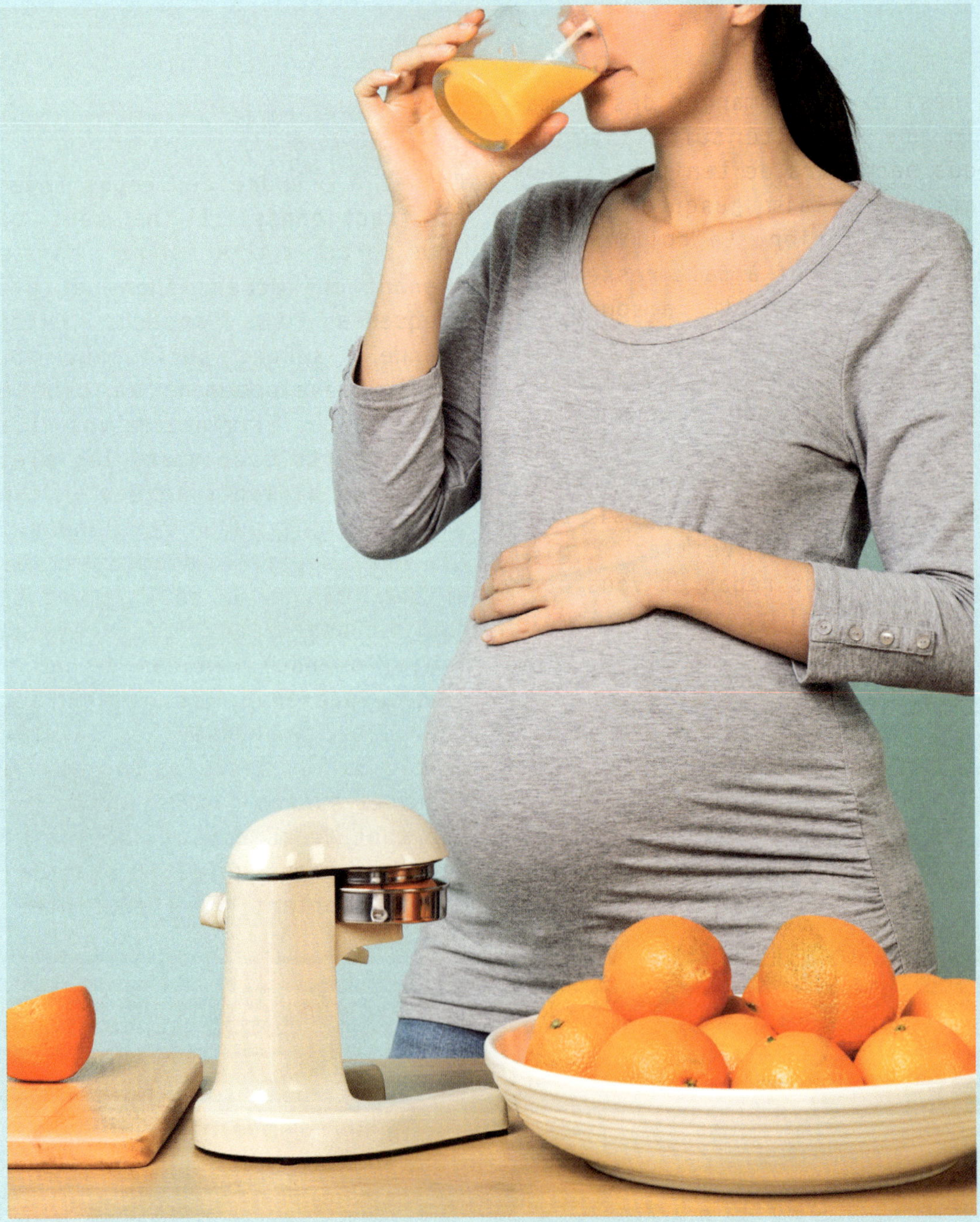

N'hésitez pas à manger dès le matin une quantité suffisante qui vous permettra de tenir sans sensation de faim jusqu'à l'heure de la collation. La collation du matin peut tout à fait ressembler à un repas de midi raisonnable, mais elle doit surtout être très équilibrée ! Évitez les aliments trop sucrés, trop gras ou trop salés. Et pour la collation de l'après-midi, faites-en autant. Le goûter peut-être aussi bien salé que sucré. Veillez à bien équilibrer vos repas et vous parviendrez ainsi rapidement à maîtriser votre sensation de faim !

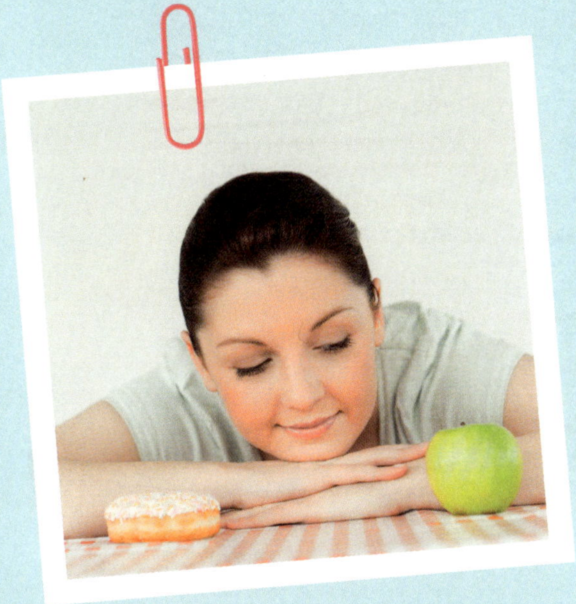

Pour remédier à vos maux de grossesse :

Pensez à prendre des repas **légers et fractionnés.** Il ne faut pas vous forcer à trop manger, mais en prenant des repas légers et plus fréquents, vos apports nutritionnels seront suffisants pour le bon développement de bébé et votre santé. **Éliminez de vos repas les aliments trop gras, les plats épicés ou aliments acides** du type vinaigre, citron ou cornichons.

Si vous souffrez d'acidité gastrique, mangez un seul yaourt par jour et pensez aux laits végétaux (soja, amande). En cas de petits creux, préférez les fruits secs (abricots, amandes), les galettes de riz ou les biscuits bio aux gâteaux et sucres rapides. Vous pouvez tout de même vous accorder **de temps en temps un petit plaisir :** c'est important, même enceinte.

semaine 4

Maintenant que vous en êtes à quatre semaines de grossesse...

...les signes apparus la semaine dernière vont s'accentuer. Le cœur de votre bébé bat et son sang commence à circuler.

Bébé évolue vite et sa taille va passer de 1,5 à 5 mm en 1 semaine.

Faisons ensemble un petit tour d'horizon de tous ces changements de votre corps de femme enceinte.

Vos seins grossissent, leurs aréoles ont d'ailleurs peut-être commencé à foncer et à s'élargir et des veines bleues apparaissent autour, ce qui est tout à fait normal, je vous rassure.

Quant à votre utérus, il grossit et il appuie chaque jour un peu plus sur votre vessie. C'est la raison pour laquelle vous avez toujours envie d'aller aux toilettes. Les tiraillements un peu douloureux que vous ressentez parfois dans le bas de votre ventre proviennent aussi de la croissance de votre utérus. C'est un signe de grossesse !

Le matin, votre température est en hausse. C'est normal et cela a tendance à continuer pendant les trois ou quatre premiers mois de votre parcours de femme enceinte.

Je vous donne un dernier petit conseil pour cette semaine, vous allez devoir manger équilibré pendant votre grossesse pour aider votre bébé à bien se développer.

Cela ne veut pas dire qu'il faut manger pour deux mais que vous devez manger deux fois mieux !

Vous avez de nouvelles envies que vous devez combler, mais prenez soin de vous avant tout et de votre corps qui change un peu plus quotidiennement.

Vous êtes enceinte et donc plus fragile, n'hésitez pas à vous accorder du temps rien que pour vous !

À savoir

RETROUVER UN BON SOMMEIL

Le bouleversement hormonal et les modifications physiologiques dans votre corps ont un impact tant sur vos émotions que sur votre digestion et donc sur vos nuits ! De nombreuses femmes enceintes traversent une période de sommeil difficile au début de leur grossesse et sont épuisées. Pour retrouver un meilleur sommeil, sachez que la qualité du sommeil dépend de la qualité de vos journées. Donc profitez-en pour avoir un minimum d'activité physique, si possible en matinée et/ou en fin d'après-midi. Une simple marche pour vous oxygéner vous fera le plus grand bien ! Buvez aussi beaucoup d'eau la journée, mais évitez les liquides en soirée ou juste avant de vous coucher, pour ne pas avoir à vous relever 10 fois la nuit parce que votre vessie vous réclame. Pour les maux d'estomac, veillez à manger équilibré et de façon fractionnée. Idéalement, un petit repas toutes les 4 heures permet à l'estomac de digérer au fur et à mesure. Le soir en particulier, préférez les légumes verts et tout ce qui contient des fibres, pas en grande quantité et au maximum 2 heures avant votre coucher, et consultez votre médecin si cela perdure. Enfin, veillez à avoir une bonne température dans votre chambre, aérez votre chambre au moins une fois par jour pour renouveler l'air et ainsi vous endormir dans une bonne atmosphère pour retrouver des nuits sereines.

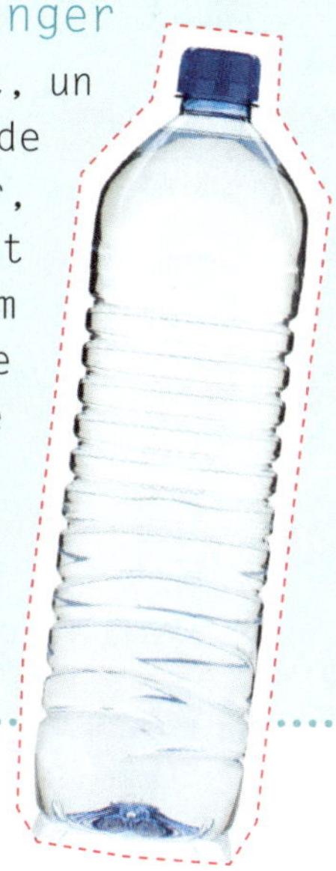

Mon conseil grossesse :

Prenez dès maintenant le temps de revoir votre organisation quotidienne, personnelle et professionnelle. Faites un planning, aménagez-vous des plages horaires pour vous reposer et faites participer toute la famille à cette aventure qui commence. Le premier trimestre est crucial pour le développement de bébé, et tellement fatigant pour les mamans qui continuent à tout gérer comme si rien n'avait changé ! Votre conjoint, vos enfants doivent réaliser que vous avez besoin d'eux et si vous êtes une maman solo, n'hésitez pas à en parler à vos amis et vos proches, qui seront ravis de vous aider et de vous relayer pendant votre grossesse.

Ma santé

PUIS-JE FAIRE DU SPORT ENCEINTE ?

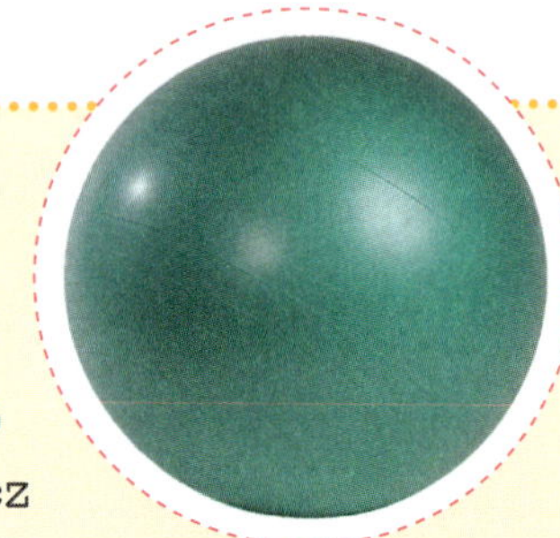

Vous êtes enceinte et sportive et souhaitez continuer à pratiquer un sport, c'est tout à fait possible mais à certaines conditions. Vous allez en effet devoir changer un peu vos habitudes, même si l'activité physique apporte de nombreux bienfaits chez la femme enceinte. Les exercices, rythmes et échauffements doivent être adaptés à votre état pour préserver la santé de bébé et la vôtre. Avant tout, voyez auprès de votre médecin si votre activité sportive n'est pas contre-indiquée. L'activité la plus adaptée aux femmes enceintes est la marche ou la natation, qui soulage beaucoup des maux de la grossesse. La gymnastique douce, le yoga, le stretching et la danse vous conviendront aussi, en adaptant toujours la pratique à votre état de grossesse. Vous trouverez tous les sports déconseillés ainsi que nos recommandations dans notre dossier spécial sport page 94.

Est-ce normal ?

Je suis souvent de mauvaise humeur !

La découverte de la grossesse peut-être une véritable tempête qui amène avec elle beaucoup de bouleversements au quotidien, en plus de tous les désagréments physiques qui sont le lot de beaucoup de femmes enceintes pendant le premier trimestre. Tout gérer et prendre sur soi devient difficile, éreintant. L'inquiétude peut aussi venir d'une peur de faire une fausse couche pendant cette période, d'une peur de l'accouchement à venir ou d'une peur tout simplement de devenir maman, avec tout ce que cela implique. Parfois même, il peut s'agir de stress lié à un changement de situation soudain, tant au niveau professionnel, familial, social ou personnel, qu'au niveau de la gestion sur le plan financier ou administratif. Le couple est mis à rude épreuve dès les premiers mois et la vie de famille déjà perturbée alors que bébé n'est pas encore là ! **Rassurez-vous, vous allez vous en sortir, comme toutes les mamans !** Dialoguez, partagez vos émotions et lâchez un peu prise de temps en temps, cela vous permettra de relativiser et de vous recentrer sur l'essentiel, Vous !

Info nutrition :

Si suite à vos nausées quotidiennes, vous n'arrivez pas à prendre de poids et même en perdez, ne vous inquiétez pas ! Sachez que perdre du poids en début de grossesse et en reprendre par la suite est un cas de figure que vivent beaucoup de futures mamans lors de grossesses qui vont pourtant se passer tout à fait normalement pour le bon développement et le bien-être de bébé.

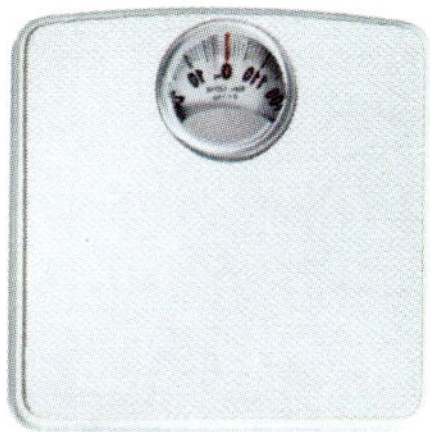

Info grossesse :

Les nausées s'estompent et disparaissent souvent à la fin du premier trimestre ; même si le taux des hormones de grossesse continue d'augmenter, heureusement le corps va s'habituer à son nouvel état et mieux gérer cette variation des taux hormonaux. Eh oui ! La nature est bien faite car après plusieurs semaines d'adaptation, votre corps reprend le cours des choses presque normalement, sans les désagréments du début de grossesse. Le bouleversement hormonal des premiers mois est immense, ce qui explique les nausées et autres maux de la grossesse. Il faut tout de même savoir que certaines femmes peuvent avoir des nausées et vomissements jusqu'à très tard dans la grossesse. Cela n'empêche pas le bon développement du bébé, mais la grossesse est alors plus difficile à vivre. Les médecins n'ont aucune explication sur cette différence d'une femme à l'autre ou même d'une grossesse à l'autre...

Ma vie de couple

Votre couple lancé dans l'aventure de la maternité c'est :

Côté homme : il fantasme sur un plan matériel, concentrant sa capacité à assumer la nouvelle situation qui se présente à lui. Il réfléchit en termes d'efficacité et d'autorité quant à son rôle de père, affronter ce challenge remet en causes ses compétences mais lui offre un nouveau but à atteindre quant à sa masculinité. Il est le lien avec l'extérieur.

Côté femme : la femme enceinte fantasme sur la réussite et l'harmonie de sa future famille. Elle vit dans une intimité de sentiments et de variation d'humeur qui la centre sur son ventre pour la préparer à la maternité.

Plus d'infos

• Bébé évolue désormais au centre du liquide amniotique, relié à vous par le cordon ombilical.

• Pensez à marquer dans votre agenda les dates clés de votre grossesse : les dates de début et de fin de chaque trimestre.

• Notez les dates de vos rendez-vous pour les 3 échographies : celle de la 12e semaine, de la 22e semaine et de la 32e semaine.

• Inscrivez la date prévue pour votre arrêt de travail qui marquera le début de votre congé maternité.

• Entourez la date prévue de votre accouchement que vous a précisée votre médecin lors de votre première consultation. Vous pourrez ainsi vous organiser autour de ces événements importants qui marqueront les étapes essentielles dans le déroulement de votre grossesse.

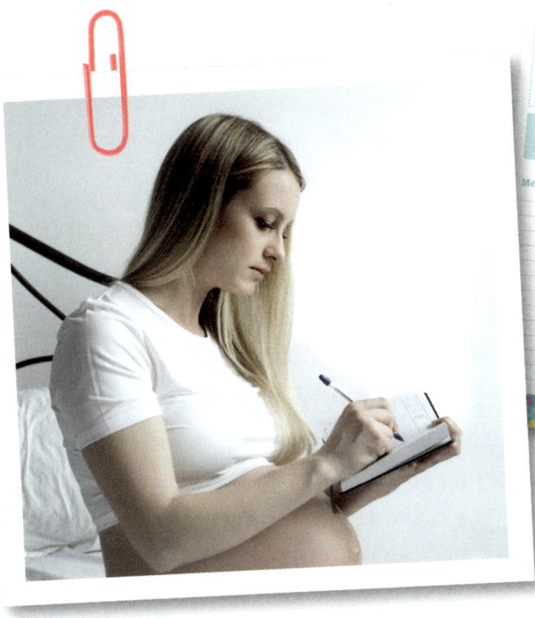

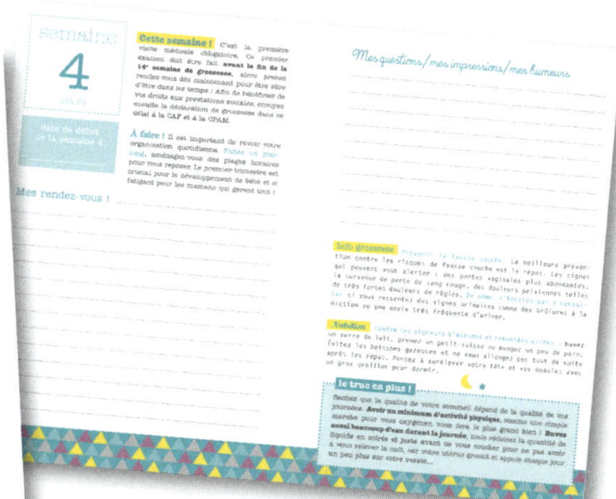

DOSSIER

Le calcium dans l'alimentation

Le calcium est primordial durant la grossesse mais le lait, les yaourts et certains fromages peuvent provoquer des nausées et vomissements chez certaines femmes enceintes.

Dans ce cas, votre gynécologue peut vous prescrire des compléments en plus de vous recommander de boire certaines eaux minérales enrichies en calcium.

Sachez qu'il n'y a pas que les produits laitiers qui contiennent du calcium. Vous pouvez aussi jouer avec vos apports alimentaires pour pallier le fait que vous ne mangiez pas de produits laitiers.

Vous trouverez ci-contre une liste des nombreux aliments qui contiennent du calcium et vous permettront d'avoir votre apport journalier en calcium sans aucun souci digestif.

Liste des aliments contenant du calcium

- **Riz complet**
(cuit, 1 tasse) 20 mg
- **Pain complet**
(30 à 60 g, 1 tranche) 133 mg
- **Pain de blé**
(1 tranche) 18 mg
- **Farine de blé ordinaire**
(1 tasse) 22 mg
- **Farine de blé spéciale**
(1 tasse) 238 mg
- **Farine de blé complète**
(1 tasse) 40 mg
- **Pomme**
(1, moyenne) 10 mg
- **Banane**
(1, moyenne) 7 mg
- **Figues sèches**
(10, 187 g) 269 mg
- **Orange navel**
(1, moyenne) 56 mg
- **Poire**
(1, moyenne) 19 mg

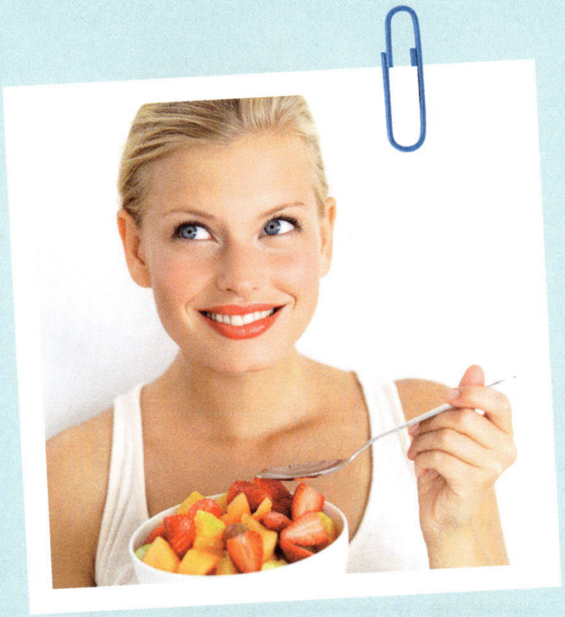

- **Raisins secs**
(2/3 de tasse) 53 mg
- **Brocolis**
(1 tasse, cuits, surgelés) 94 mg
- **Choux de Bruxelles**
(8, cuits) 56 mg
- **Purée de noix**
(1 tasse, cuite) 84 mg
- **Carottes**
(2 moyennes, crues) 38 mg
- **Chou-fleur**
(1 tasse, cuit) 34 mg
- **Céleri**
(1 tasse, cuit) 64 mg
- **Chou frisé**
(1 tasse, cuit) 94 mg
- **Oignon**
(1 tasse, cuit) 46 mg
- **Pomme de terre**
(1 moyenne, frite) 20 mg
- **Laitue romaine**
(1 tasse) 20 mg
- **Patate douce**
(1 tasse, cuite) 70 mg
- **Haricots noirs**
(1 tasse, conserve) 103 mg
- **Pois chiches**
(1 tasse, conserve) 78 mg
- **Haricots verts**
(1 tasse, cuits) 58 mg
- **Petits pois**
(1 tasse, cuits) 44 mg
- **Haricots rouges**
(1 tasse, cuits) 50 mg
- **Lentilles**
(1 tasse, cuites) 37 mg
- **Tofu**
(1/2 tasse, cru, ferme) 258 mg
- **Haricots blancs**
(1 tasse, cuits) 161 mg

POISSONS

- **Sardines**
(1 boîte) 471 mg/100 g

semaine 5

Comment vous sentez-vous en cette cinquième semaine de grossesse ?

Ne vous inquiétez pas si vous êtes toujours nauséeuse et très fatiguée. Cet état est normal et témoigne du bon déroulement de votre grossesse. Soyez patiente, ces symptômes de grossesse disparaîtront au cours du troisième mois. Je sais que pour certaines d'entre nous ce n'est pas du tout évident à vivre au quotidien, mais rappelez-vous que c'est pour une très bonne raison !

Votre bébé continue à grandir dans votre ventre. On devine déjà ses membres : son visage se dessine avec les yeux, la bouche, les oreilles et le nez. Ses organes s'installent et se forment, ses poumons, ses reins, son foie et ses organes sexuels sont quasiment terminés.

Tout cela est absolument magnifique, n'est-ce pas ? Imaginez que vous pourrez entendre pour la première fois les battements du cœur de votre bébé. Quand vous passerez une échographie, vous pourrez profiter de ce pur moment de bonheur ! Croyez-moi, c'est un moment que l'on n'oublie jamais !

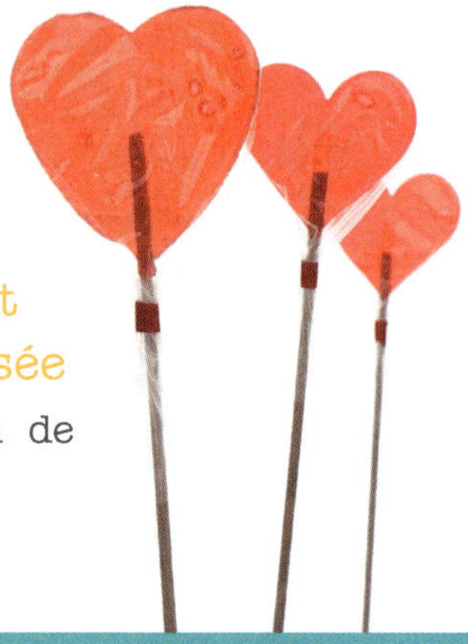

Je vous donne mon conseil pour cette semaine, c'est le moment de vérifier si vous êtes immunisée contre la toxoplasmose. Vous aurez l'occasion de

découvrir toutes les précautions alimentaires qui vous seront utiles pour éviter cette maladie infectieuse dans notre dossier spécial sur les aliments déconseillés pendant la grossesse page 44. Et votre médecin devrait également vous en informer.
Tout ce qui vous traverse l'esprit aujourd'hui est justifié, vous devez en parler et ne rien laisser gâcher votre grossesse.
Je sais combien les petits détails peuvent prendre de l'importance et venir vous perturber maintenant que vous êtes très sensible, alors partagez vos doutes et vos questions auxquelles vous trouverez toutes les réponses dans ce livre qui est le vôtre...

À savoir

LE « CARNET DE SANTÉ MATERNITÉ » est le guide de surveillance de votre grossesse.

Votre Caisse Primaire d'Assurance Maladie va vous délivrer votre carnet de santé maternité dès qu'elle recevra votre déclaration de grossesse envoyée avant la 14e semaine de grossesse.
Ce carnet est personnel à chaque femme enceinte. Vous devez le présenter à chaque consultation. Il est strictement confidentiel et couvert par le secret médical. Il reprend tous les examens à faire pendant la grossesse ainsi que leurs dates.
Il comprend trois parties :

- un livret d'accompagnement de votre grossesse : il comporte des espaces d'annotations pour vous et les professionnels qui vous entourent, n'hésitez pas à le remplir ;
- des fiches, situées dans le rabat de la première feuille de couverture, pour compléter les informations ;
- un dossier prénatal (de suivi médical), situé dans le rabat de la dernière feuille de couverture, à remplir par les professionnels de santé. Il peut être remplacé par le dossier qu'eux-mêmes utilisent dans le réseau de soins.

Mon conseil grossesse :

Adoptez de bonnes habitudes dès le début de la grossesse pour préserver bébé :

- maintenez une bonne hygiène de vie ;
- alimentez-vous correctement et prenez le temps de respirer, de vous oxygéner ;
- écoutez vos besoins en sommeil : en début de grossesse, la progestérone fait dormir ;
- évitez le stress qui peut provoquer des contractions de l'utérus ;
- reposez-vous, évitez les activités physiques intenses et pratiquez un sport adapté ;
- ne prenez aucun médicament sans avis médical ;
- arrêtez ou diminuez fortement la cigarette.

Info nutrition :

Vingt milligrammes : c'est la quantité de fer quotidienne dont vous avez besoin durant la grossesse. Il contribue à la croissance du fœtus et du placenta en augmentant le taux d'hémoglobine dans votre sang. Les viandes rouges, le foie, les légumineuses et les légumes verts en contiennent. Vous trouverez la liste complète des ingrédients dans notre dossier nutrition spécial « Le fer dans l'alimentation » page 62.

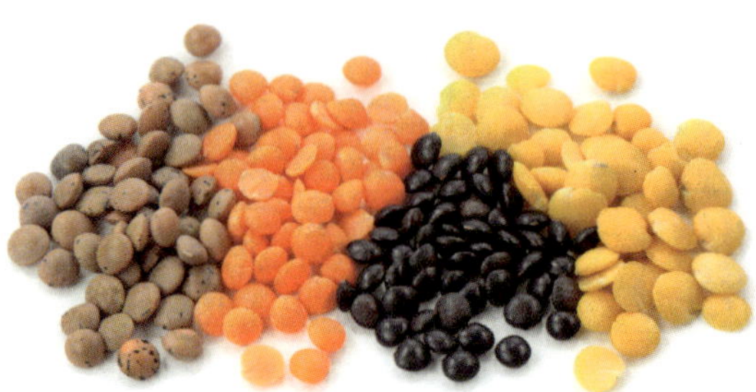

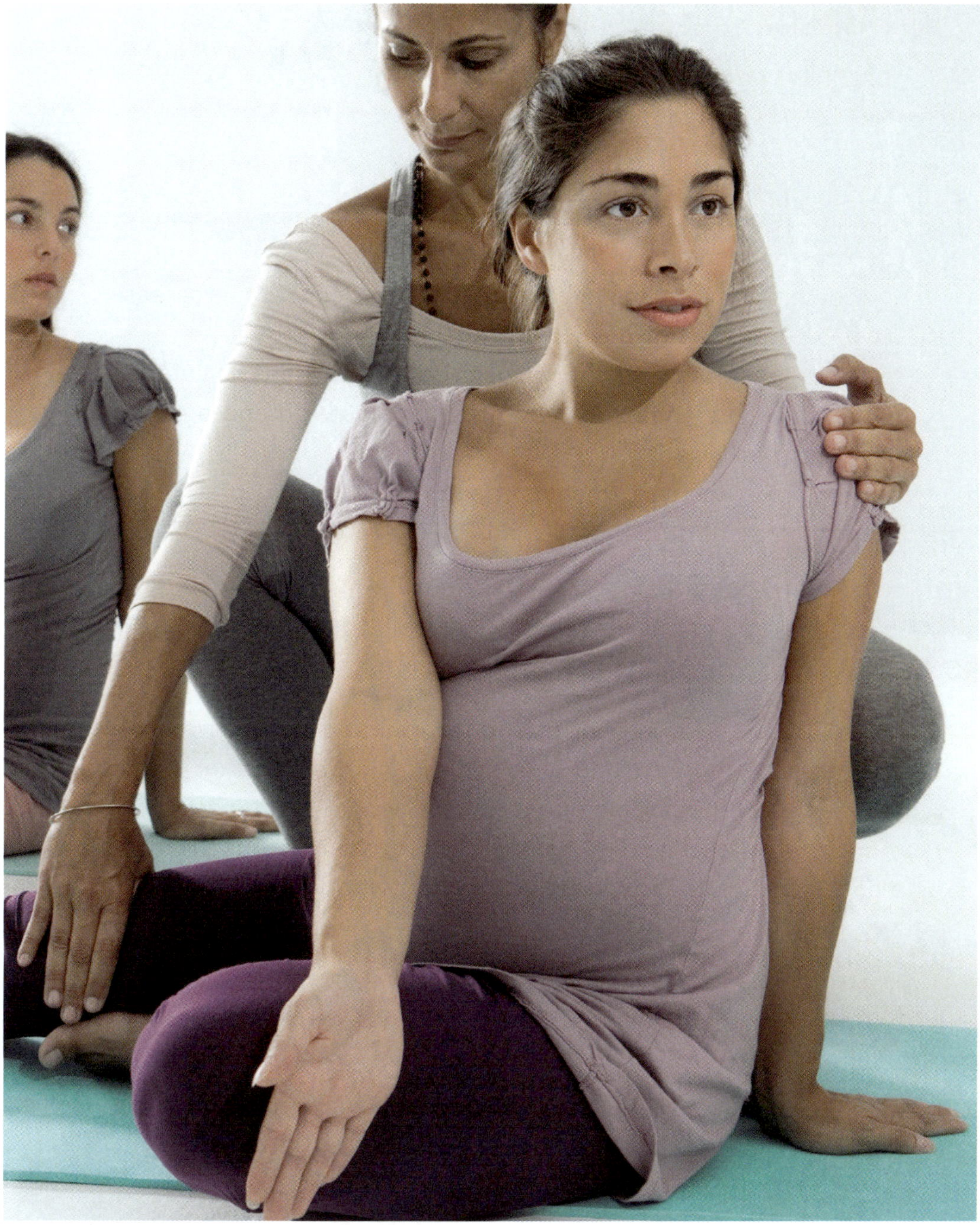

Ma santé

INFECTIONS INFANTILES : LA VARICELLE ET LA RUBÉOLE

Grossesse et la varicelle ne font pas bon ménage. Il faut vous méfier et éviter tout contact avec les personnes atteintes de varicelle. Les risques ne sont pas les mêmes en fonction du stade de grossesse où le contact et la contamination ont lieu. Le début et la fin de grossesse sont les périodes les plus dangereuses. Avant 24 semaines d'aménorrhée, le risque de transmission au bébé est faible : 2 à 8 %, mais les conséquences sont graves (retard de croissance, problèmes neurologiques, lésions ophtalmiques...). Dans les trois semaines avant l'accouchement, le risque de transmission à bébé est de 25 à 50 %. C'est surtout gênant si la maman accouche dans les 5 jours qui suivent l'éruption (problème d'atteinte pulmonaire chez le bébé). Elle est vite traitée et le médecin essaie de retarder l'accouchement si c'est possible.

Le test de la rubéole fait partie des tout premiers tests sanguins prénatals. Si vous n'êtes pas immunisée, vous devrez faire très attention pour limiter les risques d'infection les 4 premiers mois. Si vous contractez la rubéole pour la première fois au début de votre grossesse, le risque de fausse couche est élevé. En cas de poursuite de la grossesse, les effets sur le fœtus sont très graves : surdité, cécité, anomalies cardiaques et retard mental. Heureusement ces cas sont très rares, la plupart des femmes enceintes ont déjà été infectées ou sont immunisées contre la rubéole.

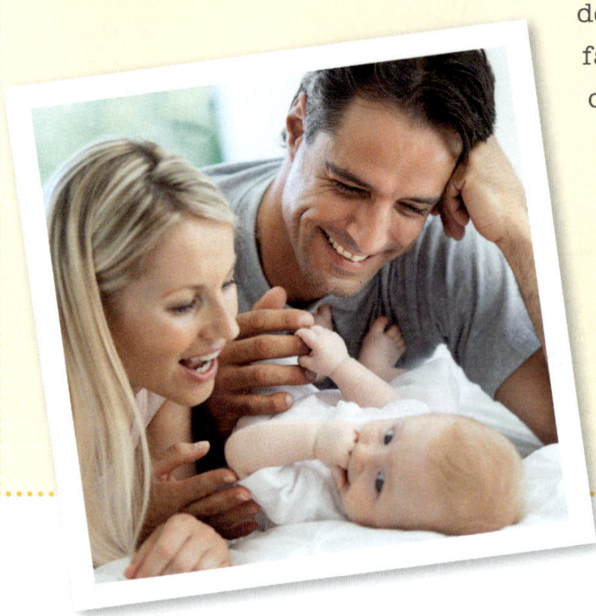

Est-ce normal ?

J'ai des saignements en début de grossesse.

Enceinte, tout signe inhabituel doit être signalé à votre gynécologue qui saura si cela doit entraîner une surveillance ou un examen de contrôle. Si vous avez des saignements au début de votre grossesse, il est normal que vous vous demandiez si cela peut avoir des conséquences pour votre bébé. Si cela arrive, vous devez consulter votre médecin sans attendre. Il va vous examiner et saura vous rassurer. Vous devrez alors vous reposer car c'est de repos dont vous aurez besoin durant cette période. Rassurez-vous, bien que le seul fait de saigner un peu durant la grossesse soit toujours une source d'angoisse, cela peut arriver durant une grossesse tout à fait normale. De légers saignements peuvent se produire pendant le bon déroulement de la grossesse, c'est un événement qui se voit assez fréquemment. Alors n'hésitez pas à prendre du temps pour vous et à vous ménager des plages de repos régulières.

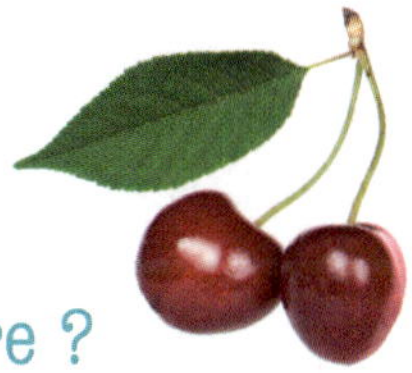

Info grossesse : je ne suis pas immunisée contre la toxoplasmose, quelles sont les précautions à prendre ?

Vous n'êtes pas immunisée contre la toxoplasmose ? Rassurez-vous, cela arrive très souvent que les futures mamans ne le soient pas et pourtant leur grossesse se passe le plus souvent très bien. Il vous suffit pour cela de prendre effectivement quelques précautions : pour éviter la toxoplasmose, ne consommez pas de viande crue, ni marinée, ni fumée. Pensez à manger la viande bien cuite à plus de 65° C pour détruire tout germe. Pensez aussi à laver soigneusement les fruits et légumes destinés à être mangés crus. Nettoyez régulièrement votre réfrigérateur et veillez à ne pas mettre en contact les produits crus et les produits cuits.

Préparez vos plats à base d'œuf sans cuisson juste avant de les consommer et ne gardez pas les restes.

Par ailleurs, évitez tout contact avec les selles de chat ou de tout animal domestique. Lavez-vous en particulier bien les mains après avoir changé la litière du chat, à défaut d'avoir mis des gants pour le faire, ce qui est recommandé, comme pour le jardinage. Si vous prenez toutes ces précautions, vous vivrez une grossesse en pleine santé.

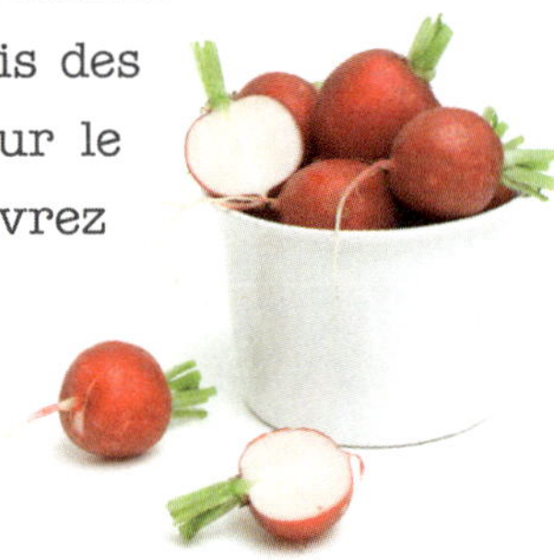

Mon astuce de la semaine

Pensez à noter toutes vos questions dans l'agenda de grossesse *Bébé(s) à bord !* (Éditions Mango) pour ne pas en oublier et pouvoir les poser à votre médecin ou à l'équipe médicale lors de vos rendez-vous ! N'hésitez pas à demander et à vous renseigner sur ce qui vous inquiète, vous perturbe ou vous stresse, ainsi vous serez rassurée et sereine !

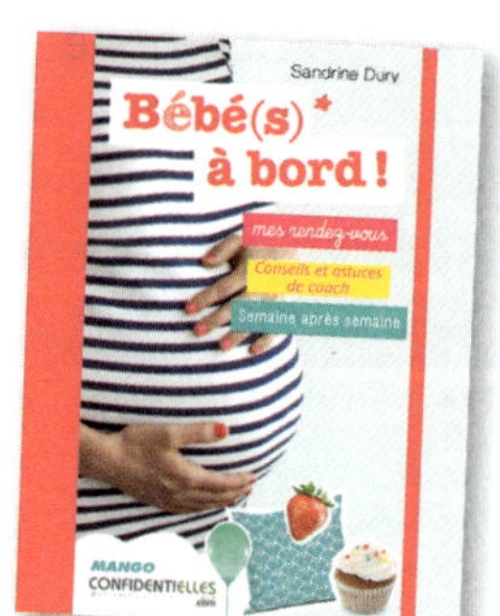

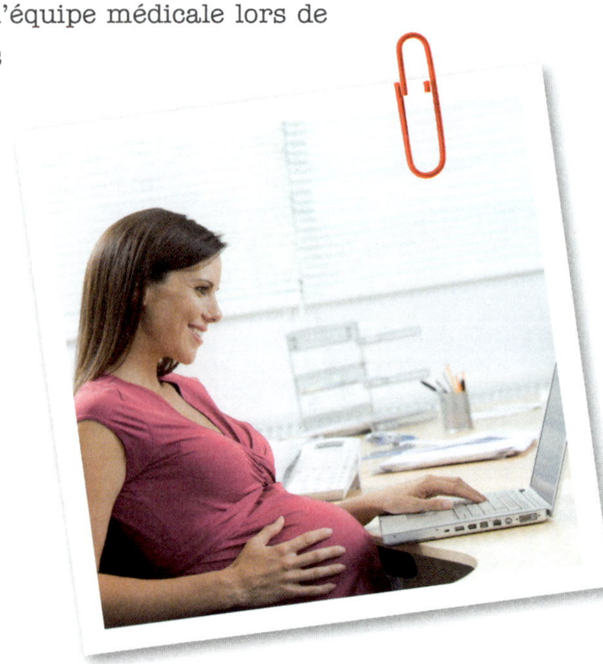

Plus d'infos

• Vous vous dites que vous n'êtes qu'au début de votre grossesse et déjà si fatiguée… Vous vous sentez épuisée, ne vous inquiétez pas, cela va diminuer et finir par passer ! Ces symptômes indiquent que votre corps se prépare aux mois à venir…

• Durant les premiers mois de grossesse, vos hormones agissent sur votre corps et il est tout à fait normal que vous ressentiez cette fatigue. Mais dès le troisième mois de la grossesse, vous retrouverez petit à petit votre forme habituelle !

• En attendant, suivez nos conseils qui vous aideront à mieux dormir et donc à être moins fatiguée en journée.

• En particulier, pensez à dîner au moins deux heures avant d'aller dormir, pour favoriser une bonne digestion. Dînez léger et préférez les aliments qui favorisent le sommeil, comme le poisson, les pâtes ou les pommes. En appliquant ces conseils, vous devriez très vite vous sentir plus en forme au réveil.

• Évitez aussi les aliments acides (épices, vinaigre…) qui favorisent les brûlures d'estomac. Limitez les boissons dès 18 h et ne buvez pas dans l'heure qui précède votre coucher.

• Le cœur de bébé bat deux fois plus vite que le vôtre ! Le système sanguin est maintenant parfaitement adapté aux échanges que le bébé aura avec vous.

Les aliments déconseillés pendant la grossesse

Pendant votre grossesse, vous devez particulièrement surveiller votre alimentation !

Les principales raisons pour lesquelles certains aliments vous sont déconseillés sont les risques d'infection pouvant avoir des conséquences sur votre grossesse ou sur le développement de votre futur bébé. Une femme enceinte non immunisée contre la toxoplasmose doit particulièrement prendre les précautions suivantes. Les autres femmes enceintes prennent aussi, en consommant les aliments suivants, le risque d'être contaminées par la listériose ou par d'autres bactéries plus ou moins dangereuses pour elles ou pour le fœtus.

Ce qu'une femme enceinte doit impérativement arrêter et ne pas consommer :

- les drogues ;
- l'alcool ;
- le tabac ;
- les croûtes de fromage.

Les aliments à éviter durant la grossesse : 1 fois par semaine maximum si possible et en suivant des règles d'hygiène et de bon sens :

- **les poissons prédateurs :** le bar, la baudroie, le flétan, le thon, l'espadon, le marlin et le siki ;

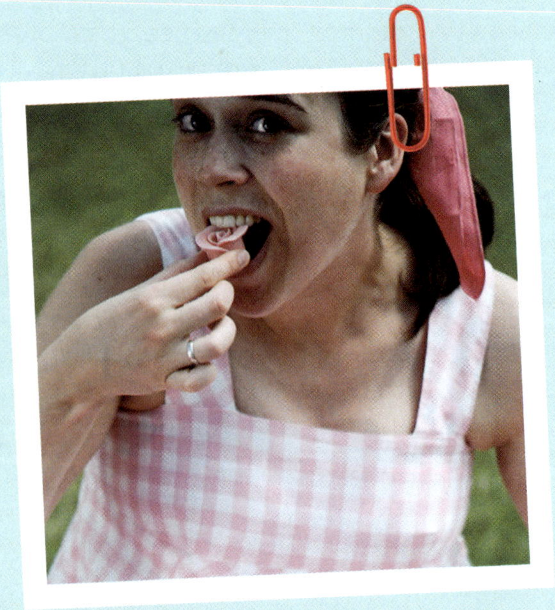

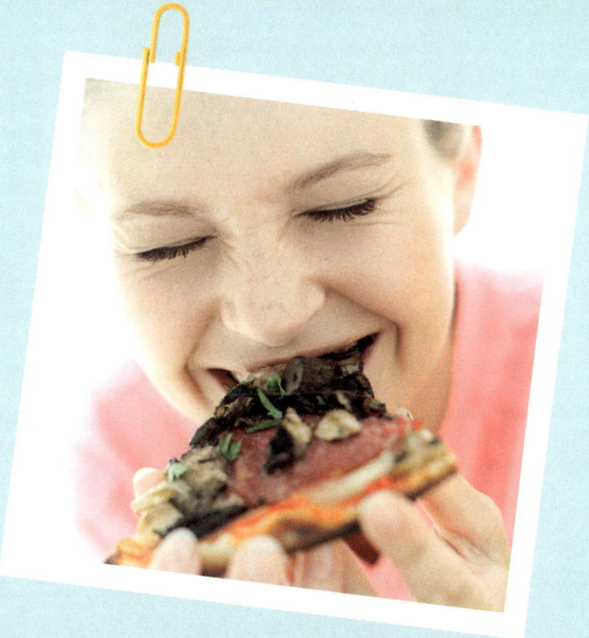

- **les poissons crus ou poissons fumés :** fruits de mer, surimi, saumon fumé, tarama ;
- **la charcuterie :** rillettes, pâté, foie gras, produits en gelée, jambon cru, bacon ;
- **le lait cru et les fromages au lait cru non pasteurisés** tels que les fromages à pâte molle ou persillée et les bleus ;
- **les graines germées crues** comme les graines de soja ;
- **les viandes ou volailles** crues, saignantes, fumées ou marinées ;
- **la peau des fruits et légumes ou les fruits et légumes crus** dans un restaurant (sans certitude qu'ils soient bien lavés) ;
- **le café, le thé, les sodas ou le chocolat chaud,** riches en caféine ;
- **les sucreries, les sodas, les sirops, les pâtisseries** et autres aliments riches en sucre ;
- **les chocolats édulcorés, sucrés et gras** comme le chocolat au lait ou le chocolat blanc.

semaine 6

Vous allez vivre une semaine très riche en émotions.

Savez-vous que la majorité des organes de votre bébé est constituée à ce stade de votre grossesse ? Eh bien, à la fin de celle-ci, votre bébé va bouger dans votre ventre pour la première fois ! Et même si vous ne pouvez pas encore le sentir, c'est déjà formidable de le savoir et de vous l'imaginer !

En attendant, vous faites peut-être parfois des malaises et vous ne savez pas pourquoi ? C'est à cause de l'hormone ßHCG (hormone qui est sécrétée par l'embryon puis le placenta), qui est à son taux maximal cette semaine.

Il existe bien d'autres symptômes qui surviennent pendant la grossesse. Surtout ne vous inquiétez pas, sachez qu'ils sont tout à fait normaux.

Faisons-en un tour d'horizon ensemble :

- des malaises matinaux ;
- des constipations liées au fonctionnement ralenti de votre appareil digestif ;
- une salivation excessive ;
- des jambes lourdes, dues à une mauvaise circulation du sang. Une simple marche quotidienne de 30 minutes suffira pour vous soulager et retrouver une bonne énergie ;
- des fourmillements nocturnes dans vos bras. Je vous donne une petite astuce, bougez-les afin de stimuler la circulation sanguine et trouvez votre position idéale pour bien dormir ;

- vous pouvez aussi avoir des crampes. Parlez-en à votre médecin qui saura vous conseiller sur ce que vous pouvez ou non prendre pendant votre grossesse.

Le plus important est de vous reposer cette semaine et surtout de ne pas vous surmener. Cela reste, en effet, le meilleur moyen pour éviter les fausses couches qui surviennent souvent à cette période de la grossesse.

Surveiller tout saignement anormal est préventif à ce stade. Mieux vaut consulter pour être rassurée et profiter pleinement de sa grossesse. Votre médecin pourra vous prescrire une prise de sang et une échographie pour vérifier que bébé va bien. Vous aurez peut-être la grande joie de le voir s'agiter dans votre ventre.

En attendant, pensez bien à vous et à ce bébé qui à besoin de vous pour grandir sereinement.

À savoir

L'INSCRIPTION À LA MATERNITÉ

Pensez à vous inscrire à la maternité de votre choix dès à présent ! En effet, une inscription est nécessaire dès le début de la grossesse pour certaines maternités afin de s'assurer de leur disponibilité. Où accoucher ? Si vous avez un gynécologue obstétricien qui vous suit et que vous appréciez, la maternité où il travaille vous correspondra certainement. Sinon, il faudra vous renseigner afin de choisir la maternité qui vous convient le mieux selon vos critères : équipe médicale, sécurité, confort, proximité, équipement, relation avec votre médecin, préparation à l'accouchement…

Pour vous aider, lisez notre dossier spécial « Comment choisir sa maternité ? » page 52.

Mon conseil grossesse :

Le surmenage peut-être à la fois nerveux et physique. Pensez à vous ménager sur ces deux plans parce qu'ils peuvent être cause de prématurité. Durant la grossesse, des contractions peuvent survenir, vous devez alors vous reposer et apprendre à écouter votre corps. Certains efforts quotidiens, difficiles à éviter, peuvent causer des contractions : porter des courses, effectuer des tâches ménagères comme passer l'aspirateur, se baisser souvent pour ranger des jouets si vous avez des enfants en bas âge ou les porter, courir pour attraper le bus... Au cours de votre grossesse, il est normal que vous ayez une contraction de temps en temps mais cela ne doit pas dépasser une dizaine de contractions par jour. Si vous avez l'impression d'avoir des contractions de façon répétée, ne vous dites pas qu'elles passeront toutes seules. N'hésitez pas à téléphoner à votre médecin ou à une sage-femme qui vous conseillera.

Ma santé — COMMENT RECONNAÎTRE UNE CONTRACTION ?

C'est tout à fait normal de ne pas savoir ce qu'est une contraction et d'avoir peur de ne pas les reconnaître, voici comment déterminer si c'est une contraction que vous ressentez. Première chose à savoir, c'est qu'une contraction ne fait pas automatiquement mal. L'utérus est en fait un muscle creux à l'intérieur duquel se trouve bébé. Une contraction est la conséquence de la tension de l'utérus. Donc une contraction se détecte en posant les mains sur le ventre. Si vous sentez que tout votre ventre se durcit un moment et qu'il se relâche ensuite, c'est une contraction. En cas de doute, même au début de votre grossesse, vous devez toujours consulter.

Est-ce normal ?

Ma peau a changé et j'ai des boutons depuis quelques jours !

Ne vous inquiétez pas, les changements hormonaux expliquent généralement la plupart des symptômes inhabituels qui apparaissent durant la grossesse. Nombreuses sont les femmes qui sont victimes d'acné pendant leur grossesse. Dans la majorité des cas, tous ces petits symptômes disparaissent au bout de quelques jours après l'accouchement. Cependant, pour ne prendre aucun risque, il est préférable tout de même d'aller consulter un dermatologue qui saura vous confirmer s'il s'agit bien ou non d'acné de grossesse. Il pourra alors vous prescrire le traitement le plus adapté en tenant compte de votre état de femme enceinte, tous les traitements habituels de l'acné ou des autres troubles de la peau n'étant pas envisageables pendant une grossesse. Sachez aussi que parmi les principales causes de la plupart des symptômes de la peau, le stress et une mauvaise alimentation sont largement en tête. Alors, veillez à avoir une alimentation équilibrée et à éviter au maximum toute situation de stress. Prenez donc le temps de vous détendre et de vous faire plaisir !

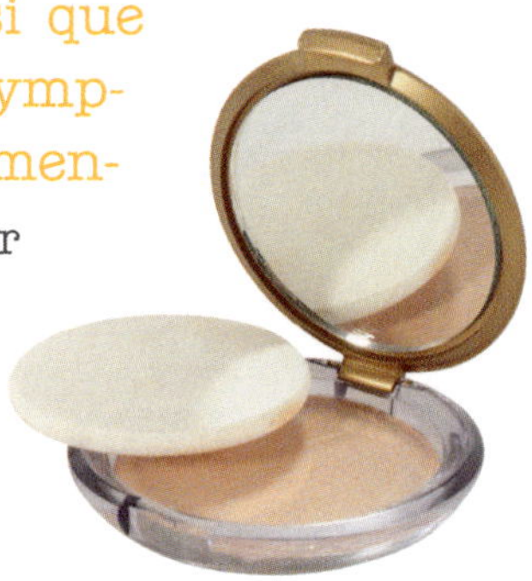

Info nutrition : j'ai toujours faim et je me jette sur n'importe quoi !

Vous avez du mal à contrôler votre alimentation car vous avez l'impression d'avoir toujours faim ? Surtout faites bien attention à une chose : certes, vous portez en vous un petit être qui a besoin de se développer, mais cela ne signifie pas pour autant que vous devez manger pour deux ! Vous devez surtout manger deux fois mieux ! Si la prise de poids, de 9 à 15 kg, est inévitable, elle doit être surveillée. Pensez qualité plutôt que quantité tout au long de votre grossesse. Ce qui est conseillé après des écarts est de faire bien attention le soir à prendre un repas léger. Cependant un écart maximum par semaine c'est raisonnable, tant que cela reste exceptionnel, c'est bon de se faire un plaisir, surtout pour une femme enceinte !

Info grossesse :

Si vous ressentez des douleurs après une journée de travail et des contractions, vous devez le prendre en compte pour changer l'organisation de votre soirée et vous reposer impérativement. Si cela ne veut pas dire que vous allez augmenter les risques de fausse couche, vous devez tout de même prendre ces tiraillements comme un appel à mieux vous ménager. Pour mettre toutes les chances de votre côté et voir votre grossesse se poursuivre sereinement, il vous faut alléger vos journées de travail. Le repos est le meilleur remède ! Écoutez les demandes de votre corps. S'il vous réclame du repos, il faut lui en donner. En début de grossesse, la fatigue peut s'installer par périodes de quelques jours et il n'y a pas de quoi s'en inquiéter outre mesure. Parlez de vos douleurs à votre médecin, même si elles vous semblent anodines, il souhaitera peut-être vous mettre au repos quelques jours avec un arrêt de travail. Prenez soin de vous et ménagez-vous !

Ma vie de couple

Ne cherchez pas à tout prix à changer votre homme ou à l'améliorer, il se buterait et vous obtiendriez l'effet inverse de celui escompté ! Il va se murer dans le silence et s'éloigner de vous par « peur » de cette nouvelle femme qu'il ne reconnaît plus. Au contraire, laissez-lui de la place dans votre grossesse pour s'exprimer avec ses mots et montrez-lui que vous appréciez les efforts qu'il fait. Il se sentira ainsi en confiance et viendra vers vous spontanément. Votre état de femme enceinte nécessite que vous communiquiez sur votre ressenti, vos désirs, votre agacement, vos angoisses comme vos satisfactions. Ainsi, le futur papa pourra mieux vous cerner et vous soutenir quand vous en aurez besoin.

Plus d'infos

• Les membres de votre bébé s'étirent et sa tête grossit. La peau se forme peu à peu ainsi que la colonne vertébrale et les muscles du dos ; l'estomac a sa forme définitive et l'appareil urinaire se développe.

• Chacun de vos organes va s'adapter pour soutenir l'effort que va lui imposer la grossesse.

• Le volume sanguin va passer d'un total de 5 litres avant la grossesse à 7 à 8 litres en fin de grossesse afin qu'aucune partie du corps ne soit privée de sang.

• La circulation sanguine dans l'utérus a doublé, et c'est cette augmentation du flux sanguin dans le vagin, le col de l'utérus et la vulve qui provoque cette coloration bleu-violet si caractéristique de la grossesse.

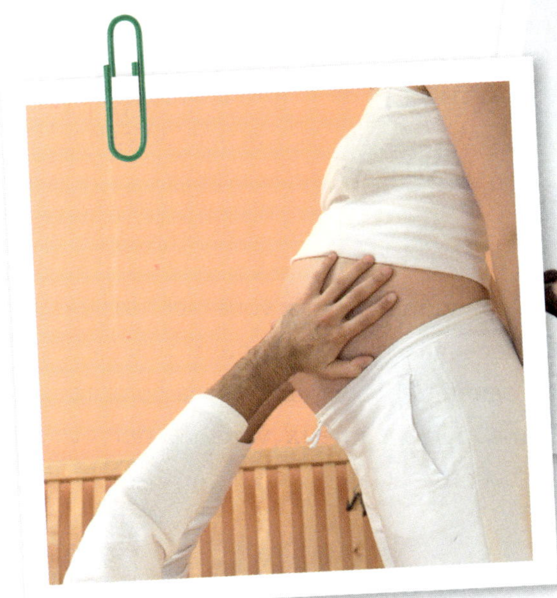

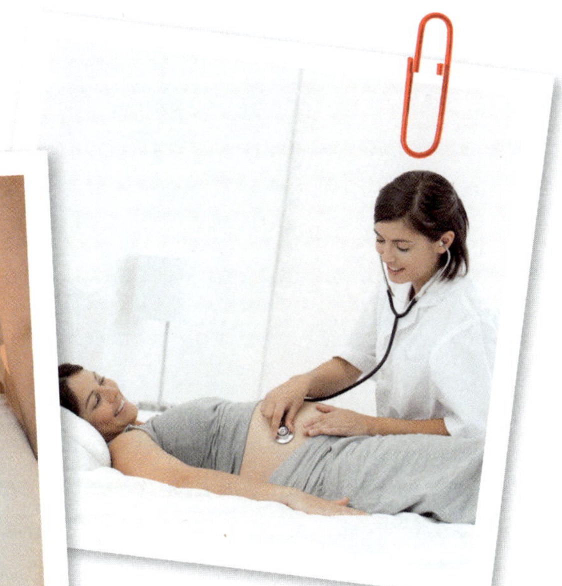

Comment choisir sa maternité ?

Le suivi de votre grossesse : médecin ou sage-femme ?

- **Votre médecin** : vous pouvez vous faire suivre et accoucher dans la maternité où exerce votre gynécologue-obstétricien. Pensez à vous renseigner sur les coûts des maternités privées. Les obstétriciens travaillent en pratique libérale ou publique, seuls ou en équipe, ils sont présents lors de l'accouchement de leurs patientes ou s'assurent qu'elles soient sous la surveillance de leurs collègues de garde.
- **Une sage-femme** : vous pouvez opter pour un suivi par une sage-femme libérale dès le début de votre grossesse jusqu'aux suites de couches. Mais dans la plupart des hôpitaux, vous devrez accoucher avec l'équipe de garde. Vous pouvez aussi choisir une maternité et rencontrer une sage-femme de l'établissement.

L'équipe des sages-femmes est importante, car ce sont elles qui vous accueilleront le jour J et vous prendront en charge. Concrètement, ce sont elles qui procèdent à l'accouchement, à moins qu'une complication ne requière la présence d'un médecin. Leurs conseils et encouragements vous permettront de mieux vivre le travail tout en participant activement à la naissance de bébé.

Le classement des maternités

En France, les maternités sont classées en 3 niveaux, en fonction du matériel et des équipes dont elles disposent.

Niveau I : la maternité dispose d'un bloc opératoire. L'équipe médicale sait pratiquer les premiers gestes d'urgence sur le bébé.

Niveau II : la maternité dispose en plus d'un service de néonatologie.

Niveau III : la maternité dispose d'un service de néonatologie et de réanimation.

Les maternités de niveau II et III sont recommandées dans les grossesses à risques : accouchements prématurés, grossesses multiples, bébés en détresse vitale.

Les méthodes d'accouchement

À vous de décider quel accouchement vous souhaitez… Le plus naturel possible ? Avec la plus grande sécurité ? Sachez, par exemple, que si vous accouchez dans une maternité de type II ou III l'accouchement sera beaucoup plus médicalisé, du fait même de l'infrastructure médicale en place.

N'hésitez pas à poser des questions avant de vous inscrire dans une maternité : le père peut-il assister à la naissance ? En cas de césarienne, comment cela se déroule-t-il ? Peut-on bouger pendant le travail ou est-on immobilisée sur la table ? Cela vous permettra de faire le choix qui vous correspond le mieux selon vos attentes quant à l'accouchement.

Le séjour

Nombre et confort des chambres individuelles varient d'une maternité à l'autre, et surtout entre hôpitaux publics et cliniques privées. Si vous souhaitez absolument une chambre particulière ou que l'on vous prenne bébé la nuit, ou si vous voudriez être soutenue pour commencer l'allaitement… Renseignez-vous bien sur les conditions de séjour. Si vous envisagez une clinique privée, pensez à demander les tarifs et à consulter votre mutuelle pour connaître le montant de la prise en charge.

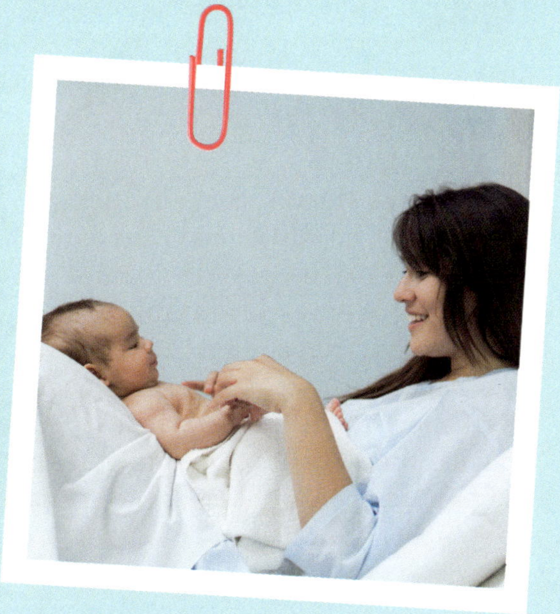

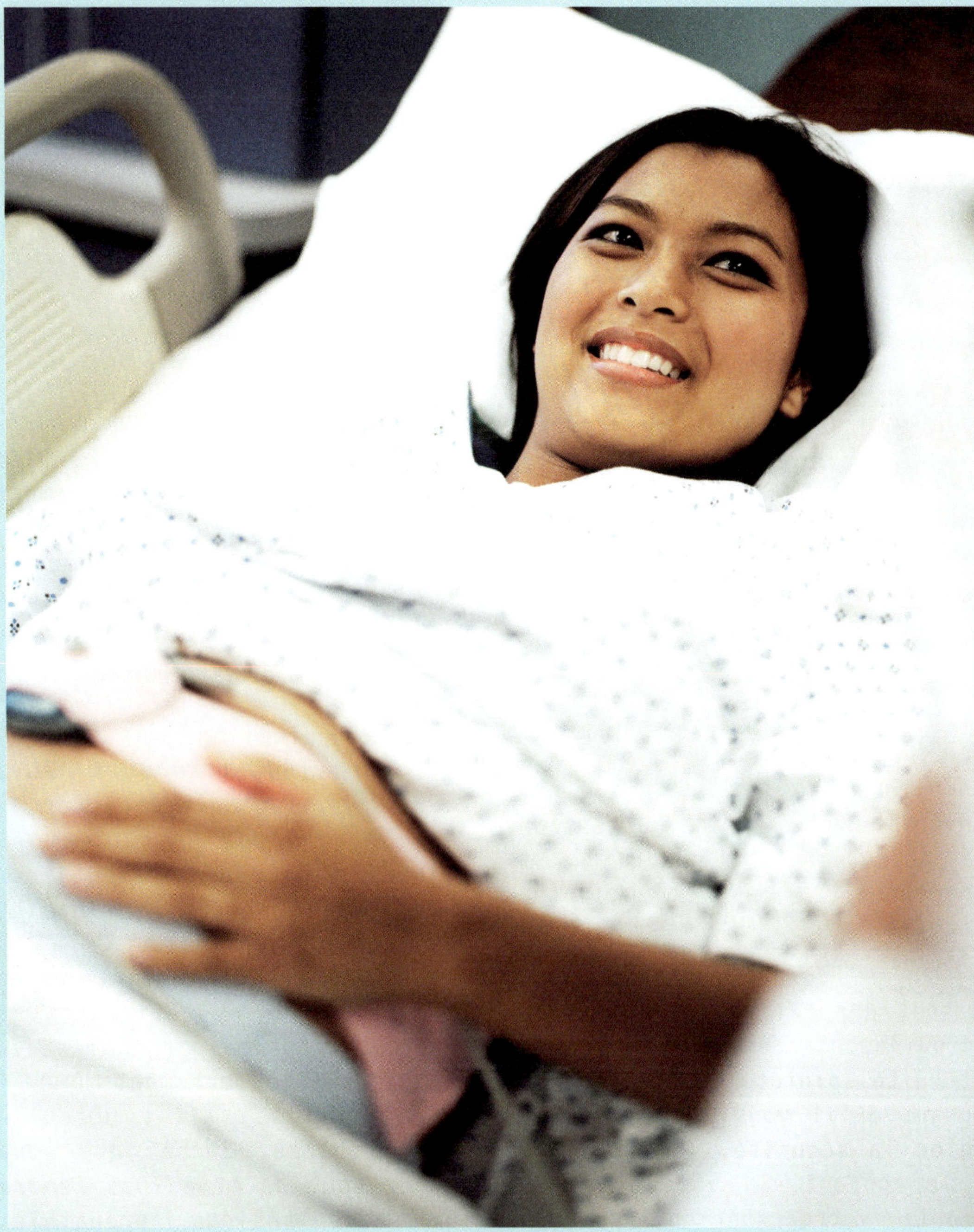

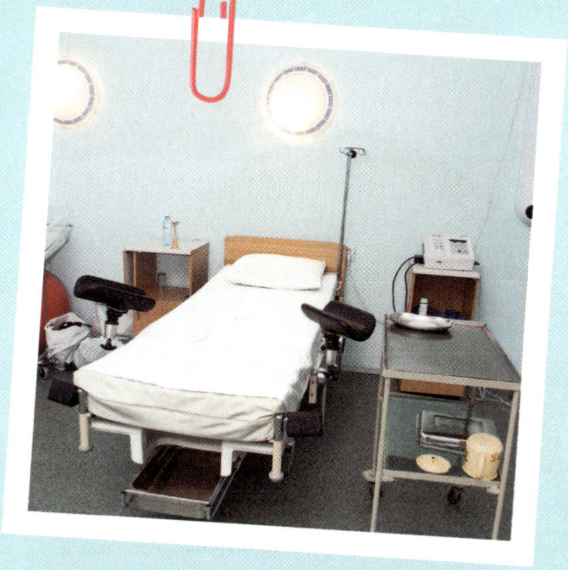

en connaissance de cause pour améliorer les conditions d'accouchement et de séjour en fonction de votre vécu.

Accoucher à la maison

Vous êtes peut-être de celles qui envisagent un accouchement à la maison. Ce genre d'accouchement est peu pratiqué en France car il est jugé risqué pour la mère et l'enfant. Si un couple peut le décider avec son médecin et une sage-femme refusant de médicaliser un acte qui est avant tout naturel à leurs yeux, ce choix doit être cependant encadré par un minimum de mesures médicales élémentaires pour la sécurité et la santé du bébé comme de la mère. Si c'est votre premier enfant, médecin et sage-femme seront réticents car on ne peut pas savoir comment va se passer l'accouchement même si votre grossesse s'est déroulée sans problème. **Sachez que vous devrez tout de même vous rendre aux consultations prénatales obligatoires.**

Le coût du séjour

La Sécurité sociale rembourse intégralement le séjour dans une maternité publique ou privée conventionnée. Pour un accouchement dans une clinique non conventionnée, faites attention aux dépassements d'honoraires ! Renseignez-vous auprès de votre mutuelle.

Ce sont des raisons personnelles qui guideront votre choix vers une maternité plutôt qu'une autre, sachant **qu'il vous faudra privilégier la sécurité, la proximité ou le confort.** Si vous avez des enfants, votre expérience personnelle vous aidera à faire un choix

Vous voilà en septième semaine de votre grossesse.

Votre bébé grandit et a doublé sa taille depuis la semaine dernière. Sa bonne croissance dépend tout particulièrement de votre alimentation qui doit surtout être variée et équilibrée.

Je sais que ce n'est pas toujours facile de vivre avec ces nausées, cette fatigue et ces malaises quotidiens. Soyez patiente encore un peu, à la fin du mois, vous serez enfin débarrassée de ces petits tracas de la grossesse.

Pendant votre grossesse, vos reins travaillent deux fois plus, car ils doivent éliminer vos déchets et aussi ceux de votre bébé. Alors un petit conseil, buvez environ 1,5 litre d'eau par jour au minimum.

N'oubliez pas non plus le lait et autres produits laitiers pour faire le plein en calcium, ni les jus de fruits frais pour avoir votre apport en vitamines. Je vous demanderai en revanche de réduire au strict minimum le café et le thé et de ne pas boire une goutte d'alcool. Vous devez absolument prendre soin de vous et de votre bébé !

Vous allez prendre du poids petit à petit, n'entreprenez pas de régime seule dans votre coin, parlez-en plutôt à votre médecin. Pour faire attention à votre poids, pesez-vous une fois par semaine, ce sera largement suffisant. Si vous avez des envies et craquez, ne vous culpabilisez pas, pensez simplement à équilibrer le menu suivant !

Vous pouvez et vous devez vous faire plaisir tout en surveillant votre alimentation pour qu'elle corresponde aux besoins essentiels de bébé.
Une future maman épanouie est une femme qui se sent bien dans son corps et vit pleinement sa grossesse, alors pensez à vous pour une fois !

À savoir

BOIRE SUFFISAMMENT CHAQUE JOUR EST ESSENTIEL.

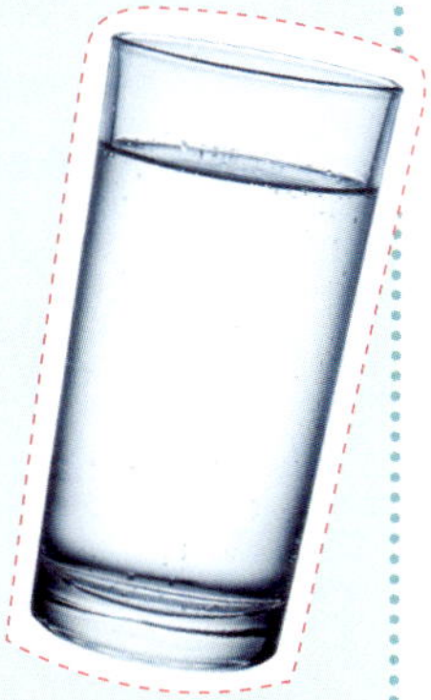

Pour le bien-être de votre bébé et le bon déroulement de votre grossesse, sachez qu'il est essentiel de garder un apport hydrique suffisant qui se situe entre 1,5 et 2 litres par jour.
Il est vrai que plus la grossesse avance et plus l'envie d'aller aux toilettes est fréquente, ce qui incite certaines femmes à boire moins. Cela s'explique parce que votre bébé prend de plus en plus de volume et va peser de tout son poids sur votre vessie. C'est tout à fait normal et physiologique : cette pression sur la vessie fait que dès qu'un peu d'urine arrive dans la vessie, cela vous donne envie d'aller aux toilettes. Ce désagrément de la grossesse est un mal pour un bien, car il est bon pour vous que vos urines s'éliminent régulièrement. Il faut donc garder un apport hydrique suffisant pour vous éviter de faire des infections urinaires ou d'avoir les jambes lourdes. En plus de l'eau, qui doit rester votre principale boisson pendant toute la grossesse, pensez aux jus de fruits, de préférence frais, et aux tisanes en fin de journée.
Il vous faudra cependant penser à diminuer les boissons en début de soirée car cela vous permettra de ne pas vous lever trop souvent la nuit. Alors, buvez régulièrement tout au long de la journée et réduisez progressivement dès la fin d'après-midi. Votre grossesse ne s'en passera que mieux.

Mon conseil grossesse :

Avoir un bébé à terme, de poids normal et en bonne santé n'est pas un hasard génétique. La nutrition, le mode de vie et la pratique d'un exercice physique jouent un rôle déterminant dans le bon déroulement d'une grossesse. Les femmes sont enceintes plus tardivement de nos jours, travaillent et ont des journées souvent stressantes et fatigantes, elles doivent ainsi jongler entre vie de famille, vie professionnelle et vie sociale. Devant ces priorités, les femmes s'oublient et la grossesse doit les rappeler à l'ordre car il est important de faire des efforts pour préserver la santé de la future maman et celle de bébé.

Il vous faut prendre conscience que vos habitudes et comportements quotidiens, parfois inconscients, ont un impact direct sur la santé de bébé. Vous préserver tout au long de la grossesse est une nécessité, c'est pourquoi vous devez adapter votre mode de vie habituel à votre grossesse et non l'inverse !

Ma santé

Une grossesse est dite « tardive » quand elle survient après 38 ans. Si les risques sont faibles, à partir de 40 ans, certaines femmes développent une hypertension ou un diabète gestationnel, souvent passagers car ils cessent après la grossesse. Les fibromes utérins sont aussi plus fréquents même s'ils ne gênent pas la grossesse. Les femmes de plus de 38 ans ont un suivi spécifique et se voient proposer systématiquement une amniocentèse (remboursée à 100 % par la Sécurité sociale). Cet examen n'est pas obligatoire et se pratique durant le quatrième mois de grossesse. Vous pouvez retrouver les informations détaillées de cet examen dans notre dossier sur les grossesses tardives page 306.

Est-ce normal ?

Plus j'avance dans ma grossesse et plus j'angoisse !

Pour une première grossesse en particulier, il est souvent plus difficile d'accepter que tout ne tourne pas toujours rond. Chaque femme réagit comme elle peut et tente de surmonter avec autant de grâce que possible cet état dont on ne vous parle jamais dans les magazines !

Les femmes qui ont déjà un ou plusieurs enfants pourraient vous rassurer en vous disant qu'aucune grossesse n'est la même, ni ne se vit pareil. Beaucoup d'aléas entrent en compte, ne serait-ce que l'âge, la situation personnelle et familiale qui font de ces neuf mois une période très à part dans la vie d'une femme. Sachez que s'il n'y a pas de grossesse comparable, toutes les femmes partagent, à un moment ou l'autre, cette panique qui vous envahit subitement devant l'immensité de la tâche qui vous attend.

À peine montée sur votre petit nuage douillet, gonflée à bloc du bonheur d'être enceinte, vous en redescendez aussi vite via ces deux ou trois petites choses que l'on vous avait bien cachées jusqu'ici et que vous découvrez avec, dans un coin de votre tête, cette petite phrase : « j'aurais bien aimé qu'on m'en parle avant ». Vous savez que vous allez devoir assurer et, comme toujours, vous y arriverez parce que ça vaut le coup, c'est bien la seule chose de sûr dans ce monde !

Info nutrition :

Ne modifiez pas votre consommation habituelle de sel, elle suffira à couvrir vos besoins en sodium durant la grossesse. Pensez à limiter votre consommation de sel caché dans les aliments préparés industriels, ils en regorgent ! Équilibrez simplement votre alimentation quotidienne.

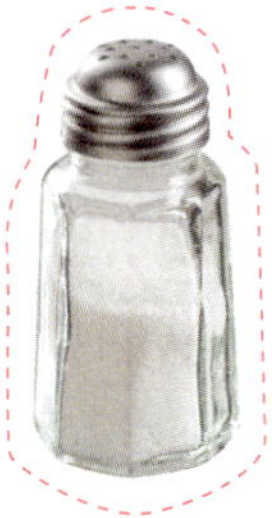

Info grossesse : je vais au travail en vélo, puis-je continuer pendant ma grossesse ?

Avec un suivi médical régulier de votre grossesse, le vélo est tout à fait praticable, au moins pendant les premiers mois. Continuer une activité physique pendant la grossesse est recommandé. Le vélo développe en priorité les muscles des jambes, mais il a l'avantage de tonifier aussi le périnée, important dans le bon déroulement de l'accouchement. Vous pouvez donc faire vos trajets tranquillement pour aller au travail jusqu'aux environs du 5e mois, tant que votre ventre ne prend pas trop de place ! Redoublez de vigilance, car votre poids va augmenter et le manque d'équilibre peut provoquer des chutes. Pédalez à votre rythme et privilégiez les pistes cyclables. Évitez les secousses trop importantes. Veillez à garder une position correcte, les bras légèrement fléchis sur le guidon de façon à amortir les petits chocs de la route. La selle est bien réglée si vous pouvez toucher le sol avec de la demi-pointe des pieds. À la moindre douleur, arrêtez et parlez-en à votre médecin ! Sachez que la marche est conseillée jusqu'à la fin de la grossesse (sauf avis médical contraire).

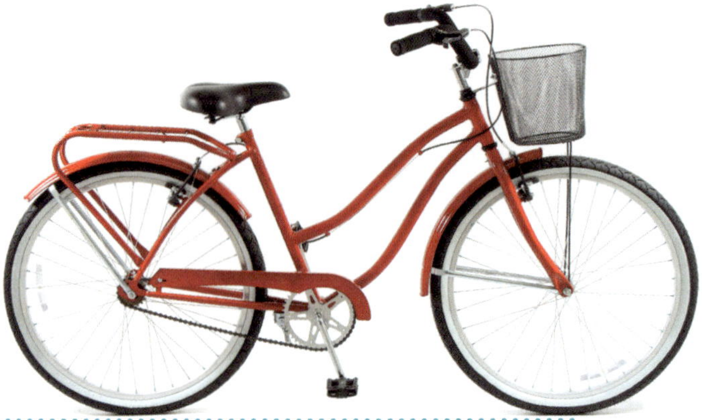

Mon astuce de la semaine

Pour bien équilibrer votre alimentation, pensez à intégrer un peu plus de laitages certains jours, pour couvrir vos besoins accrus en calcium. En cas de doute sur l'apport calorique ou l'équilibre de vos repas, réduisez simplement les collations sucrées au minimum et consommez des aliments de qualité, frais et de saison.

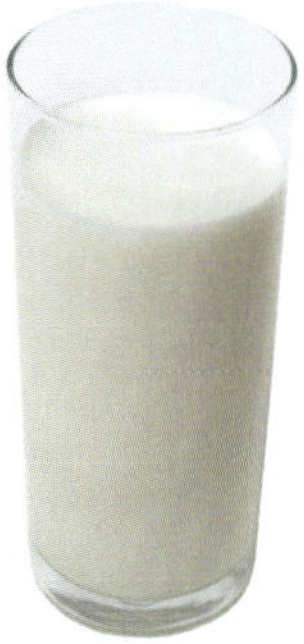

Plus d'infos

- La tête de bébé se distingue du corps par un petit cou. Le visage s'affine peu à peu et on peut commencer à distinguer les yeux.
- Vous ne le sentez pas encore, mais votre bébé bouge, cependant son cerveau ne commande pas encore ses membres, ce ne sont donc que des réflexes.
- Votre utérus a la taille d'une orange.
- 70 à 80 % des femmes enceintes souffrent des nausées matinales caractéristiques du début de grossesse ; celles-ci allant du simple mal au cœur pour certaines jusqu'au vomissement pour d'autres.

DOSSIER

Le fer dans l'alimentation

Voici une liste des aliments riches en fer. Si vous êtes sujette aux vertiges dus à un manque de fer et que vous ne supportez pas les suppléments en fer, vous pouvez vous tourner vers les aliments riches en fer, ainsi que ceux favorisant son absorption avec les vitamines C et B2. Votre alimentation vous permettra ainsi de combattre le manque de fer.

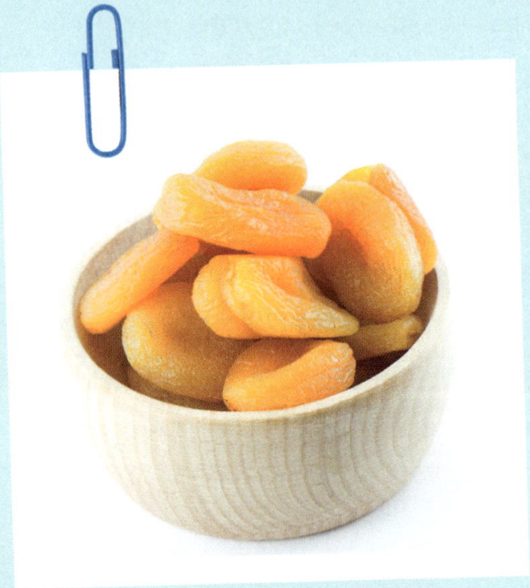

Vous trouverez ci-dessous **les aliments riches en fer** à privilégier.

- **viandes :** bœuf, porc, veau, agneau, foie et abats ; rôti de gibier ;
- **volaille :** poulet, dinde,
- **poissons :** sardines, crabe en boîte, thon en boîte, les crustacés et coquillages ;
- **légumineuses :** lentilles, pois chiches, haricots secs, tofu, soja ;
- **légumes verts foncés**, feuillus ;
- **produits céréaliers** à grains entiers et enrichis ;
- **céréales** pour bébés enrichies en fer ;
- **jaune d'œuf** ;
- **fruits séchés :** dattes, raisins secs, abricots secs.

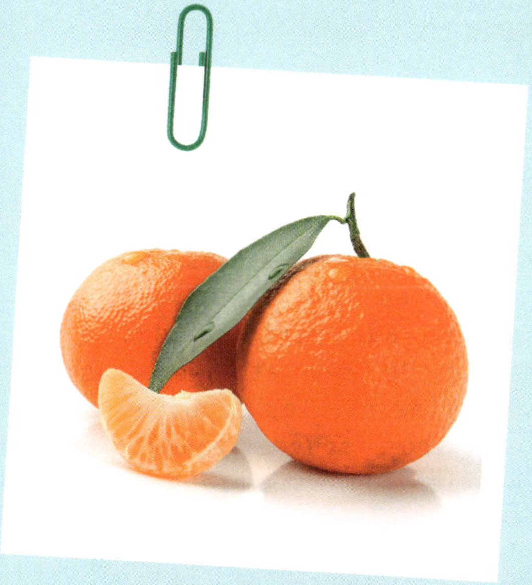

En plus des aliments riches en fer, il faut favoriser **la vitamine B2 et la vitamine C.**

- foie d'agneau, rognon de porc, bœuf ;
- poulet ;
- fromages à pâte dure ;
- œuf ;
- yaourt ;
- céréales enrichies ;

La vitamine C favorise l'assimilation du fer par l'organisme.

- Orange, clémentine, pamplemousse ;
- kiwi, fraise, melon, mangue, papaye, ananas ;
- tomate ;
- brocoli, chou-fleur, chou, chou de Bruxelles ;
- poivron, asperge, pois mange-tout ;
- patate douce, courge ;
- jus d'orange 100 % pur et jus de fruits additionné de vitamine C.

En revanche, évitez le thé, et le café en fin de repas, car ils inhibent l'absorption du fer dans le sang.

semaine 8

Cette semaine sera forte en émotions !

Vous êtes bientôt à la fin de votre deuxième mois de grossesse, c'est-à-dire la période où la majorité des organes de votre bébé seront formés.

D'ailleurs, en fin de semaine vous serez même capable d'entendre les battements de cœur de votre bébé. Pour cela, il suffira au médecin d'utiliser un doppler, un instrument qui étudie le débit du sang dans les artères.

À votre niveau, vous devriez commencer à avoir de moins en moins de symptômes désagréables. Vous allez enfin commencer à réellement profiter de votre grossesse ! Mais attention tout de même à ne pas trop en profiter, surtout au niveau de la nourriture ! N'oubliez pas que ce que vous mangez, c'est ce qui va aider au bon développement de votre enfant.

Je vous rappelle que vous pouvez vous faire plaisir mais sans trop d'excès sur les calories !

Au niveau de vos seins, pour éviter un relâchement des tissus, choisissez un soutien-gorge bien adapté à la taille de votre poitrine. Et n'hésitez pas à le porter la nuit si vous préférez.

Enfin, un de mes conseils pour cette semaine sera de penser à bien hydrater votre corps. En effet, chez les femmes enceintes, les problèmes de vergetures sont fréquents. Pour anticiper ce qui nous tourmente toutes, choisissez une crème bien adaptée et hydratez votre ventre, vos cuisses et vos seins régulièrement ! Vous avez aujourd'hui le choix entre plusieurs lignes de soins cosmétiques et dermatologiques spéciales futures mamans. Chouchoutez-vous et vous vous sentirez mieux dans votre corps et donc bien mieux avec les autres ! Surtout avec votre conjoint, qui se sent peut-être parfois perdu devant ce corps qui change et cette femme enceinte dont les humeurs le déstabilisent souvent ! N'est-ce pas ? Parlez ensemble de ce que vous ressentez, vous verrez que c'est le meilleur moyen de relativiser et d'avancer ensemble dans cette grande aventure de la parentalité.

À savoir

LA RÉPARTITION DU POIDS PENDANT LA GROSSESSE

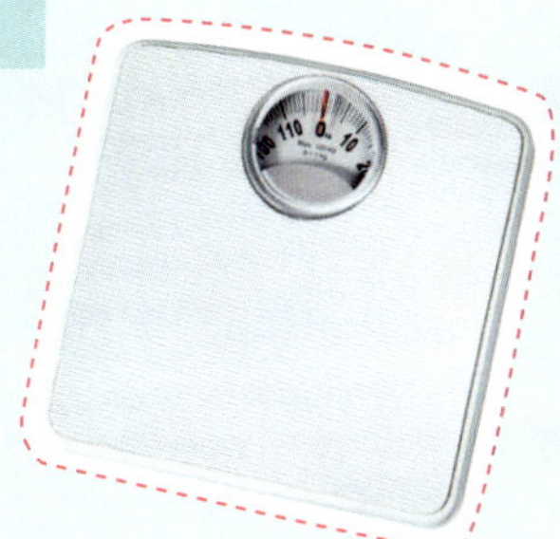

Utérus : 1,2 à 1,5 kg
Placenta : 1 à 1,5 kg
Liquide amniotique : 1 kg
Augmentation du volume sanguin : 1,5 kg
Seins : 500 à 800 g
Bébé : 2,8 à 4 kg
Soit un poids total moyen lié à la grossesse de 8 à 10 kg. Lors de l'accouchement, ces kilos seront perdus et les autres kilos pris pendant la grossesse seront principalement utilisés comme réserve. Vous pourrez ainsi retrouver votre poids d'avant grossesse progressivement au cours de l'année qui suit l'accouchement, en mangeant sainement et en pratiquant une activité physique régulière.

Mon conseil grossesse :

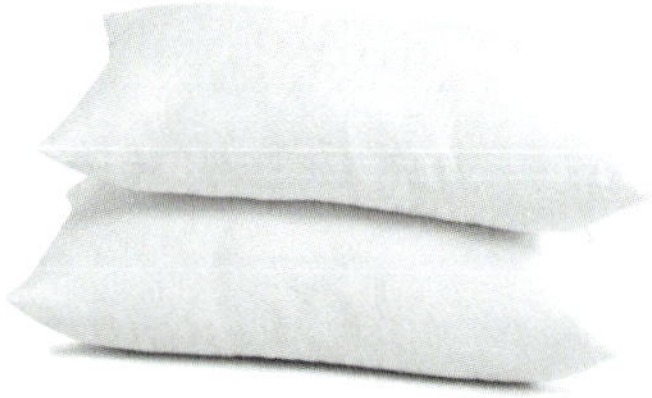

Installez-vous confortablement pour dormir. Jusqu'au deuxième trimestre, vous pouvez encore dormir sur le dos si c'est votre position préférée car l'utérus n'est pas encore trop lourd. La grossesse ne facilite pas le sommeil en avançant car le ventre s'arrondit et prend de la place. Quant à la meilleure position pour dormir, si celle sur le côté gauche est recommandée, il n'y a aucun souci pour bébé si vous aimez dormir sur le côté droit durant la grossesse. Le principal est que vous dormiez bien pour profiter d'un repos réparateur ! En fait, la position sur le côté gauche peut être demandée à la maman lors d'un monitoring, mais cela ne veut pas dire qu'elle doit s'obliger à dormir sur un côté qui ne lui convient pas.

Ma santé

FAUT-IL SE FAIRE VACCINER CONTRE LA GRIPPE LORSQUE L'ON EST ENCEINTE ?

La vaccination pose question pour beaucoup de femmes enceintes. Si c'est une décision personnelle, vous devez savoir que les femmes enceintes sont une population à risque face aux infections. Si vous faites partie d'un groupe à risque en raison d'un diabète ou d'un problème cardiaque, votre médecin envisagera peut-être une vaccination. Bien qu'on ne vaccine pas une femme enceinte, une grippe peut, dans votre cas, être plus dangereuse que le vaccin. Les vaccins proposés aux femmes enceintes se présentent sans adjuvant et sont donc plus sûrs. Si vous ne pouvez pas avoir de garantie à 100 %, il est certain que la grippe contractée pendant une grossesse est plus dangereuse. Prenez le temps d'en discuter avec votre médecin ou gynécologue qui vous conseillera sur le fait de vous faire vacciner ou non selon votre historique médical particulier.

Est-ce normal ?

J'ai des nausées et je n'ai pas faim, je m'inquiète pour mon bébé.

Vous allez commencer votre troisième mois de grossesse et comme toutes les futures mamans, vous vous posez beaucoup de questions. C'est normal, votre corps subit de grandes transformations, tant physiques qu'hormonales et cela ne peut qu'avoir des conséquences sur votre appétit, votre moral et vos pensées. Si certaines craignent de prendre trop de poids durant leur grossesse, appréciez votre petit appétit pour l'instant, dû aux nausées. Veillez tout de même à manger suffisamment pour apporter les éléments nutritionnels nécessaires au bon développement de votre bébé. Réapprenez à votre estomac à manger progressivement un peu de tout et régulièrement dans la journée. Pour votre bébé, si vous avez des inquiétudes, n'hésitez pas à en parler avec votre gynécologue qui vous rassurera. Rester zen durant la grossesse participe aussi à son bon déroulement et donc au développement de bébé.

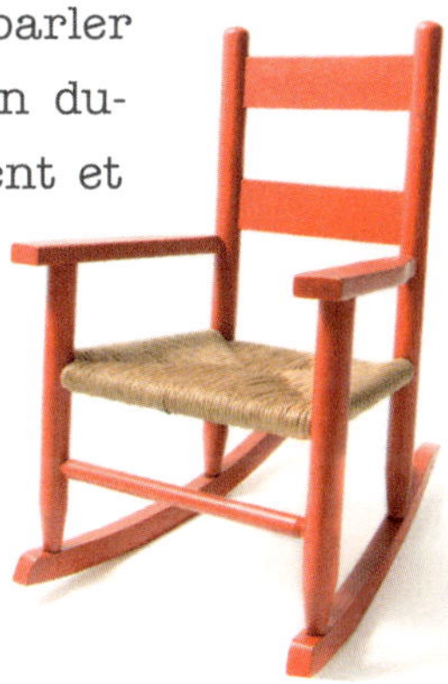

Info nutrition : un bon équilibre alimentaire signifie que...

- les éléments nutritifs dont bébé a besoin doivent être fournis par votre alimentation sinon il n'hésitera pas à puiser dans vos réserves. Vous aurez alors des carences, le plus souvent en fer ou en calcium ;
- votre alimentation fournit suffisamment d'énergie à bébé, sinon il naîtra avec un poids insuffisant ;
- les demandes énergétiques et nutritionnelles sont plus importantes et que vous devez constituer des réserves pour vous remettre de l'accouchement et préparer l'allaitement.

Info grossesse : l'annoncer aux enfants

Annoncer une grossesse à un enfant signifie que vous allez devoir lui laisser le temps de comprendre ce qu'il va se passer concrètement pour lui. Ce qu'avoir un petit frère ou une petite sœur veut dire, s'il est encore petit. Vous pouvez lui donner l'exemple de son copain qui a une petite sœur ou d'un cousin dont il est proche et qui joue souvent avec son petit frère. Si vous avez déjà un ou plusieurs enfants, l'arrivée du petit dernier va être un événement à la maison. Si vous attendez votre deuxième enfant, vous avez jusqu'ici élevé un enfant unique qui vous a eu toute à lui et rien qu'à lui ! Alors il ne faut pas s'attendre à ce qu'il partage sa maman si facilement quand son petit frère ou sa petite sœur va arriver.

L'essentiel est de lui rappeler que c'est l'amour qui porte votre famille et qui va vous permettre d'accueillir ce bébé. Il est parfois préférable d'attendre le premier trimestre pour annoncer votre grossesse à votre enfant, en laissant ainsi passer le risque éventuel de fausse couche. Adaptez votre annonce à sa sensibilité en prenant en compte votre relation personnelle. En fonction de son âge et de sa capacité à appréhender votre grossesse, le mieux reste encore de pouvoir lui montrer votre ventre arrondi. Il pourra comprendre réellement ce que vous lui dites et plus tard s'amuser à sentir bébé bouger pour que cette nouvelle devienne concrète à ses yeux.

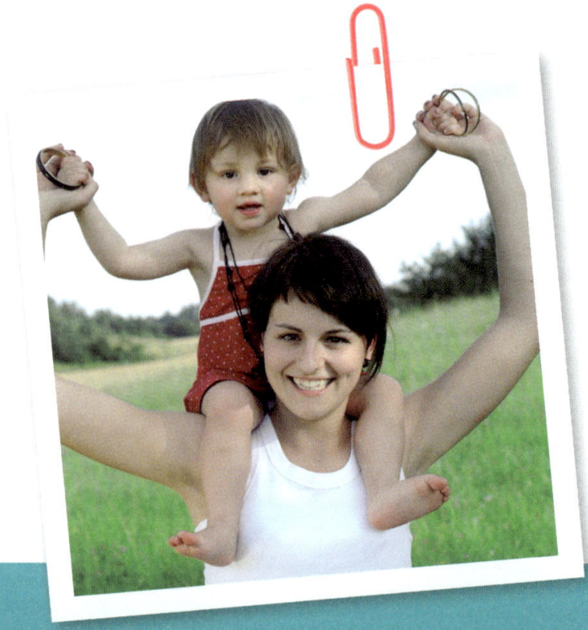

Ma vie de famille

Montrez à votre enfant les photos de votre ventre quand vous l'attendiez ! Ce sera plus réaliste et il comprendra mieux l'évolution de votre grossesse jusqu'à la naissance. Ressortez ses petites affaires, montrez-lui votre gros ventre et sa naissance ! Cela lui parlera bien plus que toutes les explications... et répondra à ses questions parfois très compliquées et pas toujours évidentes !

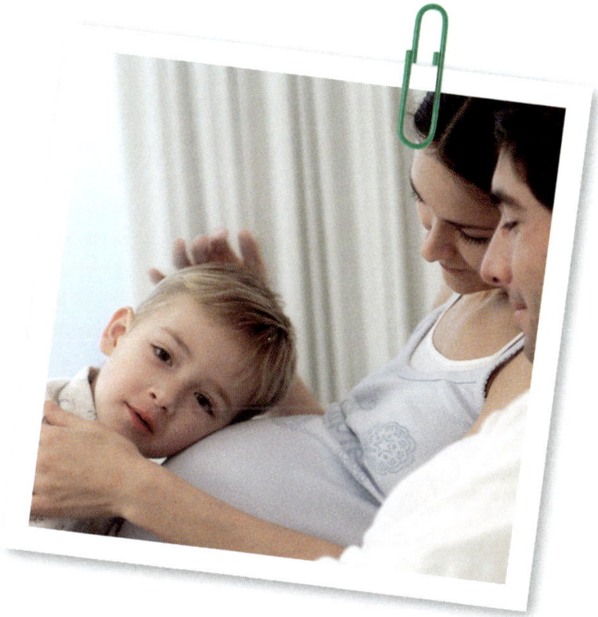

Plus d'infos

- Envies, dégoûts alimentaires, émotivité et grosse fatigue sont les symptômes majeurs de ce premier trimestre !
- Si penser à l'avenir qui se profile vous angoisse (l'accouchement ou vos talents maternels…), sachez que c'est bon signe ! En effet, votre corps et votre esprit prennent conscience de ce qui vous attend et vont vous permettre progressivement de vous y préparer…
- L'heure est aux petits ajustements qui vous permettront de vous adapter doucement à cette nouvelle vie que vous portez.
- À la fin de cette huitième semaine, le cœur de bébé est terminé.

Comment prévenir les vergetures ?

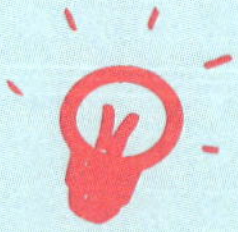

Que faire pour prévenir l'apparition des vergetures ? Comment et quand dois-je préparer ma peau ?

Les vergetures sont de fines cicatrices parallèles et longilignes, qui apparaissent souvent au moment où le ventre commence à prendre une forme arrondie, c'est-à-dire vers le quatrième mois de grossesse. Les vergetures vont créer de toutes petites dépressions sur la surface de la peau et lui donner une allure fripée. Causées par l'extension de la peau et par la rupture des fibres sous-cutanées, on lie leur apparition à une baisse de la production de collagène, qui donne l'élasticité et la force à la peau.

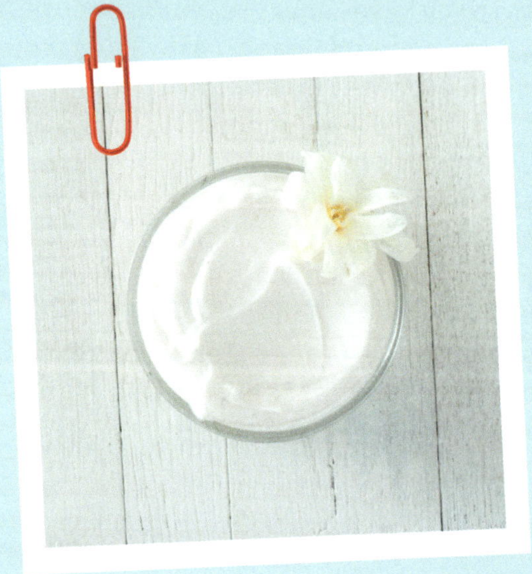

Il n'existe pas de remède miracle contre la formation de vergetures lors d'une grossesse. Voici quelques précieux conseils à suivre dès le premier trimestre pour limiter ces petits maux de la grossesse, en préparant bien votre peau et en prenant soin de vous au quotidien.

- **Buvez entre 1,5 et 2 litres d'eau par jour :** pour garantir l'élasticité de votre peau et éviter la rétention d'eau qui favorise aussi la cellulite !

Évitez une prise de poids excessive : mangez équilibré, faites des repas complets, bannissez les grignotages et ne cédez pas trop facilement à la tentation si vous êtes gourmande.

Hydratez votre peau pour la rendre plus élastique : massez-vous quotidiennement le haut des cuisses, le ventre et les seins avec une crème spéciale vergetures pour femme enceinte ou encore avec de l'huile d'amande douce (moins chère et tout aussi efficace).

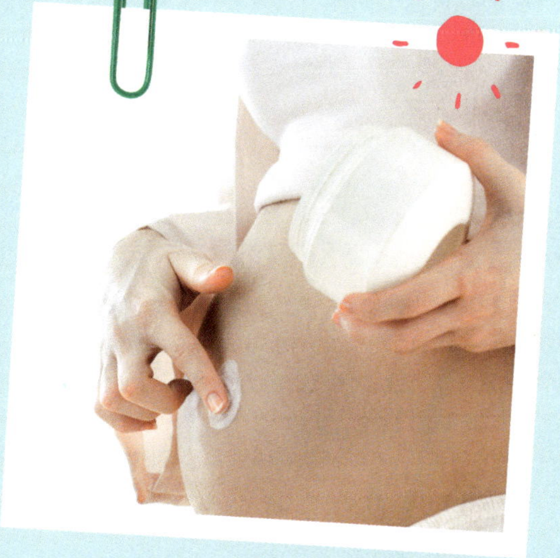

Vous pourrez aussi vous informer auprès de votre gynécologue et lui demander si vous le souhaitez de vous prescrire, en plus, en prévention, des soins ou des traitements dermatologiques à base de vitamine A – qui doit cependant être particulièrement surveillée car elle est déconseillée pendant la grossesse. La vitamine A pourra, dans certains cas et sous conditions médicales strictes, effacer les cicatrices si elle est prise à temps (couleur rouge-violet).

LE 3e MOIS

semaine 9

Vous êtes à votre neuvième semaine de grossesse…

…c'est-à-dire que vous voilà arrivée à votre troisième mois ! Votre bébé est maintenant passé de l'état d'embryon à celui d'un fœtus de la taille d'un pamplemousse, il pèse environ 10 g. De ce fait, vos reins seront fortement sollicités puisqu'ils travailleront pour deux ! C'est pour cette raison qu'il est important de boire un litre et demi, voire deux litres d'eau par jour afin d'éliminer plus facilement les déchets de bébé.

Pensez également à marcher au moins trente minutes par jour en respirant lentement et profondément. Cela pourra vous éviter d'avoir des problèmes de circulation et les jambes lourdes, ainsi que des soucis de constipation.

Prenez le temps de vous poser dans la journée et de vous attribuer un petit moment rien qu'à vous ! Je sais que dans nos vies de femmes actives ce n'est vraiment pas évident mais vous vivez une période bien particulière et vous devez vous recentrer sur vous et votre bébé, pour votre bien-être comme pour sa santé. Instaurez un petit rituel journalier, même de quelques minutes, dans un endroit où vous ne serez

pas dérangée et pendant lequel vous pourrez vous ressourcer.
Enfin, la semaine prochaine sera une semaine très importante car vous allez pouvoir faire votre première échographie. Vous allez enfin connaître la date de conception, le nombre d'embryons ou encore la taille de votre bébé.
Alors n'oubliez surtout pas de prendre rendez-vous !

À savoir

QUE FAIRE EN CAS DE PERTES BRUNES ?

Tout signe inhabituel pendant votre grossesse doit être signalé à votre médecin ou aux sages-femmes de la maternité.
Ces pertes peuvent avoir plusieurs origines :

1. Cela peut être le signe d'une infection vaginale. Votre médecin fera un prélèvement vaginal et vous prescrira un traitement dans ce cas.

2. Cela peut venir de très légères pertes de sang (la très petite quantité de sang traîne dans le vagin, s'oxyde et de rouge devient marron). Cela se produit suite à un rapport sexuel ou à un examen du col, dans les 2 à 3 jours précédents. C'est normal.

3. Ces pertes peuvent survenir après quelques petites contractions, du type tiraillements de règles. Dans ce cas-là, il faut se reposer beaucoup et prendre du Spasfon®, prescrit par votre médecin.

Les signes qui doivent vous alerter sont des pertes plus abondantes, la survenue de pertes de sang rouge, des douleurs de règles… Dans tous les cas, le repos est nécessaire.

Mon conseil grossesse :

Prendre soin de sa peau : sous l'action des hormones, votre peau peut devenir plus sèche ou plus grasse pendant la grossesse. **Prenez-en soin :** démaquillez-vous matin et soir et appliquez un produit de soin riche en éléments nutritifs et adapté à votre peau. Si vos traits accusent la fatigue et que votre épiderme a vraiment besoin d'être tonifié, choisissez une crème de nuit ou un sérum qui rechargent votre peau en énergie. Enfin, **prudence si vous partez au soleil** : le bouleversement hormonal de la grossesse peut entraîner des pigmentations de la peau, ce qu'on appelle le masque de grossesse. Un écran total est indispensable !

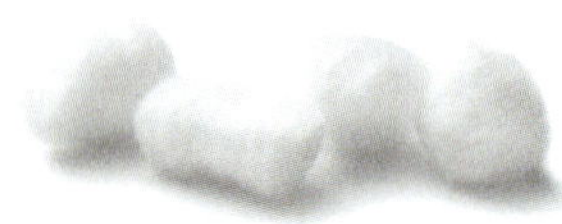

Ma santé

Les nausées et vomissements sont la cause d'une bouche plus alcaline nécessitant **une hygiène dentaire renforcée** avec un brossage soigné des dents, un rinçage avec un bain de bouche si nécessaire et l'usage régulier du fil dentaire pour éviter les gingivites, caries et autres abcès buccaux souvent associés aux inconvénients liés à la grossesse. La cause hormonale amène aussi une sensibilité des gencives, des saignements ou gonflements, ces douleurs freinant le brossage. Le risque de caries va s'accentuer si la future maman consomme plus souvent de sucre et autres aliments sucrés. **Les visites et soins chez le dentiste** ne sont pas contre-indiqués mais au contraire recommandés.

Est-ce normal ?

J'ai peur de ne pas aimer ce bébé autant que mon premier.

Vous ressentez quelques petites inquiétudes sur l'arrivée de bébé ? Rassurez-vous. Nous sommes capables d'aimer tout autant deux, trois, voire dix enfants ! Ce n'est jamais le même amour, mais il est tout aussi intense ! Vous ne découvrirez peut-être plus les premières fois avec lui, mais vous vous réjouirez tout autant de ses premières fois à lui ! Nombreuses sont les mamans qui se demandent comment elles vont pouvoir aimer encore plus qu'elles n'aiment déjà leur premier enfant ! Et pourtant, vous verrez dès le premier instant que vous pourrez tout à fait aimer ce petit bébé de tout votre cœur, tout en continuant à aimer tout autant son grand frère ou sa grande sœur ! Incroyable ? Mais pourtant tellement vrai ! Et ce qui vous réjouira par la suite, ce sera de voir en plus se construire un amour aussi intense entre vos enfants dont vous serez alors particulièrement fière ! Alors, profitez pour le moment de votre grossesse et laissez le temps au temps. Vos doutes s'effaceront instantanément le jour de la naissance quand vous tiendrez bébé dans vos bras…

Info nutrition : le petit déjeuner

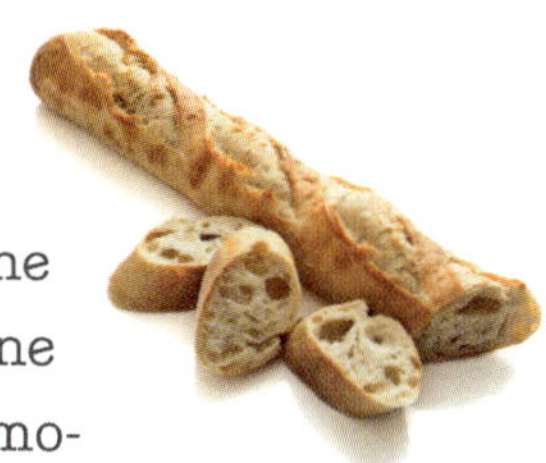

Seize minutes, c'est le temps que passe en moyenne une famille devant les tartines du petit déjeuner, d'après une étude réalisée pour une grande marque de céréales. Un moment oscillant souvent entre plaisir de la famille et contrainte pour les mamans ! Plaisir d'un moment d'échanges et de partage, mais contrainte d'une course contre la montre menée tambour battant face à des matins stressants, et donc vite écourtés, par le rythme de la journée qui démarre. Pensez à profiter de votre grossesse pour retrouver ce moment essentiel pour bien commencer la journée, tant sur le plan alimentaire que moral. Toute la famille profitera des bienfaits d'un bon petit déjeuner équilibré qui permet de faire le plein d'énergie !

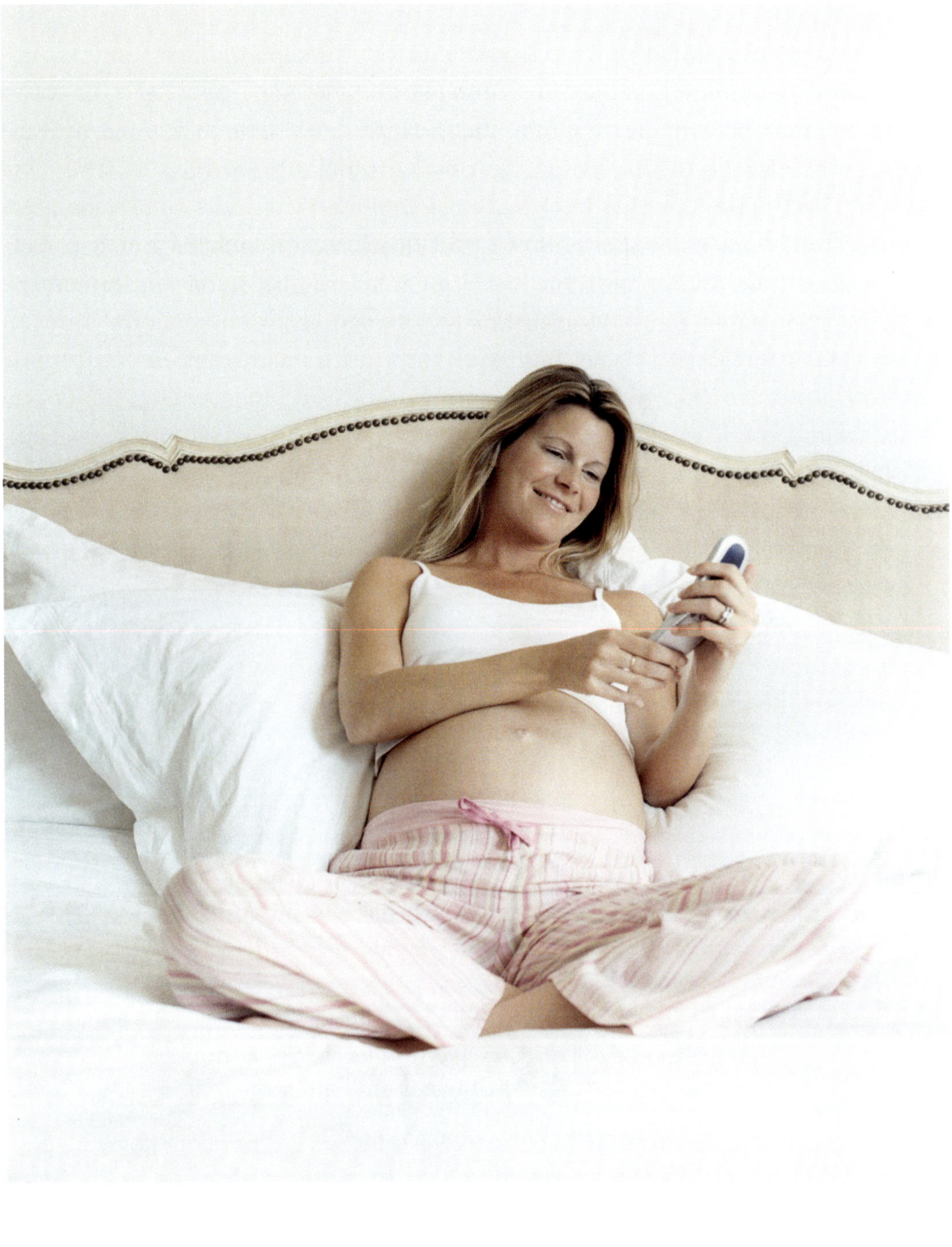

Info grossesse : téléphone portable et grossesse

Vous pouvez maintenant lire sur la notice de votre téléphone portable une mention spéciale recommandant de ne pas tenir le téléphone près de leur ventre pour les femmes enceintes… Donc si aucune étude n'a, à ce jour, encore prouvé l'incidence directe de ces ondes sur le développement du fœtus, le bon sens voudrait que vous protégiez votre bébé dès à présent ! En revanche, plusieurs études ont démontré que plus l'utilisation du téléphone est importante et donc l'exposition aux ondes plus élevée, plus les risques de développer des problèmes ou troubles de santé ultérieurement augmentent.

Mon astuce de la semaine :

Changez d'air et voyagez tant que vous le pouvez encore ! Cela ne pose pas de problème si vous vous organisez et prenez en compte le stade de votre grossesse, car certains moyens de transports comme certaines destinations sont à éviter. Sachez que la voiture, sur les longs trajets, favorise les contractions et l'ouverture du col dues aux vibrations occasionnées par la route. Avant de partir, lisez nos recommandations dans notre dossier spécial « Comment voyager enceinte », page 137.

Plus d'infos

- Les organes génitaux internes se mettent en place, mais on ne voit encore rien à l'extérieur : patience !
- Si vous vous sentez mal ou êtes prise de vertiges lorsque vous êtes assise, la cause est le plus souvent une baisse du taux de sucre dans le sang, ce qui est assez courant au premier trimestre.
- Gardez toujours une sucrerie à portée de main ou mangez plus régulièrement au cours de la journée.
- La fraîcheur d'une tisane à la menthe poivrée aide à combattre le goût métallique dans la bouche qui accompagne souvent les nausées, tout comme un brossage de dents plus fréquent pourra peut-être vous soulager…

DOSSIER

L'évolution de votre ventre mois après mois

Le premier trimestre

Tout au long de votre grossesse, votre poids va augmenter progressivement et votre ventre se modifier doucement mais sûrement pour aider votre bébé à se développer jusqu'à la naissance.

1er mois

Vous êtes enceinte, vous a dit le test de grossesse, et seules les nausées et vos seins tendus vous l'indiquent. Au moment de la nidation, les cellules qui vont se transformer en embryon ont déjà commencé leur spécialisation et chacune d'entre elles sait désormais à quelle partie du corps elle sera assignée. Cela ne se voit pas encore car votre ventre abrite pour l'instant un minuscule embryon et pourtant votre corps commence déjà à changer…

Sachez que **la prise de poids moyenne pendant une grossesse est de 10 à 12 kilos,** parfois un peu moins et pour certaines un peu plus, tout dépend de votre morphologie.

2e mois

Les changements sont de plus en plus importants, avec peut-être de la fatigue qui a augmenté et une gêne au niveau de votre ventre, car l'embryon, qui va devenir un fœtus, se développe très rapidement et même si c'est encore imperceptible, tous **ses organes sont déjà présents.** Le cœur primitif commence à se former et à faire circuler le sang. Votre utérus a maintenant la taille d'une orange.

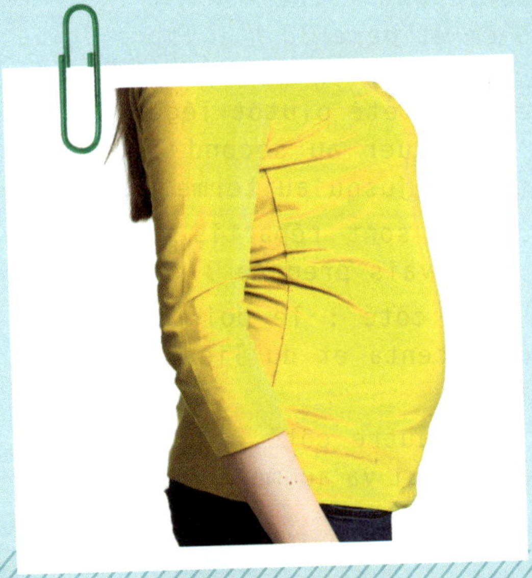

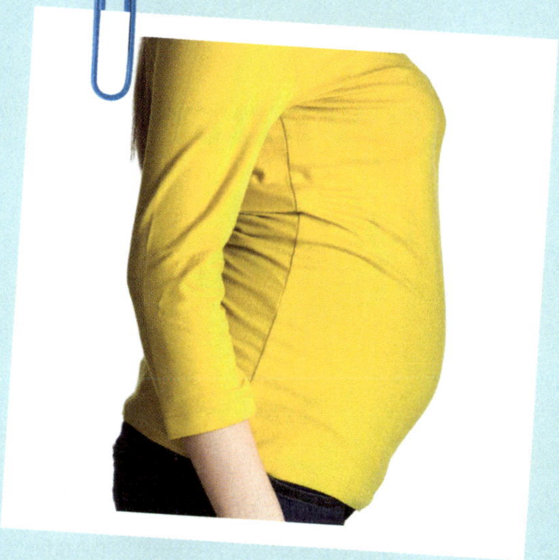

3e mois

Votre taille s'épaissit et votre utérus appuie sur la vessie, ce qui vous donne de fréquentes envie d'uriner. Vos vêtements commencent à vous serrer et votre utérus a maintenant le volume d'un pamplemousse. **On ne parle plus d'embryon mais de fœtus** maintenant. Bébé mesure près de 10 cm et pèse 30 g ! Votre prise de poids pendant ce premier trimestre a été plutôt légère et va s'accentuer au second trimestre et ceci jusqu'au terme.

Comment sont répartis les kilos que je vais prendre ?

- D'un côté : le poids du bébé, du placenta et du liquide amniotique.

- De l'autre côté : votre propre poids, qui va augmenter au fil des mois pour assurer le bon déroulement de la grossesse, notamment l'utérus et les seins, le volume de la circulation sanguine, les stocks de graisses, ainsi qu'une quantité variable de rétention d'eau.

Pendant ces 9 mois, pour la plupart des femmes, la prise de poids est assez faible au premier trimestre et débute véritablement à partir du deuxième trimestre. Il faut tenir compte des différences entre chaque femme, comme le poids, la taille, l'âge... mais aussi entre chaque grossesse.

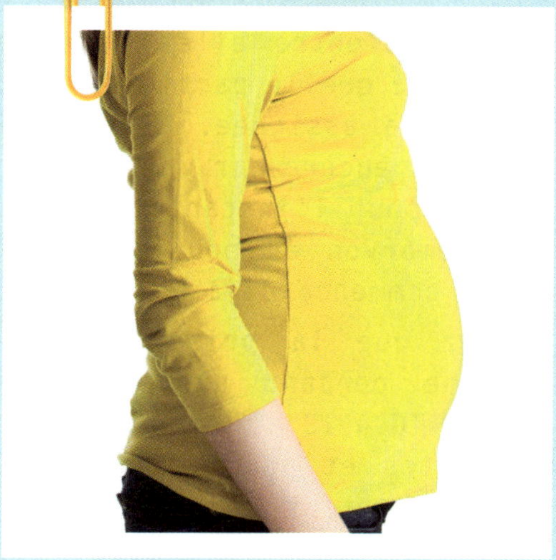

semaine 10

Cette semaine est marquée par un événement très important !

En effet, c'est lors de votre dixième semaine que vous allez pouvoir passer votre première échographie : un moment qui sera très fort en émotions. Vous allez enfin pouvoir voir votre bébé pour la première fois !

Cette première échographie va vous permettre tout d'abord de mettre un visage sur votre bébé, mais également de connaître la date de conception, de contrôler la croissance de votre bébé ou encore de voir le nombre d'embryons : des trois échographies, la première est celle où vous découvrez votre bébé et le voyez déjà très bien même s'il est encore si petit, il mesure environ 5-6 cm et ne remplit pas la poche amniotique. Bébé pèse jusqu'à 18 g.

Au niveau de votre corps, votre état général s'améliore : vos nausées disparaissent peu à peu. Vous allez commencer à retrouver votre appétit. Mais soyez vigilante à ne pas manger n'importe quoi à n'importe quelle heure ! Pensez toujours à bien équilibrer votre alimentation et à rattraper les petits écarts « de plaisir » sur le repas suivant.

Il se peut que vous soyez parfois légèrement stressée lors de votre grossesse. Je vous conseille donc de vous détendre, en faisant du yoga ou de la relaxation par exemple, car le stress

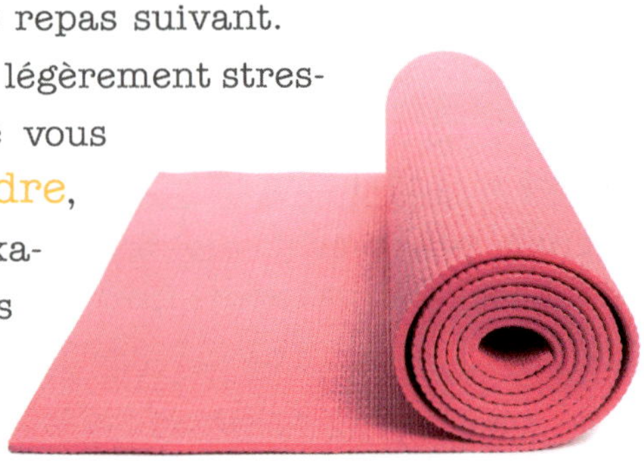

peut augmenter le rythme cardiaque de votre bébé. Tout ce qui vous aidera à vous sentir mieux dans votre corps et encore plus belle est bon pour vous, alors n'hésitez pas à vous faire du bien ! Pensez d'abord à vous !

Et si le stress ne vous a pas encore permis de cesser de fumer ou de ralentir votre consommation de cigarettes, c'est le moment, pour bébé comme pour vous. C'est encore plus essentiel pour préserver la santé de votre bébé. Ces techniques de relaxation pourront vous y aider, parlez-en à votre médecin ou aux sages-femmes.

Vous devriez en plus retrouver un joli teint ! L'augmentation de votre volume sanguin va vous redonner bonne mine... Alors profitez-en ! Vous avez l'avantage des femmes enceintes qui grâce à leurs hormones, à cette étape de la grossesse, rayonnent et communiquent aux autres femmes et à leurs proches leur bonne énergie et leur enthousiasme !

À savoir

MA PREMIÈRE ÉCHOGRAPHIE

La première échographie, également appelée « échographie de datation » a lieu entre la 11e et la 13e semaine d'aménorrhée, soit entre la 9e et 11e semaine de grossesse, elle est remboursée par la Sécurité sociale.

Votre gynécologue peut la faire lui-même s'il a reçu une formation adéquate et que son cabinet est équipé en conséquence. Sinon, vous devez vous rendre dans un centre d'échographie. Cette échographie va permettre de dater précisément le début de votre grossesse et d'en calculer le terme, de détecter d'éventuelles anomalies en prenant différentes mesures dont celle de l'épaisseur de la nuque, la clarté nucale, qui permet de dépister la trisomie 21. C'est pourquoi le médecin est souvent silencieux et concentré pendant l'examen. Rassurez-vous, l'embryon se développe normalement pour la grande majorité des grossesses, alors profitez pleinement du moment, avec le papa si possible !

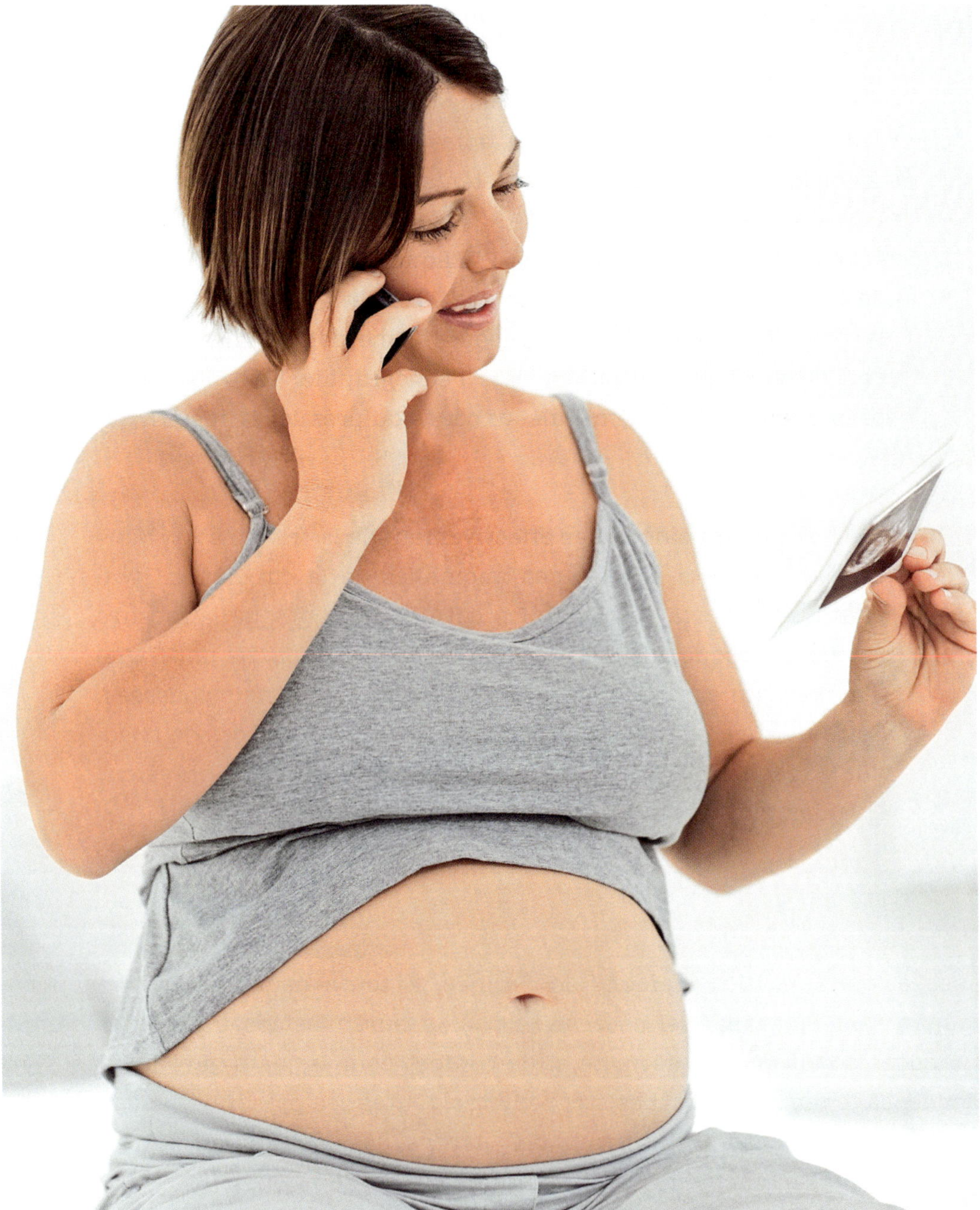

Mon conseil grossesse

N'hésitez pas à demander des explications lors de vos examens. De nombreux examens ont des termes techniques qui ne sont pas très explicites, voire flous, pour les futures mamans et peuvent alors les inquiéter, sans raison le plus souvent. Par exemple, la clarté nucale mesurée lors de la première échographie. Comme son nom l'indique, elle se situe au niveau de la nuque du fœtus. Elle est due à un petit décollement entre la peau et le rachis et correspond à une zone qui ne renvoie pas d'écho lors de l'examen de l'échographie. Tous les fœtus présentent une clarté nucale au cours du premier trimestre qui disparaît ensuite. La mesure de la clarté nucale est la première étape du dépistage des maladies chromosomiques, et en particulier effectivement de la trisomie 21. Mais elle sert aussi à déceler des anomalies de la circulation lymphatique et certaines maladies cardiaques. Lorsque la mesure révèle un risque, les médecins la considèrent comme un « signe d'appel », un élément déclencheur de recherches plus poussées. Cette mesure permet de dépister plus de 80 % des cas de trisomie 21, mais 5 % des cas de nuques trop épaisses se révèlent être des faux positifs.

Est-ce normal ?

J'ai peur d'accoucher pendant les fêtes ou un jour férié.

Rassurez-vous, à tout moment de l'année, à toute heure, les maternités regroupent tout le personnel nécessaire pour assurer les accouchements dans les meilleures conditions de sécurité et de confort pour la maman et le bébé. Gynécologue, sage-femme, anesthésiste, pédiatre, toutes ces personnes savent en choisissant ce métier qu'elles auront des gardes de jour comme de nuit et ce à n'importe quel moment de l'année, Noël, jour de l'an, jours fériés, etc. Si cette question vous inquiète, au vu de la date prévue de votre accouchement, n'hésitez pas à appeler directement votre maternité qui vous confirmera tout cela.

Ma santé

ARRÊTER DE FUMER

En effet, il n'est jamais trop tard pour arrêter de fumer. Près d'une maman sur deux fume au début de la grossesse dont un quart continue jusqu'à l'accouchement. Votre motivation sera votre meilleure alliée, sachant que l'air que vous respirez sera partagé avec bébé. Fumer multiplie par trois le risque de mettre au monde un enfant de petit poids. Fumer entraîne un retard de croissance intra-utérin avec un risque de retard psychomoteur chez l'enfant. Le tabac augmente le risque de mort subite du nourrisson surtout quand la mère a continué de fumer enceinte. Aussi n'hésitez pas à bénéficier des aides qui existent : produits de substitution, alimentation adaptée, patchs, gommes, suivi personnalisé, pratique de la relaxation, groupes de parole, stratégies pour éviter de rechuter, activité physique...

Info nutrition : mangez et bougez !

L'exercice physique est essentiel pendant la grossesse pour :

- favoriser la circulation sanguine et l'oxygénation du sang ;
- fortifier les muscles afin qu'ils assument mieux le surpoids ;
- faciliter le transit intestinal ;
- maintenir votre équilibre corporel dévié par le déplacement de votre centre de gravité et le poids accumulé pendant la grossesse ;
- mieux dormir, mieux gérer le stress, évacuer les tensions et retrouver confiance en vous pendant cette période qui vous chamboule sur tous les plans.

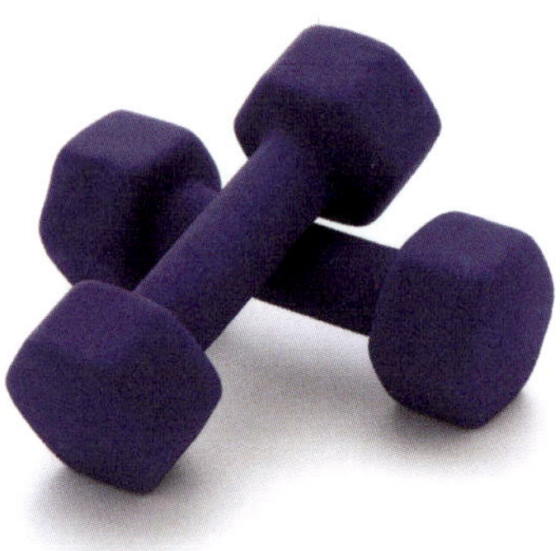

Info grossesse :

Si la pratique du yoga est une discipline recommandée durant la grossesse, il faut l'exercer avec prudence comme toute discipline sportive pendant cette période particulière. Il est d'ailleurs indispensable de pratiquer le yoga avec un professeur informé de votre état afin qu'il puisse adapter son cours à votre nouvelle morphologie. Ne forcez jamais ! Vous devez éviter toutes les postures extrêmes, notamment les flexions accentuées vers l'avant ou l'arrière. Évitez également les redressements assis et les postures mettant la pression sur votre utérus. Pas de postures inversées, hormis celles ou vous avez les pieds au mur ou sur une chaise. Ne vous allongez pas sur le ventre quelle que soit la posture. Enfin ne retenez pas votre respiration, au contraire.

Mon astuce de la semaine : C'est le moment d'annoncer votre grossesse !

La majorité des femmes annoncent leur grossesse à leur entourage au troisième mois ! Et le plus souvent après leur première échographie, quand elles sont rassurées sur la santé et le bon développement de bébé.

Plus d'infos

- La tête de bébé est presque droite.
- Maintenant bébé est un fœtus et tous ses organes vitaux sont en place.
- Lors de votre première échographie, vous serez surprise de voir combien bébé ressemble à un minuscule être humain et de pouvoir facilement identifier les différentes parties de son corps !
- Les grossesses gémellaires sont souvent diagnostiquées lors de la première échographie, le médecin verra alors s'il s'agit de vrais jumeaux (grossesse monochorionique) ou de faux jumeaux (grossesse dichorionique).

DOSSIER

La première échographie : l'échographie de datation

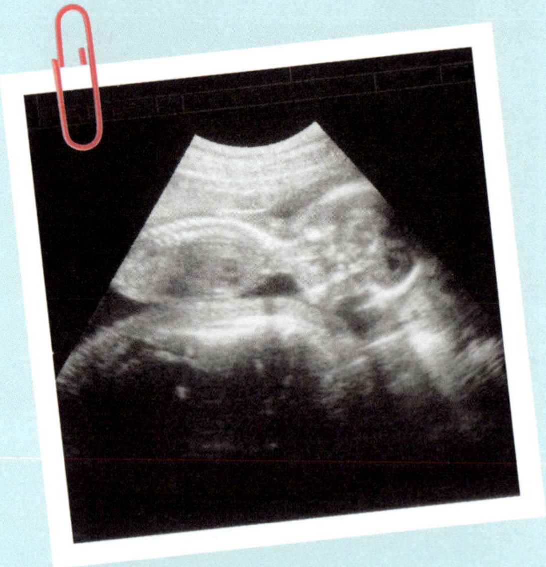

L'échographie de datation va mesurer **la taille du fœtus** afin que le suivi prénatal puisse se dérouler en fonction de la date exacte de début de votre grossesse.

À quoi sert l'échographie ? À dater la grossesse, **confirmer la croissance du fœtus, la présence du battement du cœur et la formation de son cerveau.**

À savoir : Les échographies utilisent des ondes sonores de très haute fréquence qui sont envoyées à travers le ventre de la maman. Ne vous inquiétez pas pour bébé, il n'y a pas de phénomène de radiation avec les ultrasons qui émettent uniquement des ondes sonores.

Les battements de cœur de votre bébé sont contrôlés pendant cette échographie. C'est la première fois que vous allez voir votre bébé et vous aurez une **très belle émotion lorsque vous verrez battre son petit cœur** à un rythme effréné !

Dans l'heure précédant une échographie abdominale on vous demandera de **boire beaucoup d'eau** et de ne pas aller faire pipi ! Même si cela vous semble inconfortable, c'est nécessaire car les ultrasons sont mieux réflé-

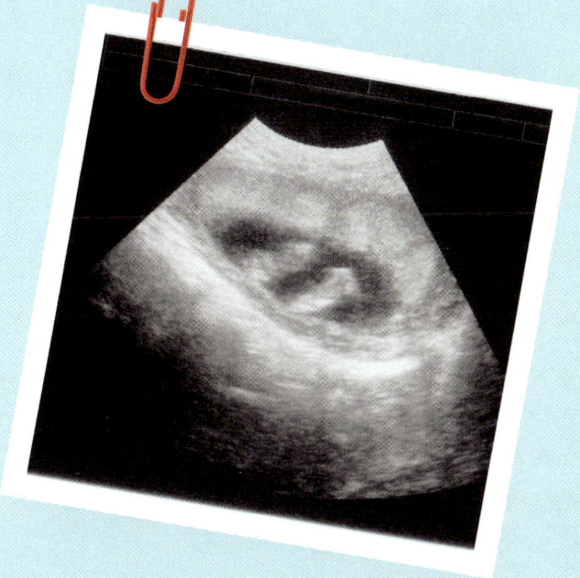

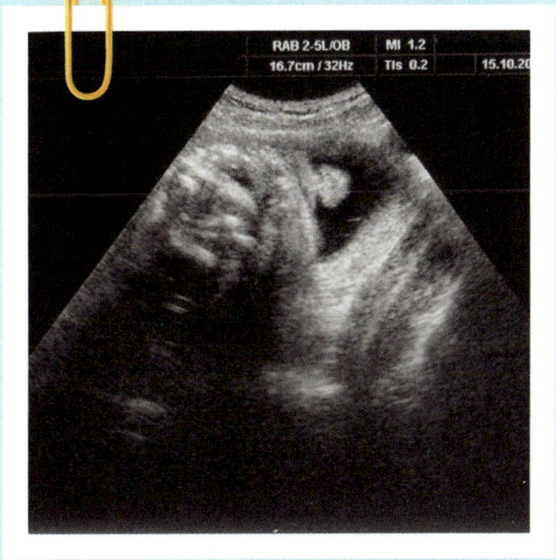

chis et les images bien plus nettes. Évitez aussi de vous enduire le ventre de crème hydratante juste avant une échographie, cela pourrait gêner plus ou moins l'examen.

Pour une échographie vaginale, pas besoin de remplir la vessie car la sonde est suffisamment près de l'utérus pour obtenir une image nette. **Rassurez-vous, cet examen n'est ni douloureux** ni dangereux pour le fœtus et le bon déroulement de la grossesse.

Pensez à informer le papa à l'avance de ce rendez-vous et à le lui rappeler afin qu'il puisse se libérer et vous accompagner pour vivre ensemble cette première rencontre avec bébé.

semaine 11

Cette semaine, vous venez de passer un cap très important. ! !

En effet, à partir de maintenant, le risque de fausse couche est désormais minime. Ce qui est une très bonne nouvelle !

Mais surtout, continuez à vous ménager et à prendre bien soin de vous.

C'est également une période où votre bébé va grandir de plus en plus vite, il pèse 30 g et mesure 6 cm. Il va avoir besoin de puiser beaucoup de nutriments dans votre sang. D'où l'importance, de votre côté, d'adopter une alimentation saine et toujours équilibrée pour qu'il n'y ait aucune carence dans le bon déroulement de sa croissance.

Attention tout de même, rappelez-vous que le but n'est pas de manger pour deux ! Vous devez connaître les aliments qui sont bons pour vous et pour bébé. C'est-à-dire des aliments faciles à digérer et qui apportent suffisamment de calories et de vitamines.

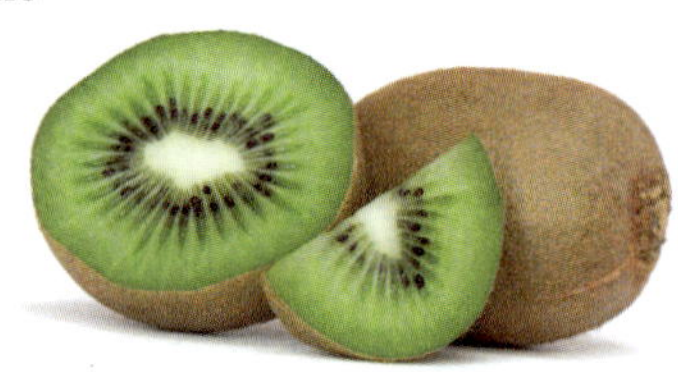

Enfin, sachez que ce n'est pas parce que vous êtes enceinte que vous ne pouvez pas faire de sport… bien au contraire ! Le tout est, bien entendu, de trouver un sport adapté à votre état et qui pourra vous permettre de vous sentir mieux dans votre corps sans trop d'efforts ni de danger pour votre grossesse.

C'est pourquoi je vous conseille de faire de la marche, de la gymnastique douce ou encore de la natation qui, entre nous, reste le meilleur sport pour une femme enceinte. En effet, dans l'eau vous redécouvrez votre corps plus léger et vos sensations sont décuplées, votre bébé appréciera d'autant plus cet état de grâce que vous vivrez à deux ! Lire notre dossier spécial sport page 94.

Pensez aussi à partager vos émotions avec le futur papa qui appréciera que vous lui montriez votre confiance en lui. Il a aussi besoin d'être rassuré sur son futur rôle et de savoir ce que vous attendez de lui. Dialoguez et partagez ensemble cette belle aventure sans pour autant le brusquer, certains hommes ont besoin de plus de temps que d'autres, alors sachez le prendre avec douceur !

À savoir

LES RAPPORTS SEXUELS sont-ils autorisés pendant la grossesse ?

Oui ! Les relations sexuelles sont autorisées pendant votre grossesse, car tout ce qui vous fait du bien est même fortement recommandé… Après, c'est à vous d'adapter la fréquence et la durée en fonction de vos envies et de votre forme. Parlez-en avec le futur papa qui a certainement des questions et des appréhensions à ce sujet, lui aussi. La douceur est recommandée suivant le stade où vous en êtes de votre grossesse. Pensez également à trouver des variantes qui conviendront mieux à vos nouvelles courbes au fil des mois. Ce peut être aussi le moment d'innover, les câlins et les caresses sont aussi des moyens de se redécouvrir et de partager de la tendresse avec votre conjoint. Parfois, les hommes sont déstabilisés devant le corps de leur femme qui change, alors n'hésitez pas à prendre les devants et guidez-le. Surtout, échangez ensemble sur ce que vous ressentez et souhaitez.

Mon conseil grossesse :

On dit souvent que le désir des femmes enceintes est décuplé dès le deuxième trimestre, car souvent le premier, c'est plutôt fatigue, nausées et compagnie ! C'est vrai pour beaucoup d'entre nous, bien qu'aucune grossesse ne se ressemble et que d'un enfant à l'autre, la libido n'est plus la même ou est multipliée pour le plus grand bonheur du futur papa… Alors si vous êtes de celles dont les hormones sont en ébullition, et qu'à chaque instant vous ayez envie de votre homme, ne vous privez pas, ce serait vraiment dommage de réfréner vos ardeurs, car dès que bébé sera né vous ferez une petite, voire grande, pause de ce côté-là ! Faire l'amour pendant la grossesse n'est pas une obligation non plus et il n'y a rien d'anormal à avoir moins de désir ou plus du tout si vous êtes de celles qui se focalisent sur bébé et qui se sentent déjà maman. Si vous ressentez, pour l'instant, le besoin de laisser les relations sexuelles de côté, ne culpabilisez pas mais parlez-en en couple.

Info nutrition : kilos d'après…

Les femmes gardent en moyenne 3 kg après leur accouchement. C'est ce que nous apprend une étude réalisée pour un groupe agro-alimentaire spécialiste de l'alimentation pour bébé.

Cela reste une moyenne ! En effet, environ 34 % des jeunes mamans retrouvent spontanément leur ligne après l'accouchement, 34 % gardent entre 2 et 4 kg, 15 % de 4 à 6 kg et 17 % plus de 6 kg… La graisse est, selon les interviewées, localisée sur le ventre, les cuisses et les fesses. Cet excédent de poids ne semble pas être en corrélation avec le nombre de kilos pris pendant la grossesse.

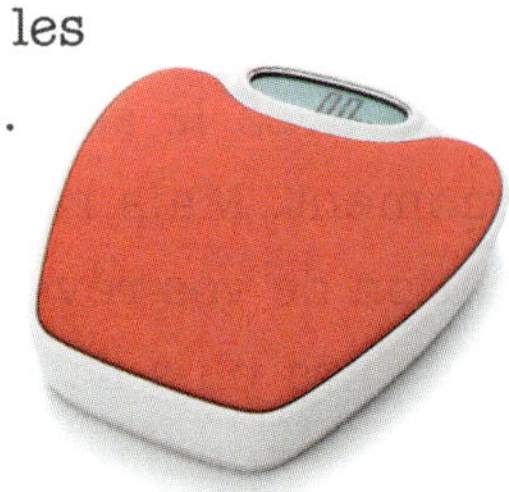

Ma santé MARCHEZ !

La pratique de la marche – voire de la course lente pour les plus sportives et après avis médical – qui est fortement recommandée pendant la grossesse, doit rester modérée. Vous devez y aller tranquillement en surveillant votre rythme cardiaque. Le mieux est de rester dans une zone apportant une bonne oxygénation sans jamais forcer sa respiration. La zone cible de fréquence cardiaque est entre 135-150 pour une femme entre 20 et 29 ans, et entre 130-145 pour une femme entre 30 et 39 ans. Il ne faut pas pousser l'exercice physique au point où le cœur pourrait battre trop rapidement afin d'éviter les palpitations, les étourdissements et autres malaises. Évitez le sur-effort qui peut mener à l'hyperventilation : ce n'est pas le moment d'essayer de battre des records de performance physique, votre poids sera une bonne raison de faire du sport plus intensément dans les mois qui suivront l'accouchement !

Est-ce normal ?

Je fais beaucoup de cauchemars au sujet de mon bébé.

Les femmes enceintes font souvent de drôles de rêves durant leur grossesse. Sachez que toutes les nuits, nous faisons plusieurs rêves, dont nous nous rappelons plus ou moins à notre réveil. Tous ces rêves sont des expressions de notre inconscient, qui fait son travail la nuit au travers des rêves pour nous permettre ensuite de nous réveiller en ayant réglé naturellement certains de nos conflits internes, sans même en avoir eu conscience. La différence lorsque l'on est enceinte, c'est que nous avons plus de mal à dormir profondément. C'est pourquoi vous avez le sentiment de faire particulièrement plus de rêves étranges en ce moment. Mais rassurez-vous, rien d'inquiétant. Et quitte à choisir une interprétation de vos rêves, préférez une bonne interprétation consciente ! Vous en serez toujours plus satisfaite pour profiter au mieux de votre journée et pour dormir plus profondément la nuit suivante !

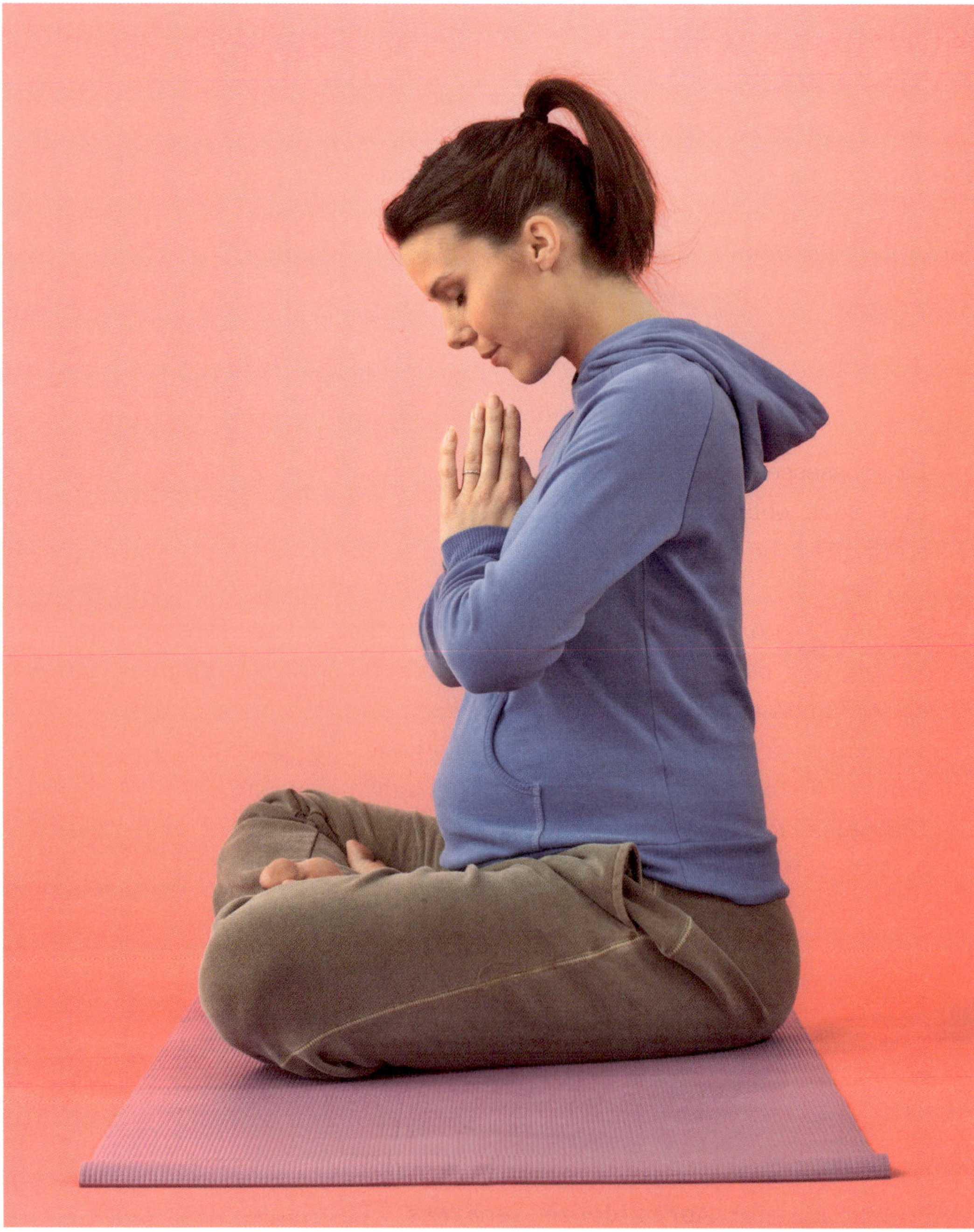

Info grossesse :

Prenez le temps de parler de votre grossesse, de vos symptômes, de vos doutes et de vos angoisses, bref de vos humeurs de femme enceinte avec votre entourage, vos proches, vos amies, d'autres mamans ou futures mamans qui seront ravies de vous raconter leur grossesse. Apprenez à partager vos émotions si vives pendant la grossesse, à exprimer vos ressentis et vous découvrirez que vous n'êtes pas seule. Cela vous permettra de relativiser et de ne pas, déjà, culpabiliser !

Ma vie de couple

La grossesse est un cataclysme pour un couple, car attendre un enfant vous oblige à modifier progressivement votre façon de vivre alors que bébé n'est même pas encore là. Votre couple va évoluer au fur et à mesure que votre ventre s'arrondit. Mettez les choses à plat dès maintenant. N'attendez pas que les tensions s'accumulent, ne négligez pas les « petits » problèmes relationnels qui s'installent au quotidien entre vous. Dites clairement au futur papa ce que vous ressentez, expliquez-vous. Instaurez un rituel de « fin de mois » ou « de trimestre », où chacun déballe ce qu'il a sur le cœur et l'autre écoute. Dialoguez, vous en apprendrez beaucoup l'un sur l'autre… et surtout, à vivre cette grossesse ensemble.

Plus d'infos

- Cette semaine, bébé construit son squelette : les côtes et le bassin ainsi que le cartilage de son nez !
- Le risque de fausse couche est très faible à ce stade de votre grossesse : en effet, 97 % des femmes enceintes ayant un battement de cœur fœtal vu à l'échographie mènent leur grossesse à terme.
- Après douze semaines, le risque de fausse couche ne dépasse pas 1 %.

DOSSIER

Quel sport pratiquer enceinte ?

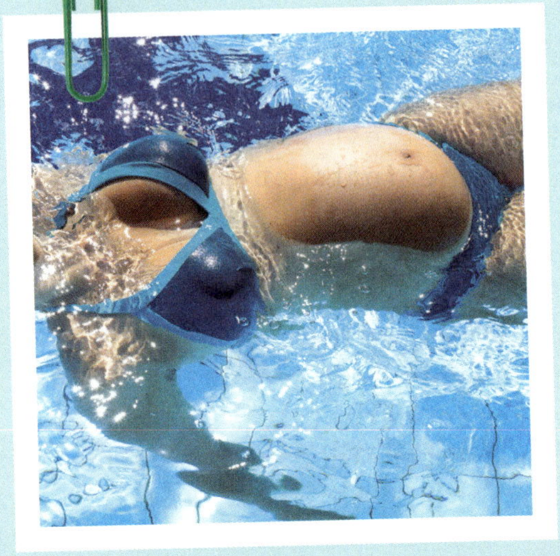

Sachez que pendant votre grossesse vous pouvez toujours pratiquer un sport si vous êtes déjà sportive ou que vous souhaitez entretenir votre corps régulièrement. Il vous faudra cependant ajuster la pratique d'un sport à votre état au fil des mois et changer un peu vos habitudes pour vous ménager. **L'activité physique apporte en effet de nombreux bienfaits** chez la femme enceinte. Avant de commencer la pratique d'un sport, quel qu'il soit, vous devez consulter votre médecin afin de savoir si une activité sportive n'est pas contre-indiquée et de connaître le sport le plus adapté à votre condition physique personnelle.

Sports et activités conseillés :

Les sports les plus recommandés pendant la grossesse sont **la marche, la natation et la gymnastique douce.** Ils permettent de garder une bonne condition physique tout en protégeant votre ventre et la santé de bébé et en soulageant votre dos, particulièrement avec la natation. Le yoga, le stretching et la danse peuvent être pratiqués en évitant certaines postures selon le stade de votre grossesse. Les balades en vélo aussi, tant que vous n'êtes pas gênée par votre ventre. Il est important de doser vos efforts et de **ne jamais forcer** lors d'une séance, écoutez-vous et arrêtez dès que vous le sentez. **Buvez beaucoup d'eau** en dehors et pendant l'activité et prévoyez un en-cas (banane, barre de céréales, fruits secs) pour éviter le coup de pompe.

À ne pas faire pendant la grossesse :

Sachez que **les sports où le risque traumatique est élevé sont fortement déconseillés pendant la grossesse :** les sports de balle collectifs, les sports de combat, l'aérobic, le tennis, le jogging, l'alpinisme, la plongée sous-marine, le VTT, l'équitation ou le roller. Surtout ne pratiquez pas d'entraînement abdominal.

Info pratique : sport et nutrition

Concernant la pratique d'une activité physique, retenez que si vous pouvez en faire c'est toujours **en douceur** pour vous tenir en forme et dynamique et n'oubliez pas que cela ne doit pas être une raison pour manger plus après l'effort sous prétexte d'avoir dépensé de l'énergie en faisant du sport. Le sport doit être là pour vous aider **à vous sentir bien dans votre peau** de femme enceinte et donc faire partie d'une bonne hygiène de vie qui comprend l'équilibre alimentaire, même si se faire plaisir de temps en temps est toujours recommandé !

semaine 12

La fin du premier trimestre arrive à grands pas !

Vous commencez à vous sentir mieux dans votre corps de femme enceinte et votre ventre s'arrondit, bébé pèse environ 45 g pour 7 cm.

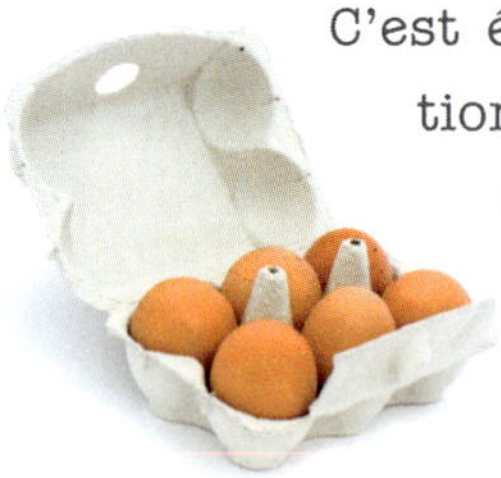

C'est également la période où vous devez faire attention à votre hygiène de vie et tout particulièrement à votre alimentation. En effet, vous pouvez commencer à avoir des petits problèmes d'anémie. Pour cela, je vous conseille de manger des aliments riches en fer comme les œufs, les épinards, le poisson...

Sur le plan administratif, n'oubliez pas de vous inscrire dans une maternité. Et si vous souhaitez que votre enfant puisse bénéficier de la crèche, il est temps d'y inscrire votre futur bébé.

Enfin, si vous voulez profiter pleinement de votre grossesse et de vos congés maternité, pensez à aborder le sujet avec votre hiérarchie prochainement.

Il est fort probable que vous commenciez à vous poser des questions sur votre futur rôle de maman. Et ceci est tout à fait normal ! Les questions et les doutes qui occupent parfois votre esprit sont simplement la prise de conscience de la responsabilité que vous aurez bientôt, au fur et à mesure que vous avancez dans votre grossesse, vous réalisez ce qui vous attend.

Surtout ne gardez pas vos angoisses pour vous, vous devez les partager. En plus des nombreuses réponses que vous trouverez dans ce livre, questionnez votre médecin, les sages-femmes, vos amies, vos proches. Aucun sujet n'est tabou et tout ce que vous vous demandez, dites-vous bien que les femmes y pensent toutes depuis la nuit des temps et qu'elles surmontent et assument simplement parce qu'elles sont à la hauteur, comme vous le serez le moment venu. Là-dessus, je n'ai aucun doute sur le fait que vous serez la mère qu'il faut pour votre enfant.

À savoir

DÉVELOPPEZ LE GOÛT DE BÉBÉ… dès la grossesse !

Saviez-vous que le liquide amniotique et le lait maternel transmettent au bébé les arômes des aliments consommés par la future maman ? Et que, de ce fait, l'exposition précoce de l'enfant à ces molécules aromatiques peut jouer un rôle essentiel dans le développement du goût de nos enfants !

Des études ont montré que les enfants nés de femmes ayant consommé des biscuits anisés en fin de grossesse sont davantage attirés par cet arôme à la naissance.

Mais cela va plus loin, les chercheurs mettent en avant que des fœtus et des nouveau-nés exposés à des stimulations aromatiques plus variées et plus nombreuses seraient moins difficiles au moment de la diversification alimentaire…

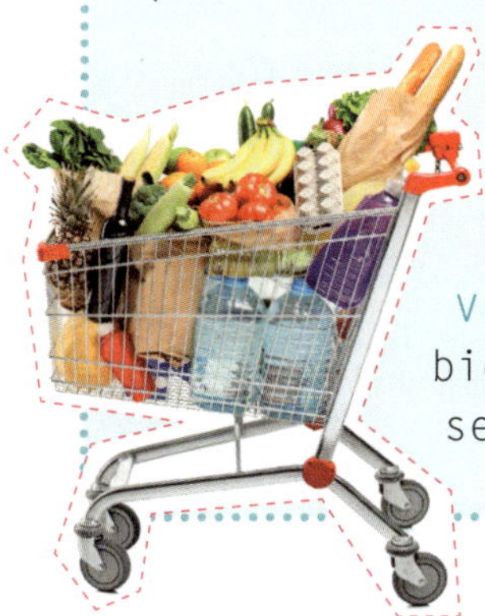

En attendant que ces études se confirment, n'hésitez pas à varier tout de même au maximum votre alimentation pendant la grossesse, et bien sûr à favoriser, si possible, l'allaitement au sein tant que vous le pourrez.

Mon conseil grossesse : Les fameuses envies de femme enceinte !

Pendant votre grossesse vous serez prise de fringales ou d'idées fixes ! Certains médecins pensent qu'elles correspondent à des besoins précis pendant la grossesse, corrigeant naturellement un régime d'habitude carencé. Les envies sont le plus souvent sucrées comme les fraises, le chocolat ou les bonbons, mais pour certaines futures mamans c'est le salé qui l'emporte avec le fromage, les plats épicés ou les pizzas ! Cela varie même d'une grossesse à l'autre. Le papa est souvent surpris et amusé de ces envies loufoques qu'il ne vous connaissait pas et se plie en quatre pour vous satisfaire ! Il faudra cependant arriver à vous contrôler si vos envies portent sur des aliments trop sucrés ou trop gras, tout en sachant vous faire ce petit plaisir que vous apprécierez d'autant plus...

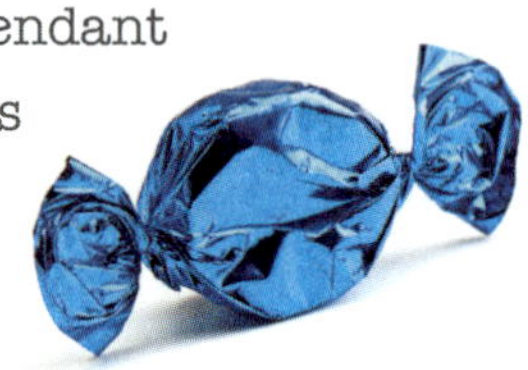

Est-ce normal ?

Je suis allée au hammam avec des amies et je ne me sentais pas très bien après.

Sachez tout d'abord que les chaleurs sèches ou humides des hammams ou saunas sont généralement déconseillées aux futures mamans. En effet, elles augmentent les problèmes circulatoires, fréquents pendant la grossesse, avec risque de varices et d'œdèmes, et l'augmentation brutale de la température du corps accélère le rythme cardiaque, fatigue le cœur et peut provoquer malaises, vertiges, essoufflements... voire fausse couche. De plus, la chaleur sèche du sauna dessèche beaucoup les muqueuses, souvent déjà déshydratées durant ces neuf mois. Si vous souhaitez continuer à prendre soin de vous, ce qui est très important, vous pouvez profiter des massages et autres soins adaptés à votre grossesse ! Il existe des massages spécifiques pour femmes enceintes, renseignez-vous près de chez vous et continuez les sorties entre copines...

Ma santé LA LISTÉRIOSE

Due à une bactérie qui peut contaminer la charcuterie et certains produits laitiers, tels les fromages à pâte molle et au lait cru, la listériose est bénigne pour la mère mais peut provoquer des fausses couches ou des morts fœtales *in utero*. Avec 300 cas par an de listériose sur toute la population française, les risques sont pratiquement nuls pendant la grossesse, alors restez sereine ! Les industries agroalimentaires sont soumises à des normes rigoureuses et cette maladie reste très rare, vous pouvez vous régaler sans trembler en étant simplement attentive à votre alimentation.

Pour l'éviter, respectez des mesures d'hygiène élémentaire :

– évitez le fromage au lait cru, la charcuterie ou la viande crues, les conserves artisanales, le surimi, le tarama et le poisson fumé aux origines incertaines ;
– nettoyez régulièrement votre réfrigérateur ;
– respectez bien la chaîne du froid.

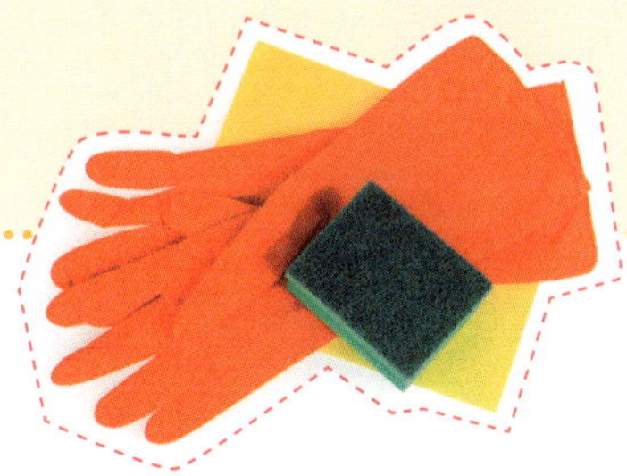

Info nutrition : maman zen !

L'allaitement n'en finit pas de révéler ses bienfaits… Des scientifiques américains et suédois se sont livrés à des observations concernant le taux de cortisol (l'hormone responsable du stress) des jeunes mamans et sont parvenus à une conclusion surprenante : les jeunes mères allaitantes ont un taux de cortisol beaucoup moins élevé que les autres… Selon les chercheurs, les sensations ressenties lors d'une tétée se rapprocheraient de celles éprouvées durant une séance de méditation !

Info grossesse : les colorations sont-elles sans danger pendant la grossesse ?

Il faut être prudente avec les teintures pendant la grossesse, surtout au premier trimestre. Déjà parce qu'enceinte, nous sommes beaucoup plus sensibles à certains produits et odeurs puissantes. Cela peut engendrer des malaises ou de l'inconfort pour la future maman. Concernant les soins des cheveux, comme les colorations ou les permanentes, elles ne sont pas formellement interdites, mais il peut y avoir des réactions allergiques dues aux nombreux produits chimiques qu'elles contiennent. La grossesse est le bon moment pour privilégier les soins naturels et essayer les teintures végétales moins agressives.

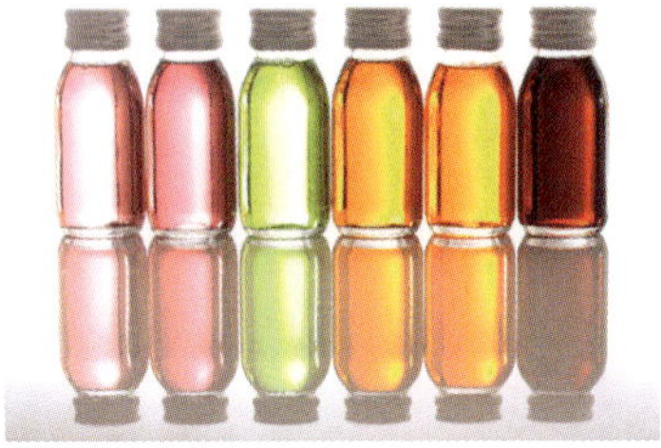

Mon astuce de la semaine : C'est le moment de penser aux modes de garde.

Si vous voulez inscrire votre enfant en crèche, allez au service social de votre mairie dès que vous avez votre certificat de grossesse. Vous obtiendrez la liste des crèches. Prenez rendez-vous avec la directrice de chaque crèche. Après la visite de la crèche vous serez inscrite sur liste d'attente. Pour les autres modes de garde, vous avez encore du temps, demandez conseil à de jeunes mamans qui habitent près de chez vous, vos amies ou connaissances pourront vous recommander une nounou qu'ils ont déjà engagée et en qui ils ont confiance.

Plus d'infos

• Votre utérus à la taille d'un gros pamplemousse !

• Le placenta continue à alimenter régulièrement bébé en oxygène et en nutriments par la veine du cordon ombilical.

• Le sang supplémentaire qui circule dans votre corps vous donne un teint incomparable, profitez-en !

• Préparez-vous mentalement à vivre cette grossesse pleinement : parlez-en avec le futur papa, partagez vos points de vue sur l'arrivée d'un bébé dans votre vie de couple si c'est le premier, sur l'éducation, échangez pour apprendre à vous connaître en tant que futurs parents et vous projeter dans cet avenir familial.

• Pensez à vous reposer et à vous préserver en vous éloignant des personnes stressantes et stressées, dans votre entourage professionnel comme personnel…

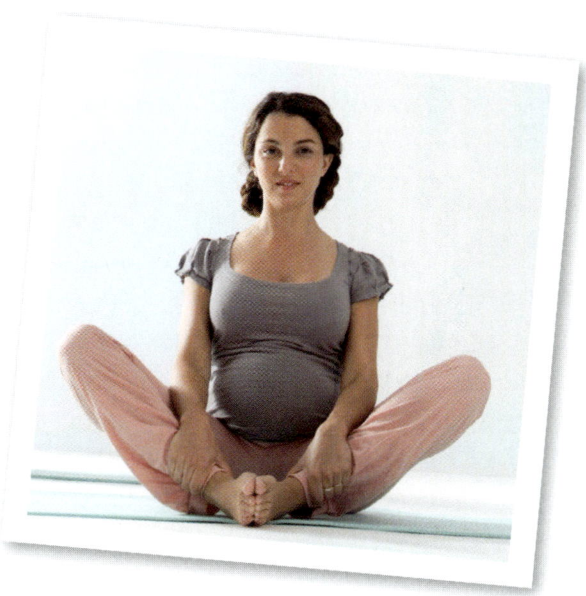

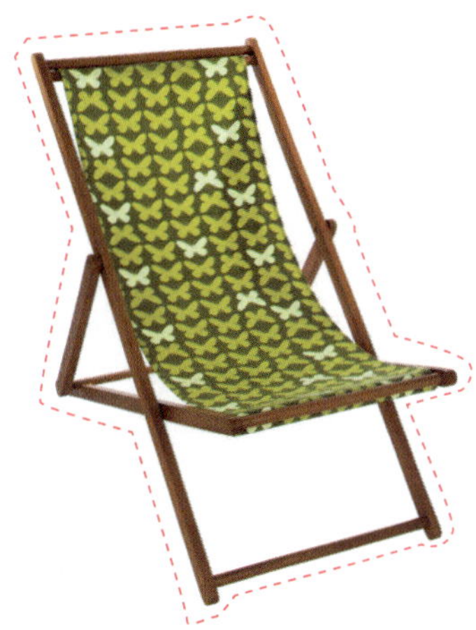

DOSSIER

Astuces pour bien dormir

Si vous avez un sommeil léger, que vos nuits sont agitées depuis que vous êtes enceinte ou ensuite quand votre ventre prendra beaucoup de place et que bébé remuera beaucoup et vous réveillera… Voici quelques astuces qui vous aideront à passer des nuits plus sereines.

Avant tout, soyez rassurée, avoir un sommeil agité et troublé pendant la grossesse est très fréquent, il est normal que tous ces bouleversements hormonaux, physiques et psychologiques perturbent un peu, voire beaucoup, votre rythme habituel.

Sachez qu'il est tout de même possible d'améliorer la qualité de votre sommeil avec différentes petites astuces.

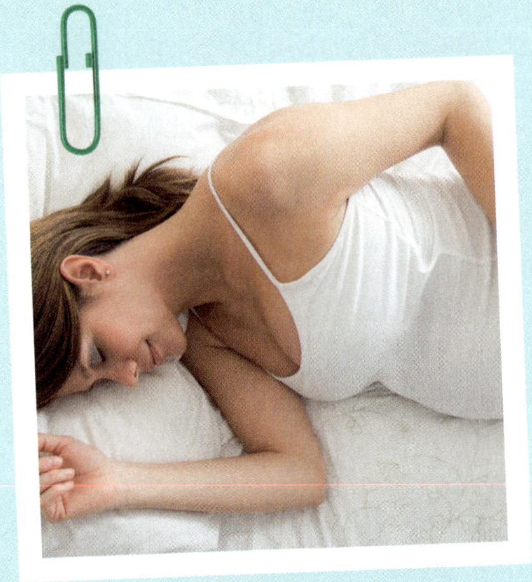

Mes repas

- Dîner au moins deux heures avant d'aller dormir pour favoriser une bonne digestion.
- Dîner léger et préférer les aliments qui favorisent le sommeil, comme le poisson, les pâtes ou les pommes.
- Éviter les aliments acides (épices, vinaigre, citron…) qui favorisent les brûlures d'estomac.
- Ne pas boire dans les 30 minutes avant le coucher, pour ne pas se réveiller pour aller aux toilettes.

Mon ambiance

- Profiter de la lumière naturelle extérieure au maximum en début de journée.
- Baisser les lumières dès le début de soirée.

Me détendre

- Prendre un bain avec des huiles essentielles en fin de journée.
- Demander un massage à mon homme.
- Se faire un auto-massage des mollets, des épaules, de la nuque et de la tête.
- Faire une activité relaxante avant d'aller se coucher, comme lire.
- Respirer par le ventre et non par le thorax.
- Consulter mon médecin pour une prescription d'homéopathie.

Ma chambre

- Aérer ma chambre.
- Se coucher au moment des premiers bâillements.
- Surélever les jambes pour favoriser la circulation veineuse.
- Se coucher sur le côté gauche pour ne pas comprimer la veine cave qui passe à droite de l'utérus et qui ramène la circulation sanguine du bas du corps vers le haut, en repliant le genou droit.
- Glisser un coussin sous ce genou.

Me confier

- Parlez de vos craintes, doutes et angoisses avec une amie, un proche, une sage-femme ou votre compagnon, car partager vos sentiments et émotions vous permettra de relativiser et de vous apaiser auprès d'une oreille attentive qui saura vous écouter et vous rassurer.

Parmi tous ces conseils, vous trouverez certainement quelques petites habitudes et astuces à adopter pour retrouver un bon sommeil et enfin dormir comme un bébé !

semaine 13

Bienvenue dans votre 13e semaine qui marque aussi la fin de votre troisième mois de grossesse !

Vous avez d'ores et déjà fait une bonne partie de ce chemin qui vous mène tout droit vers la parentalité, vous pouvez être fière de vous car ce premier trimestre n'est jamais évident et la plupart d'entre nous se sentent soulagées quand elles franchissent ce cap.

Vous verrez, le deuxième trimestre sera bien plus agréable ! Vous êtes sans doute un peu serrée dans vos vêtements habituels ! Mais rassurez-vous, si votre petit ventre s'arrondit, c'est parce que votre bébé grandit, il pèse maintenant 65 g et mesure 8 cm. Cette semaine est vraiment le bon moment pour refaire votre garde-robe ! Avec le futur papa, ou avec vos amies, partez faire les magasins de vêtements pour femme enceinte. Vous verrez, vous vous sentirez certainement plus à l'aise ! Et c'est vraiment essentiel pour pouvoir vous sentir bien dans votre corps, car l'image que vous renvoie le miroir n'est pas toujours facile à accepter !

Vous savez que vous prenez du poids pour une bonne raison, mais regarder ce corps qui se modifie jour après jour relève d'une réelle prise de

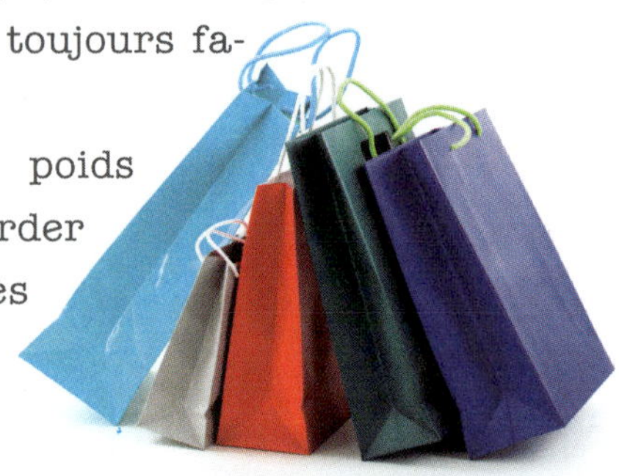

conscience. Vous devez donc tout faire pour vous sentir comme la belle femme enceinte que vous êtes, à commencer par les vêtements. Mettez votre ventre et vos seins en valeur, profitez-en, aujourd'hui, la grossesse s'expose, porter un enfant montre aux autres combien vous êtes heureuse de fonder une famille ou de l'agrandir et que vous croyez en l'avenir !

Ayez ce réflexe de bien prendre soin de vos seins ! Pensez à acheter un bon soutien-gorge pour le maintien de votre poitrine. Vos seins doivent être prêts pour allaiter bébé si vous l'avez décidé ! Dans tous les cas, je vous conseille d'appliquer sur votre poitrine et votre corps une crème ou une huile hydratante pendant toute la durée de votre grossesse, vous pensez ainsi à l'après-bébé et à la très jolie maman que vous serez !

À savoir

GROSSESSE SOUS HAUTE SURVEILLANCE

La grossesse est un phénomène naturel et 98 % d'entre elles sont normales. Certaines grossesses doivent être particulièrement surveillées : si vous avez une maladie chronique ou si vous avez plus de 40 ans. 2,5 % des naissances surviennent chez les femmes de plus de 40 ans. L'hypertension ou le diabète sont des raisons de surveillance renforcée de la grossesse.

Les risques pour l'enfant :

- l'hypertension de la mère peut être à l'origine d'un faible poids de naissance ;
- le diabète peut provoquer un surpoids et d'autres conséquences médicales ;
- le risque principal et le plus connu est celui de la trisomie 21.

Mon conseil grossesse : La grossesse multiple

Si vous attendez des jumeaux ou plus, une attention médicale particulière vous sera portée tout au long de votre grossesse. Ceci est justifié par le risque d'hypertension artérielle et le risque d'accouchement prématuré plus important. L'accouchement par césarienne est aussi plus fréquent pour une grossesse multiple à cause du risque de mauvaise présentation des bébés, d'obstruction possible entre eux ou par leur cordon ombilical. Rassurez-vous, en plus d'un suivi minutieux de votre grossesse, une équipe très compétente et complète sera là pour assurer la sécurité nécessaire lors de votre accouchement, quelle que soit la maternité que vous aurez choisie.

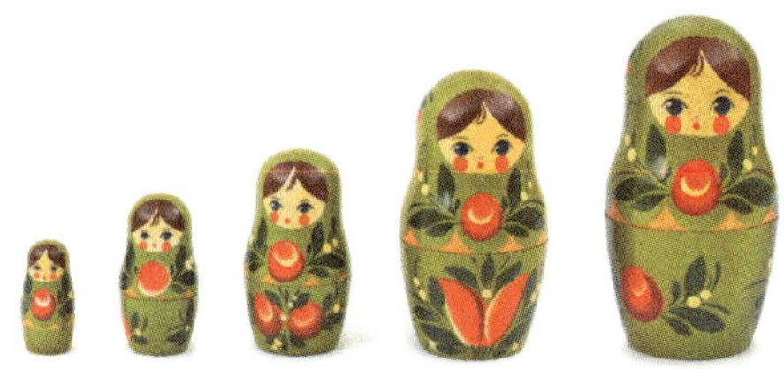

Est-ce normal ?

Lors de ma dernière visite, le gynécologue n'était pas très disponible.

Il arrive en effet que certains médecins soient débordés et ne prennent peut-être pas suffisamment de temps avec une patiente pour une consultation qu'ils considèrent comme une routine alors que pour vous c'est un moment très important. N'hésitez pas dans ce cas à lui poser des questions, vous avez le droit de vous renseigner et surtout ne rentrez pas chez vous avec des questions sans réponse qui risquent alors de vous inquiéter, le plus souvent sans raison. Avant chaque visite, préparez une liste de questions à lui poser en fin de consultation s'il n'y a pas répondu de lui-même pendant l'examen. Il n'y a pas de questions stupides, mais simplement une future maman qui a besoin d'être rassurée sur la santé de son bébé, ce qui est tout à fait normal !

Ma santé

Parmi les facteurs de risques obstétricaux, le *placenta prævia*, les malformations utérines ou du bassin et la béance cervicale peuvent être rencontrés.

– **Les malformations utérines ou l'étroitesse du bassin** de la future maman inciteront le médecin à apporter une attention plus particulière, notamment afin d'anticiper le mode d'accouchement.

– **Le placenta prævia :** c'est une anomalie liée au mauvais positionnement du placenta dans l'utérus. 0,3 à 2,6 % des grossesses, souvent gémellaires, sont concernées. La troisième échographie révèle le risque que le placenta se décolle partiellement en fin de grossesse ou pendant le travail, causant une hémorragie. L'accouchement sera alors prévu dans une maternité assurant la sécurité nécessaire à ce type de complication.

– **La béance cervicale :** certaines femmes ont une faiblesse au niveau du col de l'utérus qui ne ferme pas complètement, entraînant des risques d'infection. En effet, pendant la grossesse, le col a la fonction de fermer l'utérus et ainsi d'aseptiser totalement l'environnement dans lequel se développe le fœtus. Le risque d'infection augmente si le col est dilaté ou si la pression due au poids de l'utérus l'empêche de retenir bébé. La fausse couche ou l'accouchement prématuré sont à craindre. Le médecin procèdera alors à un cerclage du col pour le fermer artificiellement, et surveillera les risques d'infections cervico-vaginales jusqu'au terme.

Info nutrition :

Oui, c'est une cruelle vérité, on ne peut pas décider de faire un enfant en ne prenant que 4 kilos ciblés sur le ventre, mais vous ne devrez pas le vivre comme un échec pour autant. Vous devez vous concentrer sur ce pour quoi vous en êtes là, c'est une bonne raison, non, même si on en est toutes à traquer le moindre gramme superflu, soufflez un peu, lâchez prise pendant ces quelques mois. On amène à tort les femmes enceintes à culpabiliser et à être obsédées par ce qu'elles mangent. C'est bien le seul moment de votre vie où grossir va de soi, tout en mangeant équilibré. Personne ne juge une femme enceinte !

Info grossesse : soulager les jambes lourdes

Avec la prise de poids qui augmente au cours de la grossesse, et surtout à partir du deuxième trimestre, la sensation de jambes lourdes est fréquente et les varices, souvent dilatées, peuvent provoquer des œdèmes.

Quelques astuces pour soulager vos jambes :

- surélevez vos jambes en position assise ou couchée ;
- terminez votre douche par un jet d'eau froide en remontant le long de vos jambes ;
- pratiquez quelques petits massages quotidiens pour faire circuler le sang ;
- pratiquez la marche quotidiennement et gardez cette habitude après la grossesse.

Évitez :

- les talons hauts, les chaussettes trop serrées ou le chauffage par le sol qui détériorent la circulation sanguine ;
- une trop forte prise de poids.

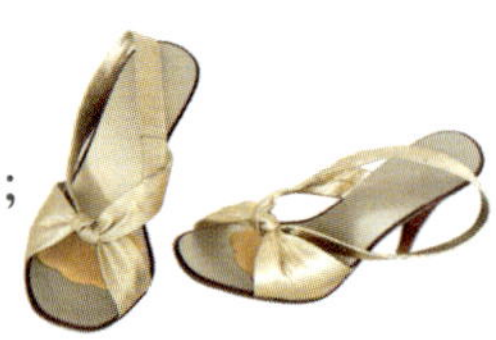

Après la grossesse, vos jambes retrouveront leur force musculaire et un bon fonctionnement articulaire au fur et à mesure que vous vous rapprocherez de votre poids initial.

Ma vie de couple

Pendant la grossesse, certains futurs papas accompagnent leur femme côté calories ! Ils partagent tous vos repas de bon cœur et prennent aussi le rythme côté poids... C'est ce que l'on appelle une couvade. Vous savez, quand son petit ventre s'arrondit mine de rien et qu'au bout de neuf mois le papa a pris quelques kilos pour ne pas laisser la maman prendre trop de poids toute seule ! Comme quoi, psychologiquement, une grossesse se vit à deux, se ressent à deux et se partage. Disons que c'est le sens des responsabilités et surtout une belle preuve d'amour !

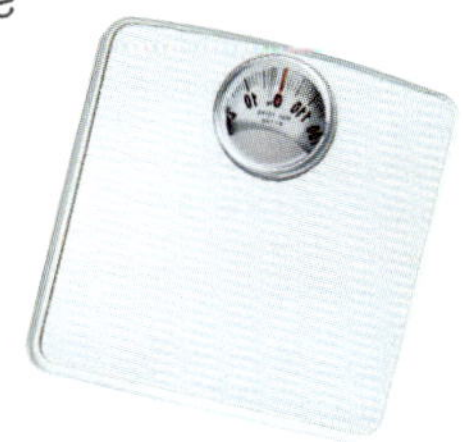

Plus d'infos

- Votre bébé commence à téter le liquide amniotique et ses reins, enfin terminés, peuvent fonctionner normalement et rejeter ce dont il n'a pas besoin.
- Durant tout le premier trimestre, le manque de mémoire et l'incapacité à se concentrer sont flagrants chez certaines femmes !
- La concentration revient avec le sommeil retrouvé au second trimestre et des nuits normales et enfin plus reposantes.
- Vous avez trouvé étrange d'être nauséeuse, de n'avoir aucun plaisir à manger et de vous gaver malgré tout pendant ces trois premiers mois… C'est ça la grossesse !

DOSSIER

Être belle et féminine enceinte !

Infos pratiques

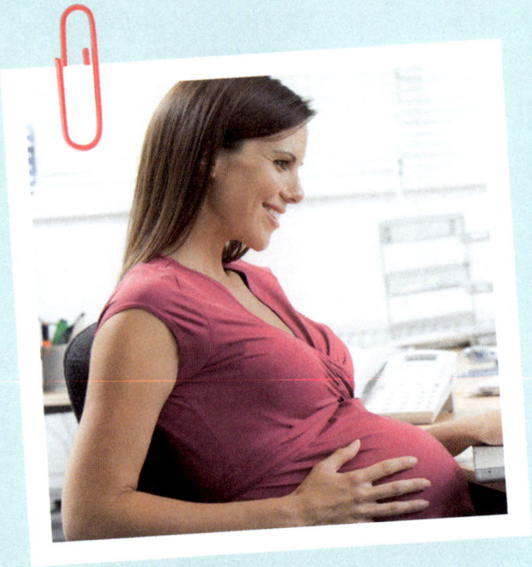

Être belle et enceinte, est-ce possible ? Absolument, et c'est même conseillé ! Dès le début de votre grossesse et même jusqu'à l'accouchement, **vous pouvez rester féminine.**

Être une belle femme enceinte veut surtout dire que vous devez prendre soin de vous et pour cela, vous devrez pendant votre grossesse éviter les talons trop hauts qui pourraient accentuer votre posture et cambrer votre dos, car le mal de dos fait souvent souffrir pendant la grossesse.

Les collections pour femme enceinte offrent maintenant la possibilité d'être belle et enceinte et en même temps d'être à l'aise pour soi comme pour bébé.
Au début de la grossesse, nous ne ressentons pas encore beaucoup le mal de dos mais dès la fin du premier trimestre, des tiraillements ou des courbatures apparaissent. Nos jambes aussi sont très sollicitées, donc pour les soulager, **adoptez des chaussures à talons plats, ou des baskets** pour un look plus sportif, ce qui est une bonne alternative.

Pensez aussi aux ballerines qui sont actuellement très à la mode, vous serez en plein dans l'air du temps en étant une belle femme enceinte. Vous garderez le moral en étant une future maman épanouie qui pense à son corps et à son bien-être.

Le repos et la détente doivent rester vos priorités pendant ces neuf mois. Alors quand vous êtes chez vous, n'hésitez pas à vous détendre, pieds nus, en chaussettes ou en chaussons, tout au long de votre grossesse, **l'important est votre bien-être** et donc évitez tout ce qui peut vous fatiguer !

Ce n'est pas parce que vous êtes enceinte que vous devez vous laisser aller, la mode met aussi à l'honneur les femmes enceintes de nos jours. **Vous trouverez certainement votre bonheur dans les collections pour femme enceinte.**

Vous avez le choix, alors profitez-en pour changer de style et renouveler votre garde-robe avec plaisir. Vous verrez qu'en fin de grossesse, votre dos vous remerciera de l'avoir ménagé dès le début de votre grossesse en oubliant les talons et autres fantaisies, que votre corps n'a pas à supporter en plus du poids de bébé et de toutes les douleurs qui sont liées à la prise de poids pendant la grossesse.

Vous pouvez aussi être une future maman sexy qui vit pleinement sa grossesse, car être et vous sentir belle vous rendra d'autant plus attirante dans le regard du futur papa comme dans les yeux des autres qui vous admireront ! **Gardez à l'esprit que vous êtes une future maman heureuse de porter la vie !**

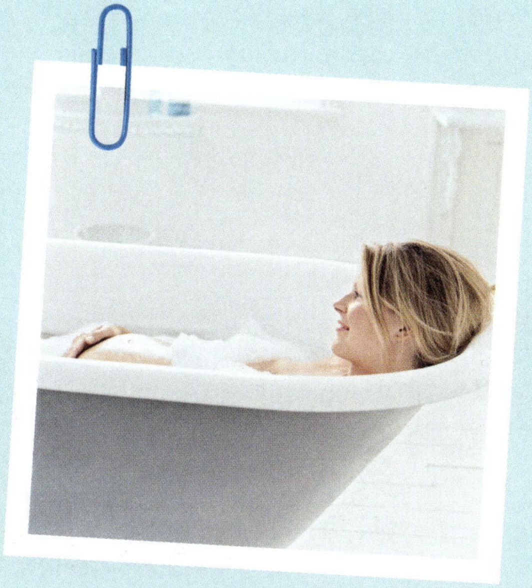

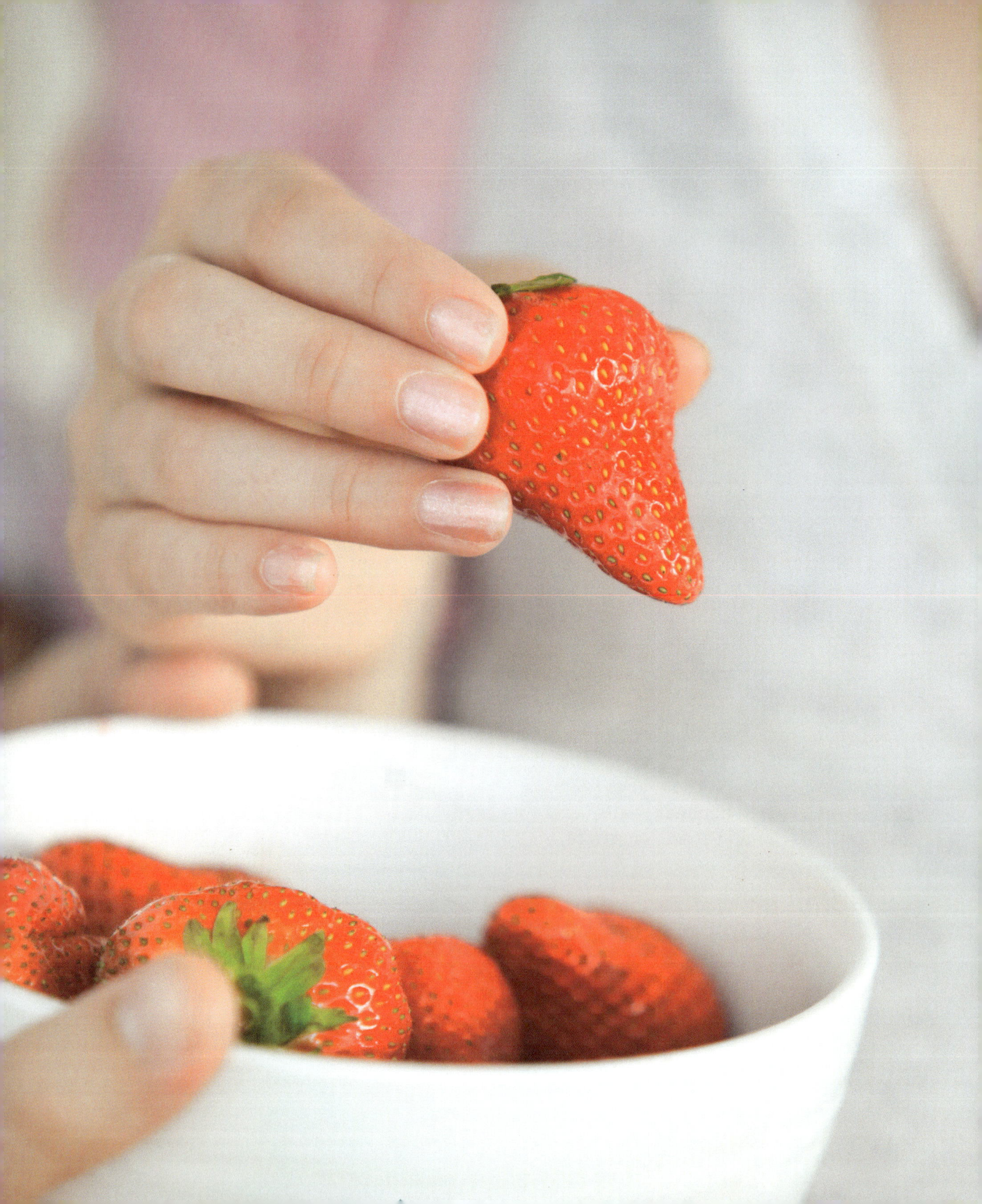

Le 4e mois

Vous Vous passerez votre deuxième examen prénatal obligatoire et vous vous inscrirez aux cours de préparation à l'accouchement.

Bébé À la fin du mois, sa peau a atteint sa constitution définitive. Il mesure 12 cm de la tête aux fesses et pèse 200 g. Bébé est suffisamment grand pour que vous le sentiez bouger.

LE 4e MOIS

semaine 14

Durant cette 14e semaine de grossesse...

...vous vous rendrez compte combien votre utérus a grossi. Le fœtus mesure environ 14 cm pour près de 100 g. Maintenant votre utérus arrive au niveau du nombril. Il se peut d'ailleurs qu'il y ait des répercussions sur votre digestion. Je vous conseille donc de manger léger et d'éviter la nourriture trop acide, surtout le soir avant d'aller vous coucher. Pensez à bien fractionner vos repas tout au long de la journée et préférez ainsi plusieurs petites collations qui ne pèseront pas trop lourd et vous éviteront ces désagréments qui gâchent souvent le quotidien des femmes enceintes. Restez vigilante, et n'oubliez pas que bébé se nourrit de votre alimentation. Faites-vous plaisir avec modération sur les calories !

À partir de maintenant, vos envies d'uriner vont se modérer. Elles ne vont pas définitivement s'interrompre, alors n'hésitez pas à boire beaucoup d'eau dans la journée. Faites attention aux infections urinaires, problème assez fréquent chez la femme enceinte, car elles peuvent perturber le bon déroulement de votre grossesse. Soyez également prudente avec votre hygiène intime. Si vous remarquez des pertes inhabituelles, je vous conseille de consulter un médecin sans attendre. Autre phénomène qui peut apparaître durant cette semaine : des écoulements de lait au niveau des seins. Ne vous inquiétez pas : il s'agit de colostrum, ce sont des pertes dues à la préparation de votre corps pour l'allaitement. Prenez simplement soin de vos seins comme à votre habitude.

Restez à l'écoute de votre corps et pensez à vous peser régulièrement afin de suivre votre prise de poids. N'en faites pas une obsession mais surveillez-vous, car les kilos sont vite pris pendant la grossesse, notre corps étant en demande supplémentaire, je reconnais qu'il n'est pas facile de résister quelquefois. Si vous craquez surtout ne culpabilisez pas, appréciez ce moment de plaisir qui vous fait du bien, donc à bébé aussi, et rattrapez-vous sur le repas suivant !

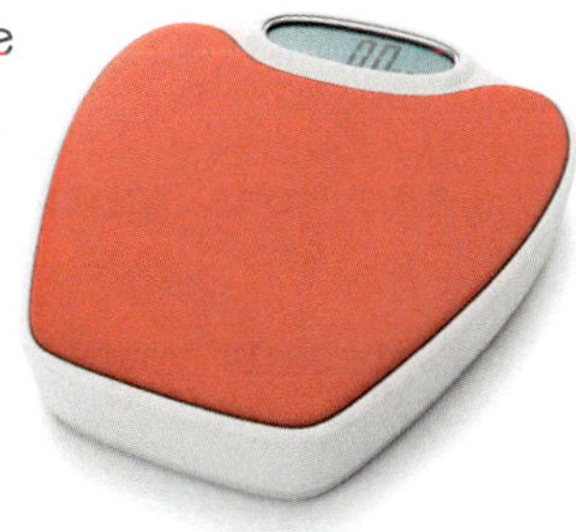

À savoir

L'ENTRETIEN DU 4e MOIS DE GROSSESSE

Cet entretien est essentiel pour la future maman car ce rendez-vous médical va vous permettre de **faire le point à l'entrée du second trimestre de grossesse,** qui est une étape importante. Vous devez absolument vous y rendre pour votre bien-être comme pour celui de bébé. Le médecin ou la sage-femme discutera avec vous de **tout ce qui vous attend pendant les mois à venir** et vous pourrez parler librement de vos besoins et vos attentes de future maman au vu de ce premier trimestre qui vient de s'écouler.

Notez tout ce qui vous tient à cœur, **pensez à écrire toutes vos questions et impressions.** Ce serait bien que le papa soit là pour ce rendez-vous qui vous permettra de comprendre encore mieux ce que vous vivez ensemble depuis trois mois.

Mon conseil grossesse :

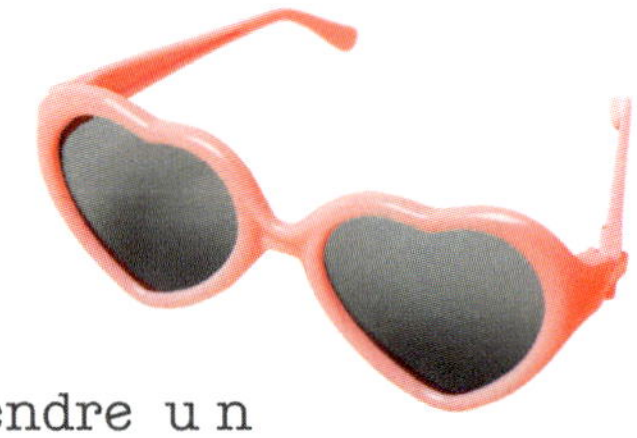

Dentiste et ophtalmologiste : Les soins dentaires des femmes enceintes sont remboursés à 100 % à partir du 6e mois de grossesse. Il vous est conseillé de prendre un rendez-vous pour ne pas négliger vos dents pendant les mois à venir et ainsi diminuer les risques de carie et de gingivite. D'autant plus que les gencives se ramollissent sous l'effet des hormones de grossesse et ont donc plus tendance à saigner ou à s'infecter.

Si vous portez des lunettes ou des lentilles de contact, pensez à consulter votre ophtalmologiste pour un contrôle et éventuellement faire réviser votre ordonnance. En effet, les hormones de grossesse ont tendance à accentuer la myopie ou l'astigmatisme.

Ma santé — INFECTIONS URINAIRES

La baisse des défenses immunitaires durant la grossesse semble expliquer la fréquence des infections urinaires pendant cette période.
Certains signes doivent vous alerter : si vous sentez des picotements, une gêne, une sensation de brûlure pendant la miction, l'incapacité à retenir l'urine ou une douleur dans le bas-ventre, ou encore s'il y a du sang dans vos urines, vous avez probablement une infection qui doit vous amener à consulter rapidement pour être soignée sans attendre.
Dès l'apparition des premiers symptômes, buvez beaucoup d'eau (1 litre par heure) et consultez dans les 24 heures.

Est-ce normal ?

Je ressens des tiraillements en bas du ventre.

À ce stade de votre grossesse, votre utérus s'est beaucoup agrandi et les ligaments qui le relient au bassin s'étirent. Il est donc normal de ressentir plus ou moins de tiraillements ou quelques douleurs musculaires dans cette région. En revanche, si la douleur s'intensifie et persiste vous devez consulter sans attendre, votre médecin vous examinera et vous donnera un traitement approprié si nécessaire. L'utérus va remonter progressivement vers la cavité abdominale et devrait donc exercer moins de pression sur votre vessie, les envies d'uriner devraient donc se faire moins pressantes…

Info nutrition : buvez de l'eau !

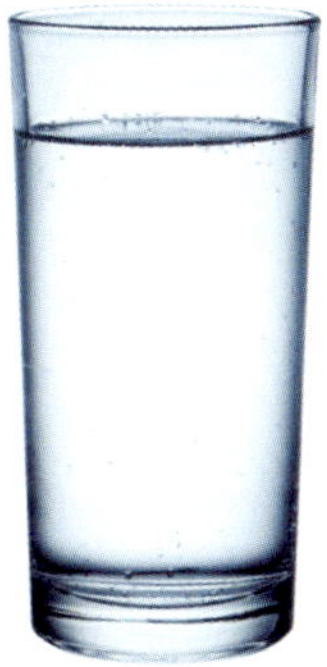

2 litres d'eau par jour sont indispensables à l'hydratation et à la constitution de bébé, ainsi qu'au renouvellement du liquide amniotique qui aura lieu jusqu'à huit fois par jour durant le troisième trimestre ! Même si c'est une des causes de vos envies fréquentes de faire pipi, ne laissez pas cette gêne vous empêcher de boire et étalez votre consommation sur toute la journée par petites quantités que vous ralentissez le soir.

Info grossesse : Je dois déménager avant l'arrivée de bébé, comment m'organiser ?

La première chose à faire quand on est enceinte c'est de se reposer ! Alors si vous n'avez pas le choix et devez déménager au cours de votre grossesse, surtout ne vous fatiguez pas et contentez-vous de donner les instructions. Ne portez pas de charges lourdes, n'essayez pas de déplacer des meubles, même légers, car vous n'êtes pas à l'abri d'un faux mouvement et c'est votre bébé qui le sentira en premier. Vous devez aussi soulager vos jambes et ne pas rester trop longtemps debout. Pensez à vous hydrater et à bien caler votre dos pendant le trajet. Si vous le pouvez, faites votre déménagement au cours de ce trimestre, c'est là que vous êtes le plus en forme.

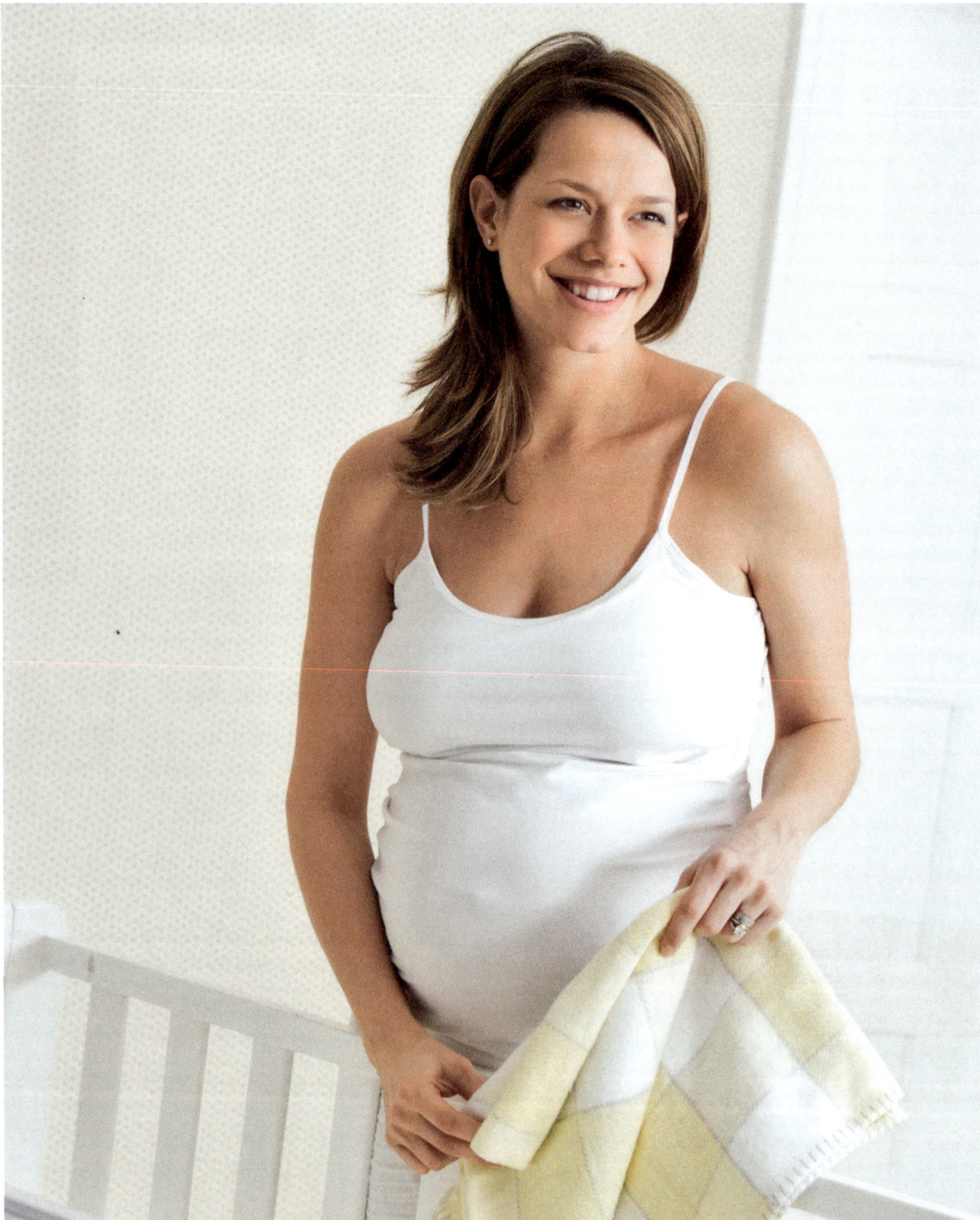

Mon astuce de la semaine : profitez-en !

Le deuxième trimestre de grossesse est le plus agréable pour les femmes enceintes. Vous n'êtes plus fatiguée et nauséeuse comme au premier trimestre et votre ventre ne vous gêne pas encore. C'est le moment idéal pour faire toutes les démarches nécessaires à l'accueil de bébé, comme les achats du petit et gros matériel de puériculture, l'aménagement de sa chambre ou même un déménagement ! Mais toujours en vous préservant et en vous reposant...

Plus d'infos

- Votre utérus a la taille d'un petit melon maintenant !
- Vos seins continuent de se « gonfler » sous l'effet des hormones.
- Si vous pratiquez une activité physique, portez un soutien-gorge de sport adapté à votre nouvelle poitrine pour ne pas la comprimer.
- Soyez attentive à votre corps et faites-lui confiance, arrêtez tout de suite votre activité si vous vous sentez mal à l'aise, surmenée, si vous avez chaud ou ressentez des vertiges...

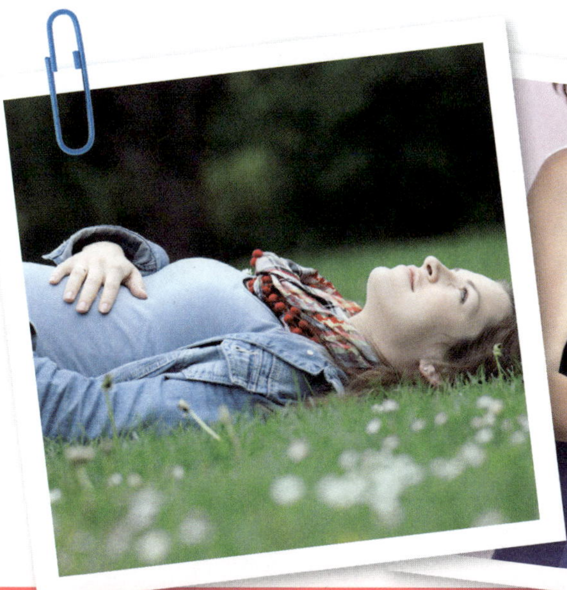

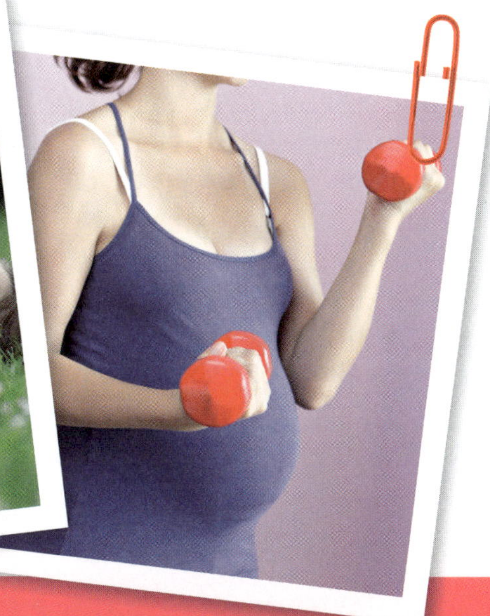

DOSSIER

Le futur papa et sa femme enceinte !

Dès le début de votre grossesse, **il se peut que vous soyez déboussolée par l'attitude de votre homme** parce qu'il ne se comporte pas vraiment comme le futur papa de votre enfant, ou du moins pas comme vous l'espériez ! Mais sachez que lui non plus ne vous reconnaît plus ! Vous êtes heureuse en couple et cet enfant est le fruit de tant d'amour, vous dites-vous, comment peut-on déjà en arriver là ? Vous n'avez pas la même vision des choses et encore moins de la grossesse. Vos attentes ne rencontreront pas toujours ses préoccupations masculines et même s'il essaie de faire de son mieux, **le décalage entre vous peut s'installer.** Sans aller jusqu'à la crise, vous vivrez plus ou moins « intensément » le passage de votre vie de couple à la vie de famille.
Dans le couple, chacun a son petit domaine réservé, son espace bien à lui sur lequel n'empiète pas l'autre, c'est ce qui fait que ça fonctionne entre vous. Alors, on peut comprendre que votre moitié apprécie moyennement que vous vouliez tout remettre en cause dans ses habitudes. « Un enfant oui, mais on ne change rien pour l'instant » vous a-t-il dit ! « On a encore le temps ! » La grossesse rend une femme plus fragile et sensible au monde extérieur et

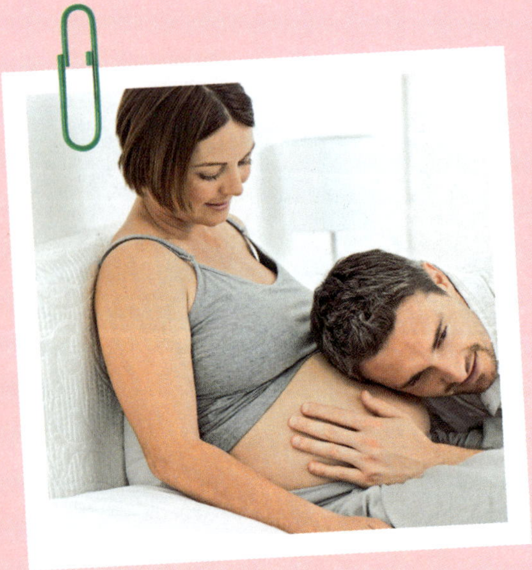

votre compagnon est le premier à en faire les frais.
Certains hommes comprennent et aident leur femme à relativiser, d'autres se murent dans le silence ou s'échappent vers d'autres horizons, parce que leur virilité est mise à rude épreuve et que ce que vous leur demandez les questionne, autant que vous, tout simplement sur leur capacité à être père très bientôt.
Votre inquiétude permanente et votre obsession maternelle commencent peut-être à peser lourd et les discussions qui ne sont liées qu'à bébé, votre ventre, l'accouchement un peu trop angoissantes pour lui !
En effet, au cours de la grossesse, **la femme est très émotive, souvent dépassée, déprimée, coupable de ressentir tant de sentiments contradictoires envers elle-même,** ce bébé tant attendu et le futur papa, surtout quand il fait de son mieux pour répondre à ses attentes même si, de son point de vue masculin, elles lui paraissent de plus en plus farfelues, voire incompréhensibles… Aussi comprenez qu'il a le droit de parler d'autre chose avec vous, qu'il a aussi une vie, en dehors de celle de devenir et d'être papa, à laquelle il tient.

L'aider à devenir père

Ne lui forcez pas la main, il viendra spontanément vers vous si vous faites preuve de compréhension. S'il persiste à vouloir continuer à faire tout « comme avant » et surtout « comme si de rien n'était », laissez-lui le temps qu'il faut. **Ses repères sont essentiels pour qu'il puisse se projeter dans sa nouvelle identité de père** et vous accompagner sur ce chemin.

semaine 15

La 15e semaine de grossesse, c'est aussi le moment venu de faire votre deuxième visite obligatoire !

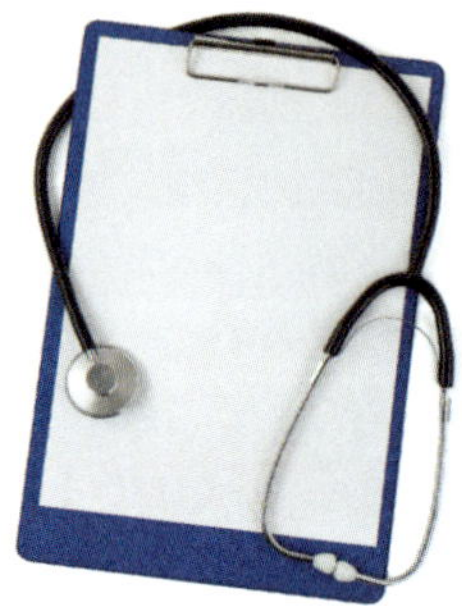

Voilà en quoi va consister ce deuxième examen médical obligatoire. Le médecin va tout d'abord vérifier votre poids, votre tension, la présence de sucre et d'albumine dans vos urines.
Il va aussi mesurer la hauteur utérine et regarder l'état du col de votre utérus. Puis il effectuera un prélèvement vaginal pour détecter une éventuelle présence du streptocoque B. Enfin, il vous prescrira un bilan sanguin.
Tous ces examens peuvent vous faire peur, mais ne craignez rien, ce n'est qu'une visite obligatoire. C'est juste un moyen de savoir si vous et votre bébé vous portez bien, rien de plus. Si jamais cela vous stresse, pensez que toutes les femmes enceintes passent cet examen et que la croissance de votre bébé a besoin d'être suivie régulièrement pour vous rassurer, ainsi que le futur papa.
Pensez bien à poser à votre médecin toutes les questions qui vous tracassent, je vous conseille même de les noter à l'avance pour être sûre de ne rien oublier !
Concernant votre corps cette semaine, vous allez peut-être constater une modification au niveau de vos ongles et de vos cheveux !

Grâce aux hormones de la grossesse, vos cheveux seront plus volumineux, moins gras. Vos ongles seront moins cassants, et pousseront plus vite. Voilà un des grands avantages de la grossesse et de ces fameuses hormones qui vous en ont fait voir de toutes les couleurs au premier trimestre ! Eh bien, maintenant elles vous rendront encore plus belle ! Notez cependant qu'après l'accouchement, vous perdrez les cheveux que vous n'avez pas perdus pendant la grossesse. Mais ce sera minime, rassurez-vous !

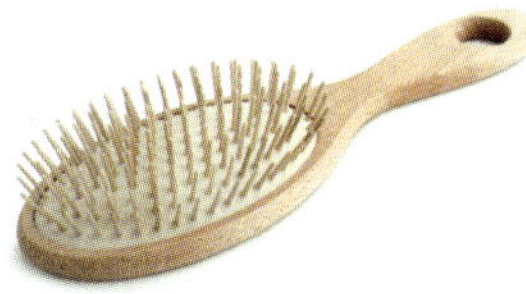

Surtout profitez de cet épanouissement que vous offre Dame Nature, les femmes enceintes sont belles à regarder simplement parce qu'elles portent l'avenir en elles !

À savoir

L'AMNIOCENTÈSE

En cas d'antécédents de maladie génétique, pour toute grossesse débutée après 38 ans ou en cas de risques dépistés par marqueurs sériques (prise de sang), il est conseillé de pratiquer une amniocentèse qui consiste en l'analyse du liquide amniotique prélevé dans l'utérus. Cet examen est habituellement effectué entre la 14e et la 16e semaine de grossesse, mais peut être réalisé jusqu'à la 26e semaine. Si vous êtes concernée, anticipez calmement cet examen. Il permet d'obtenir un diagnostic précis par l'élaboration du caryotype complet (tableau génétique) de bébé.

Cet examen dure une vingtaine de minutes et est pratiqué sous contrôle échographique. On vous conseillera ensuite de vous reposer et d'éviter tout effort pendant 24 heures.

Mon conseil grossesse :

Si vous avez un travail à risque : Si votre travail vous inquiète par rapport à votre grossesse car votre poste actuel constitue un danger potentiel pour votre bébé, il est important de savoir réellement si votre emploi a un risque direct sur votre état ou des effets nocifs pour le fœtus. Certaines activités comprenant des tâches pénibles peuvent être dangereuses, certains postes de travail où vous devez porter des charges lourdes ou rester longtemps debout, ou des emplois qui exposent les femmes à des produits chimiques toxiques ou nocifs. Vous avez le droit dans ces cas de demander à être transférée à un poste moins pénible jusqu'à votre départ en congé maternité. Votre employeur et votre médecin doivent évaluer le danger de votre activité sur votre grossesse, votre médecin envisagera de vous arrêter plus tôt si c'est nécessaire. Aussi n'hésitez pas à lui en parler pour votre santé et celle de votre bébé.

Ma santé

Certaines femmes ont remarqué qu'elles manquaient parfois de souffle à la fin du premier trimestre, ce symptôme se poursuivant parfois pendant toute la grossesse. Les besoins en oxygène augmentent de 15 à 20 % durant la grossesse et la moitié est utilisée par l'utérus, le placenta et le fœtus ; l'autre moitié, elle, sert principalement à alimenter le cœur et les reins. Presque tous vos organes travaillent maintenant plus et c'est pour cette raison qu'ils ont besoin d'énormément d'oxygène. C'est la veine du cordon ombilical, maintenant entièrement formé, qui transporte le sang riche en oxygène et les nutriments de l'utérus au fœtus via le placenta. Le sang appauvri en oxygène et les déchets, comme une partie de l'urine fœtale, sont évacués dans l'organisme de la mère par les deux petites artères du cordon et se déversent dans votre système sanguin.

Est-ce normal ?

Mes seins grossissent et cela me complexe.

Votre corps de femme enceinte prend des formes généreuses... Et cela n'est pas toujours simple de voir son corps se modifier. Sachez que même si certaines d'entre nous se réjouissent de voir leur poitrine s'arrondir, vous n'êtes pas la seule à être mal à l'aise avec ces nouvelles formes ! Rassurez-vous, ce n'est que temporaire et tout le monde trouve sans doute votre poitrine très belle. Elle reflète avant tout votre grossesse et l'incroyable intelligence de la nature qui prévoit déjà ce qui pourra suffire à nourrir votre bébé ! Voici quelques conseils si vous ne souhaitez pas mettre l'accent sur votre poitrine : évitez les décolletés et n'hésitez pas à mettre en valeur une autre partie de votre corps : votre ventre qui s'arrondit, votre taille, vos jambes ou vos beaux yeux ! Lâchez vos cheveux et mettez des bijoux pour détourner l'attention... Et surtout, ne restez pas focalisée là-dessus, vous verrez qu'à peine bébé arrivé, vous aurez bien d'autres choses auxquelles penser.

Info nutrition : le magnésium

Notre alimentation est habituellement pauvre en magnésium. Un apport quotidien de pruneaux, dattes, figues, raisins secs, amandes ou noisettes, bananes et flocons de céréales vous permettra de combler ce manque. Le magnésium a des bienfaits sur le développement des cellules nerveuses du fœtus ainsi que sur la régulation du sommeil et de l'humeur de la maman. Consommez ces aliments en petites quantités car ils sont très énergétiques.

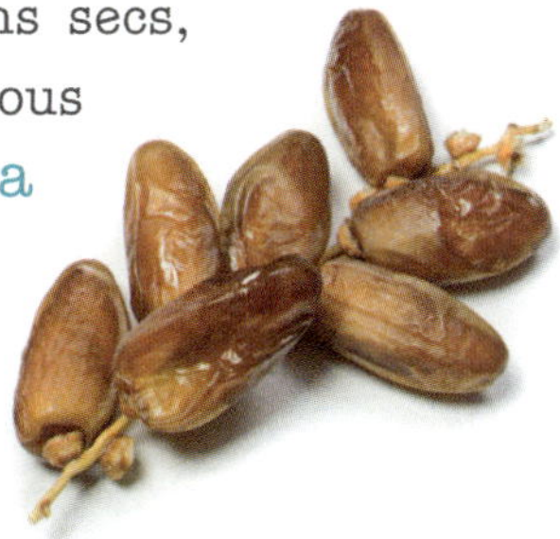

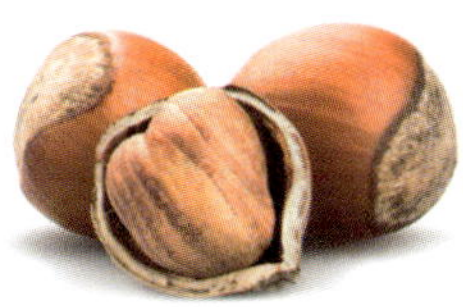

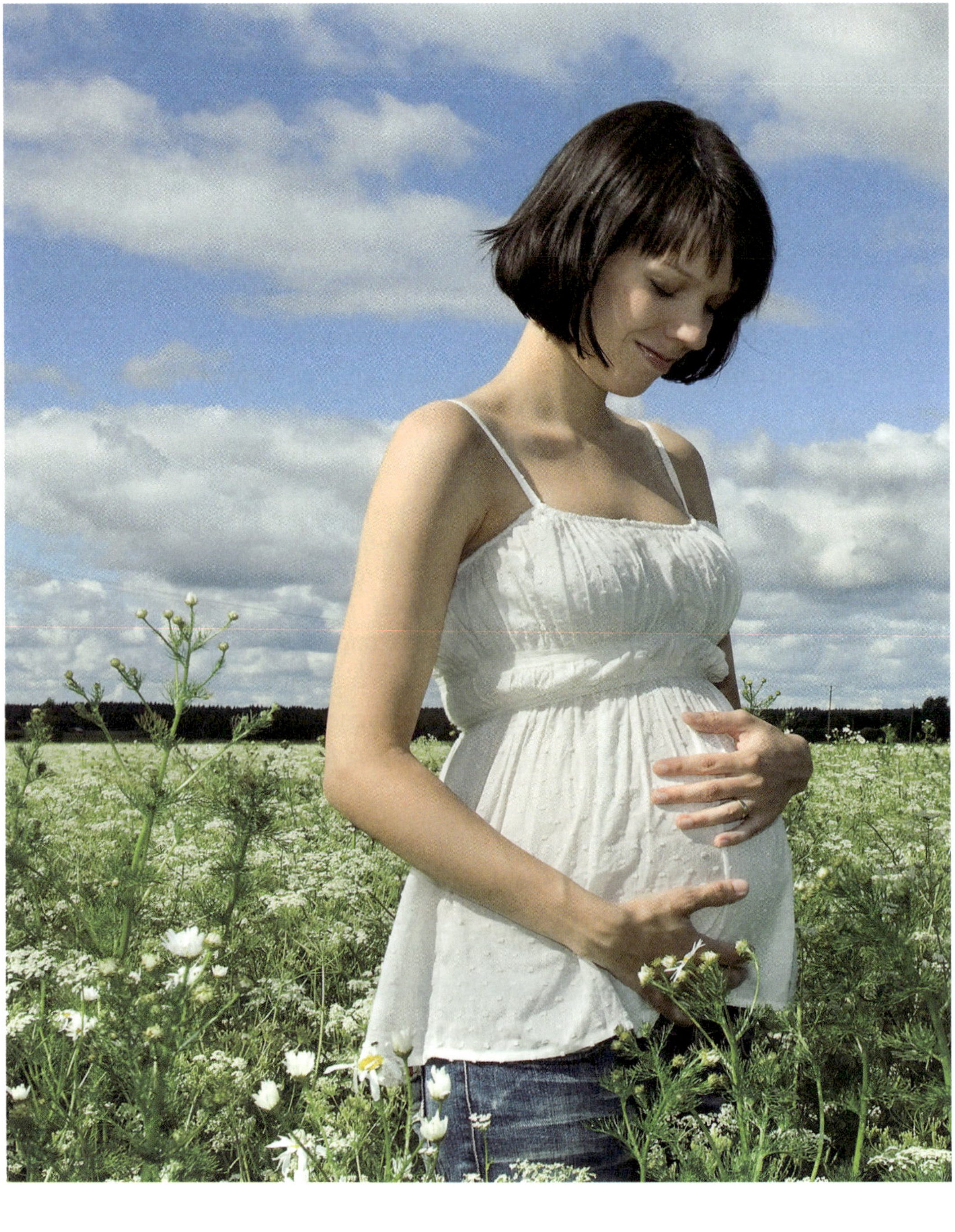

Info grossesse :

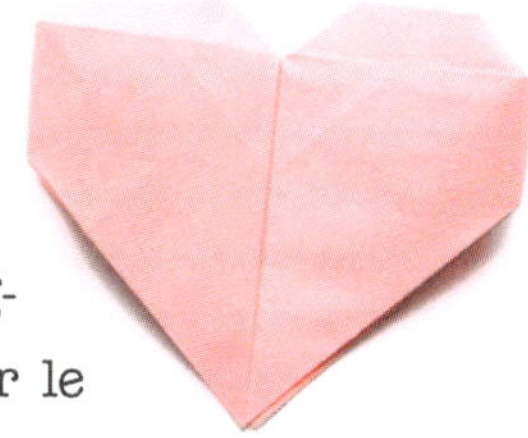

Votre rythme cardiaque s'accélère pour faire face à l'augmentation de votre volume sanguin qui s'est accru pour former le placenta et oxygéner le fœtus. Votre cœur doit pomper et faire circuler dans votre corps 25 % de sang en plus que d'habitude ! Préservez-vous. Les énormes changements physiologiques et physiques subis par votre corps et les immenses efforts fournis pour fabriquer votre bébé vous épuisent. Vous avez une grande responsabilité car si votre santé est fragilisée cela se répercutera directement sur bébé. Alors mettez toutes les chances de votre côté en adaptant votre comportement à votre état de femme enceinte, bébé sera protégé et vous vous sentirez plus forte émotionnellement, ce qui aura des conséquences positives directes sur votre état d'esprit, donc sur le papa et toute la famille !

Mon astuce de la semaine : préférez les activités en plein air !

Bébé a besoin d'oxygène pour son développement et le surplus de sang dû à votre grossesse nécessite aussi une plus grande oxygénation. Alors, marche, nage, vélo et même lèche-vitrines avec vos amies dans une rue piétonne feront plaisir à bébé… et à sa maman !

Plus d'infos

- Encore fatiguée ? Couchez-vous tôt et faites la sieste si vous le pouvez. Patience, ces petits désagréments vont s'atténuer et devraient passer ce mois-ci !
- Rappelez-vous que votre centre de gravité a changé, ce qui va affecter votre équilibre et votre coordination au quotidien, alors soyez prudente !
- Faites attention dans votre salle de bain, pendant les douches ou bains, redoublez de vigilance.
- Vos pieds grossissent et s'élargissent pendant ces neuf mois, portez des chaussures confortables et bien adaptées, à talons plats de préférence.

DOSSIER

Attention au sel dans votre alimentation !

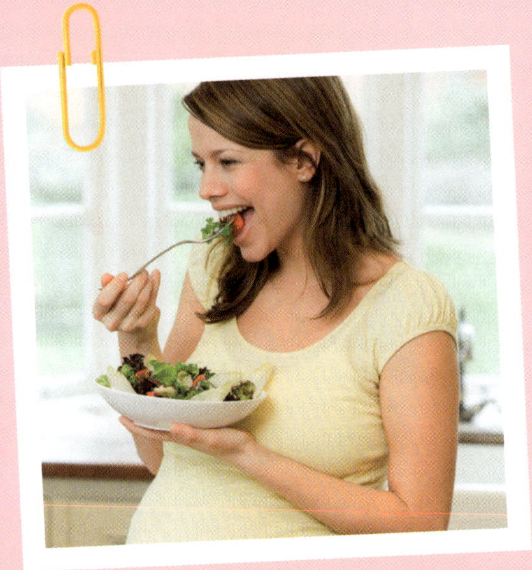

Une alimentation trop riche en sel est mauvaise pour notre santé à tous et plus particulièrement chez les sujets sensibilisés par une grossesse et/ou par un manque de calcium.

Les Français(es) consomment trop de sel :
Entre 5 et 20 g par jour, avec une moyenne de 8 g par jour. Cela dépasse de loin les besoins quotidiens de l'organisme, pleinement satisfaits avec 1 à 2 g par jour. Bien sûr, le sodium du sel est indispensable à notre corps, il agit sur notre pression sanguine, en balance avec le potassium depuis les muscles, principaux réservoirs, après avoir été apporté au corps par l'alimentation, et avant d'être éliminé par les voies urinaires. Le sodium la stimule. Le potassium a l'effet inverse : il l'apaise ; d'où l'importance d'un équilibre entre les deux.
Le potassium ne pose pas de problème particulier : les fruits et les légumes le fournissent en abondance à notre organisme. Les rares cas de carence peuvent être dus à des vomissements répétés, comme pour les futures mamans pendant le premier trimestre, des problèmes intestinaux (diarrhées…) et la prise prolongée de laxatifs ou de diurétiques, à éviter pendant votre grossesse. Si vous voulez agir sur votre transit, vous trouverez ce qu'il vous faut dans **une alimentation riche en fruits et légumes, légumes secs, céréales,**

ainsi que dans les produits diététiques enrichis en fibres et en émollients (pruneaux, etc.).

Le sel est en surabondance partout à notre époque ! Il ne suffit plus de suivre les conseils de nos grands-mères, tels que ne pas resaler un plat ou de ne pas mettre de salière sur la table… **Il faut regarder les étiquettes pour traquer le sel auquel on ne pense pas toujours** et éviter tous les plats préparés et autres mets cuisinés bien pratiques, mais qui en regorgent et dont l'équilibre nutritionnel laisse à désirer pour la grande majorité d'entre eux.

Soyez raisonnable avec :

- **les salaisons :** saucissons, bacon et petits lardons ;
- **les condiments :** câpres, cornichons ;
- **la moutarde,** mayonnaise, ketchup et sauce soja ou autres sauces préparées ;
- **les biscuits apéritifs** ainsi que les olives, amandes et cacahuètes salées ;
- **le pain,** la brioche, les biscottes ;
- **les produits de la mer,** de la crevette au homard, des anchois aux harengs et bien sûr les poissons fumés ;
- **les produits de la ferme,** du camembert au carré de l'Est ;
- … et même certaines eaux minérales !
- … sans oublier **ces plats « reconstituants »** que sont le petit salé aux lentilles, la choucroute et certains abats comme le foie et les rognons…

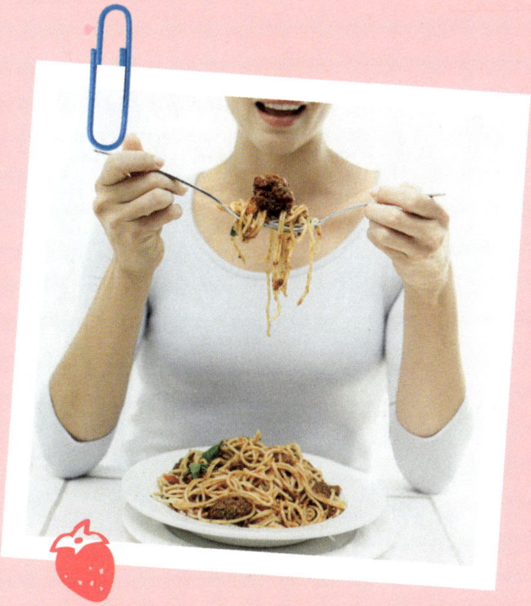

semaine 16

Vous allez enfin pouvoir sentir votre bébé bouger !

Ça y est, vous allez enfin vivre ce merveilleux moment : bébé bouge ! Vous allez ressentir comme des « petites bulles » ou des « petites ailes de papillon ». C'est un moment magique qui va vous émouvoir ! C'est une sensation unique que vous ne retrouverez jamais dans votre vie, sauf pendant une autre grossesse, alors profitez-en et n'hésitez pas à partager ces instants avec le futur papa !

En revanche, vous allez ressentir quelques petits désagréments. Par exemple, vous allez transpirer un peu plus que d'habitude : vous pouvez appliquer du talc aux endroits les plus exposés.

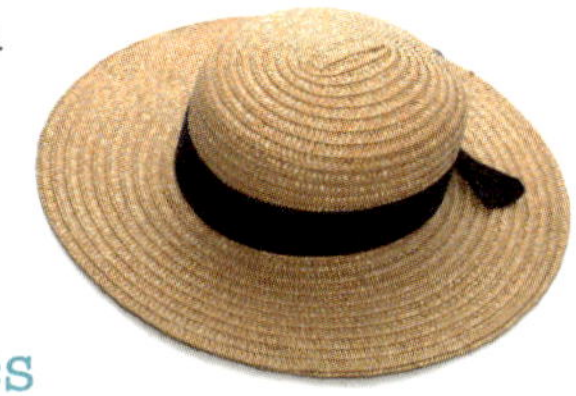

Faites aussi attention au soleil car votre peau est très fragile : de petites taches brunes, formant le masque de grossesse, vont apparaître surtout sur votre visage et peut-être aussi sur le reste de votre corps. Ne vous inquiétez pas, ces taches disparaîtront après votre accouchement ! Mais vous devez dès à présent protéger votre peau des rayons du soleil car votre pigmentation a changé avec la grossesse.

Vous avez peut-être remarqué un transit intestinal plus lent qu'en temps normal. Pour éviter cela, hydratez-vous régulièrement, et nourrissez-vous d'aliments riches en fibres, tels que les céréales, le pain complet, les fruits et les légumes.

Enfin, cette période est idéale pour voyager, vous êtes moins fatiguée qu'au début de la grossesse et votre ventre n'est pas encore trop encombrant pour vous déplacer ! Alors profitez-en pour vous accorder un peu de temps avec le futur papa si vous le pouvez. Si vous partez à l'étranger, préférez un pays où les vaccins ne sont pas obligatoires (lire notre dossier spécial Comment voyager enceinte page 137). Si vous partez au soleil, protégez-vous avec un écran solaire à fort indice de protection pour éviter d'avoir des taches brunes. Pensez à partir dans un endroit où vous pourrez vraiment vous reposer et vous ressourcer !

Un simple petit week-end à deux vous fera du bien et permettra à votre couple de se retrouver, car souvent le premier trimestre éloigne un peu la femme enceinte, qui fait de son mieux pour gérer les troubles du début de sa grossesse, de son conjoint qui prend ses distances ne sachant plus trop comment réagir.

Alors, pensez à votre couple et faites-vous plaisir, cela vous redonnera de l'énergie pour les mois à venir !

À savoir

QUAND COMMENCER LES COURS de préparation à l'accouchement ?

Les cours de préparation à l'accouchement sont en général dispensés par la maternité dans laquelle vous vous êtes inscrite. Vous devez vous renseigner auprès des sages-femmes, qui vous indiqueront quand et comment vous inscrire suivant les disciplines que vous aurez choisies.

Yoga, haptonomie, sophrologie, chant prénatal, cours de relaxation en piscine ou simplement échanges, dialogue et information avec d'autres mamans ainsi qu'avec les professionnels de la santé qui vous accompagneront tout au long de votre grossesse, vous avez le choix. Donc renseignez-vous sur ce qui vous correspond le plus et surtout ce qui vous conviendra le mieux, selon ce que vous attendez de ces séances de préparation à l'accouchement.

Ces cours commencent le plus souvent pendant le troisième trimestre, vous trouverez certainement votre bonheur tout près de chez vous !

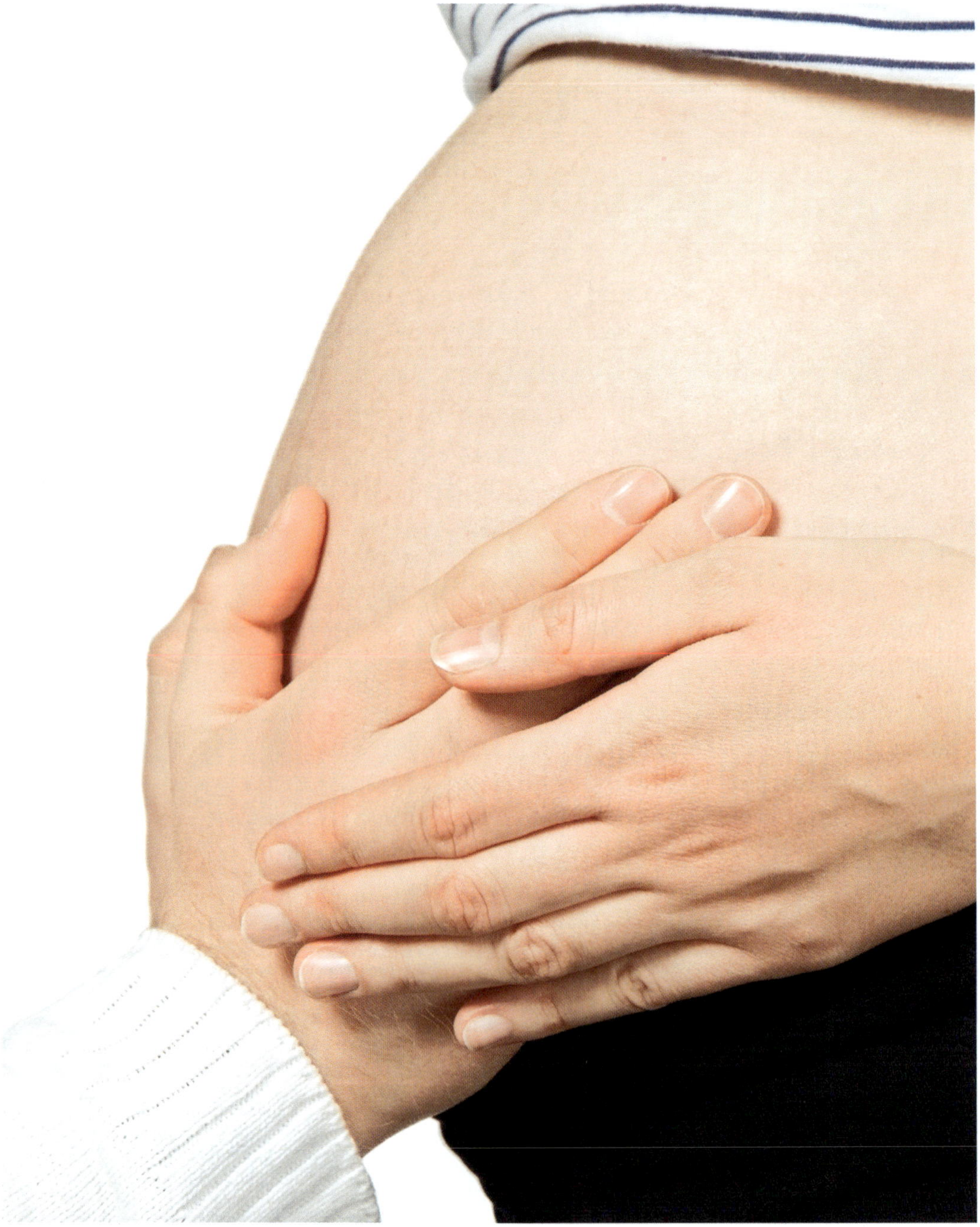

Ma santé QUE FAIRE CONTRE LE MAL DE DOS PENDANT MA GROSSESSE ?

À partir du quatrième ou cinquième mois de grossesse, la prise de poids et l'augmentation de volume de l'utérus ont des répercussions sur la colonne vertébrale : la cambrure s'accentue et épuise le dos. Comme beaucoup de troubles survenant au cours de la grossesse, le mal de dos ne peut pas toujours être soulagé par des médicaments, souvent contre-indiqués au cours de la grossesse.

Quelques conseils à suivre pour vous soulager : ne restez pas trop longtemps debout, évitez les talons hauts, ne portez pas de charges trop lourdes, évitez de prendre trop de poids, reposez-vous le plus souvent possible et faites une sieste l'après-midi si vous le pouvez.

Debout : veillez à garder le dos le plus droit possible en basculant le bassin vers l'arrière. Assise : maintenez votre dos calé contre le dossier. La position assise en tailleur permet un bon alignement.

Si une douleur aiguë irradie dans le dos, la fesse, derrière la cuisse, le long de la jambe et même jusqu'au pied, il s'agit sans doute d'une sciatique, parlez-en à votre gynécologue. Méthodes douces et manuelles, kinésithérapie, ostéopathie, chiropractie ou acupuncture pourront vous soulager efficacement sur recommandation de votre médecin.

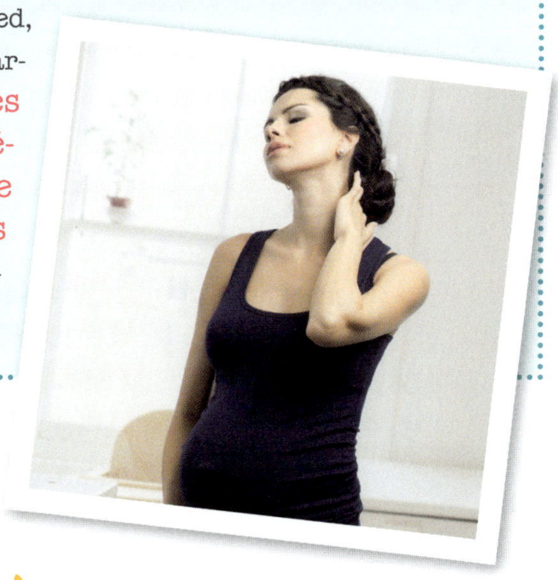

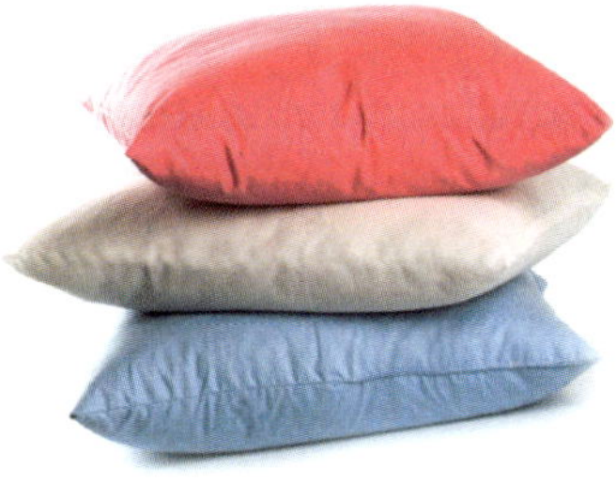

Mon conseil grossesse :

Vos seins ont déjà pris du volume, changé de forme et ils peuvent devenir très sensibles, voire douloureux. Si ce n'est déjà fait, il vous faut investir dès maintenant dans des soutiens-gorge de grossesse adaptés à votre taille qui assureront un maintien complet de vos seins. Il est important qu'ils soient bien ajustés car une poitrine mal soutenue entraîne inconfort physique, douleurs et maux de dos… Les glandes lactifères anticipent déjà le début de la lactation. Vos seins se couvrent de veines bleutées en raison de l'augmentation du volume sanguin. Si vous désirez allaiter votre bébé, vous pourrez acheter un bon soutien-gorge d'allaitement, en coton de préférence, qui s'attache devant ou avec un rabat qui se fixe au niveau de la bretelle.

Est-ce normal ?

J'ai le nez complètement bouché depuis quelques jours et encore plus pendant la nuit.

La grossesse peut en effet contribuer à congestionner votre nez ou, au contraire, à le faire couler plus que d'habitude. Il est vrai que cela doit perturber vos nuits et jouer sur la qualité de votre sommeil. Vous devez rester très vigilante durant votre grossesse avec la prise de médicaments. Il faut vraiment se méfier de l'automédication quand on est enceinte, prendre en compte les restrictions médicamenteuses et privilégier des solutions « douces » pour déboucher le nez telles que l'homéopathie, médicaments sans conséquences pour votre bébé, tisanes… sur conseil de votre médecin dans tous les cas. Pour soigner un nez bouché il faut donc s'orienter sur des produits naturels, tels que les sprays d'eau de mer qui décongestionnent efficacement les nez bouchés. Préférez un produit 100 % naturel, à base d'eau de mer, sans conservateur, riche en oligo-éléments, et demandez toujours conseil à votre pharmacien en l'informant de votre grossesse et de son stade avant d'acheter un médicament quel qu'il soit.

Info nutrition : Profitez de ce trimestre pour bien manger !

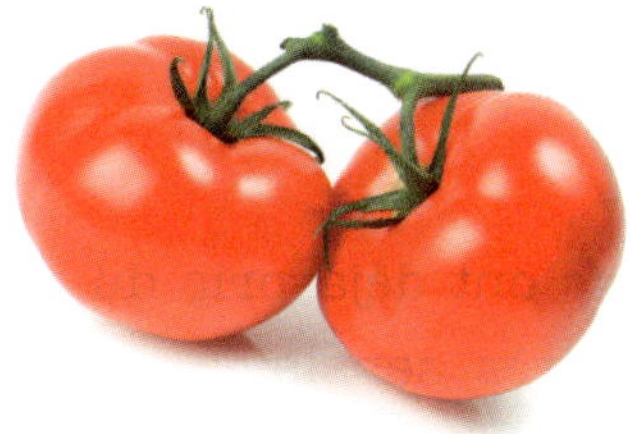

C'est plus souvent par manque de temps que par manque d'envie que les femmes ont une mauvaise alimentation pendant leur grossesse. Si vous n'avez vraiment pas le temps de préparer de véritables plats équilibrés, optez sans culpabiliser pour des en-cas plus réguliers à base d'aliments sains. Vous couvrirez ainsi tous vos besoins nutritifs et ceux de bébé. Ne vous reprochez pas d'être responsable tant que vous ne vous gavez pas que de chips et de sodas ! Adoptez plutôt de bonnes habitudes alimentaires au quotidien qui vous redonneront de l'énergie et surtout continuez à boire beaucoup et régulièrement.

Info grossesse : l'haptonomie

L'haptonomie permet aux futurs parents d'être réunis autour de leur bébé pour communiquer sereinement avec lui. La préparation à l'accouchement est une étape importante pour la future maman et ces séances sont vraiment formidables quand le futur papa peut y participer pleinement, comme c'est le cas avec l'haptonomie.

Cette technique de préparation à l'accouchement vous offre la sensation d'entrer en contact avec votre bébé, de le sentir bouger et de le caresser. Le futur papa s'investit complètement et peut guider sa compagne car il vit ainsi concrètement ce que ressent la future maman. Devenir papa prend alors tout son sens grâce aux séances d'haptonomie, qui feront le bonheur de votre compagnon s'il souhaite vivre plus intensément cette grossesse et découvrir bébé avec vous !

Ma vie de famille

Toutes les personnes qui vous entourent pendant votre grossesse sont animées d'une bienveillance envers vous que vous rencontrerez rarement en dehors de cette période où vous portez la vie. Les rapports avec nos proches, notre famille changent lorsque l'on attend un heureux événement. Allez vers cet élan de générosité et de joie qui vous entoure pour prendre toute cette bonne énergie que l'on vous envoie. Les sourires et les gestes attendris sont pour vous toute seule, pour une fois sans conditions ou sous-entendus, vivez pleinement cette allégresse que seule la femme enceinte sait susciter !

Plus d'infos

- Pas de risques inutiles pendant votre grossesse, même si vous êtes en pleine forme ce trimestre comparé au premier ! Pour les plus téméraires, sachez trouver le juste milieu…
- Le ski est déconseillé, tout comme le VTT ou l'équitation, car un impact direct à l'abdomen causé par une chute comporte des risques importants d'accouchement prématuré.
- Si vous étiez une sportive assidue avant d'être enceinte, vous devez apprendre à vous restreindre !
- Si vous n'étiez pas en bonne condition physique avant votre grossesse, ce n'est pas le moment de se lancer mais plutôt de s'entretenir…

Comment voyager enceinte ?

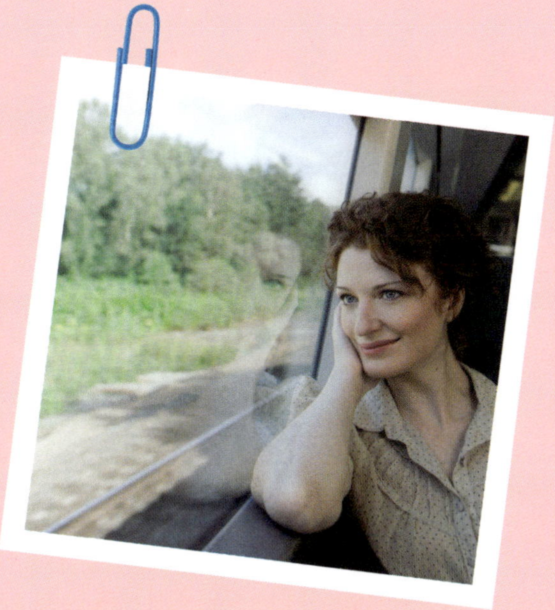

Le meilleur moment pour partir en vacances, c'est pendant le 2e trimestre car vous n'avez plus de nausées, êtes pleine d'énergie et en forme, car physiquement, votre poids vous permet encore d'être très mobile. Pour voyager lorsque vous êtes enceinte, il faut avant tout **bien vous organiser** pour que votre voyage soit le plus agréable et le plus reposant possible. Si c'est un long voyage, préférez le train ou l'avion car la voiture favorise les contractions. Si vous ne pouvez pas faire autrement, pensez **à faire le trajet en plusieurs étapes** pour vous ménager, prévoyez des pauses régulières pour étirer vos jambes et vous aérer un peu.

Quelles sont les précautions à prendre pour voyager enceinte ?

Pensez à vous mettre à l'aise pour le voyage en choisissant des vêtements légers, amples et agréables à porter, tout comme les chaussures, oubliez les talons hauts et toutes les fantaisies qui vous gâcheraient ce trajet. Pensez aussi à prévoir une ou plusieurs collations pour ne pas vous jeter sur n'importe quoi, mais ayez plutôt un menu équilibré ainsi que de l'eau à votre portée, ce qui vous permettra de rester en forme et de bien voyager.

Voyager à l'étranger

Évitez les pays où les vaccins sont obligatoires et renseignez-vous sur les risques pour votre santé selon la destination. Avant de partir, visitez le site Internet du ministère des Affaires étrangères pour vous informer. **Évitez aussi les grosses chaleurs et les circuits touristiques fatigants dans votre état.**

En voiture, mettez toujours votre ceinture car vous êtes bien plus en sécurité et bébé aussi avec une ceinture. Placez la sangle sous-abdominale de la ceinture de sécurité sous votre ventre, le plus bas possible sur l'os du bassin et l'autre partie de la ceinture entre vos seins. Enfin, détendez vous au maximum, lisez, écoutez de la musique, dormez… bref, pensez à vous et à bébé !

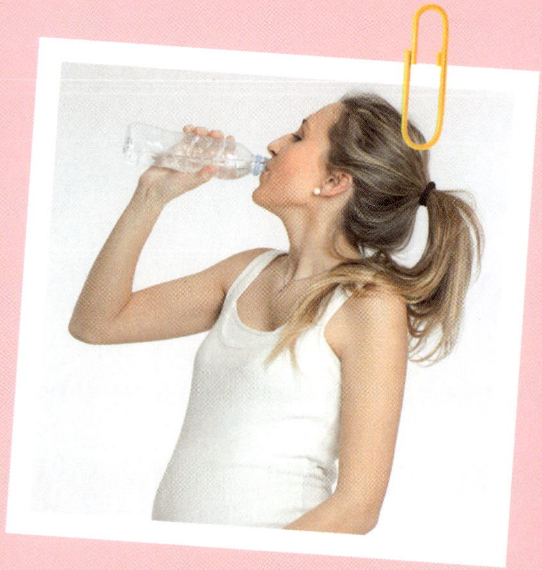

Pour voyager en bonne santé :

- **Buvez** beaucoup d'eau **en bouteille**, surtout dans les pays chauds.
- **Refusez** les glaçons dans vos boissons.
- **Lavez**-vous soigneusement les mains avant de manger.
- **Épluchez** les fruits et évitez les mets préparés sur les marchés.
- **Évitez** les aliments non pasteurisés et les fruits de mer.
- **Prévenez** toujours votre médecin avant de partir.

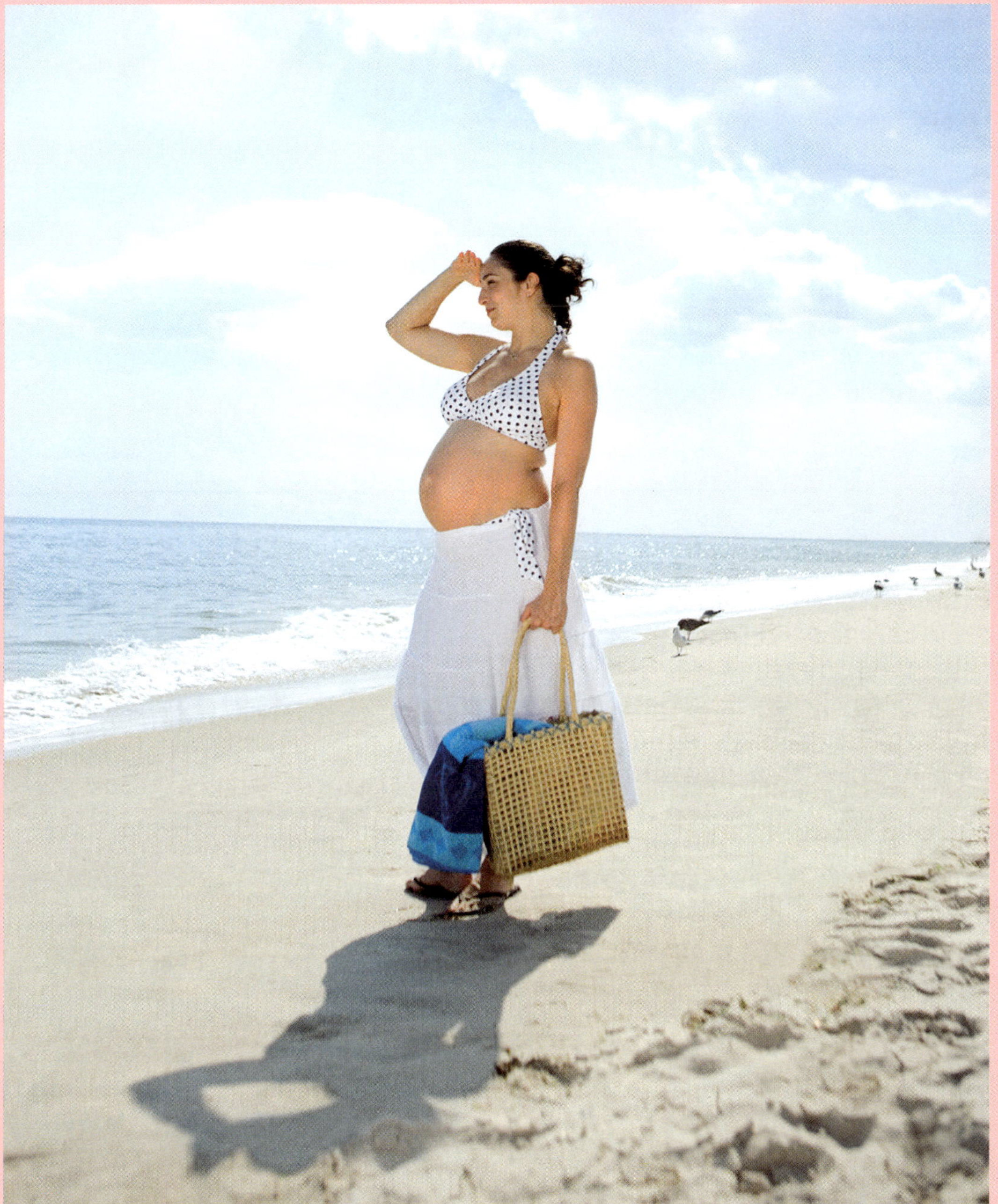

Nous voilà bien avancées dans votre deuxième trimestre...

...et j'espère que vous profitez de cette bonne énergie qui vous habite en ce moment pour la partager avec vos proches !

Bébé mesure 12 cm et pèse 200 g !

Si ce n'est pas déjà fait, cette semaine, vous allez devoir changer votre garde-robe : votre ventre s'est bien arrondi maintenant et vous ne pouvez plus cacher que vous êtes enceinte. En revanche, c'est le futur papa qui va être ravi, car votre désir pour lui va redevenir comme avant, et peut-être même encore plus fort !

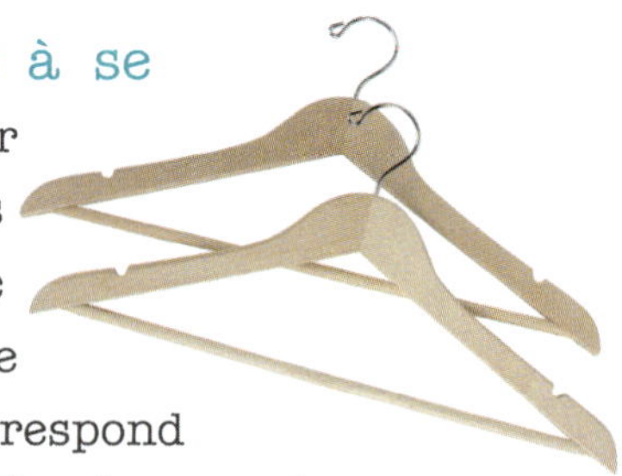

Votre ventre commence sérieusement à se voir maintenant ! Il est grand temps pour vous de renouveler vos tenues. Allez faire les magasins avec vos copines, ou mieux, avec le futur papa ! Ce sera un vrai moment de détente pour vous ! Et pensez à choisir ce qui vous correspond avant tout, vous devez vous sentir bien et belle dans votre peau de femme enceinte !

De nos jours, de plus en plus de marques de prêt-à-porter éditent des collections pour les femmes enceintes. Pensez à acheter des pantalons ou des jupes à taille élastique ou réglable, qui s'adapteront à votre corps tout le long de votre grossesse !

Ce deuxième trimestre est souvent marqué par l'augmentation de la libido chez la femme enceinte. Le bouleversement hormonal a baissé votre désir au début de votre grossesse, ce qui n'a pas manqué de déstabiliser votre couple et le futur papa. Maintenant, vous êtes plus demandeuse de câlins ! Et cela ne va pas lui déplaire ! Pensez à dialoguer ensemble à ce sujet, car vous n'avez peut-être pas les mêmes envies qu'avant. Dites-vous que votre compagnon sera certainement ravi de vous faire plaisir, alors parlez-en, car les hommes sont parfois un peu perplexes devant ce ventre qui s'est arrondi et ces formes qui ont changé le corps de leur femme ! Guidez-le et vous retrouverez le plaisir d'être un couple épanoui !

Sachez que l'augmentation du désir diffère d'une femme à l'autre et qu'il n'y a aucune règle, mais que vous vous sentirez de toute façon mieux dans votre corps que lors du premier trimestre. Alors profitez bien des joies de la grossesse !

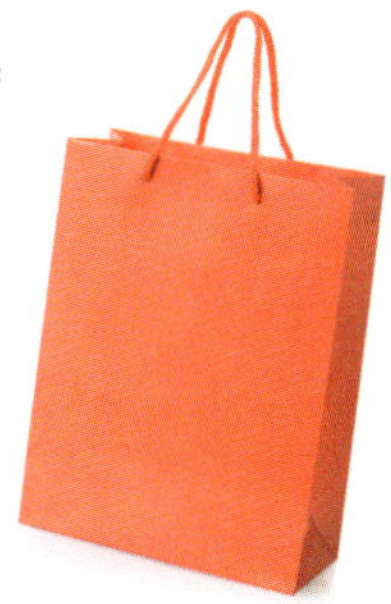

À savoir

GROSSESSES PRÉCÉDENTES

Si vous avez des enfants ou avez déjà été enceinte, **vos antécédents obstétricaux sont importants**, car le déroulement des grossesses précédentes et les problèmes que vous avez pu rencontrer vont aider l'équipe médicale à savoir et comprendre si votre grossesse actuelle présente des risques ainsi que votre accouchement.

Cela permet aussi à votre gynécologue de définir le type de suivi prénatal dont vous avez besoin au fur et à mesure que votre grossesse avance. Complications au cours d'une grossesse ou d'un accouchement, interruption de grossesse, traitement de procréation médicalement assistée… Toutes ces informations sont **essentielles pour le suivi et le bon déroulement de votre grossesse et confidentielles.**

Ma santé

JAMBES ET MAINS : CES SIGNES QUI DOIVENT VOUS AMENER À CONSULTER…

L'aspect de vos jambes et de vos mains est un critère précieux du bon déroulement de votre grossesse. Le gonflement de vos doigts, de vos pieds, de vos chevilles et du bas de vos jambes est un signe déterminant qui peut révéler un problème de rétention d'eau. Ces parties enflent plus généralement en fin de grossesse après une journée éreintante. Mais tout gonflement soudain ou toute augmentation progressive du volume d'une de ces parties du corps doit être signalé à votre médecin, qui vérifiera que ce n'est pas le signe avant-coureur d'une prééclampsie. La toxémie gravidique, ou prééclampsie, complique 5 à 8 % des grossesses, la plupart des cas sont légers et surviennent au cours d'une première grossesse. Des échographies régulières ainsi qu'une surveillance de la circulation sanguine sont les moyens de contrôler cette hypertension liée à la grossesse.

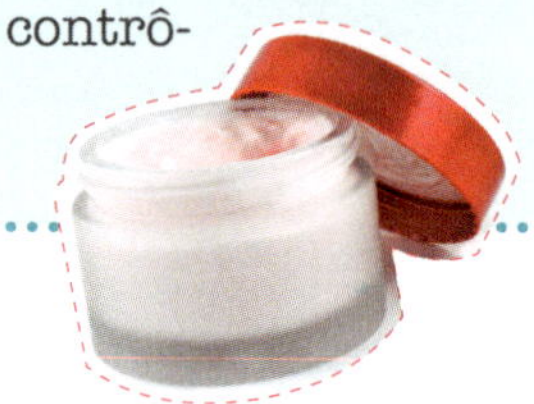

Mon conseil grossesse :

Du liquide s'écoule de vos seins

Rassurez-vous si vous constatez qu'un liquide s'écoule de vos seins, il n'y a rien d'anormal, il s'agit de colostrum : liquide produit par vos seins avant le lait.

Vos seins se préparent déjà doucement à jouer leur rôle nourricier. Les changements hormonaux qui se passent en vous les touchent également. Cela peut entraîner un écoulement de colostrum en cours de grossesse. Il apparaît plus généralement vers le troisième trimestre de la grossesse et se poursuit durant les deux à trois jours suivant la naissance pour être progressivement remplacé par le lait. Protégez vos vêtements avec des coussinets d'allaitement. L'écoulement peut cesser tout seul du jour au lendemain. Il réapparaîtra le jour de la naissance de bébé dès la première tétée. Dites-vous que c'est de bon augure si vous désirez allaiter votre bébé. Et si vous préférez lui donner le biberon, cela ne pose aucun problème.

Est-ce normal ?

J'ai une grande ligne sur mon ventre qui s'étend de plus en plus.

Vous avez remarqué l'apparition sur votre ventre d'une ligne brune, rassurez-vous, cette ligne est tout à fait normale puisqu'il s'agit de la ligne de grossesse. Cette ligne de grossesse qui correspond à une pigmentation accrue apparaît au cours du second trimestre. Elle s'étend du nombril à la région pubienne et mesure environ un centimètre. Cette couleur brunâtre est due aux changements hormonaux et à la mélanine : plus une femme est bronzée de peau, plus cette bande sera foncée. Elle se distingue à peine chez les femmes à peau claire. La ligne de grossesse disparaîtra après la naissance de bébé, mais si vous ne voulez pas qu'elle soit trop prononcée durant la grossesse méfiez-vous du soleil. Évitez d'exposer votre peau au soleil sans avoir utilisé de crème solaire à écran total.

Info nutrition :

Vos besoins en calories dépendent de votre âge, de votre stature, de votre corpulence, de votre poids au début de la grossesse, de votre régime alimentaire actuel et de votre activité physique. Ne stressez pas sur chaque kilo mais pensez à équilibrer le repas d'après si vous avez fait un petit – ou gros – écart ! Vous avez le droit de vous faire plaisir, d'aller diner chez des amis ou dimanche chez maman qui vous chouchoute sans vous priver ! Un resto en amoureux ? Ne dites pas non et profitez de l'instant. Savourez... Si vous vous régalez bébé en profitera et vous serez heureuse pour deux !

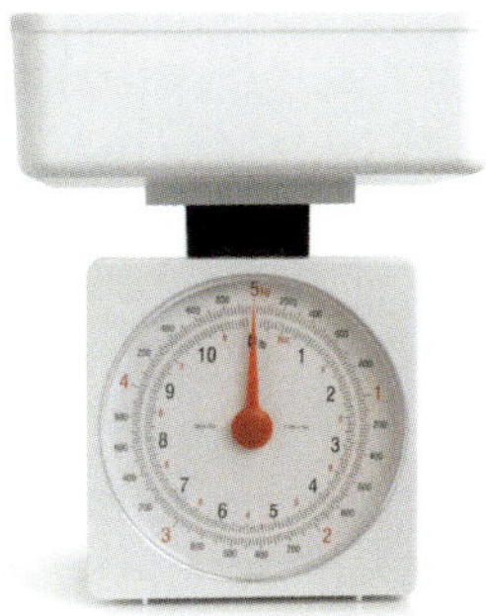

Info grossesse : conduire en étant enceinte

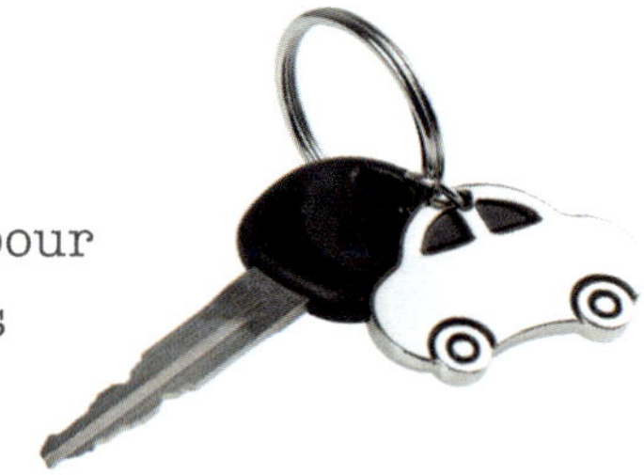

Conduire une voiture est pratiquement indispensable pour vous, que ce soit pour aller travailler, aller chercher vos enfants à l'école ou les accompagner à leurs activités et particulièrement pour faire vos courses, car vous ne devez pas porter des charges trop lourdes au quotidien. Vous devez, selon le stade de votre grossesse, bien vous caler le dos dans le dossier en n'hésitant pas à rajouter un coussin, et pensez à bien placer la ceinture de sécurité autour de votre ventre et non pas dessus pour la sécurité de votre bébé. Vous ne devez pas conduire sur de trop longs trajets car les secousses peuvent augmenter les contractions ; si vous devez absolument voyager, préférez le train. Soyez attentive à votre corps qui vous dira si vous êtes en forme ou non et écoutez-vous ! Vous pouvez donc conduire sous certaines conditions et toujours en étant très prudente, et si vous le pouvez, faites-vous conduire, ce sera toujours plus agréable pour vous car il y a moins de stress en étant passager !

Mon astuce de la semaine !

Vous avez tout à fait le droit de changer d'avis et d'envie pendant ces neuf mois sans avoir à vous justifier tout le temps. Laissez de côté le « qu'en dira-t-on » et faites-vous plaisir. Belle-maman n'en revient pas que vous ayez déjà pris sept kilos, vous qui étiez mince comme un fil, et alors ? Votre meilleure amie vous conseille de vous inscrire dans ce cours de gym aquatique dont elle a entendu parler, mais vous préférez le chant prénatal qu'elle trouve inutile, c'est VOUS qui êtes enceinte ! Vos proches vous conseillent de déposer une liste de naissance et vous préférez les cadeaux improvisés, bébé n'en saura rien et ce sera le cadet de ses soucis...

Plus d'infos

• La plupart des femmes enceintes se mettent à raffoler d'un type d'aliments pendant une période très courte. Le plus souvent d'un aliment sucré…

• Vous pourrez parfois avoir un drôle de goût métallique dans la bouche. Les médecins pensent qu'il est dû au niveau élevé de diverses hormones dans le système sanguin qui peuvent modifier le goût de votre salive !

• Les vitamines, minéraux et nutriments nécessaires à votre grossesse se trouvent avant tout dans un régime alimentaire sain et varié plutôt que dans les compléments alimentaires en comprimés ou gélules.

• Si vous êtes végétarienne ou végétalienne, informez votre médecin afin qu'il vous suive plus précisément pour combler vos besoins nutritionnels accrus par la grossesse.

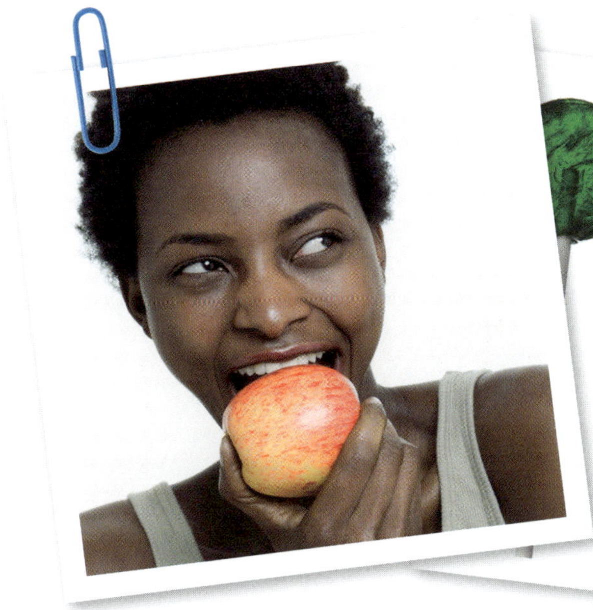

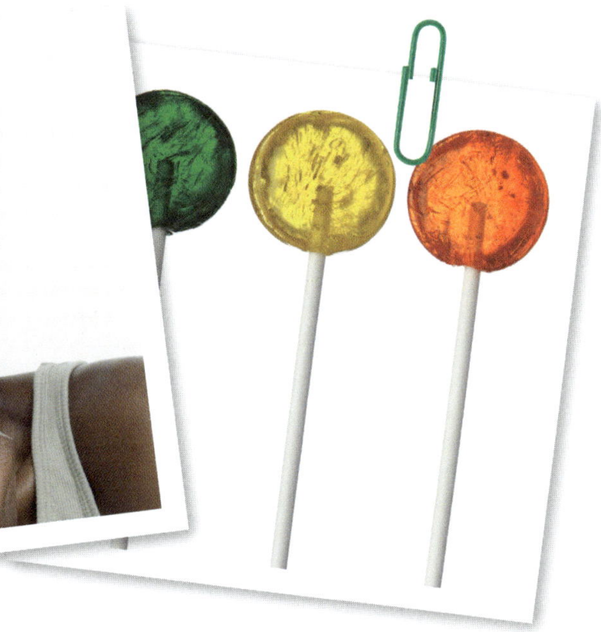

DOSSIER

Le suivi particulier de votre grossesse

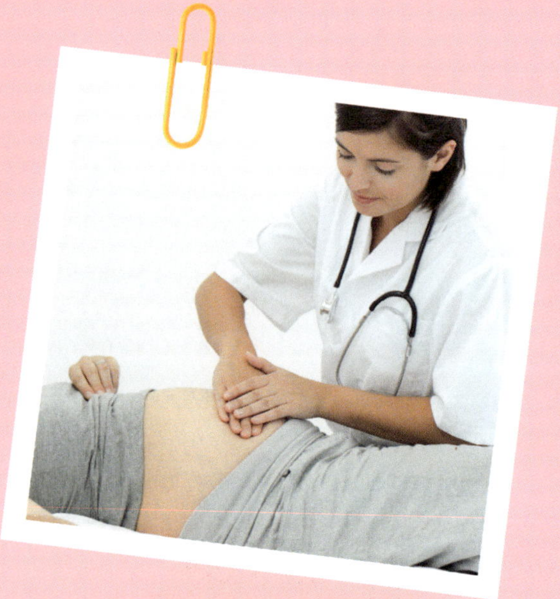

Vous avez besoin d'un suivi prénatal particulier si vous êtes dans l'un des cas suivants :

- vous avez des antécédents d'accouchement prématuré ;
- vous avez fait des fausses couches répétées ;
- il existe des anomalies congénitales du fœtus ;
- vous aviez de l'hypertension artérielle, ou prééclampsie, au cours d'une précédente grossesse ;
- vous avez du diabète ou diabète gestationnel ;
- vous souffrez de thromboses antérieures (caillots de sang) ;
- votre premier bébé pesait plus de 4 kilos ou moins de 2,5 kilos à la naissance ;
- vous attendez de vrais jumeaux ou plus.

Votre accouchement fera l'objet d'un suivi particulier si vous avez déjà eu :

- une césarienne ;
- un problème d'anesthésie ;
- un travail long et difficile et un accouchement nécessitant l'utilisation de forceps ou de ventouses ;

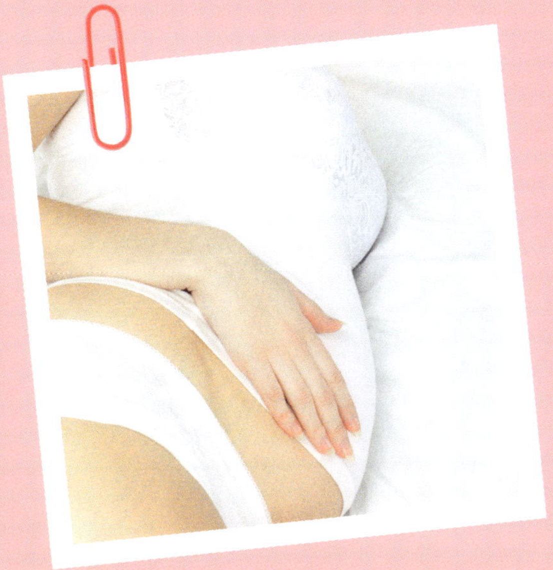

- un échec du déclenchement provoqué des contractions ;
- un bébé pesant plus de 4 kilos ou moins de 2,5 kilos à la naissance ;
- un saignement excessif pendant et après l'accouchement ;
- un problème urinaire ou intestinal après la naissance : *post-partum*.

Durant la grossesse, le corps de la femme est « immuno-déprimé » c'est-à-dire que l'effort fourni pour construire bébé est tel que **les défenses immunitaires sont plus faibles**. Donc, même si la grossesse n'est pas une maladie, elle requiert cependant de porter une attention plus particulière à votre santé de femme enceinte afin de la préserver et de mener votre grossesse jusqu'à son terme dans les meilleures conditions pour vous, bébé et le papa… **Restez attentive à votre état de santé général, physique comme psychique, signalez tout changement à votre médecin et surtout, écoutez-vous !**

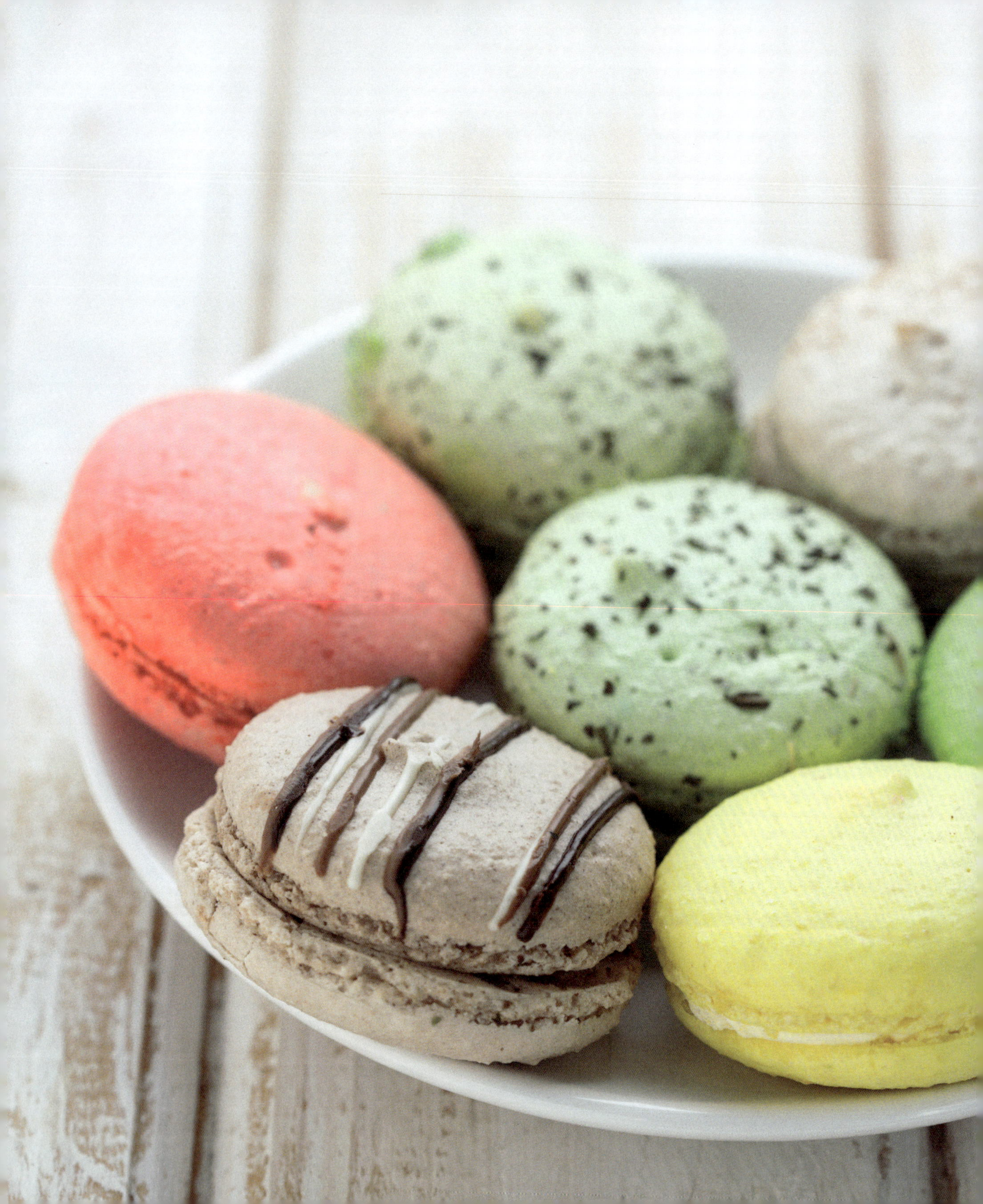

Le 5e mois

Vous Vous commencerez à sentir bébé bouger ! Vous passerez votre troisième examen prénatal obligatoire et votre deuxième échographie. Ce mois-ci vous pourrez savoir si c'est un garçon ou une fille.

Bébé À la fin du mois, il mesure 26 cm de la tête aux talons et pèse 500 g. Il peut maintenant attraper son pouce et le téter !

semaine 18

Vous voilà de plus en plus en formes, au pluriel !

Et ce sont de très belles formes car vous en êtes à un stade de votre grossesse où vous pouvez apprécier tout ce que vous vivez au quotidien. Vous avez de l'énergie à revendre et votre famille est certainement surprise du contraste avec le premier trimestre !

Bébé mesure 13 cm et pèse 240 g.

C'est une période propice aux envies de toutes sortes et vous avez beaucoup d'entrain pour mettre en œuvre tout ce qui permettra à votre bébé d'arriver dans de bonnes conditions. Profitez de ces moments de bien-être pour faire les magasins de puériculture et réfléchir à l'aménagement de votre foyer. Si cela nécessite des travaux ou de gros aménagements, voire un déménagement, c'est maintenant qu'il faut vous y prendre ! N'attendez pas le dernier trimestre, et surtout pensez à vous ménager et à protéger votre bébé. Votre santé à tous les deux est primordiale.

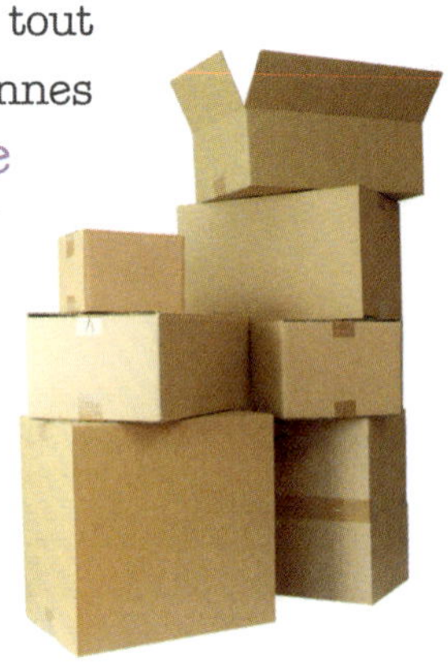

Vous avez peut-être déjà réfléchi au prénom, ou bien c'est encore un peu flou et vous vous posez des questions à ce sujet. Il y a des couples qui gardent précieusement un prénom depuis leur jeunesse dans un coin de leur tête pour le transmettre, et puis ceux qui se fient à leur instinct, à leurs affinités, à leurs amitiés ou à leurs proches, voire à l'air du temps…

Alors si vous êtes de ceux qui cherchent encore, n'hésitez pas à faire participer la famille, ils peuvent avoir de bonnes idées, même si c'est vous et le futur papa qui aurez le dernier mot ! Si vous avez déjà des enfants, demandez-leur de participer : ils seront ravis que vous les impliquiez concrètement dans la venue de ce petit frère ou de cette petite sœur (ou plus si c'est une grossesse multiple). Dans le cas où vous portez plusieurs enfants, votre grossesse sera suivie à cet égard par une équipe compétente et vous devez redoubler de vigilance (lire notre dossier spécial Les grossesses multiples page 167). Dans tous les cas, n'oubliez pas que vous êtes plus fragile au fil des mois qui avancent, vous devez prendre soin de vous et faire savoir autour de vous que vous avez besoin de plus d'attention.

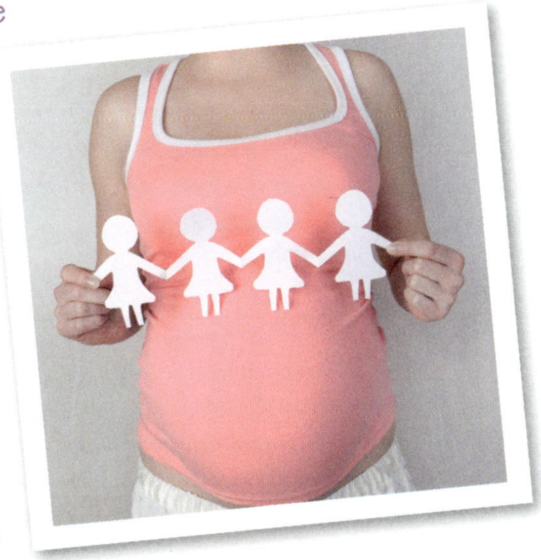

Ma santé — ASSOUPLIR SON PÉRINÉE

Le périnée est le muscle qui tient ensemble l'utérus, le vagin, le rectum et la vessie. C'est lui qui va aider bébé à descendre dans le bassin, il est donc important de travailler ces muscles en vue de votre accouchement pour qu'ils soient plus toniques et ainsi facilitent le passage de bébé, afin que votre accouchement se déroule au mieux. Pendant les séances de préparation à la naissance, la sage-femme vous aidera à prendre conscience de votre périnée et vous apprendra à le contracter puis à le relâcher. Ces exercices d'assouplissement sont très importants. Après votre accouchement, vous aurez une rééducation postnatale à faire dont les séances seront prises en charge par la Sécurité sociale.

À savoir

DOULEURS AU NIVEAU DES LOMBAIRES (côtés du dos)

Votre dos est très sollicité pendant votre grossesse, surtout à partir du 5e mois où la présence de votre bébé se fait plus ressentir. Cela entraîne des douleurs dorsales plus prononcées chez certaines femmes. De plus, son poids vous amène à adopter des postures inhabituelles, qui finissent par se manifester par des douleurs dorsales ou de sciatique. Ces douleurs ne doivent pas vous inquiéter, même si elles sont fortes. Recherchez la position qui vous soulagera au mieux, avec l'aide d'un coussin par exemple.

Pendant votre grossesse, des solutions sont là pour vous soulager ! Il vous faudra notamment faire attention à ne pas prendre trop de poids car plus vous aurez de poids à porter sur vous et plus vous mettrez votre dos à contribution. La marche et la natation sont là aussi pour dynamiser votre dos. Dans toutes les situations, évitez la station debout prolongée et portez des chaussures confortables. Mais avant tout, reposez-vous ! Évitez le ménage, les courses et les charges lourdes. Des séances régulières chez le kiné et l'ostéopathe pourront aussi vous apporter une aide appréciable sur recommandation de votre médecin.

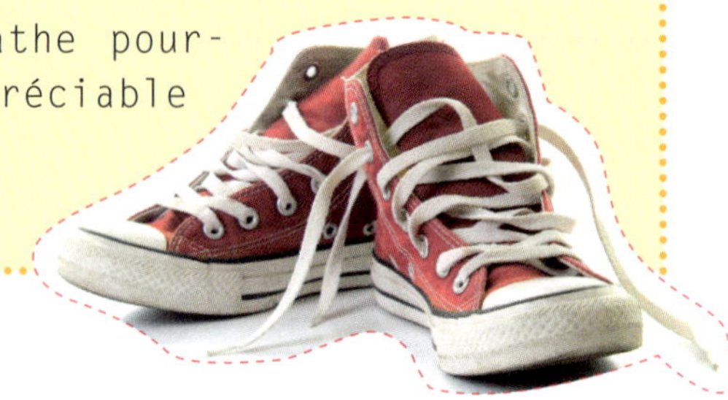

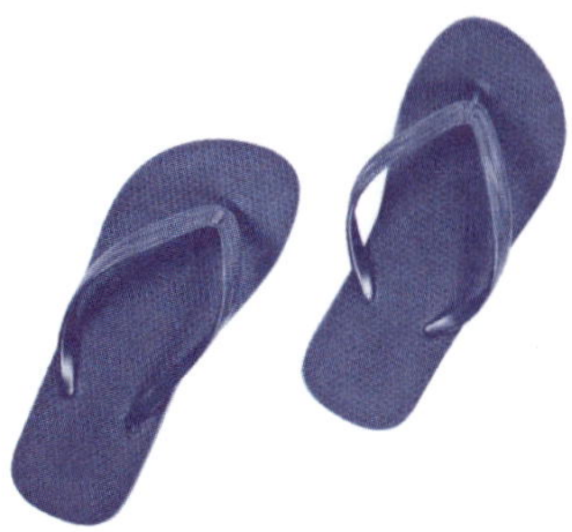

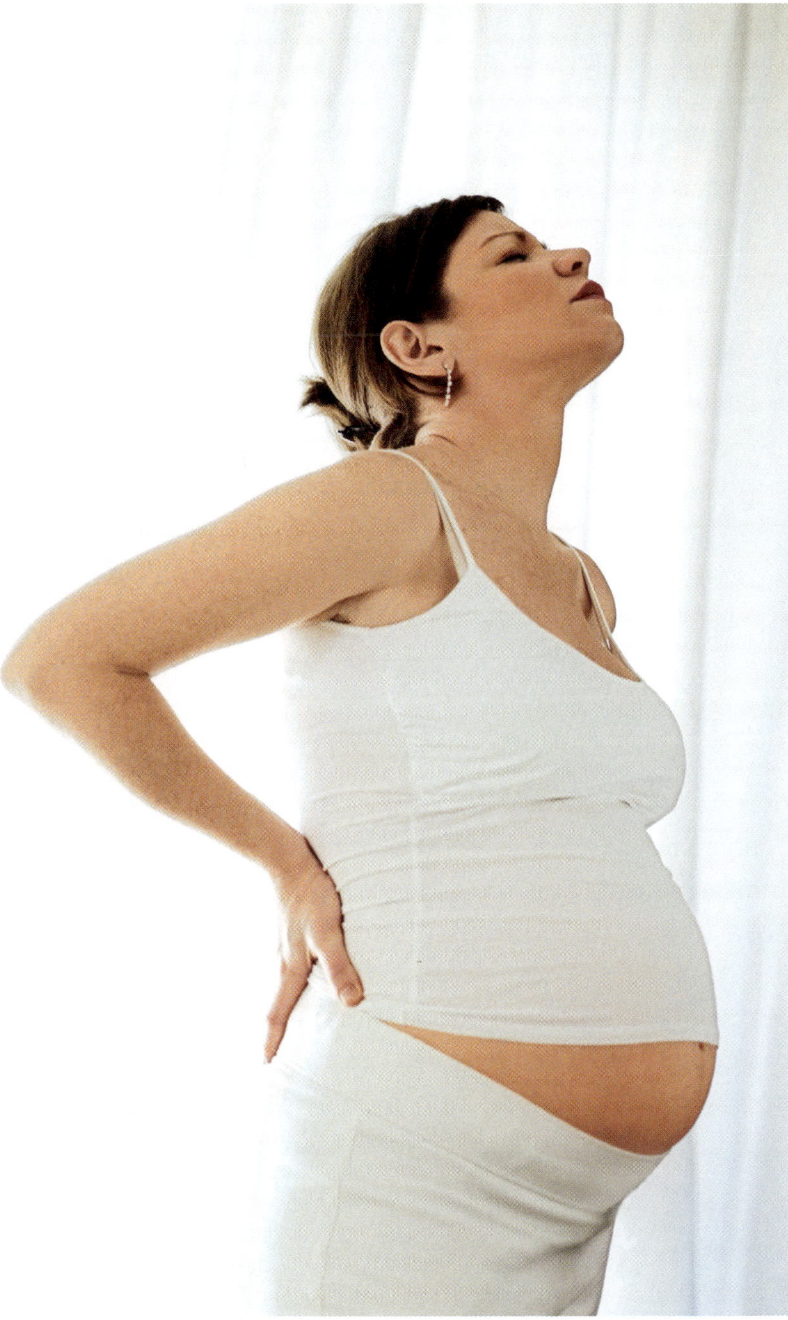

Mon conseil grossesse :

Votre ventre va maintenant grossir rapidement et modifier votre façon de bouger, de vous déplacer. Vous n'êtes plus aussi stable sur des talons, vous aurez besoin de soutenir le creux de vos reins pour vous asseoir par exemple, et certaines positions seront plus confortables que d'autres pour dormir. Votre façon de vous tenir va changer avec votre centre de gravité et votre corps de femme enceinte s'efforce alors de trouver un nouvel équilibre au fur et à mesure que vous avancez dans la grossesse. Le plus souvent, vous vous penchez en arrière en creusant votre dos, ce qui s'accompagne alors de douleurs dans le dos car les ligaments de l'abdomen, du dos et du bassin sont soumis à une forte pression. Il vous faut donc adopter une bonne position pour soulager votre dos au quotidien : avec les conseils pratiques de notre dossier spécial Prévenir et soulager le mal de dos, page 228.

Info nutrition :

Les tentations sont grandes pendant la grossesse et nous sommes toutes passées par là… La culpabilité derrière nous, bien au chaud pour après, et les yeux et la bouche grands ouverts devant ces gourmandises. Nous sommes soumises à tant de bouleversements pendant la grossesse que la nourriture est souvent notre meilleure alliée pour combler nos angoisses et nous permettre de retrouver une belle sérénité bien sucrée – ou bien salée selon les préférences ! Eh oui, ce pouvoir-là nous y succombons toutes, alors quand c'est permis, c'est le nirvana. Attention quand même, car il y a manger et manger ! Un petit écart par-ci, une petite gâterie par-là et vous voilà vite sur des rails pas très équilibrés !

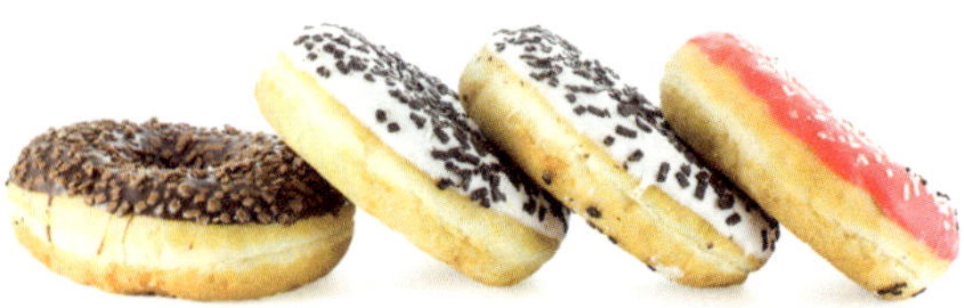

Est-ce normal ?

Ma mère n'arrête pas de me dire ce que je dois faire et ça m'agace…

Votre maman a tendance à s'imposer dans votre belle expérience de la grossesse ! Cette situation peut être parfois difficile à gérer… Veillez à ne pas vous laisser envahir par tous ces conseils, même s'ils sont certainement bienveillants, ni par trop de confidences !

N'hésitez pas à vous fier à votre instinct et à faire selon vos principes à vous et au futur papa. Un couple mère-fille trop intime et étroitement lié peut exclure complètement le futur papa. Afin de sauver cette relation mère-fille et de réussir à trouver une distance saine entre vous, il peut être bon que le futur papa intervienne, quitte à ce que votre maman se vexe un peu sur le coup. Le couple sur lequel se fonde votre nouvelle famille est celui du papa et de la maman : ce n'est pas une relation à trois ! La communication est donc de mise pour trouver le bon équilibre. Mais n'oubliez pas tout de même que votre mère vous aime et qu'elle reste un solide soutien pour vous dans cette belle aventure : elle peut vous apporter sa propre expérience, vous rassurer et vous aider au quotidien en cas de besoin. À vous de trouver ensemble le juste milieu. Dites-lui ce que vous ressentez et vous parviendrez ainsi à vivre plus sereinement votre grossesse !

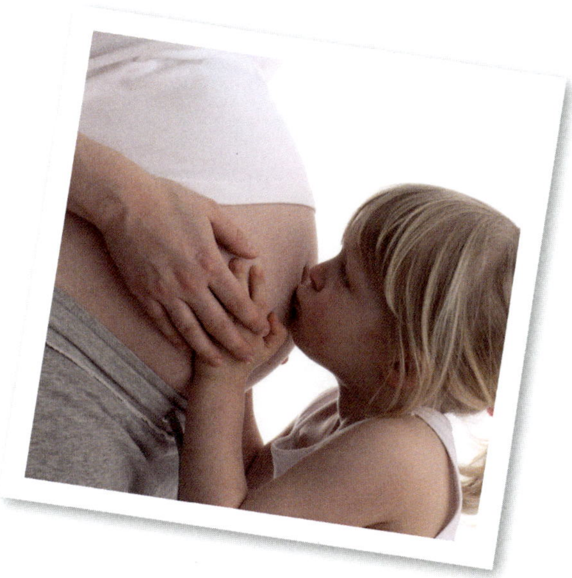

Info grossesse : Apprendre à me détendre

Une femme enceinte qui est détendue est forcément plus reposée, et donc plus épanouie et mieux préparée à accueillir son enfant dans les meilleures conditions. Mais le quotidien d'une femme enceinte reste le même qu'avant sa grossesse avec beaucoup d'autres choses à gérer en plus et ce n'est pas facile de trouver des moments pour se reposer, s'apaiser ou se ressourcer. Si vous avez déjà des enfants, travaillez ou même si vous êtes au foyer, chacune d'entre nous sait combien une journée est remplie à craquer et que c'est pratiquement mission impossible que de se retirer du monde pour penser à soi.

Alors vous devez prendre les devants et vous créer ces moments-là qui vont vous permettre de trouver l'équilibre nécessaire à votre grossesse : marquez ce moment en gros dans votre planning de la semaine, ne le reportez pas indéfiniment, et vous vous rendrez compte qu'avec un peu d'organisation, quelques minutes peuvent suffire pour soi et que le monde continuera de tourner quand même !

Ma vie de couple

Si vous avez le sentiment que depuis le début de votre grossesse, votre mari fait comme si de rien n'était, qu'il n'a pas changé ses habitudes et que vous vous sentez seule même si vous savez au fond de vous qu'il veut cet enfant… Il est important de lui faire comprendre vos attentes. Certains hommes sont très heureux de la grossesse de leur femme, ils en parlent autour d'eux, à leurs collègues mais ne savent pas vraiment comment s'y prendre pour le montrer à leur compagne. Ce n'est pas évident pour eux au quotidien. Il va devoir trouver sa place. Il est certainement troublé par la nouvelle femme qu'il voit chaque jour ! Rassurez-le et dites-lui votre confiance en lui et en votre couple. Aidez-le, à son rythme, à faire le lien avec cet enfant.

Plus d'infos

• Si le reflet que vous renvoie le miroir vous angoisse chaque jour un peu plus, ne vous imposez pas cette séance quotidiennement mais prenez plutôt soin de votre corps qui change !

• Achetez-vous quelques crèmes adaptées « spécial grossesse » pour bien hydrater votre peau qui va se tendre et prévenir les vergetures. L'acceptation de son corps commence par sa connaissance.

• En touchant votre corps, en le massant, vous allez vous familiariser avec ces nouvelles courbes qui sont les vôtres et apprendrez à mettre en avant ce que vous avez de mieux pour attirer ainsi l'attention sur ce qui vous avantage…

• C'est un truc de pro : toujours accentuer ce qui vous met en valeur et vous donne confiance en vous, cheveux, seins, mains, jambes, bouche…, pour harmoniser l'ensemble de votre corps.

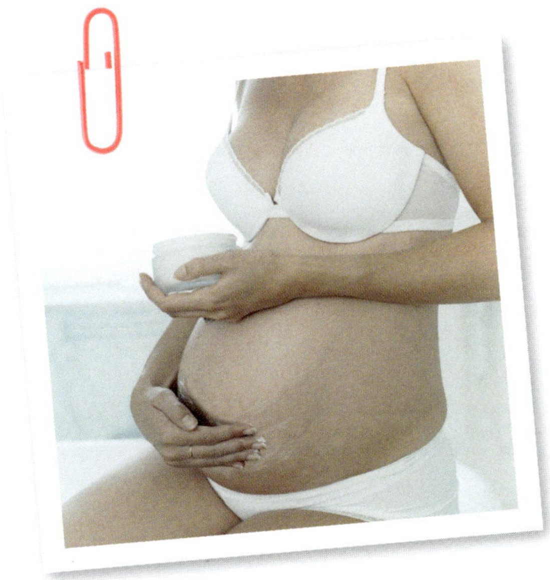

DOSSIER

L'évolution de votre ventre mois après mois

Le deuxième trimestre

Ce trimestre est celui de la forme ! Votre corps s'est enfin habitué à son nouvel équilibre hormonal, vous n'êtes plus fatiguée et les nausées s'estompent, alors profitez-en !

4e mois

Votre ventre commence vraiment à s'arrondir. À la fin de ce mois, votre utérus atteint le niveau du nombril et à la fin du **4e mois bébé va mesurer près de 20 cm** et peser environ 250 grammes ! Les organes de bébé vont commencer à fonctionner ensemble. C'est ce mois-ci que **vous sentirez bébé bouger pour la première fois !** Autour de vous, on va commencer à remarquer votre ventre qui se dessine. Pensez à manger deux fois mieux car la prise de poids progresse à partir du 4e mois !

5e mois

Votre corps continue à se modifier pour s'adapter à bébé que vous sentez maintenant bien bouger et vous êtes de plus en plus épanouie avec un corps de femme enceinte qui se devine vraiment. **Vous allez devoir changer votre garde-robe ! Bébé mesure 30 cm en fin de mois et pèse 650 grammes.** Ses muscles et son système nerveux se sont bien développés et favorisent ainsi ses mouvements.

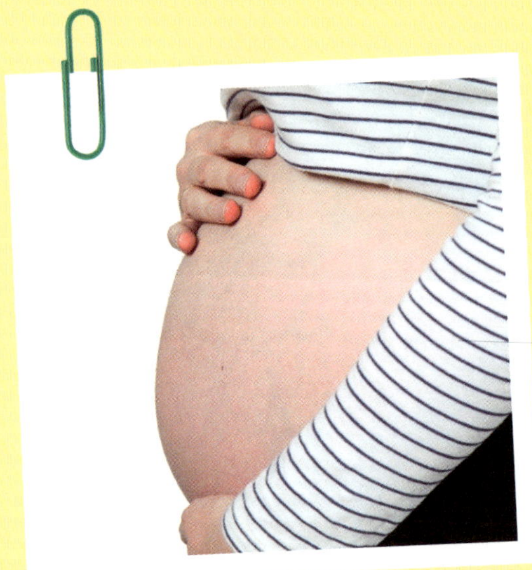

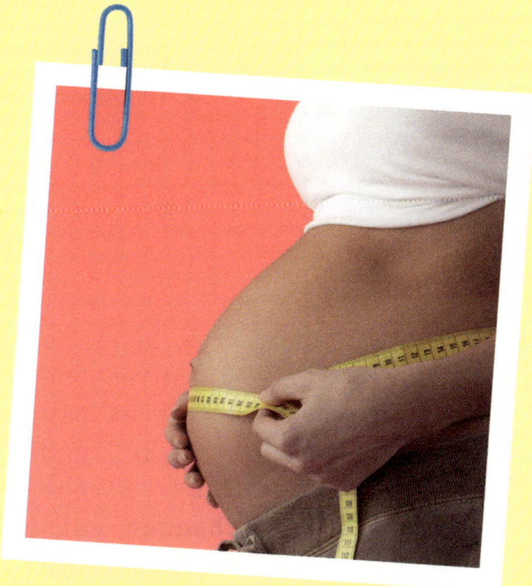

C'est au cours de ce trimestre que **le placenta, qui nourrit et oxygène bébé, termine sa formation.** Bébé y est bien protégé de certains virus et bactéries mais pas de tous. De plus l'alcool, le tabac et les drogues passent cette barrière et intoxiquent directement votre bébé, alors soyez **responsable et raisonnable** pour vous deux.

Votre bébé, totalement formé, se développe rapidement au deuxième trimestre.

À la fin de ce trimestre, vous aurez pris **en moyenne, entre 6 et 8 kilos.** Vous vous arrondissez et l'on vous félicite pour vos belles formes !

6e mois

Votre ventre s'est beaucoup arrondi et grossit à vue d'œil ! **Vous sentez d'ailleurs son poids peser sur votre dos et vos jambes.** Votre utérus est maintenant nettement au-dessus de votre nombril. Bébé se concentre pour vous écouter et est attentif au monde qu'il perçoit. **Attention à la fatigue !** Pendant le reste de votre grossesse, vous allez devoir penser à vous reposer et à prendre soin de vous.

Même si vous êtes en parfaite santé, pensez à bien respecter les rendez-vous de votre suivi prénatal ce trimestre.
Ces examens médicaux sont très importants, chaque mois, pour surveiller votre santé et celle de bébé.

semaine 19

À présent, vous avez certainement établi le premier contact avec votre bébé.

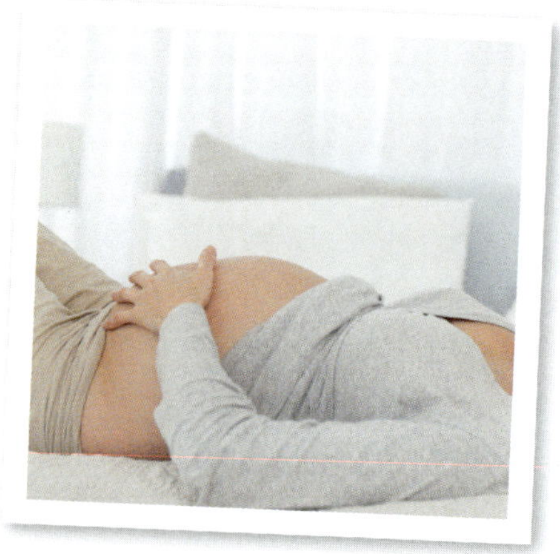

Concrètement, vous le sentez bouger dans votre ventre, et ces moments, que vous pouvez maintenant partager avec le futur papa, donnent une nouvelle dimension à votre prochain rôle de parents.

Vous réalisez chaque jour un peu plus que votre bébé grandit en vous et qu'il va changer votre vie !

Restez confiante sur votre avenir car ce petit être qui dépendra de vous saura vous rendre très heureux, soyez-en sûre.

Il arrive parfois que votre bébé bouge beaucoup et qu'à certains moments, vous sentiez un peu trop sa présence et sa vivacité, n'est-ce pas ? Dans ce cas, caressez doucement votre ventre, parlez-lui de ce que vous ressentez et détendez-vous, vous verrez qu'il est très sensible à l'attention que sa maman lui porte !

Vous commencez à vous arrondir et à prendre des formes de plus en plus généreuses, je vous donne un conseil pratique pour trouver un peu de confort pendant les journées les plus éreintantes. Profitez de la moindre occasion pour vous étirer ou vous allonger, pour plier et déplier les jambes… Vous verrez que les gens sont tout à fait bienveillants avec nous lorsque nous portons la vie. N'hésitez pas : à chaque moment de la journée, que vous soyez en pleine activité ou non, cherchez la position la plus confortable pour vous.

Gardez à l'esprit que même si vos nouvelles formes transforment complètement votre corps, votre bébé a un vrai besoin des réserves que vous êtes en train de lui constituer. C'est lui qui va directement en profiter. Lui tout seul… Alors ne cherchez pas trop à vous restreindre sur le plan alimentaire, sauf si votre médecin vous le demande expressément parce qu'il juge que vous prenez trop de poids. Vous êtes belle et vous allez mettre un bébé au monde, tout votre entourage va donc avoir tendance à vous protéger et à prendre soin de vous. N'est-ce pas merveilleux ?

À savoir

LA « PRÉOCCUPATION MATERNELLE PRIMAIRE »

Winnicott, pédiatre et psychanalyste anglais, grand spécialiste de la maternité, a décrit la relation entre la mère et son bébé qu'il a appelé la « préoccupation maternelle primaire ». Cet observateur de la relation précoce mère-enfant décrivait déjà au siècle dernier cet état particulier où la future mère, intuitive et à l'écoute, se projette avec son bébé imaginaire dans sa bulle. C'est déjà un échange absolument fantastique qui se crée entre la femme enceinte et ce fœtus en développement qui reçoit ainsi déjà tout l'amour nécessaire à sa vie qui s'ébauche et qui lui servira de fondation, jour après jour. Destinée à combler les moindres désirs de ce bébé aimé, la future maman fantasme leur relation avec l'évidence intime qu'elle seule saura être la mère qu'il lui faut. Cette préoccupation est ainsi vitale au fœtus qui grandit pour devenir ce bébé qui a été porté et bercé par les pensées de sa mère à son égard.

Mon conseil grossesse : Diminuer son stress

C'est vrai que ce n'est pas toujours facile de prendre du temps pour soi, car vous continuez vos activités, mais rappelez-vous que vous avez besoin de repos pour évacuer le stress de la vie quotidienne.

Pensez à prendre un bain chaud pour vous délasser et libérer votre corps de toutes les douleurs de la journée, prenez du recul quand vous sentez que « ça monte » ! Relativisez et pensez à souffler et à vous isoler pour vous recentrer sur l'essentiel, c'est-à-dire votre grossesse. Une atmosphère détendue, une musique douce et votre main qui caresse votre ventre, voilà de quoi vous ressourcer et profiter des bonnes ondes de votre bébé.

La grossesse est à la fois une période heureuse et stressante dans la vie d'une femme, car vous subissez beaucoup de bouleversements pendant ces neuf mois. Vous devez surtout penser à votre bébé et à vous en priorité, et pour cela il faut vous détendre et vous ménager !

Ma santé

Vous devez rester prudente si vous envisagez quelques travaux d'aménagement chez vous, comme par exemple peindre la chambre de bébé, pour votre sécurité et pour préserver la santé de bébé, car nous sommes entourés de produits chimiques que nous utilisons au quotidien. Prenez certaines précautions en évitant d'inhaler toute vapeur de colle, de peinture à huile, de détergents liquides, d'aérosols ménagers ainsi que les vapeurs d'essence ou de nettoyants. Ceci vaut aussi pour le ménage dans votre cuisine, salle de bain, etc. N'utilisez un produit qu'après avoir lu attentivement les précautions d'emploi, certains produits sont très toxiques. Aérez et ventilez les pièces et faites-vous aider par le futur papa, des amis, vos proches.

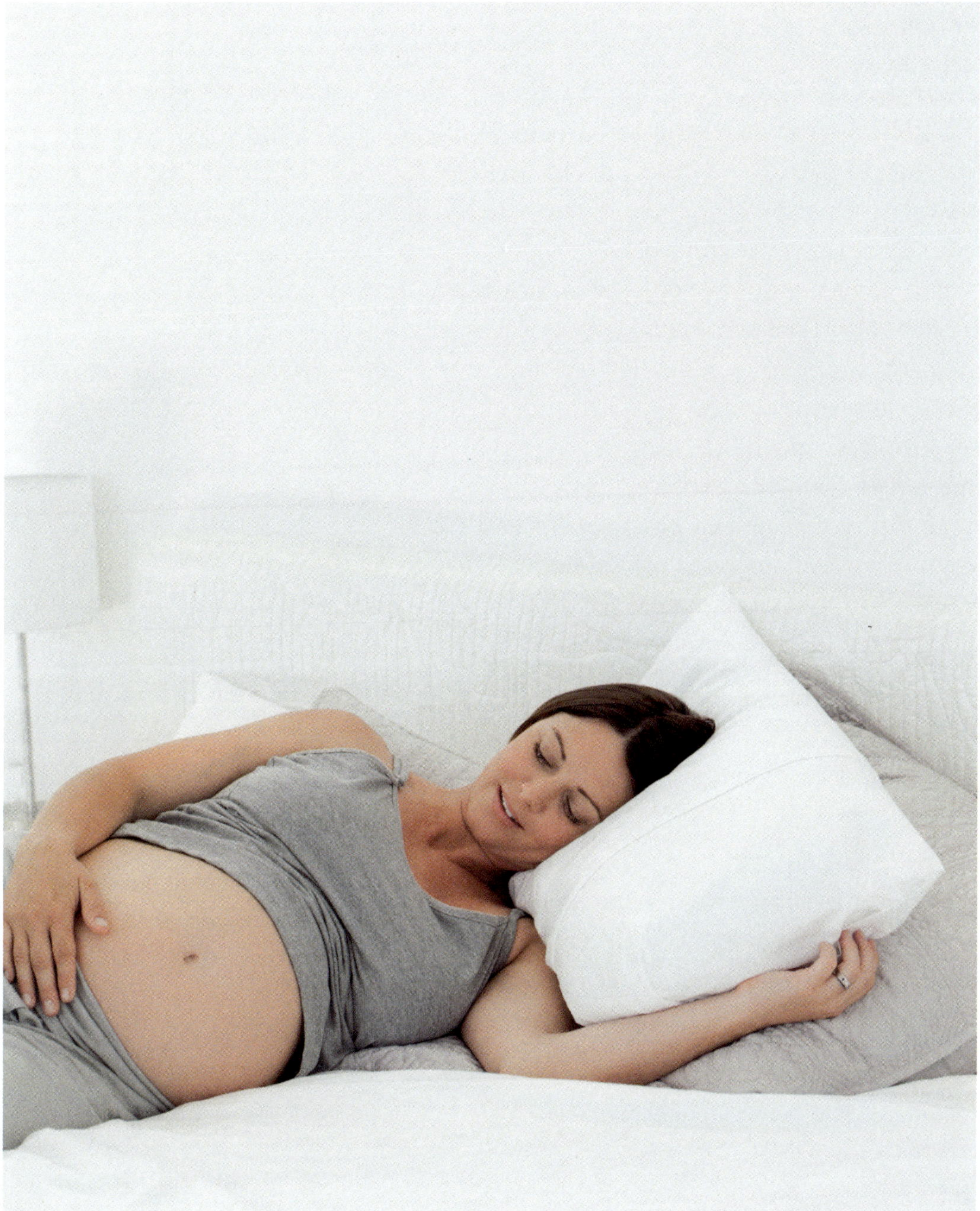

Est-ce normal ?

Mes pieds ont enflé.

Rassurez-vous, cela arrive fréquemment et encore plus vers le dernier trimestre de la grossesse et ceci sans souci pour le bien-être de maman et bébé.

C'est un signe d'œdème de la grossesse. Les œdèmes sont le résultat d'une rétention d'eau qui peut s'installer principalement sur les chevilles, les pieds, les mains et le visage.

Si les œdèmes sont les seuls signes apparus durant votre grossesse, cela sera simplement un désagrément de plus à vivre.

Comment diminuer la gêne des œdèmes dus à votre grossesse ? Prenez soin de vous en appliquant des gestes simples qui vous aideront à soulager vos jambes, tels que :

- surélever les pieds de votre lit ;
- terminer votre douche par un jet d'eau froide ;
- éviter la station debout prolongée ;
- faire de la gymnastique douce, de la marche et de la natation ;
- supprimer les aliments trop salés.

Tous ces petits trucs vous aideront à mieux vivre votre grossesse et surtout pensez à en parler à votre gynécologue.

Info nutrition : contrôler son appétit

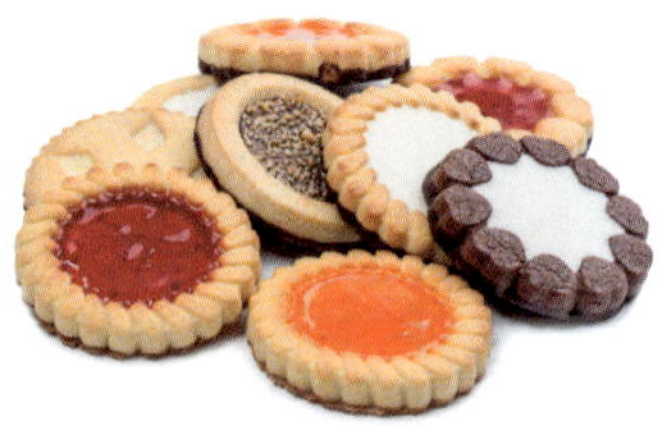

Si votre prise de poids s'est accélérée ces dernières semaines et que vous craignez de déraper avec votre comportement alimentaire, je vous encourage à en parler, tout d'abord à votre médecin, et/ou à vous faire aider par une diététicienne. Si vous avez bon appétit, c'est bien pour votre grossesse, mais il faut savoir garder des repas équilibrés, avec une collation dans la matinée et un goûter dans l'après-midi pour ne pas avoir de fringales et se jeter sur n'importe quelle gourmandise !

Un exemple : au petit déjeuner, vous pouvez prendre du pain si vos tartines du matin vous mettent de bonne humeur… mais de préférence du pain complet en quantité raisonnable (2 à 3 tranches).

Info grossesse : une sexualité épanouie

Pour une femme enceinte, la sexualité n'est pas toujours évidente car le corps d'une future maman change beaucoup en neuf mois et cela modifie les rapports du couple. Profitez d'une fête comme la Saint-Valentin, d'un anniversaire, d'une soirée spéciale pour vous rapprocher : un repas intime, des câlins et beaucoup de tendresse séduiront le papa ! Innovez vers une sexualité épanouie en redécouvrant votre corps de femme enceinte. Faire l'amour pendant la grossesse est tout à fait possible et même conseillé pour votre bien-être et l'épanouissement du couple. N'oubliez pas qu'avant d'être une future maman, vous êtes une femme et que la sexualité pendant la grossesse est à inventer au fil des mois...

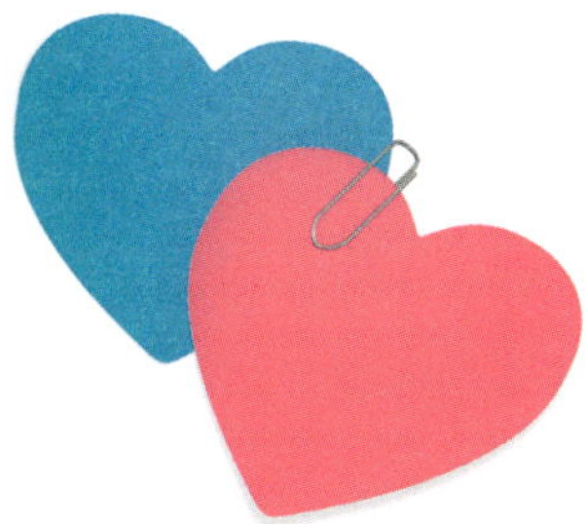

Mon astuce de la semaine

Pas de comparaison à tout va ! Voilà une règle qui s'impose pour une grossesse sereine, car il y a toujours une pseudo-amie pour vous lancer un « Moi pour Léa, je n'ai pris que cinq kilos, pourtant je ne me privais pas ! » ou « Je n'ai aucune vergeture et pourtant je n'ai mis aucune crème pendant toute ma grossesse ! ». Laissez-les de côté et passez plutôt du temps avec vos vraies amies, celles qui sauront vous aider et vous réconforter dans vos moments de blues. Savoir bien s'entourer permet de se voir autrement, car le regard bienveillant et protecteur de ceux qu'on aime est incomparable pour remonter le moral fragile d'une femme enceinte.

Plus d'infos

• Établissez un planning à l'avance de ce qu'il y a à faire en priorité les prochains mois et montrez-le au papa pour qu'il puisse vous aider à réaliser tout ce qui vous semble essentiel.

• Ne vous privez pas de dîners au resto ou de soirées sympa, vous n'êtes pas malade, juste enceinte. Faites attention à votre alimentation, buvez des cocktails sans alcool et… amusez-vous !

• Si votre mari décide de vous concocter un dîner et vous ordonne de vous reposer, ne rechignez pas sous prétexte que vous avez beaucoup trop à faire, savourez l'instant !

• Ces neuf mois sont un concentré d'émotions en live. Vous vivrez tout et son contraire, mais serez surtout dans une phase intense d'envies et de choix pour votre futur bébé.

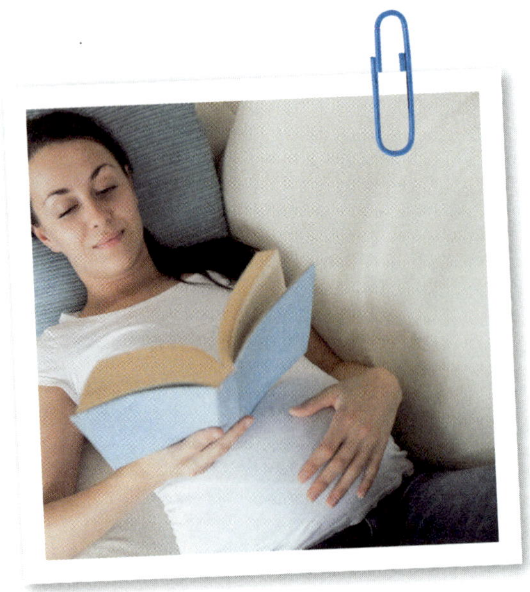

DOSSIER

Les grossesses multiples

Dès la première échographie, vous avez pu savoir si vous attendez des jumeaux ou plus ! Cela vous a sûrement ravie et en même temps effrayée selon votre situation personnelle, familiale et professionnelle.

Il sera important de mettre le temps de votre grossesse à profit pour bien vous préparer à l'accouchement et à l'accueil de vos bébés.

3,5 % des naissances sont des naissances multiples, les jumeaux représentent 2 % des grossesses. Chaque année en France, il y a environ 10 000 naissances gémellaires. 20 % des grossesses gémellaires ont lieu après un traitement contre l'infertilité. Les femmes de plus de 35 ans ont plus de chance d'avoir des jumeaux.

Les faux jumeaux ont deux placentas et les vrais jumeaux ont, eux, le même placenta, mais ils ont chacun leur cordon ombilical.

Les grossesses multiples, jumeaux ou plus, présentent un plus grand risque de complications, c'est pourquoi le suivi médical de ces grossesses est spécifique et très rigoureux :

- consultation tous les 15 jours ;
- échographies fréquentes pour évaluer la croissance des bébés ;
- examens réguliers pour éviter un accouchement prématuré.

Votre utérus se développe plus rapidement et va atteindre à 6 mois de grossesse la taille qu'il aurait normalement à neuf mois pour une grossesse simple.

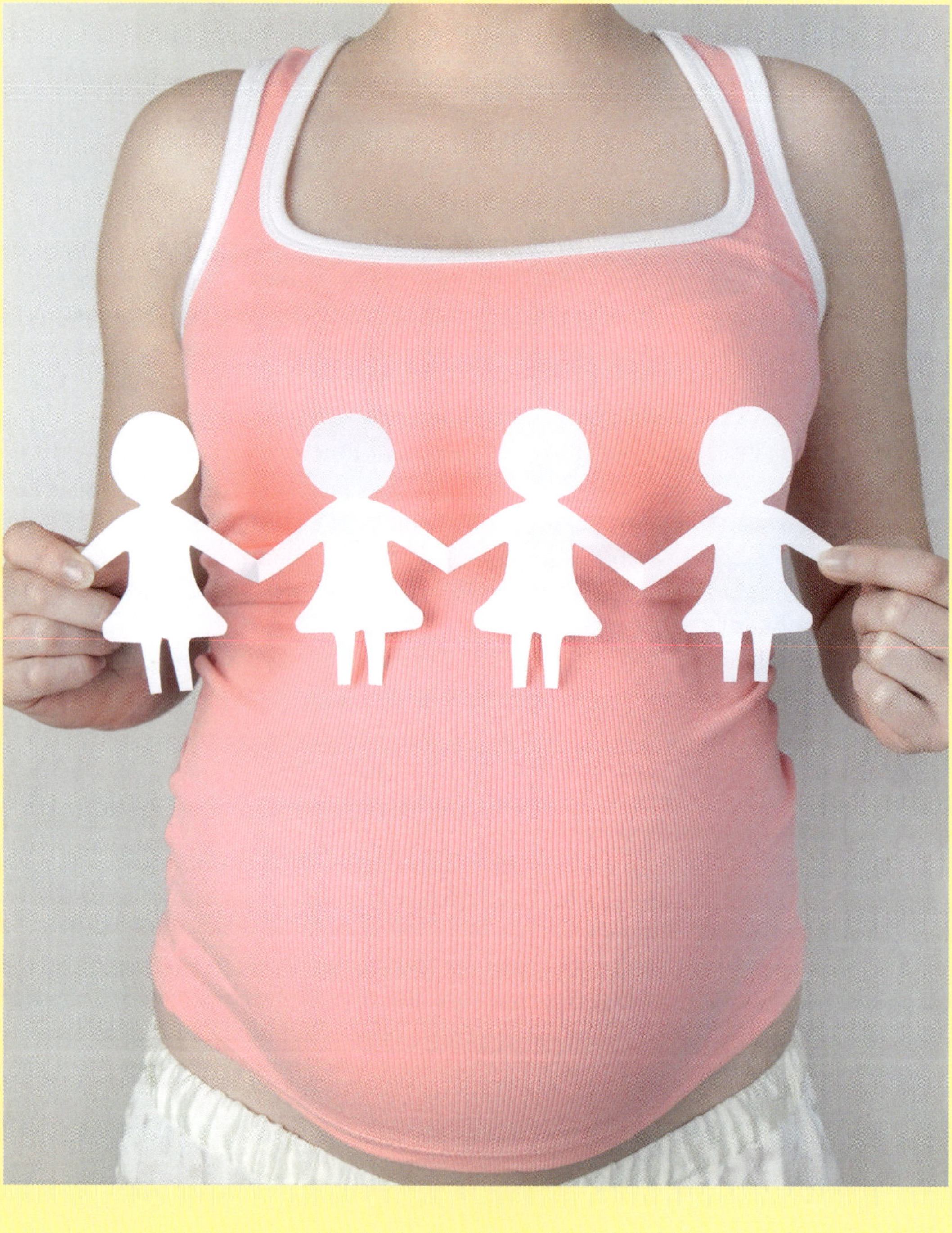

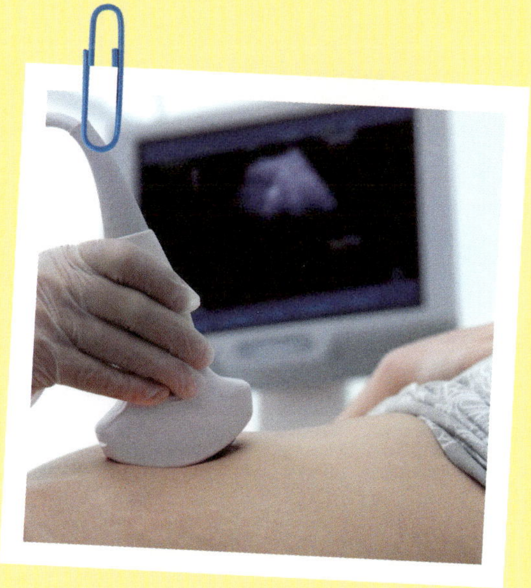

Il est donc impératif de bien vous reposer pour éviter toute tension de l'utérus et donc tout risque de déclencher un accouchement prématuré.

Le soutien aux parents ayant des grossesses multiples est primordial : votre médecin et la maternité qui vous suit pourront vous donner des renseignements sur les aides auxquelles vous avez droit ainsi que les noms et coordonnées d'associations de parents de jumeaux ou plus. Vous avez besoin d'informations détaillées. N'hésitez pas à prendre contact au plus vite avec eux pour vous aider, vous fournir toutes les astuces et conseils pratiques qui vous permettront dès la naissance de vous organiser au quotidien et de vous sentir ainsi rassurée.

L'organisation sera le maître mot de votre nouvelle vie de parents, si vous avez des amis, connaissances ou familles qui ont des jumeaux ou plus, passez un peu de temps avec eux pour partager leur expérience et ainsi relativiser vos angoisses quant à l'arrivée de vos enfants.

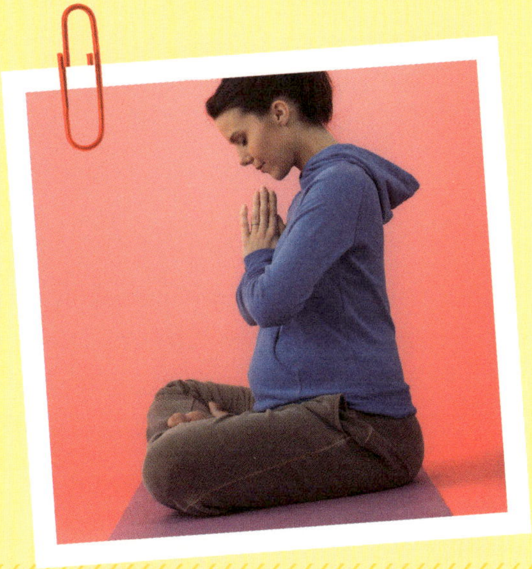

semaine 20

Nous voilà déjà arrivées au moment de la 2e échographie.

Elle va vous permettre de bien voir votre bébé, qui parfois suce même son pouce ! Mais surtout, si vous le souhaitez, vous pourrez connaître son sexe.

Discutez-en avec le papa avant d'y aller et si vous ne voulez pas connaître le sexe et garder la bonne surprise, pensez à le dire dès le début de l'examen. Car certains médecins le révèlent instinctivement, pensant faire plaisir, mais vous faites peut-être partie de ces couples qui sont très patients… Quoi qu'il en soit, décidez-vous maintenant avec le papa !

Votre bébé a bien grandi et pèse déjà son petit poids : il mesure 22,5 cm et pèse près de 400 g !

Je vous conseille donc de soulager vos jambes pour faciliter la circulation sanguine. Marchez dans la journée au moins trente minutes et pensez au jet d'eau froide sur vos jambes à la fin de votre douche en remontant bien en massage le long de vos jambes. Dormez aussi avec les jambes légèrement surélevées. Cela devrait vous aider à supporter ce poids qui augmente pour de très bonnes raisons, je vous le rappelle.

Votre bébé exerce de plus en plus de pression sur vos organes, ce qui se traduit souvent par des petits inconforts gastriques ou digestifs. Nous avons toutes vécu cela et c'est vrai que c'est parfois très embêtant !

Pensez bien à manger plusieurs fois en petites quantités, plutôt qu'en un seul repas, surtout le soir. N'hésitez pas

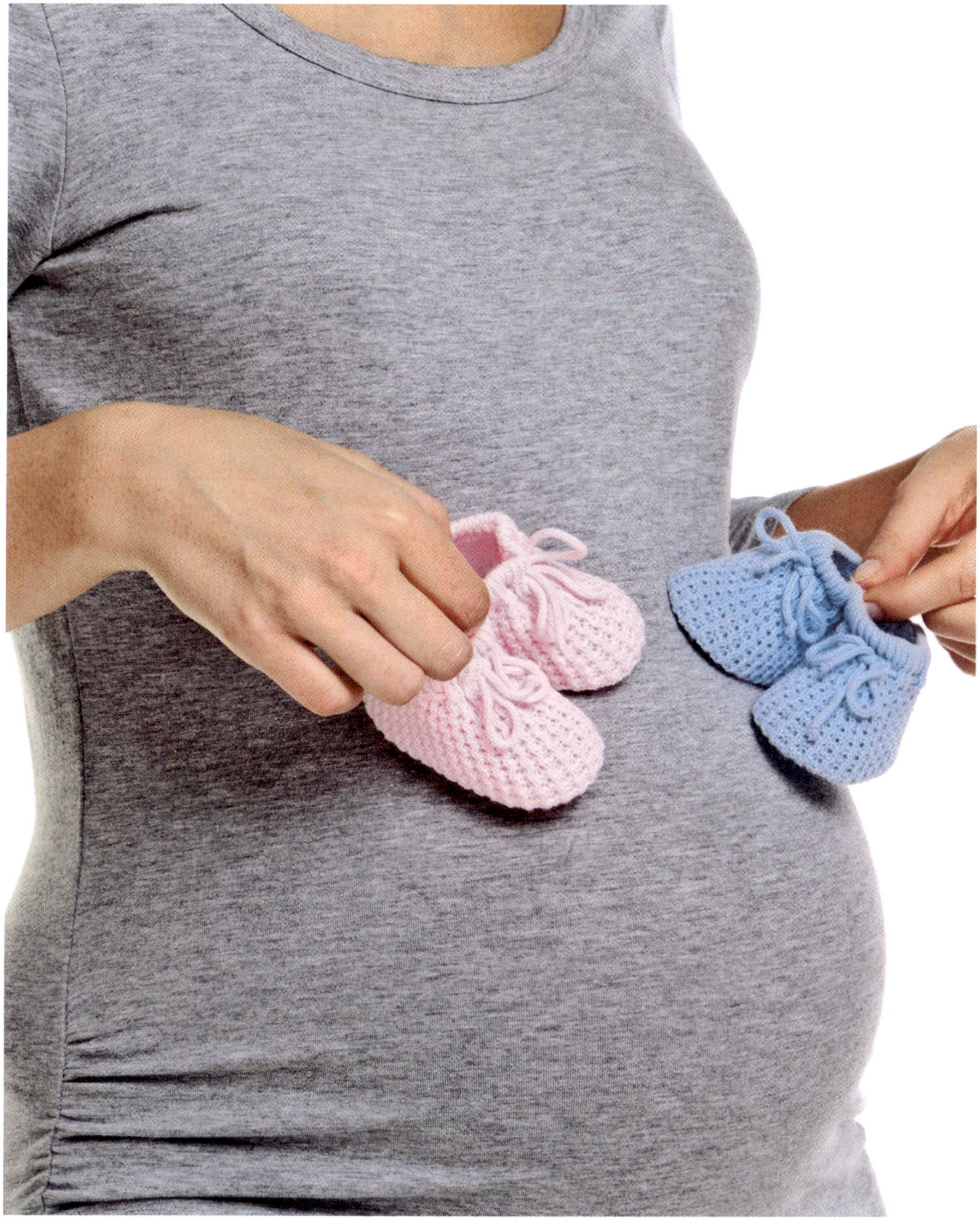

à étaler chaque repas pour mieux digérer. Prenez plaisir à manger. Et parlez-en à votre médecin si cela persiste.

Votre bébé s'agite certainement beaucoup, il a de la place alors il bouge ses bras, ses jambes... Il se retourne dans tous les sens, il s'exprime !

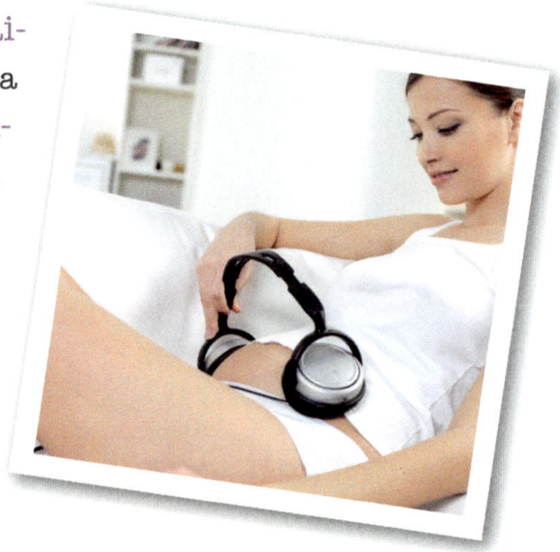

Caressez votre ventre pour l'apaiser et dialoguer avec lui, le papa pourra aussi en profiter car il est sensible à la voix grave de son papa. Dès la naissance, c'est d'ailleurs le son qu'il reconnaît le mieux avec la voix de sa maman ! Écoutez de la musique ensemble, vous verrez qu'il réagit différemment suivant le rythme et le moment de la journée !

Mon conseil grossesse :

Bien sûr, on ne peut pas tout prévoir et maîtriser lorsque l'on est enceinte, même si on aimerait le faire, il y a toujours une part d'imprévu pendant la grossesse comme dans un accouchement car c'est la nature qui décide quand bébé arrivera, en dehors de toute césarienne ou accouchement programmé. Ce qui ne veut pas dire qu'il faut se laisser aller au pessimisme, mais bien au contraire, positiver pour transmettre à bébé toute votre bonne énergie et inversement. N'oubliez pas que bébé ressent tout maintenant et va communiquer avec vous jusqu'à la fin de votre grossesse, alors plus vous serez détendue et sereine dans les semaines qui suivent et en pensant à votre accouchement, plus votre grossesse et la naissance ont de chances de bien se passer.

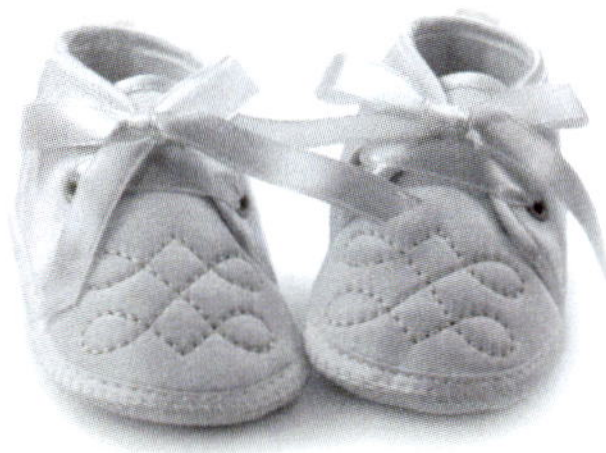

À savoir

LA DEUXIÈME ÉCHOGRAPHIE

Cette échographie est une de celles qui sont les plus importantes pour diagnostiquer le bien-être de bébé, mais aussi pour le couple, celle où il est le mieux visible dans son ensemble.
Cette échographie est dite « échographie morphologique » car elle permet d'évaluer la croissance de bébé par certaines mesures et de faire une recherche approfondie dans le but de mettre en évidence certaines anomalies morphologiques du bébé.
Tout est passé en revue, le cerveau, le cœur, les reins, la vessie… et la recherche de malformations possibles à travers certains signes pouvant faire évoquer un problème génétique comme la trisomie 21.

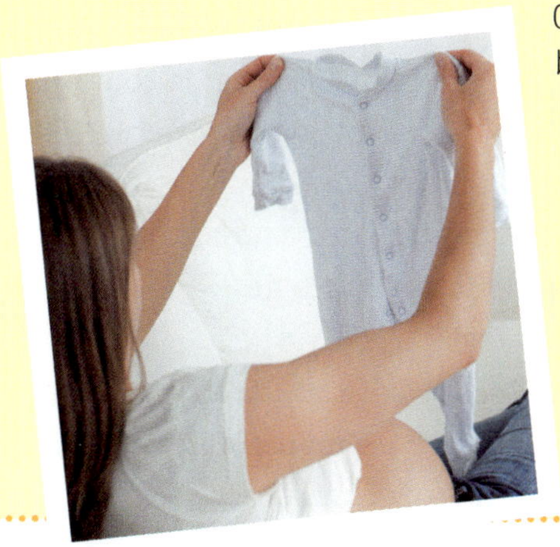

Cette échographie regarde aussi la bonne forme du placenta et note la quantité de liquide amniotique.
Vous assisterez donc à une revue en détail de votre bébé et, passé le moment d'angoisse de savoir si tout va bien, vous pourrez profiter pleinement de cette découverte de bébé et savoir si c'est un garçon ou une fille, si vous le souhaitez…

Ma santé

La partie médicale de votre grossesse, bien qu'elle ne soit pas la plus agréable, est essentielle pour la surveillance de la maman comme du bébé et permet un accompagnement indispensable mois après mois. Pensez justement à noter régulièrement ce qui vous vient à l'esprit et ce que vous ressentez entre deux consultations. Cela vous permettra de ne rien oublier au cas où le médecin vous presse un peu, et surtout d'aborder tout ce qui vous tourmente, vous trouble ou vous questionne, tout simplement. La surveillance de votre grossesse est aussi importante sur le plan physique que psychologique. Être correctement suivie médicalement, c'est une chose, mais se sentir bien en est une autre. Avec tous les bouleversements que vous vivez, vous pouvez avoir des coups de blues, vous sentir débordée ou vraiment très fatiguée, la santé de votre bébé et la vôtre s'en ressentira. Lorsqu'on ne va pas bien, on fait moins attention à soi, à son corps et à ce que l'on mange. Et maintenant vous êtes deux, alors vous vous devez de vous prendre en main et de demander de l'aide si besoin.

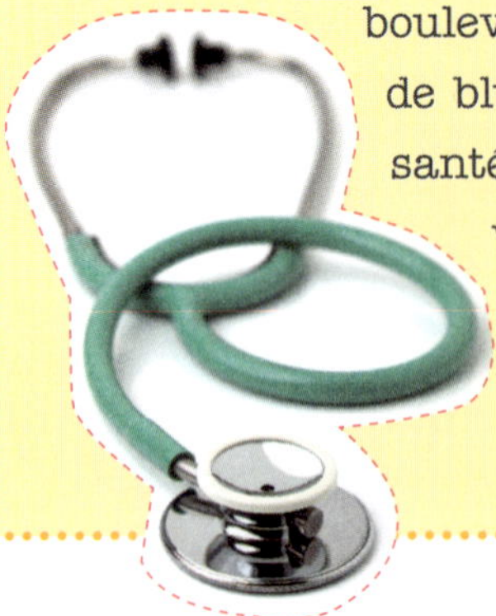

Est-ce normal ?

J'ai déjà deux garçons et je viens d'apprendre que ce sera un troisième, je suis déçue et j'ai peur qu'il le ressente.

Il est tout à fait sain et normal d'espérer une petite fille après deux garçons, et votre déception est compréhensible car vous auriez été comblée…

Vous devez exprimer ce que vous ressentez et ne pas le garder juste pour vous. Parlez-en avec le papa et quand vous le sentirez, parlez aussi à votre bébé. Oui, dites-lui combien vous l'aimez même si vous vouliez une petite fille, dites-lui que ce n'est pas sa faute si vous êtes perturbée en ce moment et qu'il aura sa place dans votre famille avec ses frères quand il arrivera car vous l'attendez tous ensemble. Votre bébé ressentira votre amour avant tout, car vous êtes là pour lui et c'est ce qui compte pour son bien-être et son bon développement. Je suis sûre que vous saurez être la maman qu'il lui faut.

Info nutrition : partager vos repas

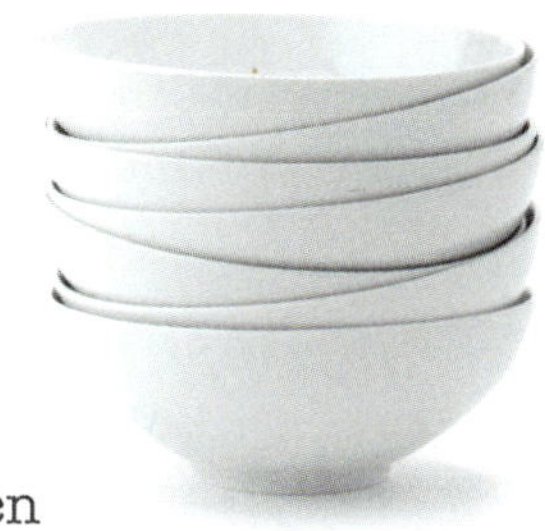

Les repas sont souvent pris en couple ou en famille, c'est le moment de faire profiter tout le monde de vos bonnes résolutions sans pour autant changer toutes les habitudes de la maison, car ils vous en voudraient ! Alors allez-y en douceur avec quelques petits plats concoctés spécialement pour eux et qui vous permettront de garder un bon équilibre alimentaire. L'ambiance du repas a aussi toute son importance, oubliez donc les repas décalés où chacun mange de son côté, devant la télé ou l'ordinateur et profitez de ces instants avec le papa et les enfants, si vous en avez déjà, pour vous retrouver et discuter ensemble de vos journées, de vos envies, de vos attentes. Partagez ensemble un moment d'échange convivial et chaleureux avant tout avec seulement de la bonne humeur au rendez-vous !

Mon astuce de la semaine

Faites-vous des réserves, (oui, comme les hamsters !) de vos mets préférés les plus sains, de tout ce qui vous plaît et vous fait du bien en même temps...

Cela vous permettra d'avoir toujours sous la main un petit en-cas à la fois léger et agréable, car si vous vous forcez à manger ce que vous n'aimez pas, ou appréciez moins, cela va durer quelques jours ou quelques semaines, mais vous finirez par craquer !

Info grossesse :

Durant le 5e mois de grossesse, bébé bouge beaucoup : 20 à 60 mouvements par demi-heure ! Ces galipettes vont lui permettre de renforcer les muscles, les os, les nerfs et les articulations.

Rassurez-vous, s'il se manifeste par de petits mouvements qui se ressentent parfois comme de grosses bulles, tant que ces sensations ne vous font pas mal, c'est que tout va bien pour vous et bébé. Plus tard dans la grossesse, les mouvements se feront plus forts et ils pourront quelquefois être désagréables, selon comment appuiera bébé et sa position. Même si ces sensations sont bizarres au début, elles restent le plus souvent agréables, alors profitez de ces instants de partage avec bébé.

Plus d'infos

- Une femme enceinte c'est deux fois plus d'énergie, d'émotions, de discussions, de confrontations… et de douceur quand même !
- Si votre homme a compris qu'il ne devait pas tout prendre au premier degré pendant ces neuf mois de transition, c'est déjà beaucoup…
- Se connaître, partager, échanger, dialoguer en couple vous aidera à mieux vivre votre grossesse et l'accouchement.
- Le calme et la confiance permettent au corps de produire les endorphines qui rendent plus tolérable la douleur.

La deuxième échographie : l'échographie morphologique

L'échographie du deuxième trimestre **sert à s'assurer que les principaux organes du fœtus sont en bonne santé : le tube digestif, les reins, la vessie, le cœur et le système nerveux.**

- **L'échographie morphologique doit être réalisée entre les 21e et 23e semaines d'aménorrhée (19e et 21e semaines de grossesse).**

Votre bébé aura beaucoup grossi depuis la dernière échographie et il s'est suffisamment développé pour qu'on puisse examiner la plupart de ses organes à l'échographie.

Le médecin échographe va rester très concentré sur les mesures à prendre pendant l'échographie, car il s'agit avant tout d'un examen médical, or le fœtus bouge constamment et n'est pas toujours dans la bonne position. Les mesures prises pendant cette échographie permettent d'établir si votre bébé est d'une taille normale pour son âge.

Tous les organes de votre bébé sont passés en revue afin de détecter d'éventuelles anomalies, car c'est à ce stade de votre grossesse que l'on peut commencer à les dépister. Le cœur requiert beaucoup d'attention. Le médecin prend les mesures de la tête, du fémur, du nez, du cerveau… Il mesure également la vitesse du sang dans le cordon et les artères utérines, grâce à l'examen Doppler, qui permet de vérifier que les échanges entre le fœtus et la mère sont de bonne qualité.

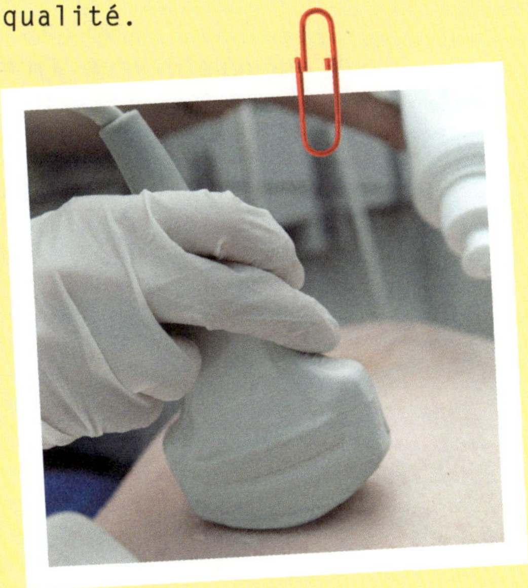

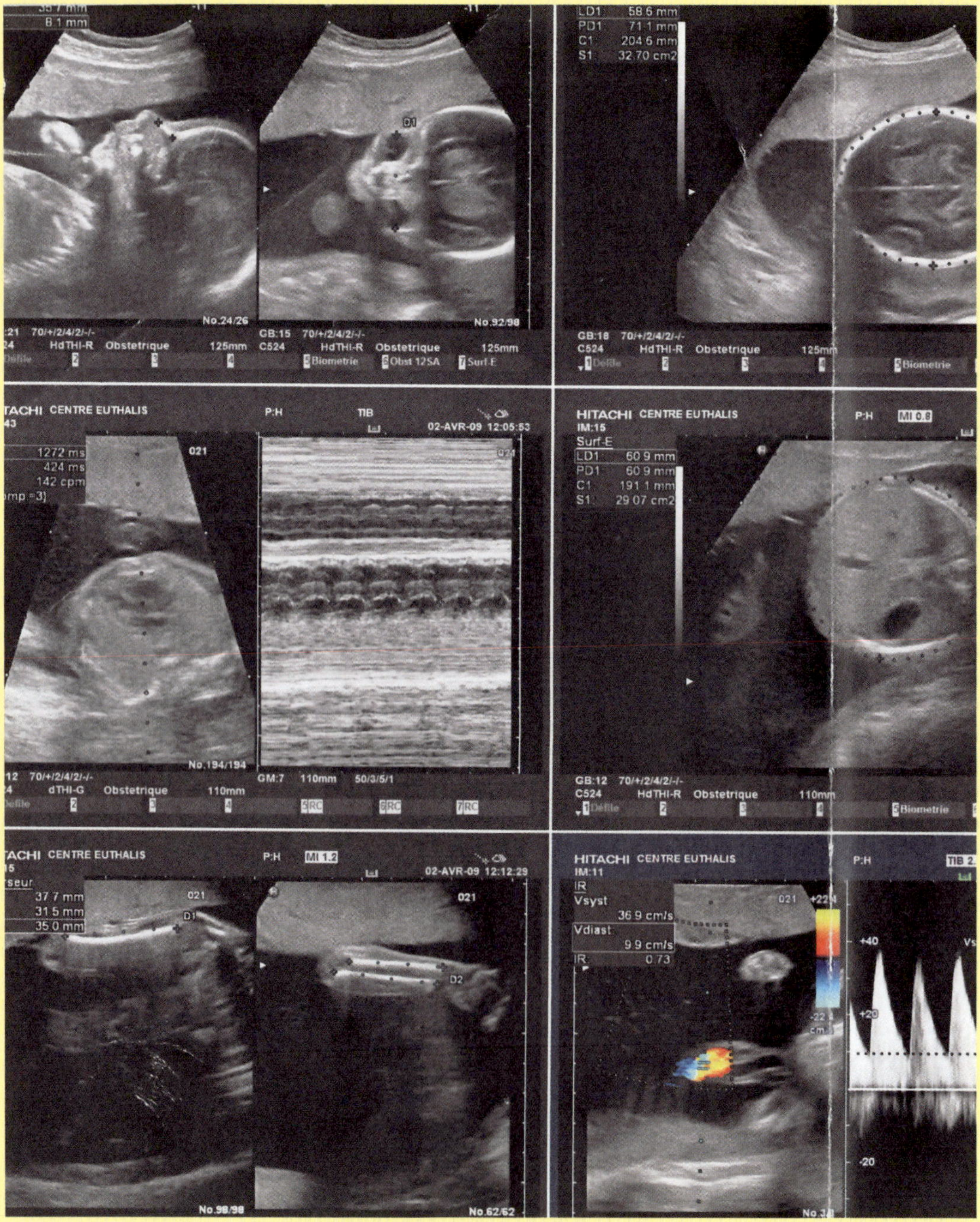
HITACHI CENTRE EUTHALIS
02-AVR-09 12:05:53
02-AVR-09 12:12:29
LD1 58.6 mm
PD1 71.1 mm
C1 204.6 mm
S1 32.70 cm2
LD1 60.9 mm
PD1 60.9 mm
C1 191.1 mm
S1 29.07 cm2
Surf-E
1272 ms
424 ms
142 cpm
37.7 mm
31.5 mm
35.0 mm
Vsyst
36.9 cm/s
Vdiast
9.9 cm/s
IR
0.73
HdTHI-R
Obstetrique
125mm
110mm
Biometrie
Obst 12SA
Surf-E
No.24/26
No.92/98
No.194/194
No.98/98
No.62/62

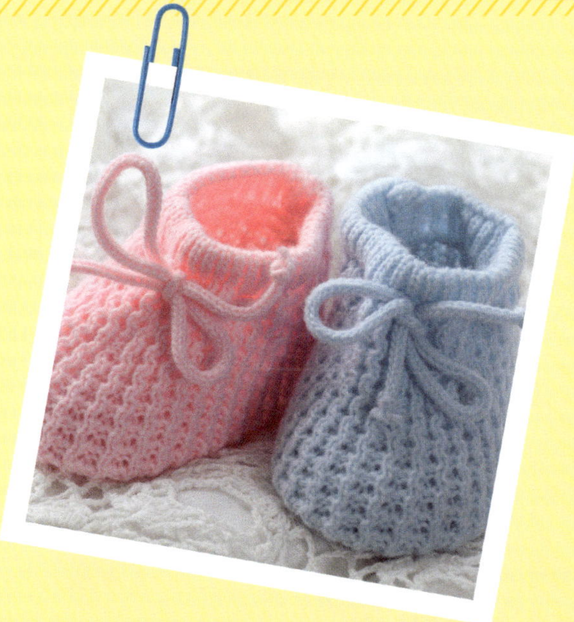

S'il ne croise pas les jambes, vous pourrez lors de cette échographie **connaître le sexe de bébé !** Si vous ne voulez pas savoir, dites-le à votre médecin dès le début de la consultation afin d'éviter tout malentendu !

- **L'échographe pourra vous montrer le profil de bébé, sa tête, ses pieds et même tirer des clichés ou une vidéo que vous garderez !**

Les différents points vérifiés lors de cette échographie morphologique :

- le rythme cardiaque fœtal ;
- la cavité abdominale avec la forme et la taille de l'estomac, des intestins, du foie, des reins et de la vessie ;
- la tête et la colonne vertébrale ;
- le cerveau ;
- la position et l'épaisseur du placenta ;
- le volume du liquide amniotique ;
- le sexe de votre bébé.

Si une anomalie est repérée, elle donnera lieu à des examens complémentaires pour confirmer ou non le diagnostic. La plupart du temps, des examens plus précis écartent toute inquiétude; il s'agit, le plus souvent, de simples vérifications.

Cette échographie ne doit pas vous inquiéter, elle est au contraire un excellent moyen de vous rassurer, vous et le futur papa, et de prendre conscience que vous allez bientôt être parents.

semaine 21

Votre bébé ressemble de plus en plus à un nouveau-né.

D'ailleurs il bouge vraiment beaucoup, n'est-ce pas ? Eh oui, il est très actif et surtout lorsque vous dormez ou vous reposez ! Il perçoit maintenant très bien les sons venant de l'extérieur : quand vous êtes active la journée, les bruits familiers et vos mouvements le bercent, il en profite pour dormir. Et le soir, quand vous êtes détendue, il veut communiquer. Alors n'hésitez pas à lui parler.

Profitez de ces moments de complicité pour le toucher, jouer avec lui, lui dire ce que vous ressentez.

Mais rappelez-vous qu'il n'y a pas d'obligation, vous ne *devez pas* parler à votre bébé « parce qu'il le faut et que c'est bien pour lui ». Parlez-lui si vous en avez envie et surtout *quand* vous le souhaitez. Certains papas ne se sentent pas à l'aise devant ce ventre qui bouge et se déforme sous leurs yeux. Ils auront tout le temps de parler à leur enfant quand il sera né, s'ils ne le sentent pas pour le moment.

Beaucoup de mamans me demandent ce que cela aura comme incidence si elles n'ont pas assez parlé à leur bébé pendant la grossesse : aucune, rassurez-vous !

L'important est ce que vous ressentez. Dites simplement à votre bébé que vous l'aimez et que vous préférez lui parler quand il sera né. Votre main sur le ventre parle tout autant que des mots !

Vous avez peut-être aussi des proches qui ont souvent envie de toucher votre ventre, de le regarder… Si vous êtes de celles qui n'aiment pas ça, vous avez le droit de le dire ! Utilisez la manière douce pour faire comprendre que ce ventre fait partie de votre corps et de votre intimité.

Vous allez également recevoir beaucoup de conseils de toutes sortes, acceptez-les avec gratitude mais ne vous forcez pas à les suivre, vous avez aussi vos convictions personnelles en matière d'éducation et vous seule serez la mère de cet enfant, alors ne gardez que le meilleur !

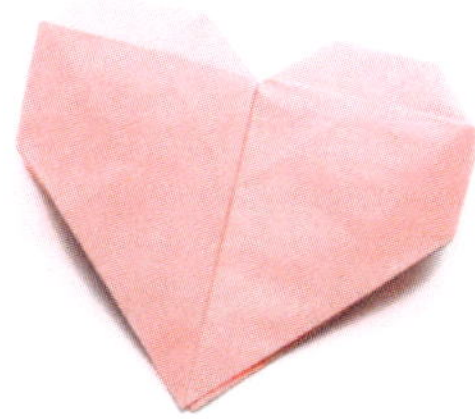

À savoir LES MOUVEMENTS DE BÉBÉ

Beaucoup de femmes s'inquiètent de la fréquence des mouvements fœtaux qu'elles devraient ressentir jour et nuit, d'autant plus si c'est leur premier enfant et qu'elles n'ont pas de référence ou de moyen de comparaison. En fait, chaque grossesse est différente et chaque bébé a son propre comportement, certains étant plus actifs que d'autres avec des périodes de calme et des moments d'activité plus intenses au cours de la journée. Bébé pourra d'ailleurs changer son activité pendant ces neuf mois.

Les mouvements fœtaux sont importants car ils sont l'une des meilleures façons d'évaluer le bien-être de bébé, pour vous comme pour l'équipe qui vous suit pendant la grossesse.

Vous allez apprendre à connaître les habitudes de votre bébé et remarquer ses réactions selon votre position ou les différents moments de la journée. Si vous notez des changements dans ses habitudes et que cela vous inquiète, n'attendez pas pour en parler à votre sage-femme ou votre médecin et pour consulter, ainsi vous serez rassurée.

Mon conseil grossesse :

La grossesse n'est pas un long fleuve tranquille, loin de là ! C'est d'ailleurs la période de la vie d'une femme qui est la plus bouleversante tant elle est chargée en émotions diverses et parfois bien contradictoires. Car oui, nous pouvons avoir désiré cet enfant ardemment, avoir lutté pour arriver à être enfin enceinte, et finalement n'être plus si heureuse que cela de vivre cette grossesse qui nous épuise. Oui, nous avons le droit d'en avoir marre, de râler, de se dire qu'on n'y arrivera jamais, tout en sachant tout au fond de nous que nous avons toutes les ressources nécessaires que nous irons chercher le moment venu.

Et oui, devenir mère c'est compliqué, fatigant, prenant, inquiétant et souvent déroutant, mais cela reste bien au-delà de tous nos espoirs quand ce petit bout de chou pointera le bout de son nez en plongeant ses yeux dans les vôtres... Là, plus rien n'existera que cette aventure merveilleuse qui commence pour toute la vie.

Ma santé CHANGEMENTS DE PIGMENTATION

Une pigmentation accrue de la peau est très fréquente et normale dès le début du deuxième trimestre. Les changements de pigmentation, appelés aussi changements de coloration de la peau, sont dus à une sécrétion accrue de l'hormone mélanostimuline, dite MSH, qui agit sur les pigments, la mélanine, qui affectent la couleur de la peau. Plus la peau est foncée et plus ces changements sont visibles. Les mamelons par exemple deviennent plus sombres, l'auréole fonce et s'agrandit. Les grains de beauté, les taches de vin et taches de rousseur peuvent aussi grossir et foncer, tout comme les cicatrices. Si vous avez la peau claire et les cheveux roux, ces changements de pigmentation seront plus légers. Tout cela s'estompera après la naissance.

Est-ce normal ?

Je trouve que j'ai un petit ventre pour 5 mois de grossesse.

C'est tout à fait normal de se demander si bébé grandit bien malgré un ventre qui vous semble un peu petit, mais rassurez-vous, bébé cache souvent bien son jeu !

Ce qu'il est important de savoir c'est si les échographies donnent des résultats satisfaisants par rapport aux courbes de poids et à votre terme. Si les échographies sont normales, il n'y a pas de souci à se faire vis-à-vis de la forme extérieure de votre ventre.

La forme du ventre dépend aussi en partie de la paroi abdominale et des muscles abdominaux. Votre bébé et votre ventre risquent de prendre beaucoup plus de volume lors du dernier trimestre de votre grossesse. Sachez que le repos aide aussi bébé à prendre du poids de façon optimale, alors pensez à vous reposer et prenez bien soin de vous.

Info nutrition : l'allaitement

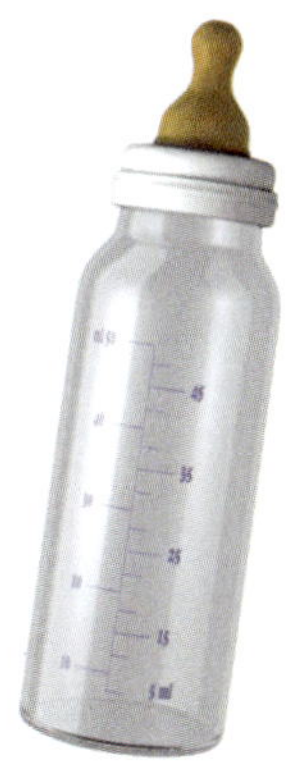

L'allaitement ne constitue pas seulement le meilleur aliment pour votre bébé, sachez qu'il est aussi le plus économique ! 1 500 euros : c'est ce que coûtent les laits industriels, biberons, stérilisateurs et autres accessoires nécessaires pour nourrir bébé pendant sa première année.

Cette information vous permettra de prendre votre décision en connaissance de cause et ainsi de prévoir ce budget si vous souhaitez donner le biberon à votre bébé.

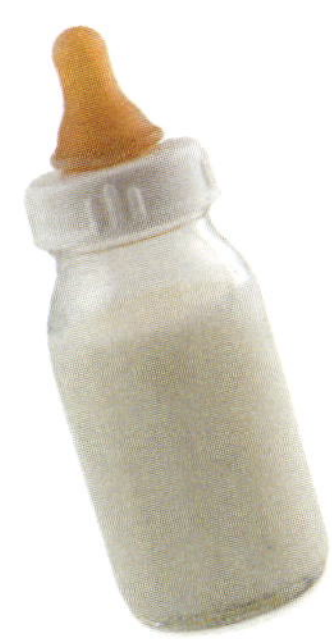

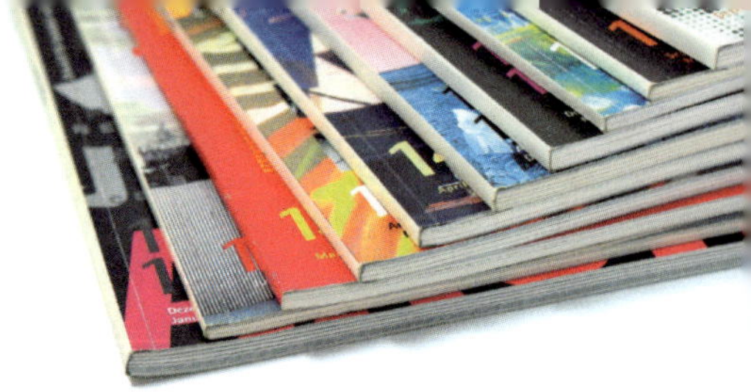

Mon astuce de la semaine

Laissez de côté un petit moment tous ces magazines féminins qui vous donnent une boule à l'estomac à chaque page où s'affiche une nymphette encore plus mince que l'autre !
Faites-vous plaisir avec des revues pour futures mamans et bébés qui vous aideront à visualiser votre avenir qui se rapproche à grands pas. Pas la peine de se faire du mal quand on sait que l'on est dans une période de prise de kilos quoi qu'il arrive, donc soyez positive. Votre apparence change pour le meilleur de ce qui vous attend dans la vie, alors dans vos moments de doute, concentrez-vous sur votre bébé et projetez-vous dans quelques mois avec votre petit bout dans vos bras... Vous êtes enceinte et ces kilos sont une nécessité tout en étant contrôlés.

Info grossesse : le cordon ombilical

Ce cordon, qui permet les échanges entre le fœtus et sa maman, est en fait un câble cartilagineux de 1,5 à 2 cm d'épaisseur et de 50 à 60 cm de long, en moyenne, en fin de grossesse. Le cordon ombilical relie l'abdomen de bébé au placenta. À la naissance, quand on proposera au papa de couper le cordon, s'il le souhaite bien sûr, sa rupture amorcera alors le fonctionnement autonome des organes de bébé.

Plus d'infos

• N'essayez pas de camoufler vos rondeurs, vous obtiendriez l'effet inverse !

• Les tee-shirts difformes et autres robes évasées vous désavantagent plus qu'autre chose… Mettez plutôt votre ventre en valeur, vous êtes enceinte, tout le monde le voit maintenant, alors assumez-le.

• Ce dont a besoin une femme enceinte c'est avant tout de soutien et de réconfort, voyez une amie, une sœur, une cousine, une tante ou une grand-mère qui vous apportera cette écoute et cette protection que vous recherchez.

• C'est un vrai privilège de devenir mère, aussi puisez dans vos propres ressources, apprenez à vous connaître et soyez fière de celle que vous êtes et devenez mois après mois !

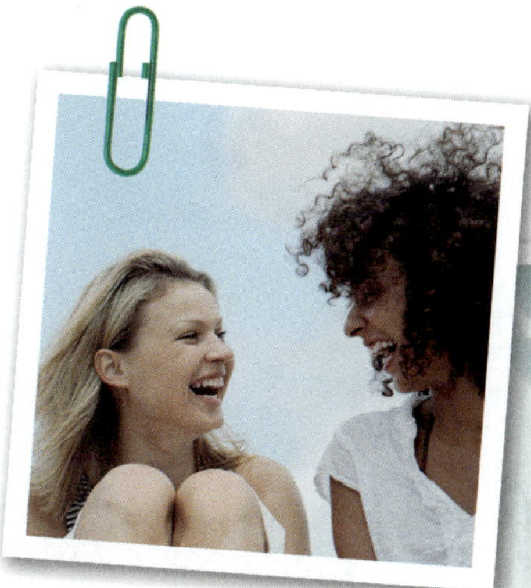

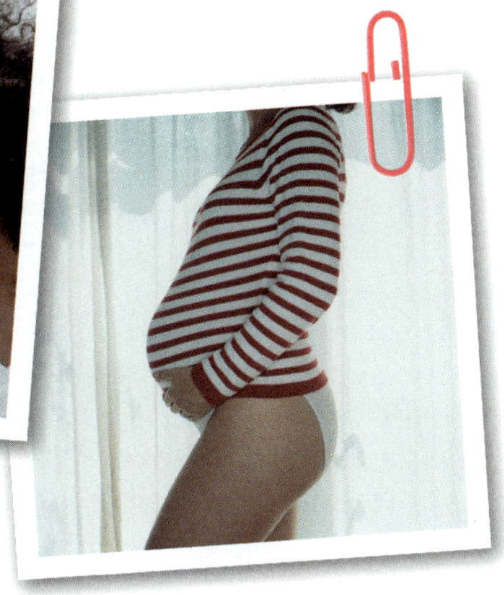

DOSSIER

Baby shower : la fête des futures mamans !

Ce trimestre est celui où vous vous sentez le mieux et resplendissez, c'est le moment de faire une fête en votre honneur !

La fête branchée des futures mamans est arrivée chez nous en direct des USA où toutes les femmes enceintes s'y mettent, même les stars, pour **célébrer ce moment unique dans la vie d'une femme.** Voici quelques conseils pour bien en profiter et organiser votre fête à vous !

Une femme enceinte a besoin que l'on s'occupe d'elle, que l'on fasse attention à elle et a surtout envie de parler bébés. C'est le moment pour vous d'organiser cette fête pour réunir autour de vous toutes vos amies, qui seront ravies d'être invitées car c'est strictement réservé aux femmes.

Qu'est-ce qu'une baby shower ? (Prononcez *cho-eur*)

C'est avant tout une fête qui est organisée quelque temps avant la naissance pour la future maman, le plus souvent au cours du dernier trimestre, pour que l'on vous gâte et que tout le monde vienne admirer vos belles rondeurs ! **C'est vous la reine de la fête.**

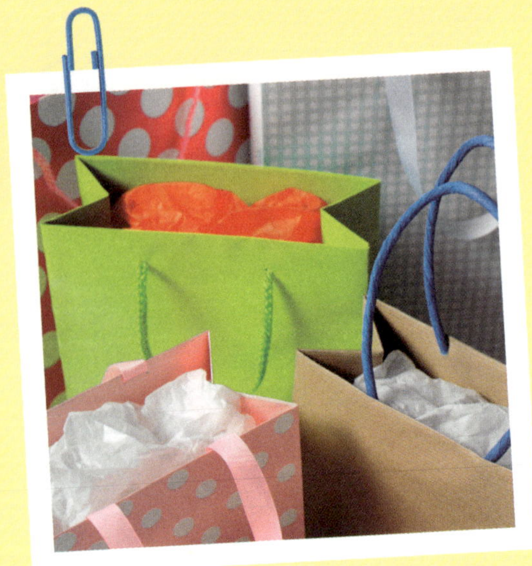

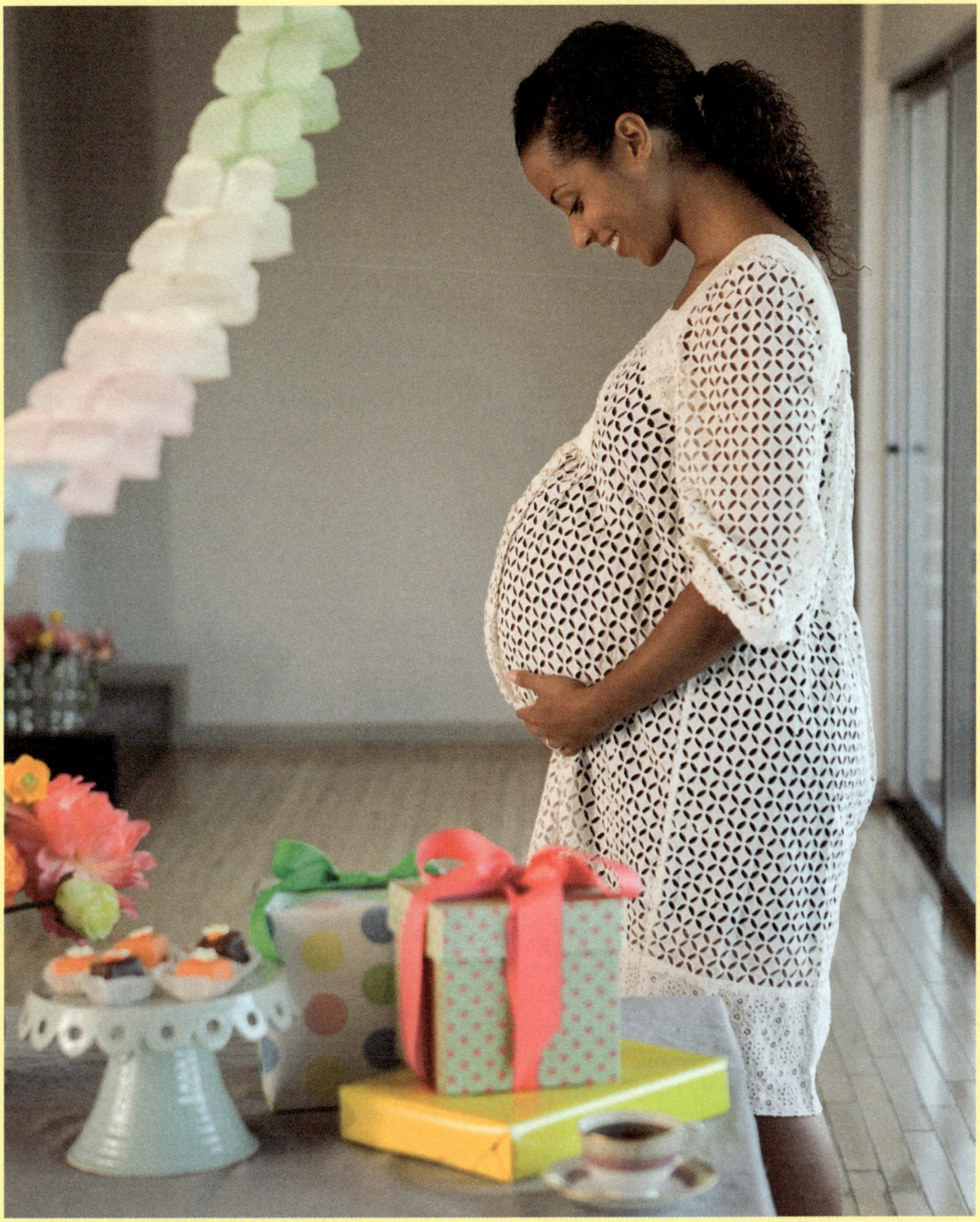

Qui organise la baby shower ?

La future maman, ses proches et ses meilleures amies.

Qui inviter ?

Seulement les personnes que vous aimez et que vous avez envie de voir, c'est votre fête et non pas une obligation. Il n'y aura que du rire et de la bonne humeur au menu autour de la future maman – qui en aura bien besoin jusqu'au jour J.

Comment organiser votre baby shower ?

Établissez une liste de vos invitées suffisamment à l'avance pour être sûre d'avoir tout le monde le jour que vous aurez choisi, ainsi vous pourrez bloquer votre date et choisir un lieu sympa.

Fixez un budget à ne pas dépasser : vous pouvez organiser une très belle fête avec très peu de moyens et en mettant vos amies et vos proches à contribution : ils seront ravis de vous aider afin de vous ménager avant l'arrivée de bébé.

Choisissez un thème pour votre baby shower : ce qui vous plaît le plus en ce moment, qui vous inspire ou que vous trouvez rigolo, c'est vous et votre joli ventre que l'on vient voir, alors laissez libre cours à votre imagination !

Établissez un menu en fonction du thème que vous aurez choisi : simple et digeste, et surtout équilibré pour vous. Vous pouvez satisfaire vos envies de femme enceinte tout en créant un menu original qui surprendra vos invitées et sera adapté à vos besoins nutritionnels !

Cette fête est d'abord l'occasion de se retrouver entre copines pour fêter la future maman. La baby shower célèbre votre changement de statut : vous allez devenir mère. Mais c'est avant tout une fête, et qui dit fête dit plaisir avec vos amies et vos proches, potins entre copines, sucreries et douceurs…

Les hommes sont, en général, interdits d'accès.

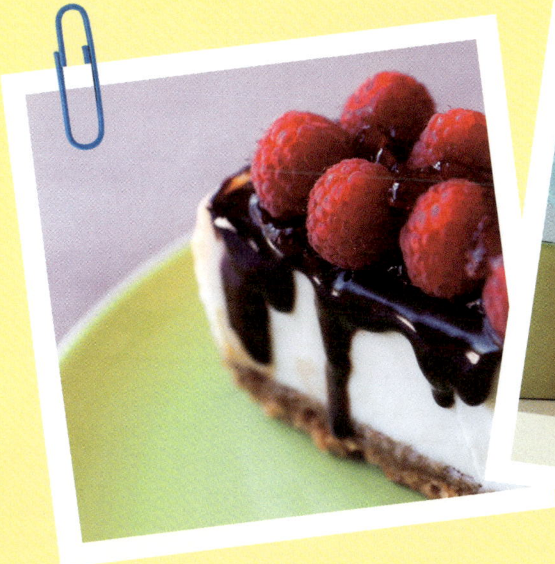

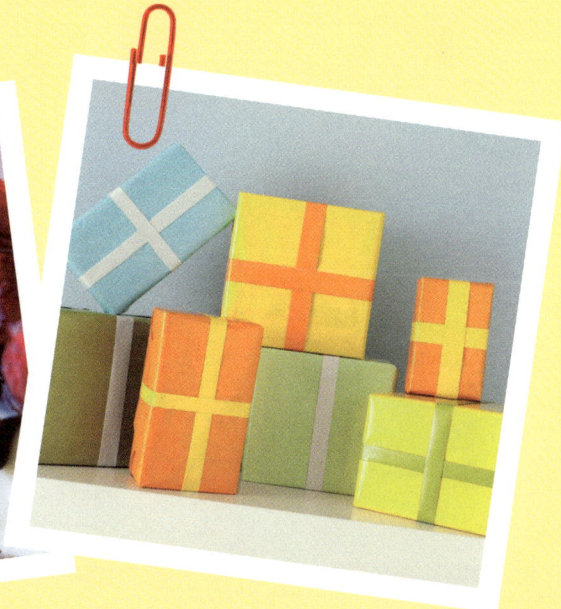

Infos pratiques :

Pensez à dresser une liste de cadeaux qui vous seront utiles pour la naissance plutôt que de vous retrouver avec deux pyjamas identiques ou un énième biberon ! Vous pouvez aussi parler de vos envies de femme enceinte à vos amies pour les orienter selon vos goûts personnels : une séance de sophrologie, un petit massage en douceur qui vous ferait le plus grand bien ou une séance chez l'esthéticienne, sachant qu'après la naissance vous n'aurez plus vraiment de temps pour tout cela.

N'oubliez pas de charger quelqu'un de prendre les photos et de filmer votre baby shower. Enfin, laissez quelqu'un s'occuper de toute l'organisation pour vous et détendez-vous au maximum, vous êtes l'invitée d'honneur !

C'est le moment de commencer les cours prénatals…

…qui sont souvent animés par des sages-femmes. Toutes les maternités proposent des séances de préparation à la naissance. Vous pourrez y parler de votre grossesse et surtout de l'accouchement.

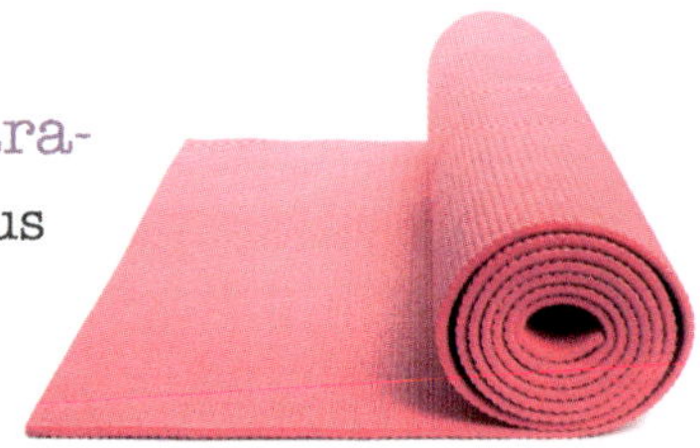

Sophrologie, haptonomie, yoga, préparation en piscine ou chant prénatal, à vous de choisir ce qui vous conviendra le mieux. Vous trouverez tous les détails dans notre dossier spécial sur les différentes méthodes de préparation à l'accouchement à la fin de cette semaine page 196. Les papas sont aussi les bienvenus s'ils veulent en savoir un peu plus sur ce qui se passe dans le corps de la future maman et se préparer avec elle à la naissance de leur enfant !

Certains hommes hésitent à accompagner leur femme à ces cours, proposez-lui simplement de venir voir une séance et de juger par lui-même s'il souhaite poursuivre cette préparation. En effet, mieux vaut ne pas brusquer le futur papa en lui imposant des choix, qui pour vous semblent évidents mais qui, pour lui, ne sont pas du tout concrets !

Sachez que beaucoup d'hommes ne réalisent vraiment leur paternité que lorsqu'ils tiennent leur bébé dans les bras pour la première fois et qu'ils ressentent intimement ce lien qui les unit à leur enfant. Le temps et la compréhension font souvent très bien les choses !

Bébé mesure 26 cm et pèse environ un demi-kilo. Du côté de votre corps, vos seins se préparent déjà à l'allaitement, ils sont de plus en plus tendus, prêtez-y particulièrement attention, surtout aux produits d'hygiène que vous utilisez. Ils sont très sensibles. Et si vous n'avez pas encore commencé à vous « tartiner » de crème pour prévenir les vergetures et hydrater votre peau qui s'étire chaque jour un peu plus, commencez dès aujourd'hui !

Vous avez le choix parmi plusieurs lignes de cosmétiques spéciales grossesse, mais sachez que ce n'est que préventif et que toutes les femmes ne sont pas égales devant les vergetures. Il n'y a pas de garantie, mais il est certain que vous devez vous chouchouter car votre corps ne retrouvera ses courbes d'avant la grossesse que si vous en prenez soin.

Pensez à vous garder quelques minutes rien que pour vous chaque jour !

Ma santé

Tout au long de votre grossesse, informez immédiatement votre sage-femme ou votre médecin en cas de :

- Saignements
- Vomissements
- Douleurs abdominales
- Syncopes et étourdissements répétés
- Fièvre
- Rétention d'eau importante
- Absence de mouvements du bébé pendant 24 heures
- Soucis et angoisses profondes
- Instructions ou informations que vous n'avez pas bien comprises

À savoir

DOULEURS MUSCULAIRES, ARTICULAIRES, LIGAMENTAIRES ET OSSEUSES

Les tendons, ligaments et articulations s'assouplissent au cours de la grossesse, causant ainsi des tiraillements allant parfois jusqu'à une douleur aiguë dans la région de l'aine, de la vulve, sous le ventre, dans le bas du dos ou au niveau de la fesse (sciatique).

Le yoga, les massages et la natation offrent les meilleures solutions à ces douleurs diffuses. Évitez de rester trop longtemps dans la même position, assise ou debout. L'inconfort pouvant redoubler quand vous êtes assise, changez alors de position jusqu'à ce que vous trouviez celle où vous vous sentez le plus à l'aise. Pensez à vous lever et à marcher régulièrement pour vous soulager.

Des crampes peuvent aussi survenir fréquemment la nuit, ce qui vous réveille subitement, ou quand une position statique est maintenue. Ces crampes peuvent révéler une carence en calcium, magnésium ou potassium : pensez simplement à consommer plus de produits laitiers, de fruits secs, de bananes et de produits céréaliers dans votre alimentation quotidienne.

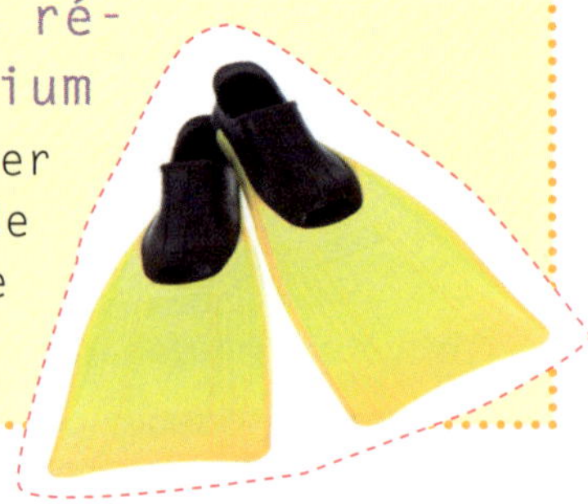

Mon conseil grossesse : L'équipe médicale qui vous accompagne pendant votre grossesse

Il est important d'être entourée d'une équipe médicale, médecin et particulièrement sage-femme, qui vous aidera à prendre conscience de votre corps, à visualiser votre accouchement dans les meilleures conditions et qui vous accompagnera jour après jour. Savoir que ces personnes se préoccupent vraiment de vous est source d'apaisement et aide à se projeter en tant que maman.

Les offres autour de la grossesse sont maintenant très diverses, et d'une maternité à l'autre il peut y avoir beaucoup de différences. Renseignez-vous surtout auprès de vos amies, vos connaissances et des femmes que vous rencontrerez pendant vos séances de préparation, car rien de mieux qu'une femme qui a accouché dans cet endroit pour vous faire part de son vécu, tout en gardant à l'esprit que chaque grossesse comme chaque naissance est unique. Ne tirez pas de conclusions trop hâtives, mais restez vigilante et attentive à ce que l'on vous propose selon vos priorités personnelles.

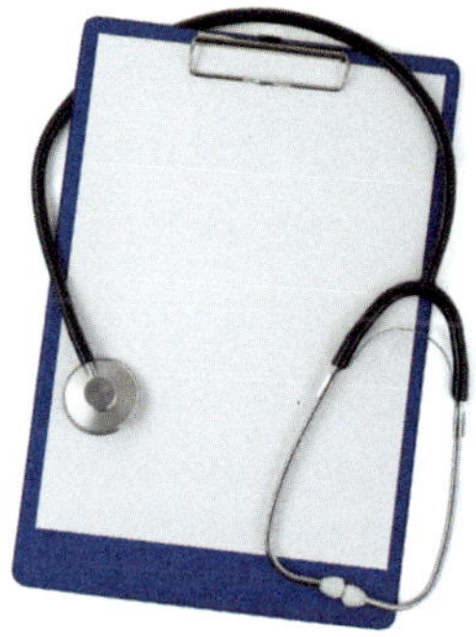

Est-ce normal ?

Mon fils tape sur mon ventre et est méchant quand je lui parle du bébé.

Il peut arriver, comme un adulte, qu'un enfant **ait des difficultés à gérer ses émotions et en particulier son agressivité.** C'est ce qui peut amener un tout-petit à taper volontairement ou à faire des crises en criant. Quel que soit son âge, il n'est jamais conseillé de dire à un enfant qu'il est « méchant ». Il est évident qu'il ne faut pas simplement laisser faire. Mais il n'est pas question de « juger » cet enfant. Tout d'abord, il est souvent plus simple pour nous, adulte, de bien appréhender ces situations lorsque l'on parvient soi-même à gérer nos propres émotions. Donc avant de dire ou de faire quoi que ce soit, l'idéal est de prendre une bonne respiration profonde pour se laisser le temps d'avoir le recul nécessaire et analyser rapidement la situation. Ensuite, il faut se demander pourquoi cet enfant fait acte d'une certaine violence. Qu'essaie-t-il d'exprimer ? A-t-il besoin de reconnaissance, d'affection, d'attirer l'attention ? Ce sont souvent les principales raisons. **Il faut autant que possible se mettre à son niveau pour lui parler, avec un genou par terre, par exemple.** Parlez-lui d'une voix ferme mais sans crier. Expliquez-lui pourquoi taper n'est pas permis et dialoguez autour de l'arrivée de son petit frère ou sa petite sœur, écoutez ce qu'il ressent... Ne vous y trompez pas, votre enfant comprend très bien ce que vous lui dites.

Info nutrition : infusions

Les infusions et préparations bio ne sont pas sans danger pour la grossesse sous prétexte que ce sont des produits naturels ! Beaucoup de plantes médicinales sont déconseillées aux femmes enceintes. Demandez toujours l'avis de votre médecin, d'une sage-femme ou d'un herboriste qualifié et méfiez-vous des conseils refilés à la va-vite, d'internet et des « on-dit »... Ne prenez aucun remède, herbe aromatique ou vitamine sans l'avis d'un spécialiste.

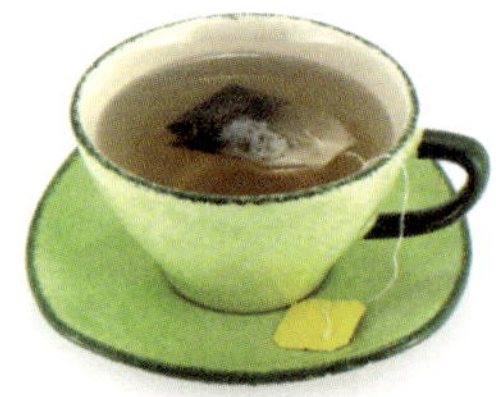

Info grossesse : créer son blog « grossesse »

Se raconter devant sa famille ou les amis n'est pas toujours facile selon votre tempérament. Créer le blog de votre grossesse peut être très sympa et permet de vous livrer sans vous retrouver devant la mine déconfite du tonton ou la moue dubitative de belle-maman ! C'est à la fois tendance, fun, amusant et de plus, vous informez qui vous voulez de ce blog, sachant que beaucoup d'inconnus iront y faire un tour... mais ça reste des inconnus ! Alors si l'envie vous tente de livrer vos humeurs, vos coups de cœur, vos déceptions, vos angoisses comme votre immense bonheur, allez-y.

Vous vous ferez certainement des amies virtuelles, elles aussi enceintes, qui peuvent devenir de vraies amies et vous pourrez y crier votre rage comme y dire tout votre amour de la vie ! Choisissez un site connu et consacré à la grossesse, cela vous permettra de vous sentir moins seule et d'être entendue et regardée, si vous y mettez vos plus belles photos !

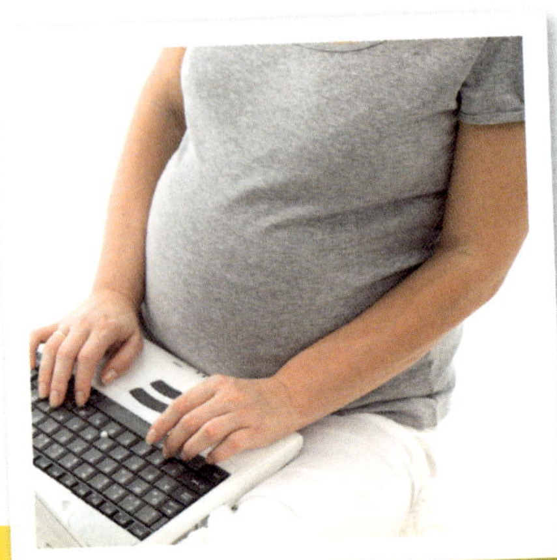

Ma vie de famille

Rappelez-vous que neuf mois, pour un enfant c'est très long et ce n'est pas vraiment parlant, alors que toucher votre ventre, ressentir cette vie à travers vous, s'il le souhaite, peut être très amusant tout comme troublant, mais avant tout une manière de l'intégrer complètement dans votre grossesse. À l'éternelle question : « Est-ce que tu es content d'avoir un petit frère ? » ou « Tu en as de la chance, tu auras bientôt une petite sœur ! » votre enfant n'aura pas spécialement envie de dire oui et doit se sentir libre d'être un peu jaloux de toute l'attention qui est portée sur vous et ce petit être à venir.

L'important est de respecter ses sentiments comme ses doutes. Un enfant doit sentir que son avis compte pour ses parents et que tout ne tourne pas uniquement autour de ce bébé...

Plus d'infos

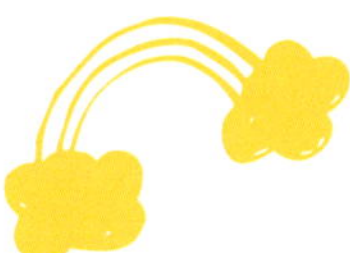

- Sachez que la jalousie d'un enfant est constructive dans le sens où elle va le pousser à se découvrir, à devenir plus autonome, bref à grandir.
- Rassurez votre enfant sur votre amour qui est la seule base fondamentale de l'agrandissement de votre famille.
- Ce bébé pas encore là occupe déjà le centre des conversations et prend beaucoup - trop - de place dans la vie de votre aîné ! Accordez-lui des moments uniques rien que pour vous deux…
- Associez votre enfant à la venue du bébé dans le choix du prénom. Même si vous avez une idée bien précise, lui demander ce qu'il en pense l'aidera à concrétiser et à se sentir concerné.

DOSSIER

Les séances de préparation à l'accouchement

Votre maternité vous proposera **huit séances de préparation à l'accouchement, à partir du sixième mois de grossesse**, remboursées par la Sécurité sociale et habituellement animées par une sage-femme.

La préparation à l'accouchement permet à de nombreuses femmes de se rassurer et de se sentir moins seules, ainsi que de mieux cerner les modifications de leur corps pendant la grossesse, pour aborder plus sereinement le jour où les premiers signes de la naissance arriveront.

Ces huit cours vont traiter les thèmes de l'accouchement en lui-même, de l'arrivée à la maternité jusqu'au retour à la maison avec bébé.

Toutes les questions y seront abordées :

- les premiers signes indiquant le début de travail ;
- la valise pour bébé et maman ;
- le départ de la maison ;
- les contractions ;
- la prise en charge de la douleur ;
- les positions pouvant aider le travail ;
- la respiration ;
- les techniques de relaxation ;
- les informations sur la césarienne ;
- le rôle du papa ou de la personne accompagnante ;
- l'allaitement maternel ou au biberon ;
- les premiers soins à prodiguer à bébé ;
- le retour à la maison…

Chaque maternité offre en plus des séances sur d'autres méthodes complémentaires pour accueillir bébé dans la sérénité, renseignez-vous auprès de votre maternité.

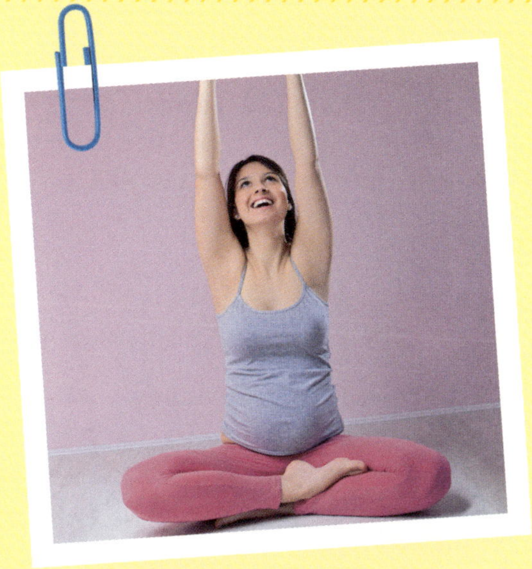

Yoga

Cette méthode est avant tout destinée à vous apprendre à **vous relaxer en prenant conscience de votre corps,** en apprenant à le découvrir et à l'écouter, à faire travailler vos muscles en douceur et à mieux maîtriser votre périnée. Alliant concentration sur le souffle, relaxation et assouplissement du corps, vous pourrez par la suite utiliser cette technique pour vous détendre en reproduisant ces exercices faciles à exécuter au quotidien.

→ Pour qui ? **Pour les femmes qui veulent apprendre à se détendre en pratiquant une activité physique douce.** Les futurs papas peuvent y participer pour découvrir comment aider leur femme et la soulager pendant le travail.

La sophrologie

Cette **méthode de relaxation aide les futures mamans à prendre confiance en elles** grâce à la visualisation d'images positives. Vous y apprendrez à vous relaxer en maîtrisant votre respiration et en prenant conscience de votre utérus, de votre bébé pour mieux vous adapter aux modifications de votre corps et ainsi surmonter vos craintes et la douleur.

→ Pour qui ? **Pour celles qui parviennent à se concentrer et à faire le vide dans leur tête pour faire appel à des images positives.**

La préparation en piscine

La gymnastique aquatique permet au corps de s'alléger, porté et massé par l'eau. La pression de l'eau facilite la circulation sanguine, détend les jambes lourdes et soulage le dos. L'eau apporte un bien-être certain à la femme enceinte en atténuant les douleurs dorsales et ligamentaires du bassin. Cette discipline est idéale pour toutes les femmes qui font de l'œdème. Elle permet aussi d'apprendre à mieux respirer et à libérer toutes les tensions.

→ Pour qui ? **Pour toutes celles qui adorent l'eau et aussi pour les femmes enceintes qui désirent continuer une activité physique en douceur.**

L'haptonomie

Cette méthode est plus un accompagnement, car elle prépare essentiellement à l'accueil de bébé. Vous devez venir à deux pendant ces séances car on y aide les parents à entrer en contact avec leur bébé par le toucher. Elle est basée sur la relation affective parents-bébé, à travers des caresses et des pressions douces sur le ventre. Chaque rendez-vous est une nouvelle découverte de son enfant et une véritable rencontre avec son bébé.

→ Pour qui ? **Pour les femmes dont le compagnon souhaite participer activement à la grossesse et à l'accouchement.**

Le chant prénatal

Cette méthode est fondée sur l'impact des sons sur le corps. En chantant, on se détend et on apprend à travailler sur sa respiration et son souffle. Pratiqué en groupe, le chant est source d'énergie. De plus, les fréquences graves auraient des effets antalgiques sur le bas du corps.

→ Pour qui ? **Pour celles qui aiment fredonner partout et à tout moment et que le chant détend et rend joyeuses !**

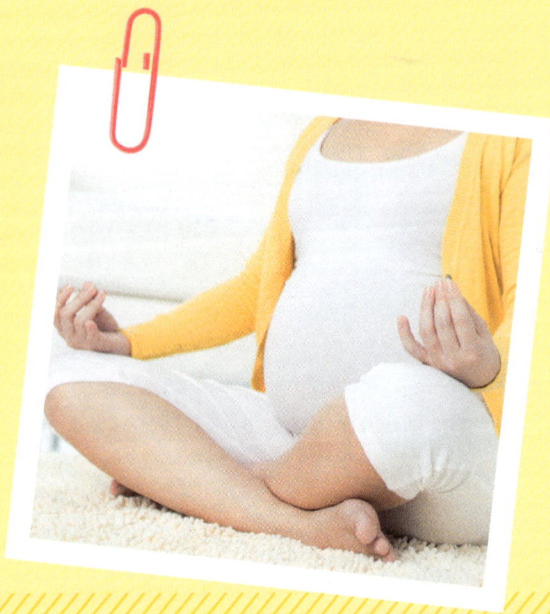

Les premières séances de préparation dans votre maternité vous permettront de vous familiariser avec les lieux. C'est avant tout un moyen de rencontre et d'échange entre les futurs parents et l'équipe médicale.

Vous pourrez ainsi visiter les salles de travail, voir concrètement les appareils dont dispose chaque salle et avoir des explications sur le déroulement de l'accouchement et la pratique dans votre maternité.

Les réunions proposées par les maternités sont de plus en plus développées et elles en disent beaucoup sur la prise en charge autour de la naissance. Réunions sur la péridurale ou sur l'allaitement, pour les pères uniquement ou pour les couples. Vous trouverez de tout sur les thèmes les plus variés, n'hésitez pas à y aller, à participer. Vous y apprendrez beaucoup, et en tout cas vous n'y perdrez pas votre temps car ce sont souvent des femmes qui en sont au même stade de grossesse que vous qui y seront. Vous pourrez ainsi échanger vos impressions, si elles y ont déjà accouché elles vous en parleront, si elles y reviennent c'est plutôt bon signe ! Et c'est toujours rassurant et plaisant de faire connaissance et de se retrouver par la suite dans les cours de préparation ensemble, voire dans la même chambre avec bébé !

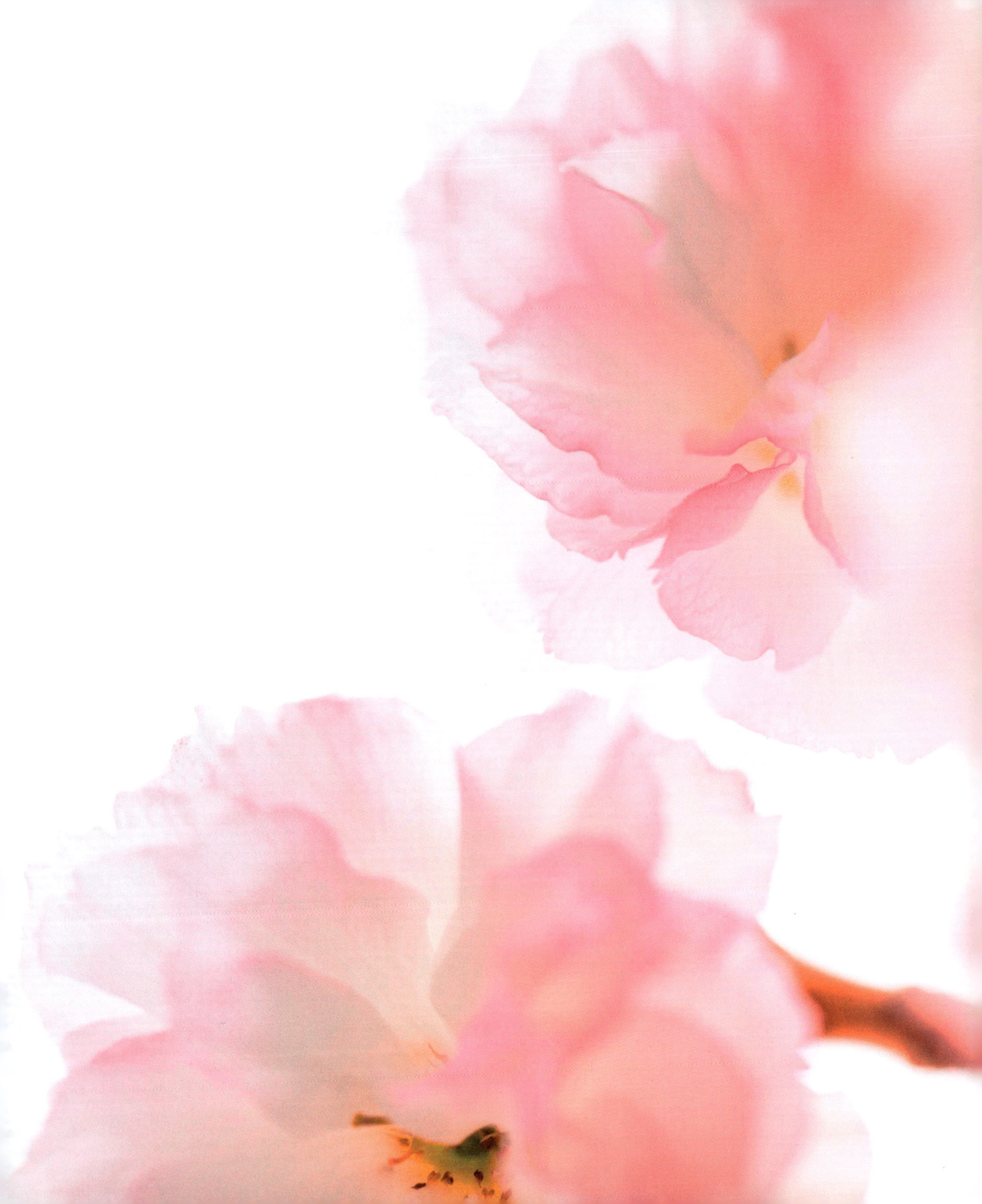

Le 6e mois

Vous Vous passerez votre quatrième examen prénatal obligatoire. Vous commencerez à préparer l'arrivée de bébé.

Bébé À la fin du mois, il mesure 30 cm de la tête aux talons et pèse près de 1 kg. Bébé se concentre pour vous écouter et commence même à différencier votre voix et celle de son papa !

semaine 23

Pensez à préparer la venue de bébé.

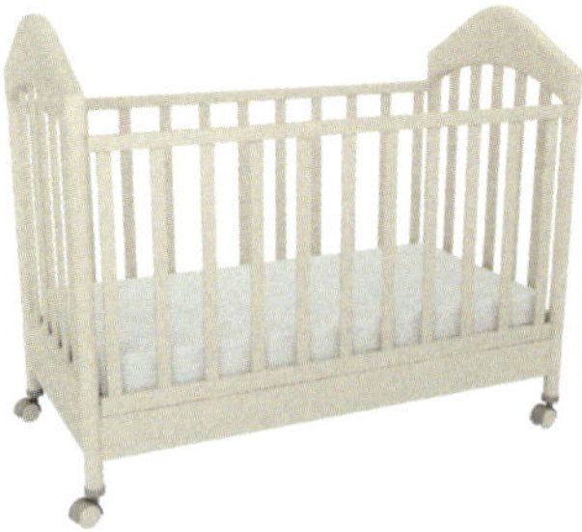

Car plus vous aurez anticipé les différents aspects ainsi que les détails concrets liés à l'arrivée de votre bébé, moins vous serez stressée par tout ce que vous allez devoir gérer.
Le retour à la maison est souvent très éprouvant pour la jeune maman qui se sent débordée et doit tout assumer toute seule. Commencez à vous organiser dès aujourd'hui car vous apprécierez quand vous rentrerez avec votre petit trésor d'avoir pensé à tout… ou presque !
Votre bébé s'intégrera bien mieux dans un environnement où tout est pensé pour son bien-être et où vous pourrez vous occuper de lui avec plaisir, sans devoir courir à droite et à gauche parce qu'il vous manque quelque chose ! Croyez-en mon expérience, ces petits détails du quotidien sont la base de toute votre organisation et de votre épanouissement de future maman.
Si vous êtes superstitieuse et ne voulez pas vous y prendre « trop tôt » pour préparer l'arrivée de bébé, prévoyez au moins le strict minimum que vous laisserez dans un coin de la maison. Au moins, si bébé vient plus tôt que prévu, le papa sera soulagé d'avoir l'essentiel sous la main plutôt que de courir acheter les biberons qui ne conviennent pas ou un lit qui ne vous plaira pas !

Il est indispensable d'avoir un berceau ou un lit pour bébé, une table à langer, une poussette et de quoi le changer et le soigner. Le moment du bain doit aussi être très organisé avec tout à portée de main, surtout les premiers jours quand on n'est pas encore très sûre de soi ! Lire notre dossier spécial « Tout ce que je dois avoir pour bien accueillir bébé » à la fin de cette semaine page 208.

Et bien entendu, il vous faut réfléchir à son mode d'alimentation : l'allaitement ou le biberon, à vous de choisir. Si vous optez pour le biberon, achetez-en assez pour ne pas vous retrouver à court.

Tout comme les tétines. Même si vous êtes contre, achetez-en au moins une, je vous assure que ça pourra toujours vous servir le jour où vous ne saurez plus quoi faire pour calmer bébé ! Et cela nous est arrivé à toutes !

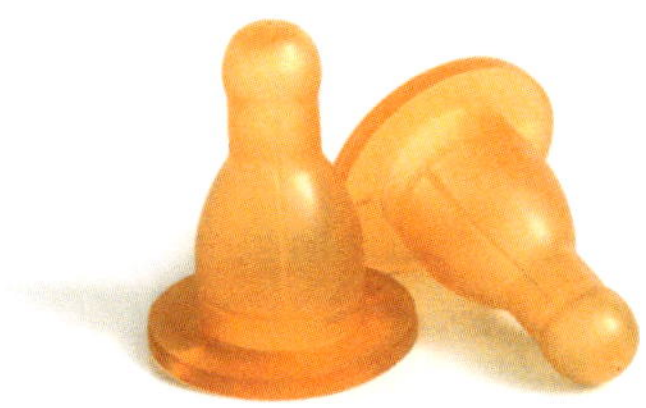

À savoir

LE TEST D'O'SULLIVAN

Au sixième mois, votre médecin vous prescrit un test pour s'assurer que vous ne faites pas de diabète gestationnel. Vous devrez être à jeun et vous rendre dans votre laboratoire d'analyse où l'on vous donnera à boire de l'eau fortement sucrée : 50 g de glucose. On prendra votre glycémie une heure après. Essayez de résister à la nausée si cela vous écœure, sinon vous devrez tout recommencer !

Mon conseil grossesse :

Ne « psychologisez » pas sur tout ce qui vous arrive pendant votre grossesse. Certains symptômes sont inévitables et liés directement à votre condition de femme enceinte. Ne niez pas vos angoisses, parlez-en autour de vous à quelqu'un de confiance, mais n'interprétez pas tout en négatif. Vomir pendant le premier trimestre ne veut pas dire que l'on rejette bébé, comme certains vous le diront, et n'interprétez pas vos rêves comme des prémonitions infaillibles ! Nous sommes toutes influençables quant aux signes que l'on pourra saisir pendant ces neuf mois, mais nos interprétations sont bien souvent arbitraires et très subjectives. Vous avez remarqué que ce sont toujours des pensées négatives qui nous tiennent et effacent spontanément les aspects positifs. Si vous avez vraiment des doutes ou êtes persuadée intimement que quelque chose ne va pas, consultez sans attendre mais ne vivez pas avec des « pseudo-impressions » qui ne feront que vous stresser encore plus au final.

Ma santé

Certaines femmes qui ont déjà vécu une grossesse difficile ou ont perdu un enfant gardent une petite angoisse concernant l'éventualité d'une fausse couche pendant leur grossesse.

Sachez que l'on appelle fausse couche tout « avortement spontané » se produisant avant le 180e jour de gestation. Elle se produit souvent parce que l'embryon présente une anomalie ou parce qu'il ne parvient pas à s'implanter dans l'utérus ou à cause d'un accident génétique. Ne vous angoissez donc pas pendant votre grossesse : vous avez toutes les chances d'avoir un beau bébé. Il ne faut pas vous inquiéter, surtout si vous vous sentez bien, que votre grossesse évolue bien et que vous mangez bien, bébé et vous devez rester sereins pour mener votre grossesse à terme…

Est-ce normal ?

J'ai des contractions alors que je ne suis pas du tout à terme.

Si vous ressentez des contractions alors que vous êtes loin d'être à terme, la réponse est immédiate : vous devez vous rendre directement à la maternité. La sage-femme qui vous recevra vous fera une consultation, monitoring et examen du col, et appellera votre médecin pour l'informer de votre visite. Il ne faut pas vous inquiéter à la première contraction mais c'est bien de réagir sans tarder si les contractions se font plus nombreuses alors que vous n'êtes pas encore à terme. Si vous avez l'impression d'avoir des contractions de façon répétée, n'hésitez pas à téléphoner à la maternité où une sage-femme vous indiquera ce que vous devez faire.

Info nutrition :

La quantité de graisse qu'une femme enceinte accumule dans son organisme dépend largement de la quantité de graisses et d'hydrates de carbone (composés de sucres simples : gâteaux, chocolat, boissons gazeuses et de sucres complexes : féculents) qu'elle consomme pendant ces neuf mois. La part des graisses représente 3 kg du poids total.

90 % s'accumulent les trente premières semaines pour disparaître avec l'allaitement. Si vous dépassez ce chiffre, à peu de chose près, l'allaitement n'éliminera pas l'excès de graisses qui s'installera plus durablement.

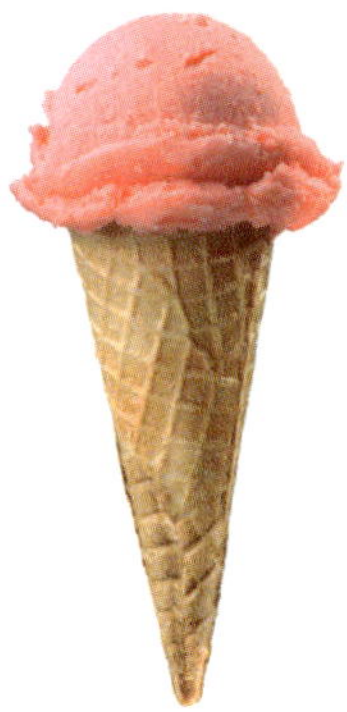

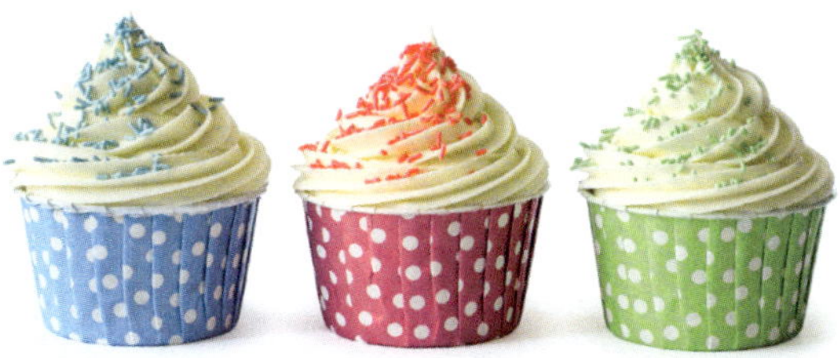

Info grossesse : le congé maternité

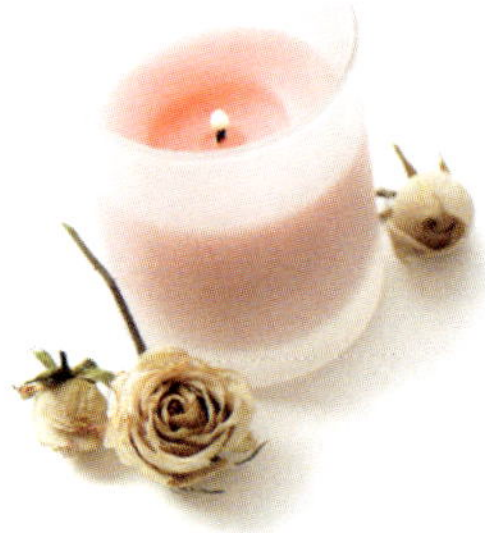

Vérifiez auprès de votre direction des ressources humaines la durée prévue de votre congé maternité et pensez à vous renseigner et à regarder le texte de votre convention collective. En effet, certaines conventions collectives peuvent prévoir des congés de maternité plus longs et des indemnisations plus avantageuses que le droit commun.

Mon astuce de la semaine

S'organiser, c'est tout un art : certaines d'entre nous sont expertes en la matière avec un endroit bien défini pour chaque objet ! D'autres prennent les choses comme elles viennent et s'en sortent plutôt pas mal, tandis que d'autres encore sont des pros du « bordel » rangé, c'est-à-dire qu'elles s'y retrouvent toujours même si en apparence tout est dérangé ! Reste la catégorie des vraies débordées, qui n'arrivent jamais à s'organiser et qui perdent un temps fou à tout chercher tout le temps… L'important, c'est de bien le vivre et d'être bien chez soi, alors c'est le moment de vous réorganiser si nécessaire pendant que vous êtes en pleine forme et surtout avant que bébé arrive et chamboule tout ce petit monde !

Plus d'infos

MÉFIEZ-VOUS DES CONSEILS !

• Tout au long de votre grossesse, vous en verrez, ou plutôt en entendrez, de toutes les couleurs !

• Des conseils incroyables, des idées farfelues, voire des histoires d'un autre temps. À ne pas suivre !

• L'imagination humaine est très fertile quand il s'agit de faire passer un « savoir supposé ». Chacun y va de sa petite anecdote pour ne pas être en reste…

• Fiez-vous à votre instinct, vous savez cette petite voix qui vous guide et vous conseille la plupart du temps très bien !

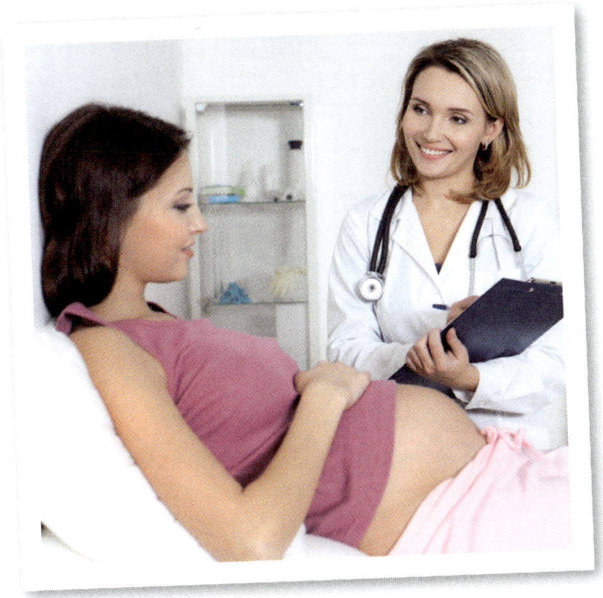

DOSSIER

Tout ce que je dois avoir pour bien accueillir bébé

L'arrivée de bébé à la maison doit être anticipée relativement tôt, et en détail, pour évacuer toutes les causes de stress lié à l'organisation autour de la naissance d'un enfant, accueillir bébé dans la sérénité, lui permettre de s'intégrer plus facilement dans son nouvel environnement, et ainsi pouvoir profiter pleinement des premiers jours avec lui.

Vous trouverez ci-dessous une liste des articles indispensables pour bébé.

- Biberon, poussette, du petit au gros matériel, rien de ce qui concerne bébé ne vous sera étranger. Ces quelques conseils sont pour les mamans mais aussi pour les papas !

Pour le retour à la maison, il vous faut préparer tout le nécessaire pour bébé, c'est-à-dire **du matériel adapté et sécurisé aux normes françaises et européennes.** Si vous devez penser avant tout à respecter les normes de sécurité, vous pouvez aussi combiner la modernité et le design bien entendu, pour le bien-être de bébé et votre plaisir.

Si catalogues, magasins, revues spécialisées, sites de vente sur internet regorgent de conseils et de matériel, n'oubliez pas de toujours vérifier que les normes de sécurité sont respectées. **Attention au matériel d'occasion** qui n'est peut-être plus aux normes ! Surtout vérifiez toujours bien que les étiquettes correspondent aux normes en vigueur et privilégiez tant que possible le matériel neuf, car une poussette qui a déjà trop servi ou une table à langer bancale sont à proscrire.

Les essentiels

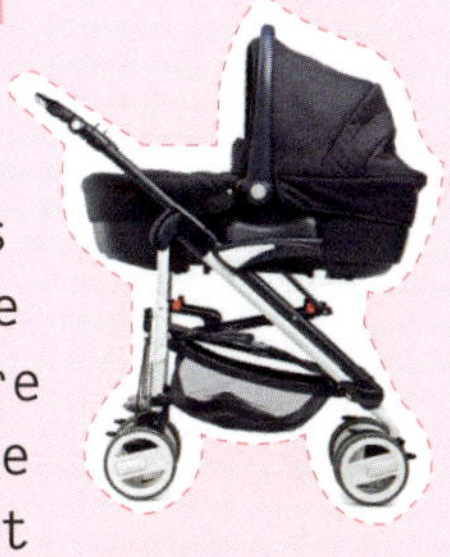

→ La poussette : c'est l'élément indispensable que vous choisirez selon votre mode de vie et… votre budget, dans une large gamme allant de la poussette de base à celle avec plusieurs positions d'inclinaison, à trois ou quatre roues, équipée ou non de nacelle et de siège. **Veillez à ce qu'elle soit légère, maniable, robuste et déhoussable.**

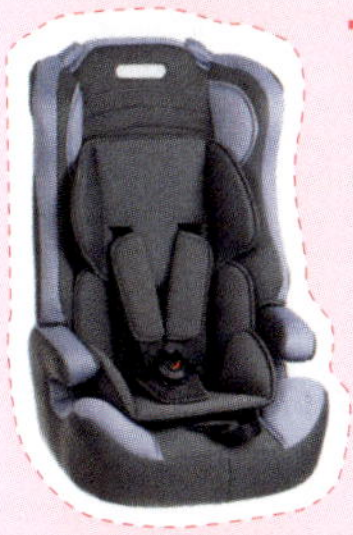

→ Le siège auto : il est impératif, **ne voyagez jamais avec un enfant dans les bras.** À chaque âge son siège auto, prévoyez le siège 1er âge. Obligatoire jusqu'à dix ans, le siège auto doit être facile à installer et tenir compte des normes de sécurité.

→ Le Maxi-Cosi® : le Maxi-Cosi, quant à lui, vous rendra de réels services dès la sortie de la maternité, de la voiture à la maison et lors de chaque déplacement avec bébé.

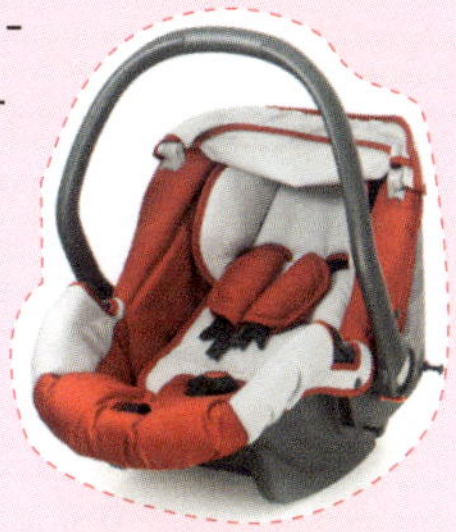

→ La table à langer : elle doit être bien stable et suffisamment équipée avec un espace de rangement pour avoir tout sous la main sans jamais quitter bébé des yeux. On l'installe souvent dans la salle de bain, à proximité d'un point d'eau pour des raisons pratiques.

→ Le lit de bébé : couffin, berceau ou directement lit pour votre bébé, tout est une affaire de goûts et de couleurs… L'important est la sécurité pour le sommeil de bébé, donc un berceau ou un lit aux normes et un matelas ferme et adapté à la taille du lit ou du berceau. Vous pourrez l'installer dans votre chambre si vous souhaitez faciliter les tétées nocturnes les premiers temps.

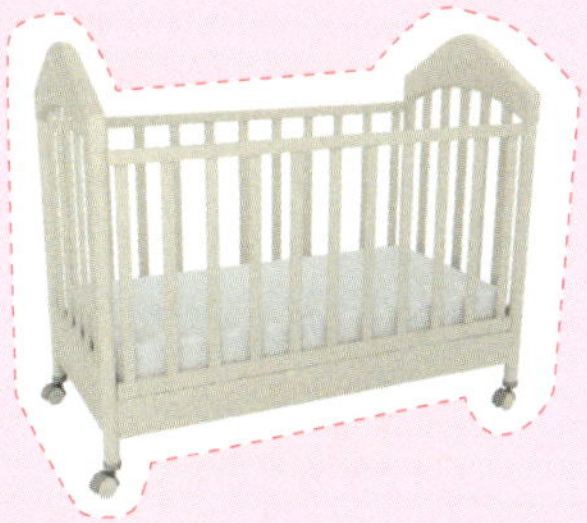

→ Le sac à langer : pour les sorties, prévoyez un sac suffisamment grand pour contenir quelques couches, des lingettes, un change complet, des bavoirs, une serviette et les biberons si nécessaire.

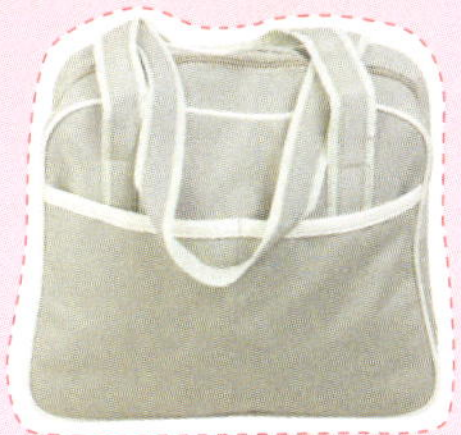

Les autres articles utiles

N'hésitez pas à prendre conseil auprès des nouvelles mamans et des mamans plus expérimentées pour bien vous équiper.

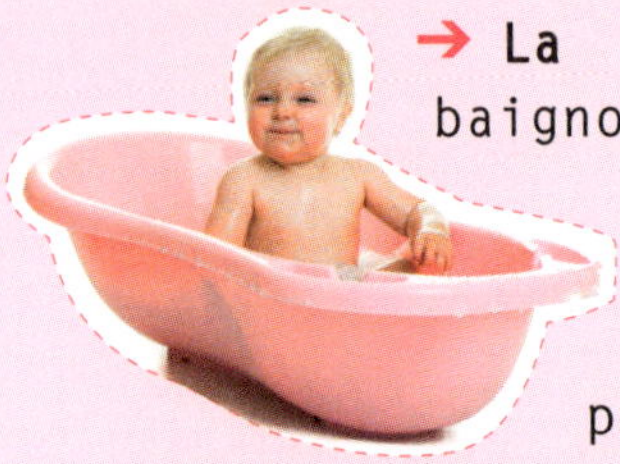

→ **La baignoire** : la baignoire pour bébé, le coussinet-mousse ou le repose-bébé en plastique offrent aux parents et à bébé plus de confort et de sécurité lors du bain. Ce qui ne dispense pas de surveiller bébé constamment !

→ **Le transat** : il s'avérera un bon allié pour permettre à bébé de se détendre tout en restant près de vous durant vos activités à la maison. Facilement transportable d'une pièce à l'autre, vous ne pourrez plus vous en séparer dans les premiers mois. Mais ne laissez pas un nourrisson assis dedans plus de deux heures par jour.

→ **Le porte-bébé** : c'est un agréable moyen de transport pour bébé comme pour maman ou papa, qui favorise le contact et vous permettra d'avoir les deux mains libres.

→ **Un lit-parapluie** : il peut faire un bon lit d'appoint, pratique à emporter. Mais on préfère habituellement, pour le lit de bébé, un bon matelas ferme pour la sécurité.

Nourrir bébé

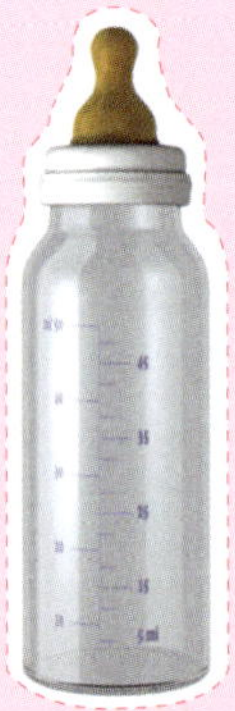

→ **Le biberon** : il existe un choix important pour les tétines : silicone ou caoutchouc, vitesse fixe ou variable, plusieurs formes et plusieurs tailles. **Il vous faudra au moins six biberons.** Renseignez-vous auprès des sages-femmes, de vos amies et des vendeuses dans les magasins de puériculture, de votre pédiatre et avec votre expérience, si vous avez déjà des enfants.

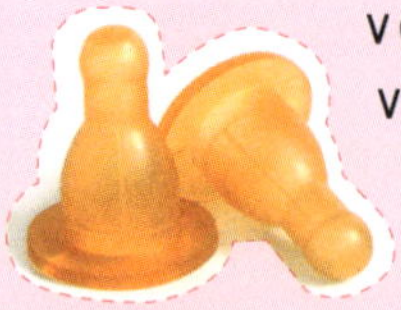

→ **Le chauffe-biberon** : il ne doit pas être encombrant. Optez aussi pour la casserole d'eau !

→ **Le stérilisateur** : il permet de détruire les microbes avant de se servir du biberon et on s'en sert pendant environ cinq mois. Pensez à vous équiper aussi d'un goupillon pour une hygiène parfaite. Vous pouvez choisir entre stérilisation à la vapeur ou à froid. Avec l'allaitement maternel, un petit nombre de biberons suffit.

Habiller bébé

→ **La layette :** bien sûr, pour les premiers jours de bébé à la maison, **vous devez penser aux pyjamas, aux bodys à manches longues ou à manches courtes selon la saison, aux chaussettes, aux bonnets, aux brassières (laine ou coton pour l'été).** La plupart des nouveau-nés portent aisément la taille 3 mois. Évitez d'acheter la taille naissance qui ne servira pas ou à peine ! Les vêtements neufs doivent être lavés avant usage avec une lessive pour « peau sensible » sans ajouter d'assouplissant. Pensez aussi **à la gigoteuse à manches longues ou courtes,** aux **moufles en hiver, aux bavoirs et aux vêtements pour ses petites balades, sans compter les indispensables paquets de couches !**

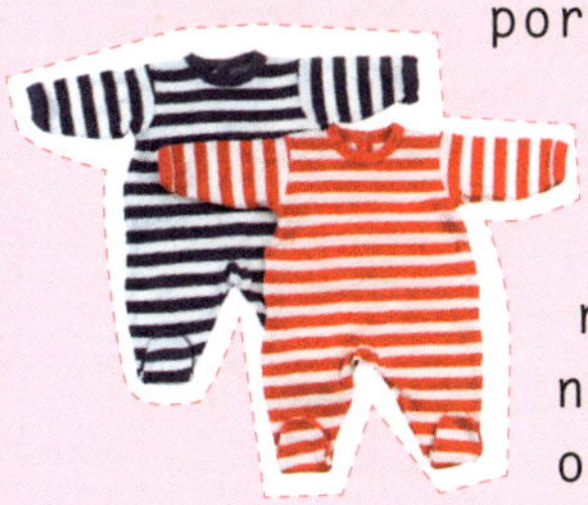

Réconforter bébé

→ **Le doudou :** vous pourrez lui en proposer, mais, au final, c'est bébé qui le choisira. Pensez aussi à aménager l'environnement de bébé, de sa chambre à la salle de bain, **en jouant principalement sur la sécurité,** l'hygiène et le rangement. Le lit de bébé doit être gardé libre de tout accessoire ou décoration.

→ **Une tétine :** elle viendra compléter le trousseau de bébé pour les éventuelles petites crises, elle est parfois bien utile, alors même si vous hésitez, achetez-en au moins une au cas où !

Autres achats

Le babyphone, la chaise haute, le robot ménager pour préparer les purées, le siège à vélo… s'avéreront utiles, mais vous pouvez attendre avant de les acheter, vous ferez ainsi de meilleurs achats quand vous aurez une idée plus concrète de votre vie quotidienne avec bébé.

Ainsi parée, **l'arrivée à la maison sera un vrai moment de bonheur pour toute la famille** et pour bébé, en toute sérénité.

Cette semaine, je voudrais vous rappeler qu'à ce stade de votre grossesse...

...vous devez toujours penser à bien vous alimenter et à surveiller votre poids.

En particulier, évitez tous les excitants comme le café, le thé et, bien entendu, vous ne buvez plus une goutte d'alcool depuis des mois ! Pensez aussi à ne pas manger trop épicé ou acide pour ne pas rajouter d'autres petits désagréments à tout ce que vous vivez déjà ! Même si vous vous sentez bien mieux dans votre corps ce trimestre, votre bébé qui grossit à vue d'œil pèse de tout son poids sur vos organes, il faut donc vous ménager et aider votre corps à accepter et à s'adapter à ces changements ! De la tête aux talons, bébé atteint maintenant les 30 cm !

Vous avez certainement mal au dos, vous vous essoufflez rapidement et vous avez peut-être des crampes dans les jambes, alors reposez-vous, je ne vous le dirai jamais assez ! Pensez à bien caler votre dos quand vous êtes assise car vous êtes de plus en plus cambrée, soyez vigilante. Faites attention à vos mouvements quotidiens pour ne pas amplifier votre posture très « en avant ». Pensez aussi à basculer votre bassin pour vous soulager comme on vous l'a sûrement indiqué aux séances de préparation à la naissance (lire notre dossier spécial sur le mal de dos page 228). N'oubliez pas que la piscine soulage beaucoup le dos et le corps des femmes enceintes.

Habillez-vous confortablement, oubliez les talons et autres fantaisies que vous n'avez plus à supporter maintenant. Votre bien-être est primordial pour vous comme pour votre bébé.

Vous êtes peut-être sujette aux angoisses ou aux cauchemars, ne vous inquiétez pas, c'est tout à fait normal de ressentir des inquiétudes mais aussi très sain pour vous comme pour le bébé qu'elles s'expriment. Toutefois, si votre sommeil est vraiment trop perturbé, en plus de votre ventre qui prend toute la place, parlez-en à votre médecin.

Un conseil qui vous aidera à vous détendre : prenez un bain tiède avant d'aller vous coucher et pensez aux tisanes et au lait chaud qui sont des vieilles recettes de grand-mères qui marchent toujours !

À savoir

UNE ÉPREUVE OLYMPIQUE !

Le travail et l'accouchement sont certainement les plus gros bouleversements que votre corps va connaître dans votre vie. Mettre au monde un enfant est comparable à une épreuve sportive de haut niveau ! L'effort fourni est colossal et le stress subi énorme. Vous l'affronterez et le vivrez d'autant mieux si vous vous y êtes préparée, notamment en gardant la forme. Ce qui vous aidera aussi à retrouver la ligne après la grossesse. Contentez-vous de rester active et en forme au quotidien, avec modération mais régulièrement. Si vous vous sentez trop fatiguée, reposez-vous et ne culpabilisez pas ! Votre corps a besoin de plus de repos certains jours, alors écoutez-vous. Pensez aussi à pratiquer des activités avec des amies pour vous distraire et partager vos ressentis entre femmes !

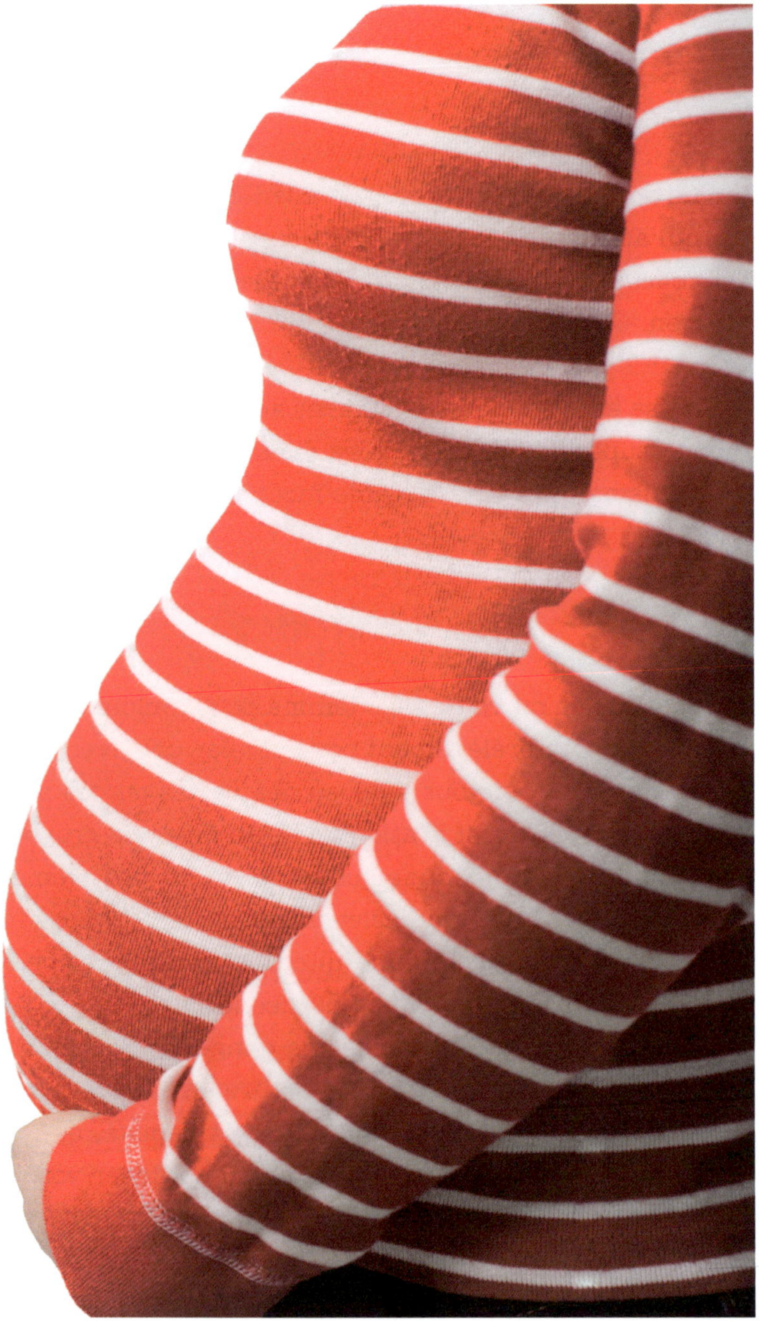

Mon conseil grossesse :

Vous devez accepter qu'une grossesse vous transforme radicalement côté corps comme côté cœur et qu'une nouvelle vie commence vraiment pour vous. Ce qui ne veut pas dire qu'il faut vous laisser aller, car la différence entre les femmes qui arrivent à retrouver leur corps « d'avant » après une grossesse et celles qui en gardent les stigmates, c'est tout simplement la motivation. Oui, prendre soin de soi est important et votre corps vous le rendra si vous l'aimez et le considérez. Et la grossesse est vraiment le moment adéquat dans la vie d'une femme pour s'occuper de soi et se faire du bien autant qu'à son bébé, à qui l'on transmet déjà une certaine façon de voir les choses.

Ma santé LE PRÉLÈVEMENT VAGINAL

Votre médecin ou votre sage-femme peut vouloir examiner votre col de l'utérus ou faire un prélèvement pour déceler une éventuelle infection lors d'une visite prénatale, si vous avez eu des pertes ou des saignements.

Cet examen est aussi pratiqué à la fin de votre grossesse par votre gynécologue ou votre sage-femme qui vous fera un prélèvement vaginal à analyser en laboratoire. C'est un prélèvement bactériologique indolore pratiqué avec une sorte de gros coton-tige que l'on passe au niveau du vagin. Il sert à vérifier que vous n'avez pas d'infection déclarée et à dépister la présence de certains germes plus ou moins dangereux pour bébé.

Grâce à cet examen, on peut prévenir les risques d'infection de votre bébé. En effet, si un germe est dépisté, un traitement antibiotique vous sera donné durant le travail pour protéger votre bébé lors de sa naissance. Une façon supplémentaire de réunir toutes les conditions de santé pour vous et votre bébé et attendre sereinement la naissance.

Est-ce normal ?

Mes parents ne sont pas d'accord avec le prénom que nous avons choisi et je suis contrariée…

C'est une étape importante dans votre grossesse, ce moment où votre bébé est enfin prénommé. Bébé devient quelqu'un à part entière dans votre esprit. Et vous rencontrez donc, comme cela arrive à de nombreuses autres futures mamans, un petit désaccord avec vos parents concernant le choix de ce prénom.

Rassurez-vous, ce petit différend sera vite oublié après l'arrivée de bébé. Vous êtes les seuls, le futur papa et vous, à décider du prénom de votre enfant. Dites-vous que quel que soit le prénom que vous choisirez, vous entendrez toujours à un moment ou à un autre une personne qui estimera que ce prénom sera difficile à porter, qu'il est trop courant ou difficile à écrire ! Personne n'a les mêmes goûts, les mêmes idées sur les prénoms d'enfant. Et heureusement !

Donc écoutez avant tout votre cœur, mettez-vous d'accord avec le futur papa et affirmez votre choix en toute bienveillance. Vous verrez que vos parents passeront rapidement à autre chose ! Et pour les séduire, trouvez les significations de ce prénom et mettez en valeur les aspects positifs de ces significations.

Enfin, prenez du plaisir à parler à bébé, il adorera que vous l'appeliez par son prénom, lui !

Info nutrition :

Les acides gras essentiels (AGE), acides linoléiques et acides alpha-linoléiques (acides gras oméga-3) contribuent au développement du cerveau, du système nerveux et des fonctions visuelles de bébé. Pensez à les inclure dans votre alimentation quotidienne. On les trouve dans les huiles végétales de colza, de noix et d'olive, préférablement non chauffées car la chaleur détruit leurs propriétés. Le beurre et les poissons gras, tels que saumon, sardine, cabillaud, maquereau et flétan en contiennent aussi.

Info grossesse : profitez-en !

Si vous avez du mal à accepter votre nouvelle apparence, dites-vous que c'est temporaire. Si, si, tout finit par se remettre en place, un jour ou l'autre ! Il est vrai qu'à notre époque où les corps se doivent d'être sexys et sensuels, ce n'est pas le top ! Mais vous avez une très bonne raison et gardez à l'esprit que les femmes enceintes sont belles aujourd'hui. Fini le temps où l'on se cachait jusqu'à l'accouchement pour réapparaître mince et svelte juste après. Maintenant, les femmes enceintes sont à la mode et à la une des magazines, alors profitez-en !

Ma vie de famille : ma mère

Souvent les angoisses et craintes d'une future maman sont liées à sa propre histoire… La grossesse est un moment très particulier dans la vie d'une femme, en ce qui concerne sa relation avec sa propre mère. Beaucoup de souvenirs et de sentiments enfouis ressortent à ce moment-là, malgré nous, et cette remontée à la surface peut parfois s'avérer douloureuse ou déstabilisante. La peur ou l'envie de faire comme sa mère, suivant le modèle maternel que l'on a eu dans son enfance, est un poids très lourd à porter. La comparaison inévitable reste une épreuve à surmonter quelles que soient les relations actuelles avec sa propre mère. Les liens complexes qui nous unissent à celle qui nous a donné la vie nous perturbent au moment où nous allons prendre sa place, la reléguer au statut de grand-mère et ainsi renouveler la génération. Le plus souvent, c'est en devenant mère à son tour que l'on comprend la nôtre… (Lire notre dossier spécial Les relation mère-fille page 219).

Plus d'infos

ATTENTION À LA MARCHE !

• Les hormones de grossesse favorisent l'assouplissement des articulations et des ligaments du bassin pour faciliter le passage de bébé.

• C'est pourquoi, moins stables, beaucoup de femmes enceintes ont tendance à se tordre les chevilles en marchant !

• Redoublez de vigilance et pensez à regarder où vous marchez…

• Évitez les talons hauts et n'écrivez pas de SMS en marchant !

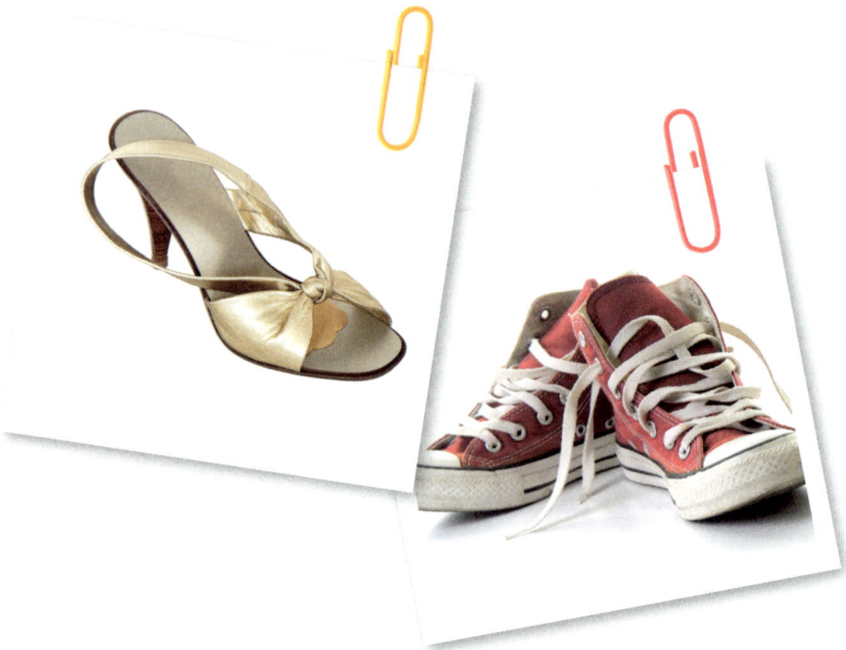

Les relations mère-fille

Entre une mère et sa fille, c'est toujours conflictuel, souvent douloureux et toujours merveilleux, quoi qu'il arrive on y revient… C'est pourquoi ce que vous vivez et ressentez pendant votre grossesse est si exacerbé et si prenant à travers tout ce que cela remue en vous.

Laquelle d'entre nous n'a pas ses convictions et ses préjugés sur la mère qu'elle sera pour son enfant ?

Ce que vous ferez comme maman et ce que vous ne reproduirez à aucun prix ! Et heureusement, car cela montre que vous apprenez de la vie et que vous progressez.

Après, entre ce que l'on a décidé dans ses principes d'éducation et ce que l'on applique concrètement… c'est une autre histoire ! Je vous laisserai découvrir cela dans la pratique.

Si vous êtes de celles qui ont la chance de pouvoir compter sur leurs parents, la grossesse sera une parenthèse magique qui va développer encore plus d'affinités entre vous. Votre mère voudra sûrement être auprès de vous pendant cette période qu'elle sait intense et fragile. Si vous êtes proches, **n'hésitez pas à vous confier**, le simple fait de se raconter et de dire certaines choses soulage, alors ne les gardez pas pour vous si on vous offre de les partager. Si vous êtes plutôt une femme active qui contrôle tout dans sa vie et ne demande jamais rien même à sa propre mère pour affirmer son autonomie, **laissez tomber un peu vos barrières**, le moment est propice et votre mère, comme votre père d'ailleurs, apprécieront sûrement que, pour une fois, vous ayez besoin d'eux…

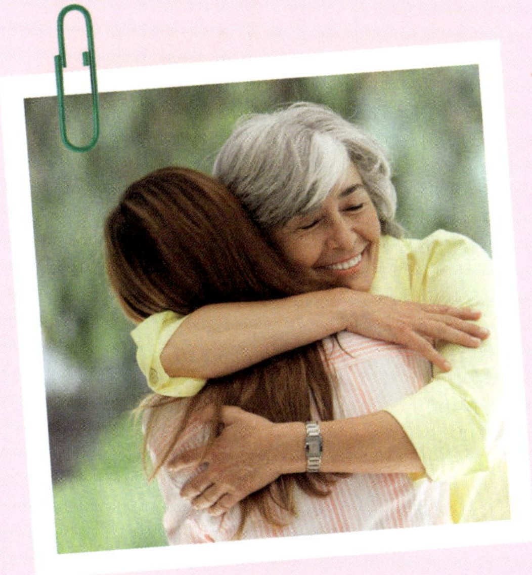

Les histoires de famille sont complexes, longues et pèsent souvent sur tous les membres de la famille. Soit vous sentirez le besoin de vous rapprocher des vôtres, soit de vous en éloigner pour vous retrouver un peu seule avec votre bébé, le papa et vos enfants si vous en avez déjà. **L'instinct de protection que l'on ressent lorsque l'on est enceinte nous incite en effet à nous replier dans notre nid** ou à nous ouvrir aux gens que l'on aime et avec lesquels on souhaite partager notre bonheur.

Se projeter en tant que mère, c'est pousser sa propre mère à la place de grand-mère et ce n'est pas toujours très facile à accepter pour cette dernière. **Alors si votre relation avec votre mère évolue, c'est d'abord parce que votre grossesse fait bouger les choses irrémédiablement.** Avoir un enfant ramène votre maman à sa propre histoire, qu'elle soit belle ou difficile, cela transparaît dans votre relation. C'est le moment de la faire parler de ce vécu car, d'une part, ça vous apportera beaucoup sur le plan personnel (avec des « Mais tu ne me l'avais jamais dit, ça ! ») et d'autre part, elle sera ravie de partager ce moment de sa vie intime avec vous maintenant que vous pouvez comprendre certaines choses. Vous vous rapprocherez par ce lien indéfinissable qui transmet la vie et vous relie pour toujours.

Les conseils de maman ou belle-maman sont souvent pleins de bon sens, il faut le reconnaître ! Elles ont élevé un ou plusieurs enfants et peuvent vous apporter une aide précieuse, donc ce n'est pas absolument à mettre de côté simplement parce que cela vient d'elles ! Néanmoins, elles ont vécu leur grossesse et leurs débuts de maman à une autre période, alors si ces conseils vous exaspèrent ou vous paraissent complètement saugrenus, laissez-les de côté avec courtoisie et **appliquez ceux qui vous aideront vraiment au quotidien.**

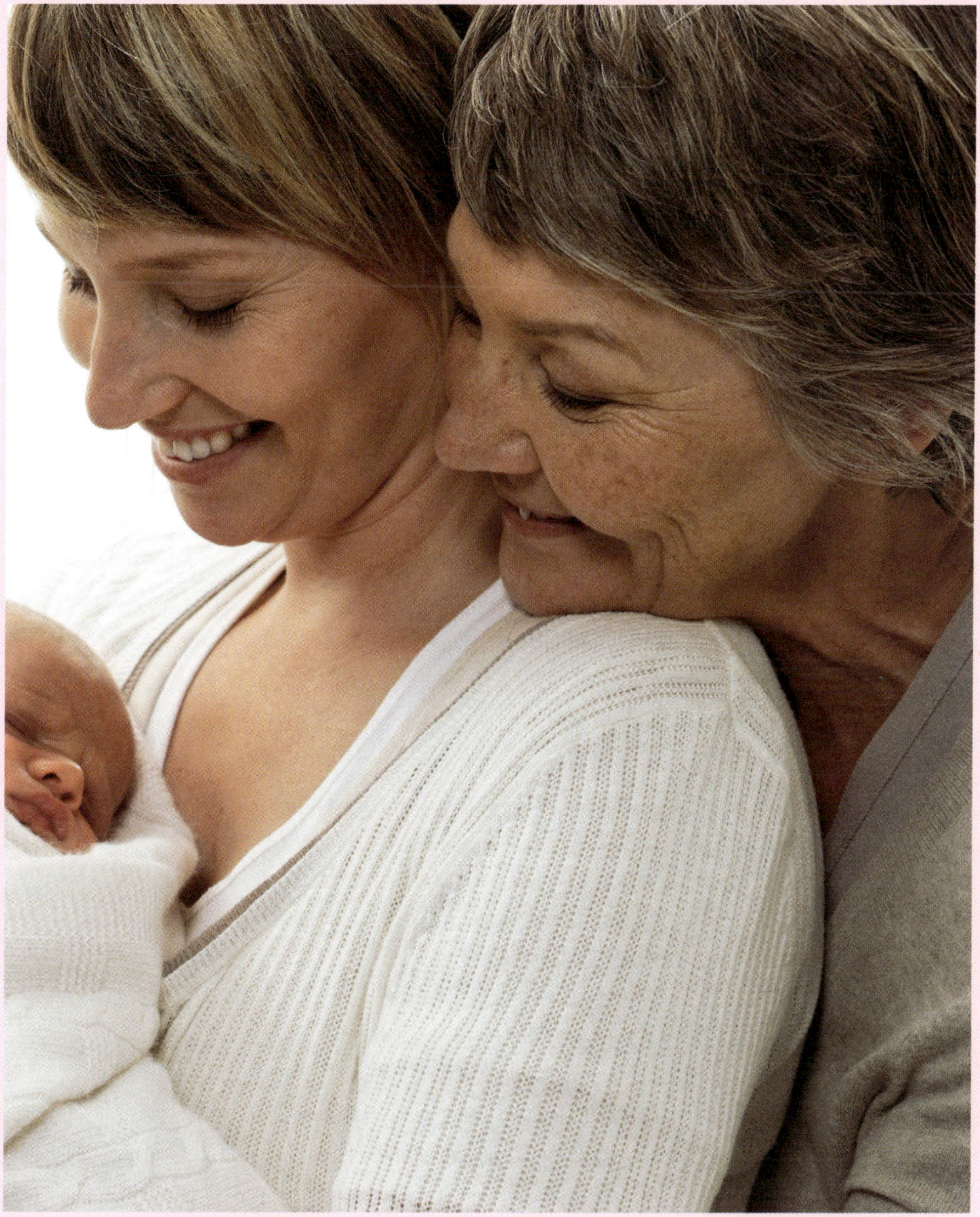

semaine 25

Cette semaine, je voudrais vous parler de l'allaitement.

Il est temps maintenant de vous poser la question de savoir comment vous nourrirez votre bébé, si vous ne l'avez pas encore décidé.

Votre corps se prépare de lui-même à l'allaitement au sein, mais vous avez encore le choix et je veux que vous compreniez que c'est VOUS qui devez choisir. J'ai bien dit VOUS toute seule…

Je vois beaucoup trop de mamans qui n'arrivent pas à allaiter et se posent trop de questions et, bien entendu, celle de savoir si elles ne sont pas de mauvaises mères ! Combien de fois ai-je dû, en maternité, aller réconforter des mamans qui venaient d'accoucher. Elles étaient en pleurs parce qu'elles n'arrivaient pas à allaiter ou parce que leur bébé ne voulait pas prendre le sein… Elles étaient perdues et en parlant avec elles j'ai pu leur faire comprendre combien elles étaient de bonnes mères, et surtout qu'elles se trompaient sur la cause pour laquelle elles n'arrivaient pas à allaiter.

En effet, je tiens à vous dire et je veux que vous le gardiez à l'esprit, que si vous allaitez pour les mauvaises raisons, c'est-à-dire pour faire plaisir à votre mère ou votre sœur, pour continuer une tradition familiale et parce que vous n'osez pas montrer que cela ne vous tente pas, votre allaitement ne se passera pas bien car votre bébé va le ressentir. Il ne vous rejettera pas, mais il comprendra bien avant vous que ce n'est « pas vous » et que ce n'est pas un désir intime…

Il vaut mieux un biberon donné avec plaisir et amour plutôt que le sein donné à contrecœur !

Vous ne devez pas céder à une mode, cela n'a aucune importance que votre meilleure amie ait allaité ses trois enfants, prenez une décision, celle qui vous correspond et vient de l'intérieur, et assumez-la.

Vous avez jusqu'à la naissance pour vous décider et beaucoup de femmes autour de vous vont vous donner leur avis, ne prenez que ce qui vous parle dans leur vécu. Votre relation avec votre enfant sera unique et le lien qui va se créer entre vous ne sera égal à aucun autre !

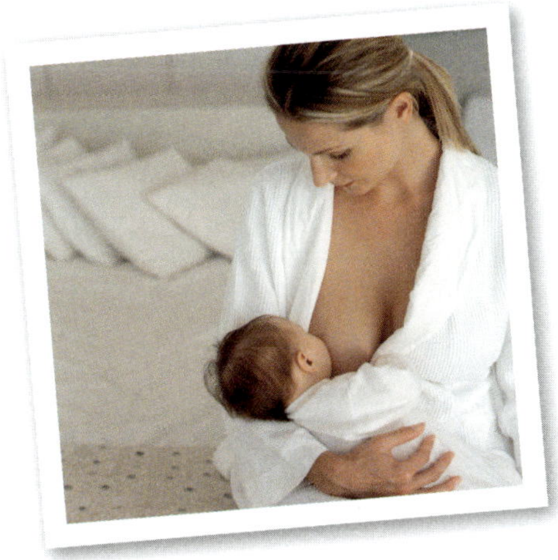

Si vous souhaitez donner le sein, vous trouverez toutes les infos, conseils et astuces dans le chapitre spécial allaitement page 374.

À savoir — LE LIQUIDE AMNIOTIQUE

Le fœtus se développe au sein d'une poche parfaitement scellée et remplie de liquide amniotique qui protège bébé tout en l'abreuvant. Il procure au fœtus une liberté de mouvement et lui permet de développer sa tonicité musculaire tout en le protégeant des coups et des chocs.

Bébé y élimine ses déchets sous forme d'urine et de cellules mortes. Les reins de maman le filtrent continuellement durant la journée tout en le renouvelant régulièrement.

En fin de grossesse, ce sont quelque 3 à 4 litres de liquide amniotique qui sont produits chaque jour !

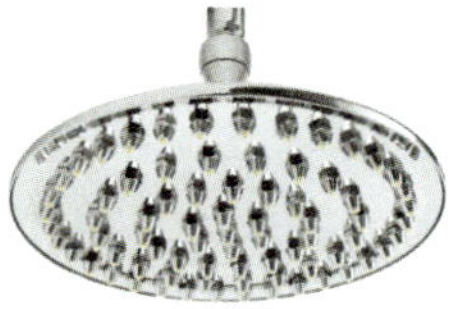

Mon conseil grossesse :
Comment éviter les jambes lourdes ?

Les jambes lourdes sont une véritable épreuve pour certaines d'entre nous pendant la grossesse, surtout à l'approche du troisième trimestre. Vous pourrez prévenir cette gêne si vous prenez soin de vous par des gestes qui vous aideront à soulager vos jambes. Votre tenue vestimentaire est aussi importante pour éviter les jambes lourdes. Privilégiez les vêtements amples, évitez les chaussures à talons trop hauts ou trop plats, et pensez à ne pas croiser les jambes. Ces quelques conseils vous aideront à garder des jambes légères : pensez à surélever les pieds de votre lit, à terminer votre douche par un jet d'eau froide, à éviter la station debout prolongée, à faire de la gymnastique douce, de la marche et de la natation, et à supprimer les aliments épicés de votre alimentation car ils dilatent les vaisseaux sanguins.

Ma santé PROBLÈMES DE DIGESTION

À ce stade de votre grossesse, le volume de l'utérus commence à comprimer les organes abdominaux et à réduire la capacité de l'estomac. Résultat, c'est tout le système digestif qui ralentit… Les aliments restent dans l'estomac et les intestins plus longtemps, ce qui favorise l'indigestion et provoque une sensation de lourdeur. Elle peut même s'accompagner d'une douleur lancinante dans le ventre, voire dans le dos pour certaines d'entre nous.

Pensez à fractionner vos repas et à dîner légèrement pour éviter de longues digestions la nuit, évitez aussi les aliments acides et épicés, et parlez-en à votre médecin qui pourra vous donner un remède si cela s'avère trop douloureux.

Est-ce normal ?

J'ai peur que la relation soit difficile avec mon bébé.

Vous serez très bientôt jeune maman et vous vous demandez comment faire pour que tout se passe bien avec votre bébé ? Votre envie de réussir cette relation maternelle est une très bonne base pour y parvenir…

Rassurez-vous, la relation que vous avez déjà avec votre bébé est un échange constant de sentiments et de ressentis. Vous l'aimez déjà et vous lui faites comprendre cet amour par l'attention que vous portez à votre grossesse. Il en sera de même quand bébé sera là. Votre bébé va vous découvrir et vous aimer sans condition, grâce à toutes les attentions et les soins que vous lui donnerez.

C'est tout à fait normal d'avoir cette inquiétude envers ce petit être que vous apprendrez à connaître. Vous lui parlerez et vos gestes tendres et complices lui communiqueront cet amour.

Vous pouvez donc vous rassurer, quelle que soit votre histoire personnelle, vos inquiétudes, vous pouvez avoir confiance en vous. Si ces angoisses persistent, parlez-en à votre médecin ou à une sage-femme, il pourra vous orienter vers un thérapeute qui saura vous redonner confiance en vos qualités de mère.

Info nutrition :

Pensez à décongeler complètement les produits surgelés et lors d'une cuisson au micro-ondes, retournez vos aliments afin de les décongeler entièrement.

Quand vous réchauffez au micro-ondes des aliments déjà cuits, vérifiez qu'aucune partie ne soit restée froide. Ne réchauffez pas deux fois un plat surgelé.

Info grossesse : l'homéopathie

On peut avoir recours à l'homéopathie pendant la grossesse, souvent à la fin, lors de l'accouchement et en suite de couches. Pour que le traitement homéopathique agisse au mieux, il faut qu'il soit parfaitement adapté à la femme qui le prend au stade de grossesse concerné. Chaque personne doit avoir son traitement homéopathique personnalisé, donc évitez de prendre ce qui était bon pour votre sœur sans l'avis d'un spécialiste. Si vous consultez un homéopathe, informez-en votre gynécologue ou la sage-femme qui vous suit. L'homéopathie pourra alors vous apporter une aide au cours de votre grossesse et de votre accouchement.

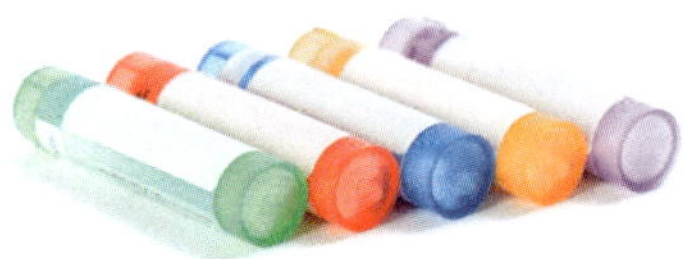

Mon astuce de la semaine

Si lors d'une soirée, une personne se met à fumer près de vous ou vous bouscule sans ménagement, ne laissez pas les choses en l'état et affirmez votre grossesse ! Les goujats et autres personnages indélicats méritent d'être remis à leur place, et l'avantage quand on est enceinte c'est que tout le monde sera de votre côté. Alors n'hésitez à montrer du doigt ces personnes mal élevées qui ne pensent qu'à elles. Attirer l'attention sera d'autant plus jubilatoire si vous le relevez avec délicatesse… Il ne pourra rien dire et vous afficherez un sourire (intérieur) de victoire qui va vous porter pendant quelques jours.

Plus d'infos

PARTIR EN WEEK-END OU EN VOYAGE

• Si vous devez partir quelques jours, voyage d'affaire ou week-end plaisir, une seule règle : voyagez léger et pratique à ce stade de votre grossesse !

• Mettez quelques objets indispensables dans votre sac à main : lingettes, mouchoirs… et toujours une bouteille d'eau à votre portée.

• Allégez votre bagage avec des kits de voyage : mini doses de maquillage, échantillons de gel douche, shampooing et produits cosmétiques en petits flacons…

• Prévoyez des vêtements légers et polyvalents dans une petite valise à roulettes avec la quantité juste nécessaire à votre séjour.

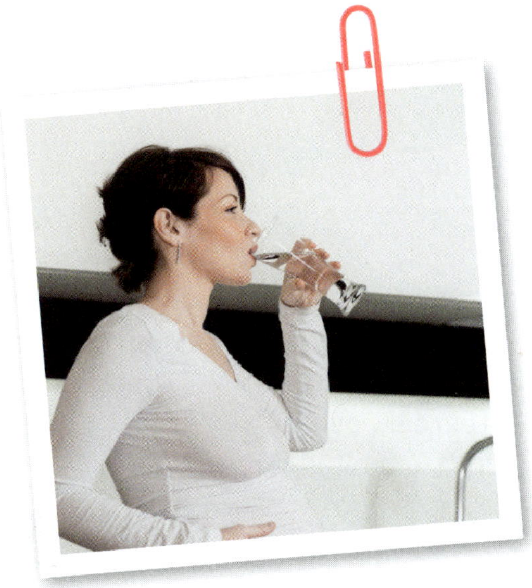

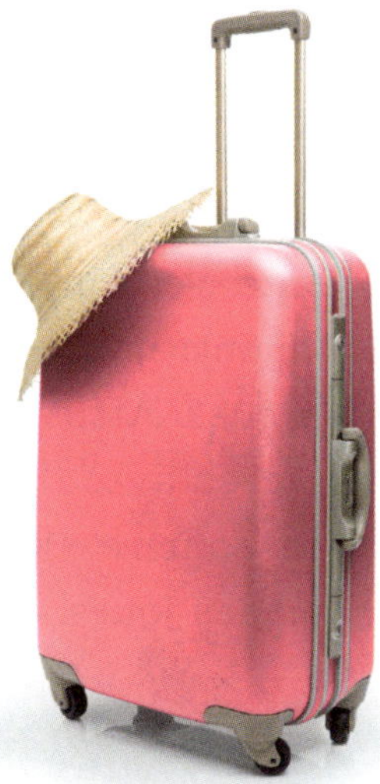

DOSSIER

Prévenir et soulager le mal de dos

La plupart des femmes enceintes en souffrent et vous allez le ressentir plus amplement dès la fin de ce trimestre et au troisième trimestre, car votre ventre commence à peser lourdement et les ligaments du bassin n'ont jamais été aussi sollicités.
Le simple fait de marcher sur de courtes distances peut tirer sur les ligaments abdominaux et vous faire mal au bas du dos.
Pour cette raison, **il sera important de renforcer vos muscles du dos par des exercices réguliers qui vous aideront à les fortifier et à améliorer votre maintien.**
L'utérus, qui grossit chaque jour davantage et exerce une pression sur le nerf sciatique, peut **être responsable de douleurs lombaires qui s'étendent jusque dans les jambes.** Elles peuvent s'estomper quand bébé change de position.

Votre corps se prépare à l'accouchement : la progestérone et la relaxine conjuguent leurs efforts pour distendre les ligaments et les articulations de la colonne vertébrale et de la région du périnée. Vous avez alors du mal à trouver une posture confortable, surtout quand le poids du bébé exerce une forte pression sur le bas du dos et affaiblit les muscles abdominaux, entraînant ainsi la colonne vers l'avant.

Bougez ! L'activité physique assure un meilleur sommeil et un calme intérieur grâce aux endorphines libérées pendant l'effort qui ont un effet analgésique et euphorisant.

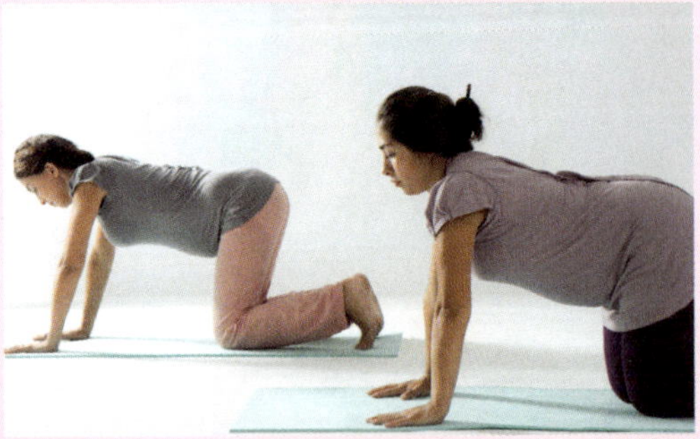

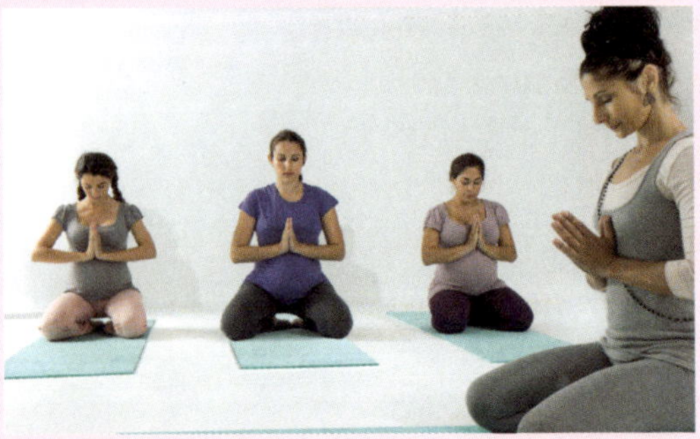

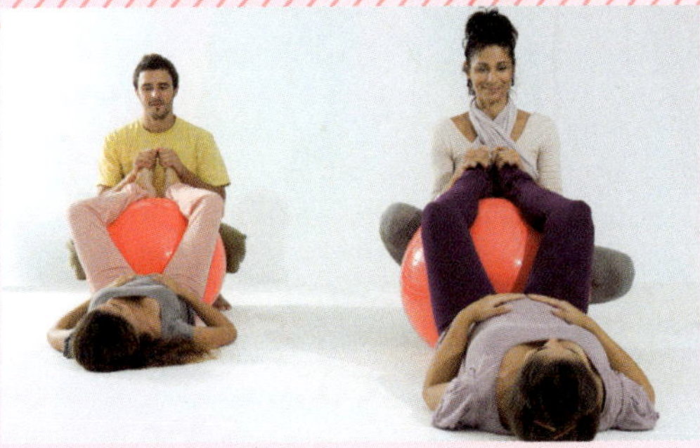

À faire

→ **Debout :** adoptez une bonne position. Redressez-vous et ramenez les épaules en arrière. Pensez à ne pas rester debout trop longtemps.

→ **Assise :** asseyez-vous correctement. Les omoplates et le creux des reins contre le dossier, vos pieds doivent reposer à plat.

→ **En voiture :** le siège doit soutenir le creux de vos reins et vous devez pouvoir manœuvrer facilement. La ceinture de sécurité est obligatoire.

→ **Au repos :** surélevez pieds et jambes pour atténuer la pression sur le dos et le bassin.

Des exercices réguliers pour le dos permettent aux muscles et aux ligaments du dos de s'étirer et de s'assouplir : les exercices de bascule du bassin que vous enseignent les sages-femmes pendant les séances de préparation à l'accouchement sont importants, pratiquez-les au quotidien.

Au troisième trimestre, le volume et le poids de l'utérus sont plus importants et vous recherchez la meilleure position pour dormir. Si vous aviez l'habitude de dormir sur le ventre, ce n'est plus possible…
Dormir sur le dos peut ne pas vous convenir non plus à cause de cette impression d'étouffer : en effet, l'utérus appuie sur la vessie et les vaisseaux sanguins, d'où une circulation sanguine et une respiration rendues plus difficiles.
Allongez-vous sur le côté gauche pour éviter de faire pression sur la veine cave et rajoutez un coussin sous votre genou droit. Calez votre ventre avec un coussin, voire un coussin de grossesse. Vous pouvez aussi dormir de trois quarts sur le ventre avec une jambe repliée jusqu'à votre accouchement. Bébé aura toujours assez de place dans votre ventre, bien au chaud dans sa bulle incompressible.

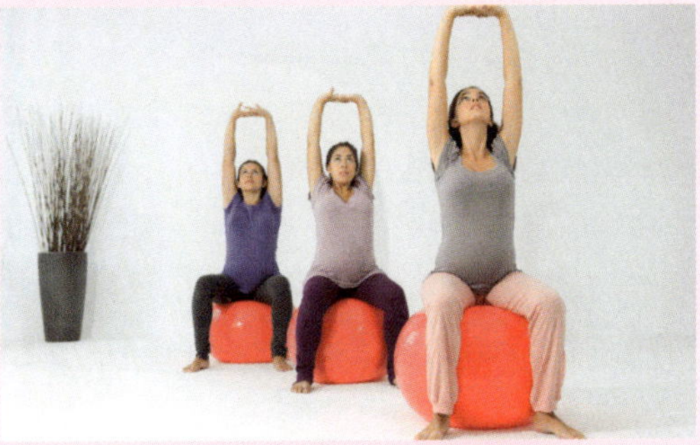

semaine 26

À la fin de cette semaine, vous terminerez votre 6e mois de grossesse ainsi que le 2e trimestre.

Bébé mesure maintenant 33 cm pour 1 kilo.

Vous voilà dorénavant avec de très belles formes. Peut-être trop de formes pensez-vous, car ce corps qui s'est arrondi n'est pas toujours facile à accepter pour certaines d'entre nous ! Sachez que vous allez encore vous arrondir car votre bébé doit grandir, mais prenez-le avec philosophie, vous serez bientôt une maman comblée !

Maintenant que la fatigue vient s'ajouter au poids et que vos nuits sont de plus en plus agitées et courtes, car bébé prend beaucoup de place et se tourne dans tous les sens, vous devez vraiment saisir chaque occasion pour vous détendre. Pensez aux oreillers pour caler votre ventre, votre dos et vos cuisses. Et tant pis si votre mari se sent un peu à l'étroit dans le lit, vous avez le droit de vous étaler ! Pensez à lire notre dossier spécial « Astuces pour bien dormir » page 102.

D'ailleurs, il arrive souvent que les futurs papas préfèrent le canapé à ce stade de la grossesse et laissent le lit à leur femme qui bouge un peu trop pour eux, dirons-nous ! Parlez-en ensemble pour que ce soit dit franchement et que chacun puisse trouver sa place. Ce n'est pas toujours évident pour les proches de s'adapter au quotidien d'une femme enceinte ! Chacun doit faire un effort pour que la vie familiale ne soit pas trop bouleversée, mais simplement améné-

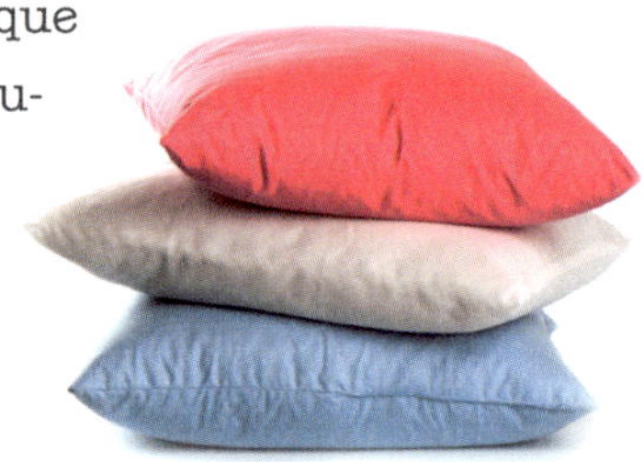

gée au mieux pour le couple et les enfants, si vous en avez déjà. Dites les choses qui vous préoccupent avant que cela ne s'immisce entre vous. Vous vous rendrez compte que c'est bien plus facile d'en parler tout de suite, et ainsi vous vous sentirez plus sereine.

L'image que vous renvoie le miroir est celle d'une femme qui porte la vie, dites-le vous bien ! Si vous devez encore prendre du poids pour votre bébé, il ne s'agit pas d'en prendre trop mais de répondre aux besoins nutritionnels que nécessite votre état ! Vous devez essayer de trouver un certain équilibre dans vos journées sur le rythme qui vous convient le mieux. Pensez à faire des pauses qui vous permettront de vous ressourcer et de garder la bonne énergie dont vous avez besoin pour l'essentiel, c'est-à-dire vous et votre bébé !

À savoir

PÉRINÉE ET ÉPISIOTOMIE

Vous pouvez déjà faire une éducation du périnée lors des séances de préparation à l'accouchement, afin de prendre conscience de cette zone et d'apprendre à la contracter et à la relâcher.

Ensuite, lors de l'accouchement, il vous faudra pousser en exerçant une pression autour de l'utérus, au lieu d'abaisser le diaphragme, et pousser en appuyant sur le périnée que vous aurez donc appris à relâcher. L'épisiotomie est pratiquée par la sage-femme lorsque les muscles se contractent alors qu'ils devraient se détendre pour mieux faciliter le passage du bébé. L'épisiotomie consiste en une incision du périnée afin d'éviter un déchirement au moment du passage.

Suivez bien tous les conseils de votre sage-femme pendant les séances de préparation. Sachez que cette préparation prénatale du périnée réduit par la même occasion le recours aux forceps pour permettre au bébé de sortir plus vite.

Mon conseil grossesse

Bien se préparer à l'accouchement, c'est aussi et surtout se préparer mentalement à la naissance de votre bébé : c'est connaître et comprendre vos angoisses comme accepter vos peurs qui sont liées à ce moment. Là encore, n'écoutez pas tout ce que vous entendrez sur les accouchements. Une femme qui a très bien vécu son accouchement vous le vantera en l'enrobant de paillettes, alors que celle qui ne s'en est toujours pas remise vous le décrira comme la pire chose à vivre sur cette terre ! Contentez-vous de garder le meilleur en côtoyant les femmes qui auront la délicatesse de vous épargner les détails non indispensables, et préférez vous renseigner auprès des professionnelles de la grossesse et de l'accouchement, comme les sages-femmes que vous rencontrerez pendant tous vos rendez-vous à la maternité et lors des cours de préparation à la naissance. Elles sauront vous écouter, vous rassurer et vous expliquer ce que vous ressentez.

Ma santé

RECONNAÎTRE LES MUSCLES DE VOTRE PÉRINÉE

Lors de la contraction du périnée, ce sont les muscles superficiels que l'on sent remonter. Le périnée superficiel est la porte d'entrée du vagin et le périnée profond est formé des muscles qui entourent le vagin.
Pour les muscles plus profonds, vous aurez la sensation d'un enroulement : Assise, bien sur l'arrière des fesses, les jambes légèrement écartées pour ne pas solliciter les fessiers, en contractant vous ressentirez un mouvement de vague qui part de l'entrée du vagin et remonte vers l'ombilic.

Est-ce normal ?

Mon mari ne veut plus me toucher, il préfère attendre que j'aie accouché…

Je tiens à vous rassurer tout de suite, vous n'êtes pas la seule femme enceinte dont le mari s'éloigne un peu, beaucoup de futures mamans me l'ont confié. C'est vrai que pour un homme, ce n'est pas évident de voir le corps de sa femme changer à ce point et de réaliser qu'un petit être grandit dans votre ventre… Le futur papa vit votre grossesse de l'extérieur et il est sûrement déstabilisé. Il ne vous trouve pas laide mais a simplement perdu ses repères, alors aidez-le à redécouvrir votre corps qui change un peu plus chaque mois. Les caresses, les câlins, les petits gestes tendres sauront vous rapprocher et le rassurer sur votre relation. Parlez ensemble de ce que vous ressentez l'un pour l'autre, écoutez-le et dites-lui combien vous avez besoin de lui. La grossesse est une nouvelle étape pour le couple, alors pensez à vous accorder des moments complices pour vous retrouver.

Info nutrition :

Ne consommez pas d'aspartame et autres produits similaires que vous trouverez dans les produits allégés, 0 % et sans sucres, pendant la grossesse et l'allaitement.

Mieux vaut faire preuve de prévention, vu le manque de recul scientifique concernant leurs effets à long terme…

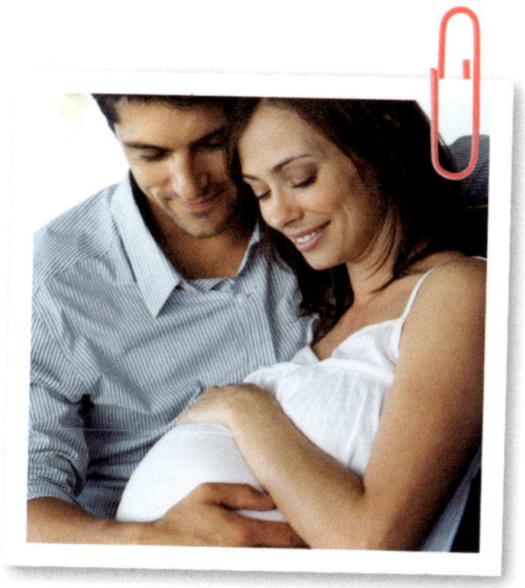

Info grossesse :

Votre ventre commence à attirer l'attention et il arrive souvent qu'on veuille le toucher ! Mais pour vous, ce n'est pas forcément très agréable. Ce joli petit ventre vous appartient, il fait partie de vous, ce n'est pas un spectacle !
Pourtant, tout le monde a envie de le toucher, ce ventre ! Et si vous trouviez une parade amusante ? Ne vous énervez pas, ne les rejetez pas, mais faites une petite touche d'humour. Partez sur une autre piste pour détourner l'attention.
En tous les cas, n'en voulez pas à toutes ces personnes, qui souhaitent très certainement juste partager un peu plus avec vous ce grand moment de votre vie. L'intention ne peut être que bonne.

Ma vie de couple : papa, bébé, mon ventre... et moi ?

Quand enfin on se trouve, ou se retrouve, il peut arriver au moment crucial que certains hommes perdent leurs moyens alors que d'autres se contentent du « vite fait, bien fait » pour accomplir le fameux devoir conjugal. Pas évident d'en parler ensemble, surtout que le moment venu, on n'a plus trop envie de discuter... Pas vraiment folichonne cette histoire de galipettes à plusieurs ! À prendre avec beaucoup de tendresse et d'humour ou à laisser de côté. Sachant qu'après la naissance, ce ne sera pas le top avant au moins six mois (au mieux), alors à vous de voir !

Plus d'infos

LES VÊTEMENTS DE GROSSESSE

- N'hésitez pas à emprunter des vêtements de grossesse à votre sœur, une cousine ou une amie qui a déjà eu un ou plusieurs enfants plutôt que de tout acheter...
- N'oubliez pas qu'il s'agit d'une garde-robe temporaire, alors prévoyez un budget peu élevé.
- Pensez à regarder les modèles dans les rayons sport, danse et femme grande taille.
- Achetez vos habits pour les trois derniers mois de grossesse en fonction de la saison.

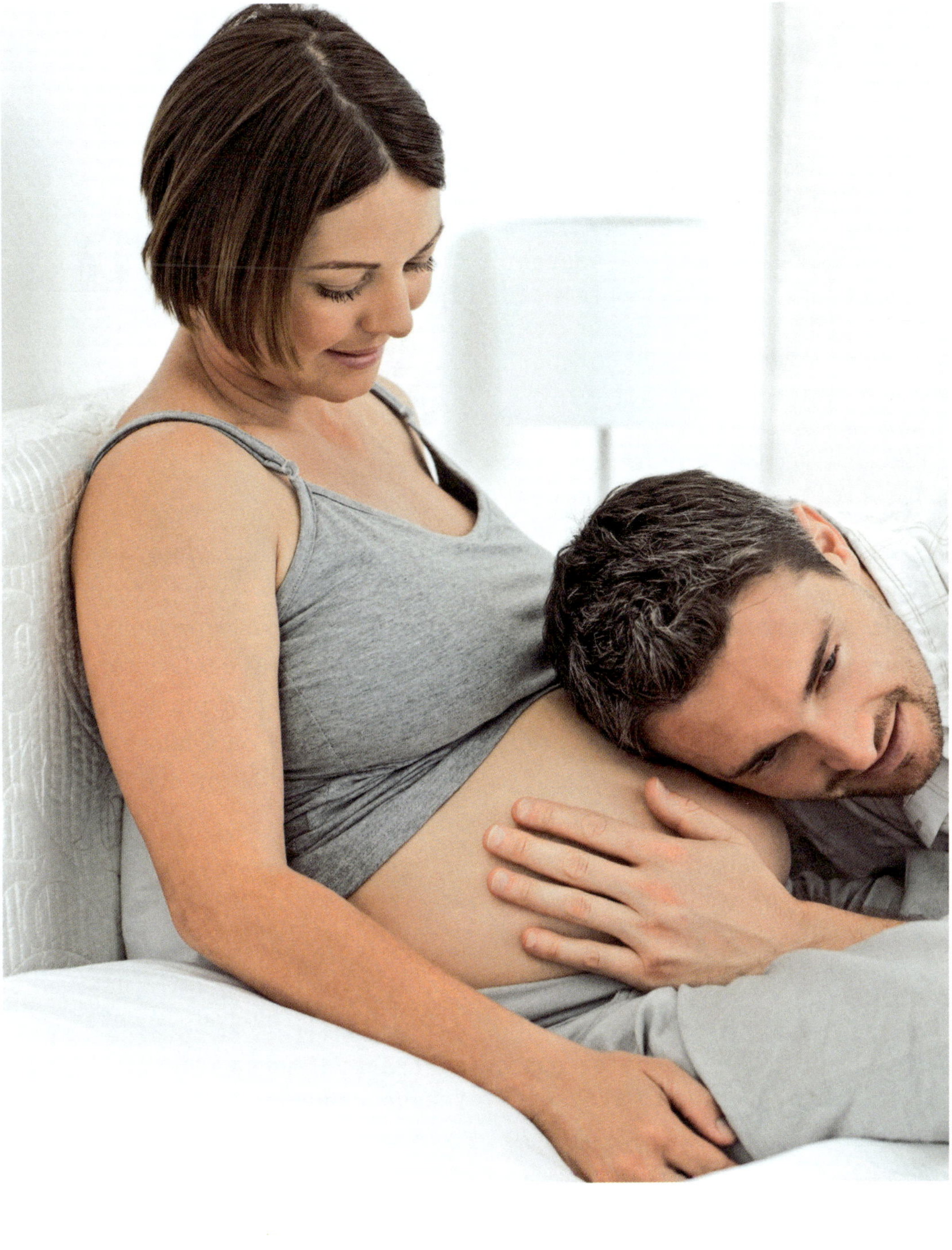

DOSSIER

Exercices pour le périnée

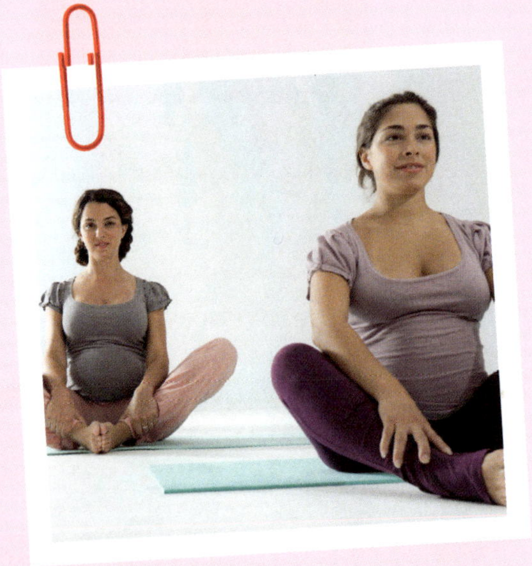

La préparation du périnée vise avant tout à acquérir la conscience de ce muscle, souvent ignoré par la plupart des femmes, afin d'apprendre à le contracter pour le tonifier et à le détendre pour permettre son relâchement.
Le périnée est en forme de hamac et désigne l'ensemble des muscles et des ligaments qui sous-tendent les organes génitaux externes, l'urètre et l'anus.
Il joue un rôle très important pendant la grossesse, car c'est lui qui supporte le poids de bébé et de l'utérus. Il est donc important de le faire travailler en vue de votre accouchement **pour qu'il soit plus tonique et ainsi facilite le passage de bébé.**
Une perte de tonus et/ou des lésions des muscles du plancher pelvien, qui soutiennent la vessie, l'utérus et les intestins, à la suite d'un accouchement prolongé peuvent entraîner une incontinence d'effort : de petites fuites d'urine lorsque vous toussez, riez ou éternuez. Cela continue après la naissance et redouble après la ménopause, en l'absence d'œstrogènes.
Après l'accouchement, des séances de rééducation remboursées par la Sécurité sociale vous seront prescrites. **Effectués avec un kinésithérapeute ou une sage-femme, ces exercices vous permettront de re-tonifier le périnée après l'effort immense fourni pendant l'accouchement.** Cela renforcera votre périnée qui va ainsi

retrouver toute sa tonicité et sa vigueur afin d'éviter les incontinences, voire un inconfort durant les relations sexuelles.

Les exercices de Kegel

Ces exercices se pratiquent et se maîtrisent facilement, et **protègent vraiment contre les difficultés périnéales associées à l'accouchement.** Vous les pratiquez pendant la grossesse, un mois après l'accouchement et ensuite régulièrement en prévention.

Mon astuce : pour ne pas oublier de faire ces exercices, pratiquez-les à un moment précis de votre journée afin qu'ils deviennent un automatisme !

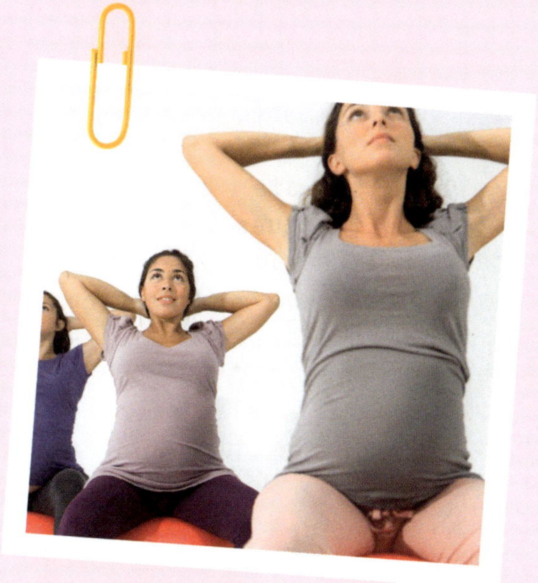

Assise ou debout, 3 fois par jour, détendez-vous et contractez votre périnée, c'est-à-dire les muscles que vous utilisez pour retenir l'urine ou les selles en cas d'envie pressante. Maintenez la contraction 5 à 10 secondes, sans interrompre votre respiration ni contracter vos muscles abdominaux ou fessiers, puis relâchez 10 secondes. Répétez cet exercice 15 fois.

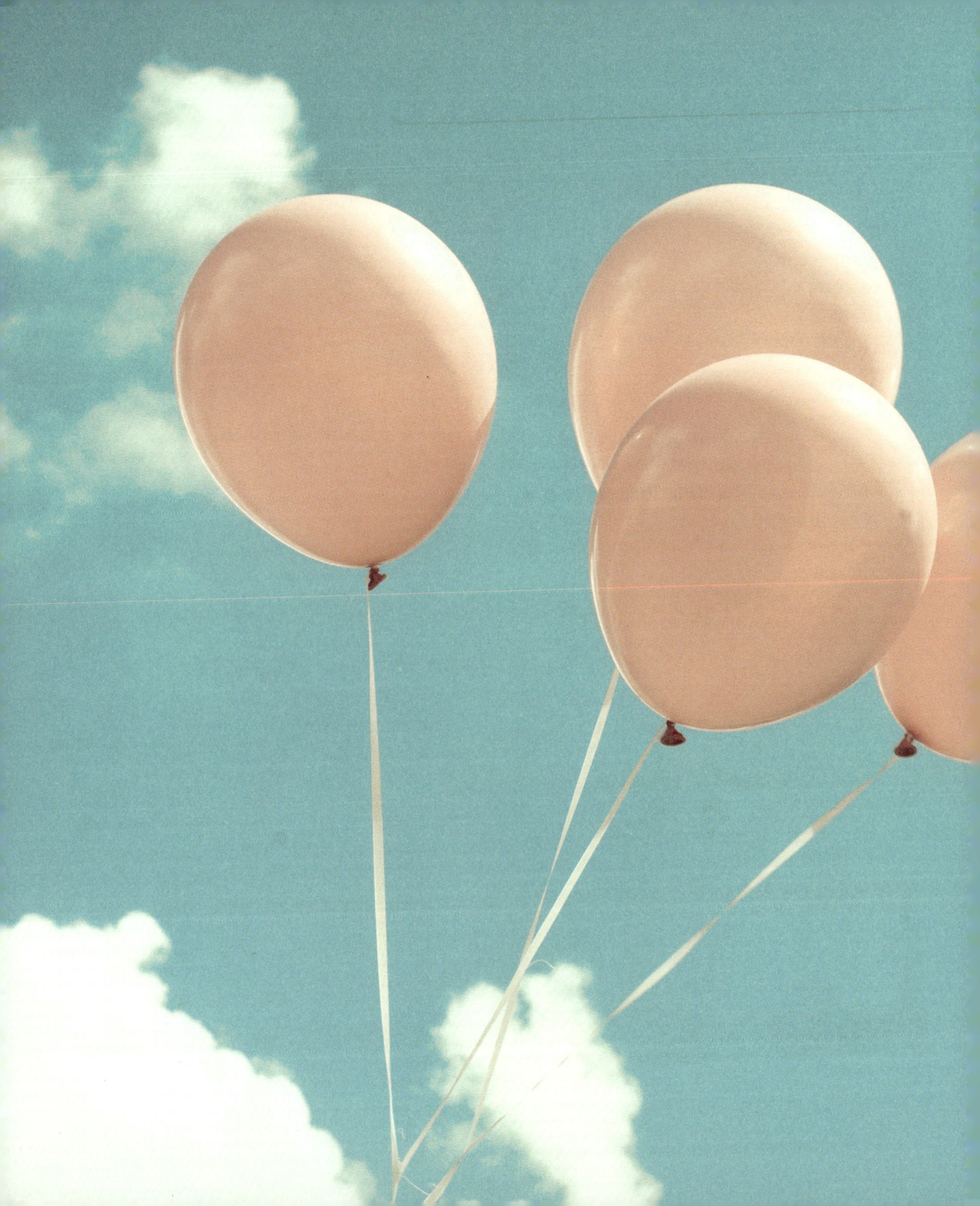

Le 7e mois

Vous Vous passerez votre cinquième examen prénatal obligatoire et votre troisième et dernière échographie.

Bébé À la fin du mois, il pèse 1,5 kg. Il ressent vos émotions, a un vrai rythme respiratoire et développe son sens du goût !

LE 7e MOIS

semaine 27

Nous entrons maintenant ensemble dans votre 7e mois.

Vous êtes de plus en plus ronde et soyez-en fière car je suis sûre que chacun de vos proches doit vous donner ses impressions et son avis sur votre grossesse ! Exhibez vos rondeurs, elles inspirent le bonheur que les futures mamans portent en elles…

Vous entendrez toutes sortes de commentaires sur la façon dont vous portez votre bébé : « Il est très haut, très bas, il bouge beaucoup, il aura du caractère… » Prenez ces remarques avec recul et amusement car elles partent d'une bonne intention ! Et sachez qu'aucune grossesse ne ressemble à une autre et les mouvements d'un bébé ne présagent vraiment pas du tout de son futur tempérament une fois né ! Certaines mamans s'étonnent d'avoir un nouveau-né très calme alors qu'il gigotait sans cesse dans leur ventre pendant toute la grossesse, alors que d'autres jeunes parents auront des petits « agités » qui étaient pourtant très zen pendant neuf mois !

Vous êtes de plus en plus fragile d'un point de vue physique, je vous recommande de surtout vous ménager et de rester à l'écoute de votre corps et de ce que vous éprouvez. Si vous vous posez des questions, ou avez le moindre doute sur la façon dont votre bébé bouge, si cela vous semble différent, attire votre attention, n'hésitez pas à appeler votre médecin ou la sage-femme.

Vous ne dérangerez jamais ; vous seule pouvez sentir ce qui se passe dans votre ventre. Une vraie relation s'installe entre votre bébé et vous, une réelle complicité car vous communiquez l'un avec l'autre et c'est ainsi que vous percevez des signaux, des sensations qui sont des indications précieuses sur votre grossesse. Donc, n'hésitez pas à parler de vous, de votre ressenti, ce qui sera très positif pour votre relation mère-enfant qui se renforce au quotidien.

Vous aurez connu beaucoup de phases très différentes pendant cette grossesse et vous allez encore vous surprendre vous-même ! Eh oui, les hormones bouleversent totalement celle que vous connaissiez juste avant... c'est simplement parce que la nature fait bien les choses et qu'elle vous prépare ainsi, intérieurement, à la maternité. Tout votre être se tend vers le rôle de maman que vous serez bientôt prête à exercer de tout votre cœur.

À savoir — UN BÉBÉ VIABLE

Malgré ses poumons immatures le fœtus est viable à ce stade de votre grossesse depuis quelques semaines. En France, la viabilité fœtale est fixée à 22 semaines, c'est-à-dire que tout bébé né après cette date est considéré comme officiellement né.

Il pourrait survivre hors de vote utérus, grâce à un respirateur pour l'aider à s'oxygéner et aux moyens actuels de la médecine néonatale.

Après 26 semaines, chaque jour en plus s'accompagne d'une amélioration de la maturité des poumons et diminue les autres risques. Alors reposez-vous avant tout pour mener votre grossesse à terme et mettre toutes les chances du côté de bébé.

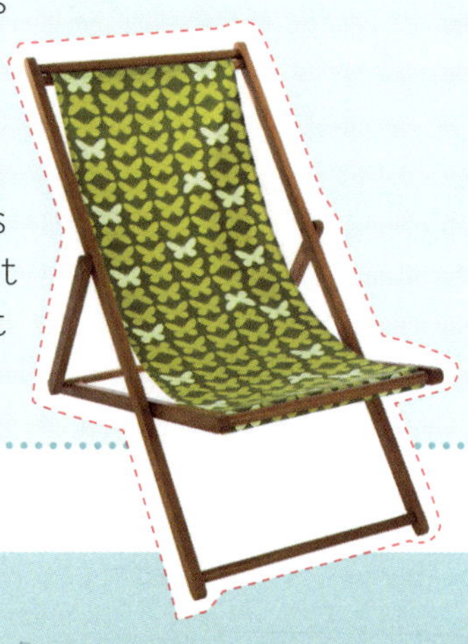

Mon conseil grossesse :

Les bouleversements de la grossesse nous mettent à rude épreuve tant dans notre corps que dans notre tête, parfois tout s'accumule tant vous vous sentez différente, happée par ces changements que vous ne maîtrisez plus et rien que de penser à tout ce qui vous attend à l'arrivée de bébé, vous vous sentez débordée, voire paniquée ! Sachez que ce sentiment est commun à toutes les futures mamans même celles qui ont déjà des enfants car c'est encore plus d'organisation, sans parler de celles qui attendent des jumeaux ! Alors une seule règle à appliquer quand vous sentez que c'est trop... Pensez à vous, rien qu'à vous et seulement à vous ! Il faut savoir être égoïste par moments et la grossesse vous le permet car personne ne vous en voudra de vous concentrer sur vous-même, de profiter des petits plaisirs qu'offre la vie : faites un tour chez l'esthéticienne, sortez entre copines ou regardez votre film préféré avec une bonne glace sans culpabiliser !

Plus vous serez épanouie et plus votre grossesse se passera sereinement car bébé va en profiter et cela se lira sur votre visage également.

Ma santé

Si pendant le dernier trimestre de la grossesse il est fréquent de ressentir certaines gênes et désagréments, il n'est pas normal d'avoir mal au ventre et dans sa région et surtout d'avoir mal en continu. La mise en tension des ligaments qui lient l'utérus à la paroi abdominale peut effectivement donner des douleurs à l'aine qui devraient s'atténuer avec la position allongée. Si votre ventre devient sensible au toucher ou si les douleurs sont persistantes, et/ou régulières, consultez sans attendre ou rendez vous à la maternité pour faire un monitoring. N'hésitez jamais, il vaut mieux une fausse alerte et les sages-femmes sauront vous rassurer.

Est-ce normal ? Je sais qu'il faut parler à son bébé mais je ne sais pas quoi lui dire !

C'est vrai que nous conseillons aux mamans de parler à leur bébé et que cette communication entre la maman et son futur enfant est un moyen d'apprendre à se connaître mais ce n'est surtout pas une obligation ! Vous n'avez pas à vous forcer, bien au contraire, rassurez-vous. C'est ce que vous ressentez pour votre enfant qui est primordial et il y a beaucoup d'autres moyens d'entrer en contact avec lui. Vos mains qui caressent votre ventre lui en disent beaucoup, votre chanson préférée que vous lui faites écouter ou un bain relaxant dont il ressent les bienfaits avec vous… Ainsi vous pouvez lui faire partager vos sentiments au quotidien et vous aurez tout le temps de lui dire ce que vous ressentez quand il sera dans vos bras…

Info nutrition : consommez frais !

Pensez à consommer des aliments frais ! Afin que tous vos aliments conservent leur apport maximum en vitamines et autres nutriments essentiels à la croissance de bébé. Assurez-vous de la provenance de chaque produit et que la chaîne du froid soit toujours bien respectée. Enfin ne les laissez pas traîner trop longtemps dans votre réfrigérateur.

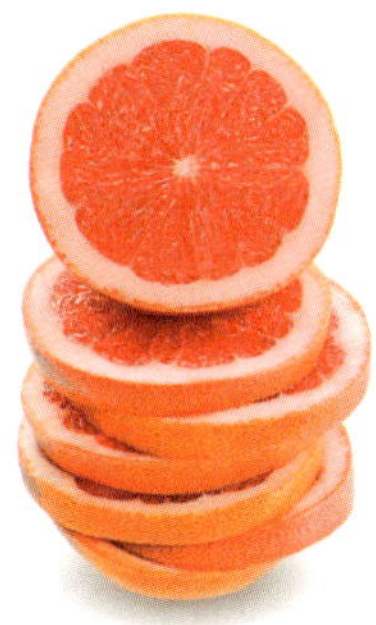

Info grossesse : huiles essentielles et grossesse

Les aromathérapeutes compétents déconseillent d'appliquer directement une huile essentielle sur la peau au cours d'un bain ou d'un massage sans avis spécialisé. Méfiez-vous des masseurs non formés à l'aromathérapie, qui est l'utilisation thérapeutique d'huiles essentielles, pendant votre grossesse. En effet, la concentration de certaines huiles implique qu'elles soient utilisées à des doses beaucoup moins élevées avec une femme enceinte, même pour un simple massage. Il est également recommandé de ne pas faire brûler certaines huiles pour parfumer une pièce… alors renseignez-vous auprès de professionnels tels que votre pharmacien avant toute utilisation.

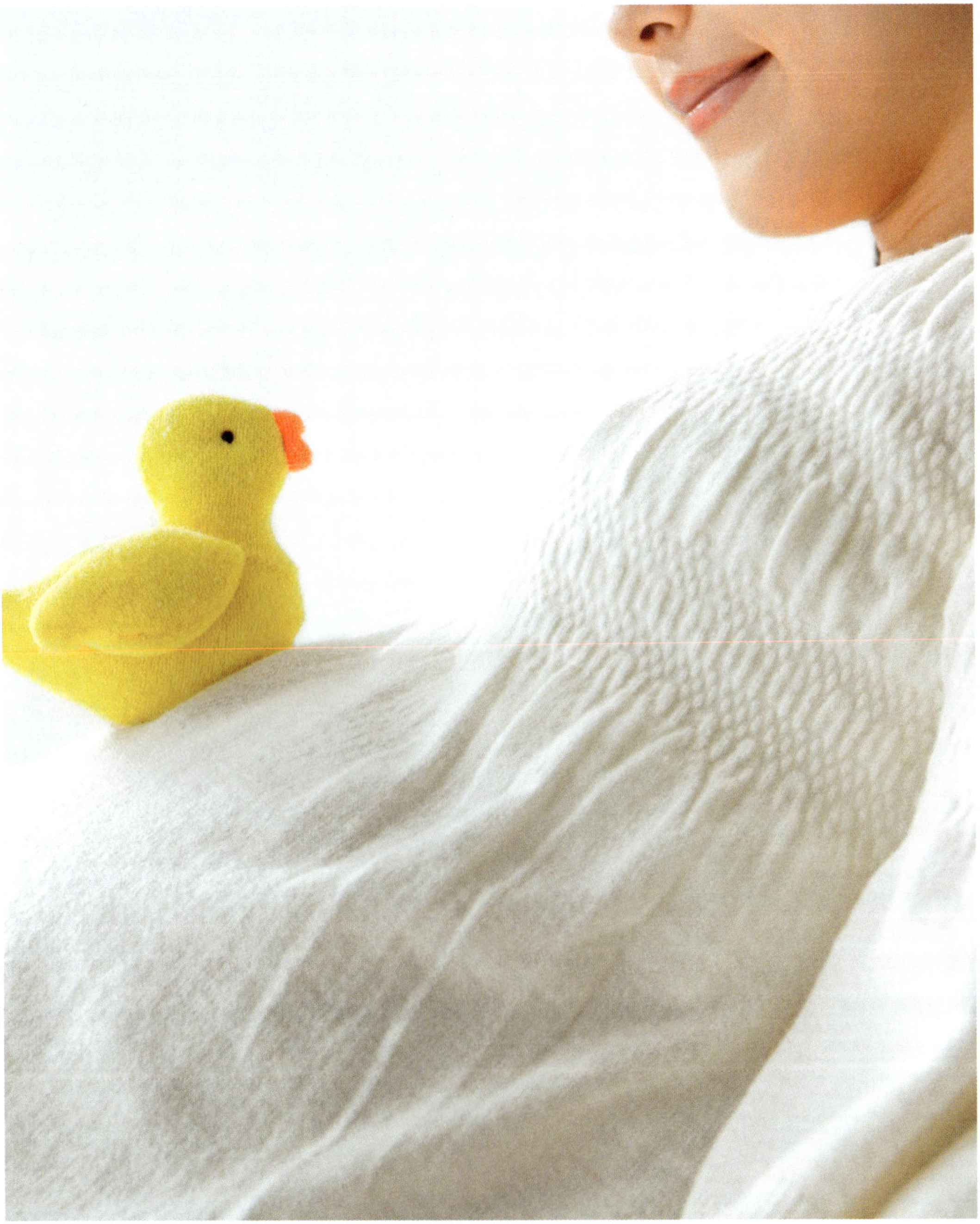

Mon astuce de la semaine

Vous saviez tout juste que vous étiez enceinte que déjà les mille et une manies de votre homme vous agaçaient au plus haut point ? Si vous n'avez pas été jusqu'à le lui dire vous l'avez au moins pensé très fort, voire montré habilement pour qu'il réagisse. Et son regard abasourdi ne vous aura pas plus convaincu que lui n'aura compris où vous vouliez en venir ! Le « Il faudra que tu ranges tout ton bureau car quand le bébé sera là il attrapera tout ce qu'il a sous la main et on doit prendre l'habitude que chaque chose soit à sa place ! » sera de toute façon mal interprété par votre conjoint ! Au pire, il a l'impression d'entendre sa mère... et au mieux il vous dira qu'il a bien le temps avant que bébé ne marche ! **Alors n'oubliez pas que la diplomatie fait avancer les choses beaucoup plus vite**. Ajoutez-y un peu de sensibilité, une touche de séduction et beaucoup d'amour et vous obtiendrez tout ce que vous voulez.

Plus d'infos

- Sachez que les yeux qui se posent sur une femme enceinte sont toujours très complaisants…
- C'est dans notre tête que l'accord ne se fait pas entre ce à quoi l'on avait imaginé ressembler… et ce corps qui nous envahit maintenant !
- Si votre référence est la « Une » du dernier magazine avec cette top model enceinte de 8 mois avec 5 kg dans le ventre ni plus ni moins, vous mettez la barre très haut car, elle, a un coach privé, un cuisinier, un diététicien, une masseuse personnelle…
- Alors plutôt que de vous appesantir sur votre sort, faites de votre corps votre ami, votre allié car tant que vous restez dans les hostilités, ce sera dramatiquement inégal côté combat !

DOSSIER

L'évolution de votre ventre mois après mois

Le troisième trimestre

Lors de ce dernier trimestre, vous devrez avant tout manger sainement et vous reposer tout en continuant d'entretenir votre forme afin de rassembler toute votre énergie pour la naissance.

7e mois

Bébé atteint déjà une quarantaine de centimètres et pèse près d'1 kilo et demi ! Votre utérus atteint presque votre thorax. À ce stade, vous commencez les cours de préparation à l'accouchement. **Bébé suit très attentivement tout ce qui se passe autour de lui** et il est bien agité ! Sachez que la prise de poids est plus importante en fin de grossesse alors continuez à manger équilibré.

8e mois

Vous avez un « vrai » corps de femme enceinte maintenant et bébé pèse son poids, ce qui vous fatigue vraiment. Vos seins sont prêts pour l'allaitement. Vous avez pris une dizaine de kilos depuis le début de votre grossesse et sachez qu'il est normal de prendre **près de 500 grammes par mois pendant les deux derniers mois.** Si ce n'est pas déjà fait, votre bébé va se retourner pour prendre la bonne position.

Vous commencez à avoir des contractions car votre utérus s'entraîne pour le grand jour ! Tant qu'elles sont irrégulières et indolores, pas de panique, le travail n'a pas encore commencé. Informez toujours votre médecin lors de chaque visite ou parlez-en aux sages-femmes lors de vos séances de préparation, elles pourront vous examiner, vous conseiller et vous rassurer.

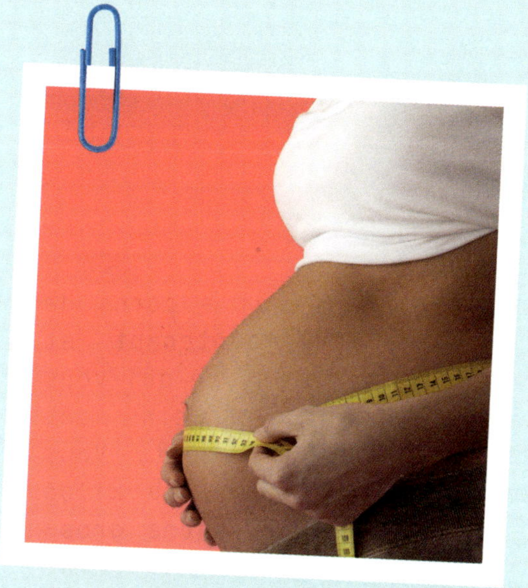

9e mois

Plus que quelques semaines ou quelques jours, alors surtout **reposez-vous et profitez de votre congé maternité.** Votre ventre est bien gros, voire très gros, et vous êtes de plus en plus cambrée, aussi ménagez-vous pour être prête à accueillir bébé. Votre utérus et bébé descendent un peu plus bas dans votre abdomen pour préparer la sortie de bébé. Si au cours de votre grossesse bébé a beaucoup bougé, là il n'a plus vraiment de place, il attend de pouvoir enfin vous rencontrer avec son papa !

Si vous oubliez vos rendez-vous et avez l'impression de perdre la mémoire, c'est normal ! Votre esprit et votre corps se concentrent sur bébé et l'accouchement imminent, détendez-vous et notez les rendez-vous important.

Bébé va grossir considérablement pendant ce trimestre, prenez le temps pour vous et votre famille qui s'agrandit : vous aurez besoin de repos pour vous préparer à l'accouchement, emmagasiner des forces et surtout éviter un accouchement prématuré.

semaine 28

Vous voilà maintenant installée dans un très bon rythme...

...vous avez certainement pris des repères dans la journée, vous avez vos habitudes pour faire des petites pauses et vous dégourdir les jambes. Pensez aussi à boire régulièrement dans la journée et à prendre des petites collations équilibrées car votre bébé puise dans vos ressources et vous avez besoin de toutes vos forces pour mener votre grossesse le plus loin possible, le but étant d'aller jusqu'au terme !

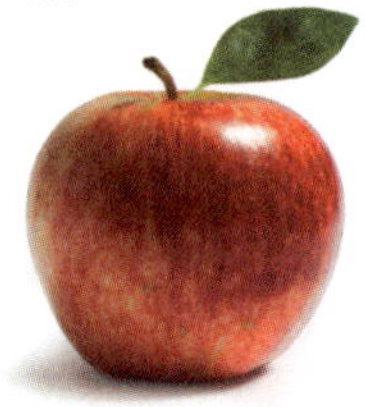

Votre bébé a peut-être le hoquet de temps en temps, ce qui est très surprenant comme sensation au début, je vous l'accorde, mais c'est tout à fait normal à ce stade et puis l'on s'y habitue très vite. Des petits sourires viendront illuminer votre visage à chaque fois que vous ressentirez ces drôles de bruits car c'est un signe de bonne santé !

N'oubliez pas de prendre soin de vous et ne vous lancez pas dans de gros travaux d'aménagement maintenant, si vous ne pouvez pas faire autrement sollicitez de l'aide autour de vous, mais ce n'est pas le moment de revoir toute la déco seule ! Le futur papa s'en chargera avec plaisir, j'en suis sûre, et vos amis n'hésiteront pas à vous donner un coup de main pour tout ce qui est trop lourd et dangereux pour votre santé et celle de bébé. Je sais bien qu'à ce stade de votre grossesse, vous êtes en pleine forme et que surtout vous avez mille et une idées pour aménager votre petit cocon,

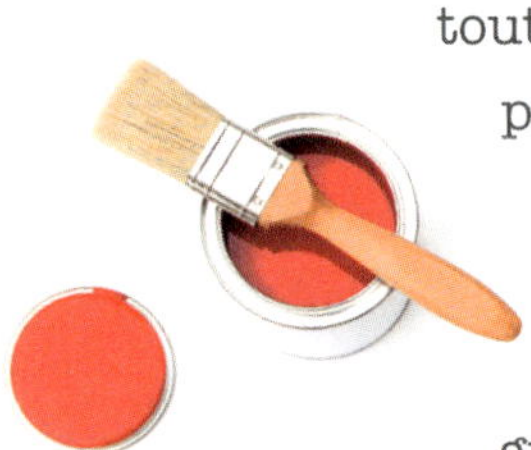

mais soyez prudente ! Rappelez-vous que votre bébé voudra avant tout manger à sa faim et dormir les premiers temps, sans se soucier de savoir si son armoire est assortie à son tour de lit !
Ceci simplement pour vous dire qu'il faut **relativiser et ne pas vous inquiéter ni vous stresser** pour des petits détails. **Attachez-vous à l'essentiel,** tout ce qui est vraiment important à vos yeux pour l'arrivée de bébé. **Faites une liste de ce qu'il vous reste à faire** et barrez au fur et à mesure... Vous verrez que vous vous sentirez bien mieux en réalisant, à chaque fois, tout ce que vous avez déjà pour la naissance. Lisez notre dossier spécial « La valise et le nécessaire pour bébé et maman » à la fin de cette semaine, page 254. Votre bébé appréciera que sa maman ne soit pas débordée mais bien reposée et disponible, toute à lui et rien qu'à lui !

À savoir — RÉPARTITION DU CONGÉ MATERNITÉ

Les congés maternité sont de 16 semaines pour une grossesse unique et pour un premier ou un deuxième enfant. Sachez que la répartition peut être modifiée si vous vous sentez vraiment bien et que vous souhaitez garder plus de temps pour le congé postnatal afin de profiter plus longtemps de bébé avant de retourner au travail. Le congé maternité comprend à la base 6 semaines prénatales et 10 semaines postnatales, mais si vous n'êtes pas trop fatiguée par votre grossesse pendant le dernier trimestre, vous pouvez ne prendre que 3 semaines prénatales et garder ainsi 13 semaines postnatales pour rester auprès de votre bébé avant la reprise légale de votre emploi.
Dans tous les cas, quel que soit votre choix, **profitez au mieux de ces congés maternité** le moment venu pour faire connaissance avec bébé et approfondir ce lien indéfinissable qui lie une mère à son enfant.

Mon conseil grossesse : Comment mieux dormir à ce stade de ma grossesse ?

Depuis le début de votre grossesse, vous avez pu connaître un sommeil en pointillé, des rêves agités ou du mal à trouver le sommeil. Si les insomnies arrivent mais sont peu fréquentes au premier trimestre, pendant le deuxième trimestre vous retrouvez le sommeil et pouvez encore dormir dans toutes les positions. Le troisième trimestre est moins confortable : crampes, fréquentes envies d'uriner, sommeil agité et mouvements de votre bébé… Sachez que bébé, lui, ne souffre pas de vos insomnies. Voici quelques conseils : l'automassage contre les crampes ou encore du magnésium ou de la vitamine B prescrits par votre médecin. Ne buvez pas immédiatement avant de vous coucher. Surélevez les jambes ou passez un jet d'eau froide pour favoriser la circulation veineuse. Faites attention aux aliments acides (citron, vinaigre) pour éviter les reflux gastro-œsophagiens qui provoquent des brûlures d'estomac et relaxez-vous. Vous pouvez aussi essayer aussi l'homéopathie. Confiez vos craintes sur la grossesse ou l'accouchement à une amie ou une sage-femme qui sauront vous entendre et vous rassurer. Enfin, ne prenez jamais de somnifère sans avis médical et essayez de dormir sur le côté gauche. Ainsi vous devriez retrouver un bon sommeil.

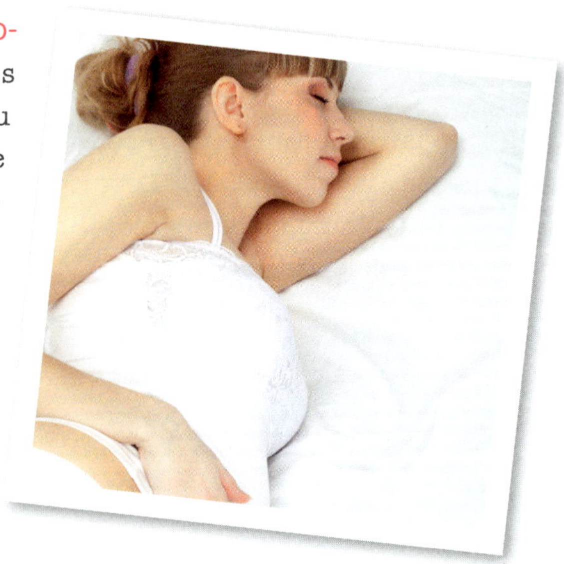

Ma santé

C'est souvent à ce stade de la grossesse qu'apparaissent les premiers signes d'hypertension artérielle. Restez attentive aux symptômes physiques inhabituels et signalez à votre médecin tout ce qui vous arrive entre deux consultations, même si cela vous semble anodin, comme les petits maux tels que : maux de tête fréquents, barre à l'estomac, bourdonnements d'oreille ou troubles de la vision... même s'ils ne sont que passagers, votre gynécologue saura les prendre en compte et prévenir ces désagréments liés à votre grossesse.

Est-ce normal ?

Parfois mon bébé bouge moins que d'habitude.

Rassurez-vous, cela peut arriver que bébé soit plus calme certains jours. Il est d'ailleurs normal que bébé bouge moins durant la fin de la grossesse. Au troisième trimestre, votre bébé prend plus de place et il aura moins d'espace autour de lui pour faire de grands mouvements. Le principal est qu'il se manifeste tout de même durant la journée.

Si vous avez l'impression qu'il n'a pas bougé de la journée, vous pouvez commencer par essayer de communiquer avec lui en posant les mains sur le ventre et en le bougeant. Vous ne lui ferez pas mal en le remuant pour qu'il vous réponde. S'il ne répond pas tout de suite, donnez-vous une demi-heure de pause et recommencez. Bébé ne répond sûrement pas car il est en phase de sommeil profond d'une durée moyenne d'une demi-heure. Si malgré les stimulations il vous semble toujours que votre bébé ne bouge pas assez, alors n'hésitez pas à aller faire un monitoring en maternité pour être rassurée.

Info nutrition :
Privilégiez les grandes surfaces !

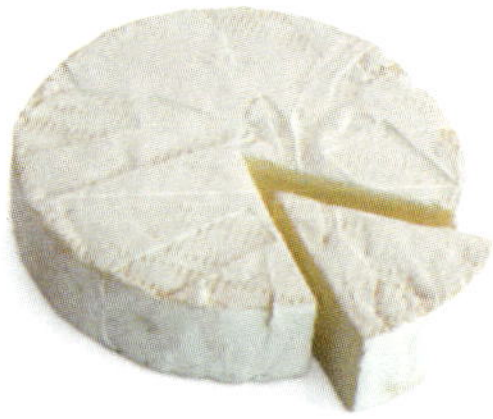

Achetez vos fromages pasteurisés en grande surface plutôt qu'au marché ou à la ferme jusqu'à la fin de votre grossesse. Les contrôles d'hygiène y sont plus stricts et réguliers et la chaîne du froid mieux respectée.

Info grossesse :

Votre estomac et les autres organes digestifs sont de plus en plus comprimés et la progestérone continue de relâcher les muscles intestinaux. C'est pourquoi les brûlures d'estomac, indigestions et constipation sont plus fréquentes à ce stade de votre grossesse.

Mon astuce de la semaine : Éviter les aigreurs d'estomac

C'est un des maux de grossesse les plus fréquents. Plus votre grossesse évolue, plus votre bébé prend de la place et vient comprimer votre estomac vers le haut.

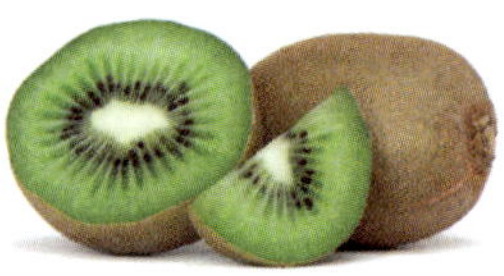

Que faire ?

– Faites attention à votre alimentation en prenant des repas légers et fractionnés et en mâchant lentement.
– Évitez de manger trop gras, trop assaisonné, trop épicé ou trop acide.
– Éliminez également les boissons gazeuses et le café.
– Vous pouvez aussi boire un verre de lait accompagné d'un peu de pain ou manger un yaourt qui aide à neutraliser l'acidité gastrique.

– Ne vous allongez pas immédiatement après un repas.
– Si les brûlures persistent lorsque vous êtes allongée, surélevez votre tête avec des oreillers, ce qui vous aidera à limiter les reflux.
– Portez des vêtements amples au niveau du ventre.
Si vous appliquez ces petits conseils, vous devriez venir à bout de vos aigreurs d'estomac. Si cela ne s'avère pas suffisant, votre médecin pourra vous aider en vous prescrivant des anti-acides qui servent de pansement gastrique, ainsi vous devriez rapidement constater une amélioration.

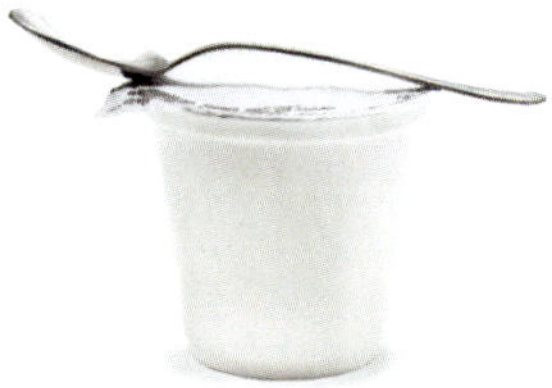

Plus d'infos

LES VÊTEMENTS DE BÉBÉ

• Choisissez toujours des tissus et fibres naturels pour les vêtements de bébé.

• Tous les habits doivent supporter le trempage, le lavage en machine et éventuellement le sèche-linge.

• Un nouveau-né n'a pas encore besoin de chaussures sauf pour les sorties, des chaussettes chaudes et douillettes conviendront très bien.

• N'achetez pas de modèle de vêtement ou bonnet avec cordons, pompons pendants ou longues lanières.

• Ne vous ruinez pas en achat de vêtements de petite taille, même s'ils sont craquants, car votre bébé va grandir très vite !

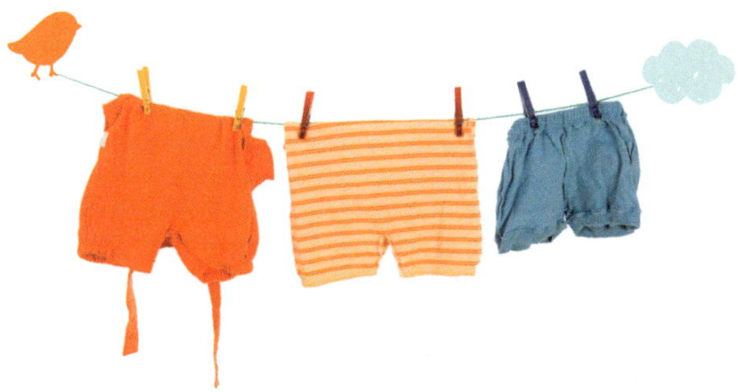

DOSSIER

La valise et le nécessaire pour bébé et maman

Pensez à préparer votre sac ou votre valise à l'avance même si tout n'y est pas encore, mettez-y l'essentiel. En cas de départ précipité, vous serez plus sereine et pourrez vous concentrer sur vous et bébé qui arrive.

INFO PRATIQUE :
Premier conseil, voyagez léger ! Eh oui ! N'en prenez pas trop, vous ne partez pas pour six mois ! 3 ou 4 jours, voire une semaine si vous avez une césarienne, donc inutile de s'encombrer d'un sac trop lourd. Et le papa ou votre famille qui sont aux petits soins pour vous pourront toujours vous rapporter ce qui vous manque.

Votre maternité vous donne une liste des affaires nécessaires et recommandées pour vous et bébé lors de votre séjour.

Prenez les affaires de base pour être à l'aise. Et même si vous ne faites pas un défilé de mode, prenez des affaires qui vous plaisent et vous donneront bonne mine sur les photos ! **Si vous allaitez bébé, pensez à des chemises de nuit ou hauts qui s'ouvrent devant,** ce sera plus pratique pour garder votre intimité quand belle-maman s'obstinera à rester plantée devant vous au moment de la tétée, feignant de ne pas comprendre qu'elle est de trop et que ça se passe juste entre bébé et vous !

Aux tenues confortables, rajoutez un petit gilet car vous serez fatiguée et vous pourrez avoir un peu froid.

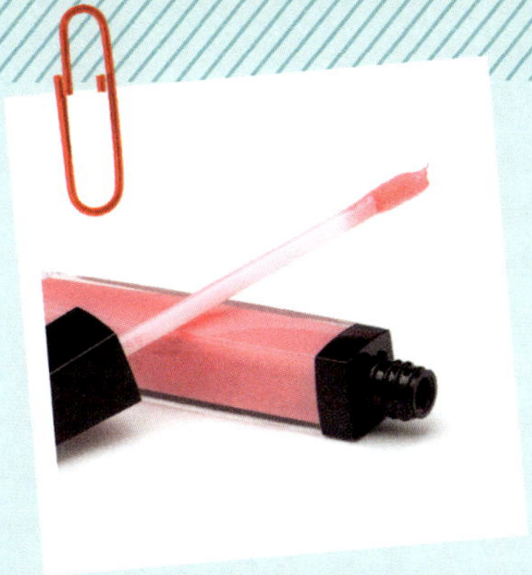

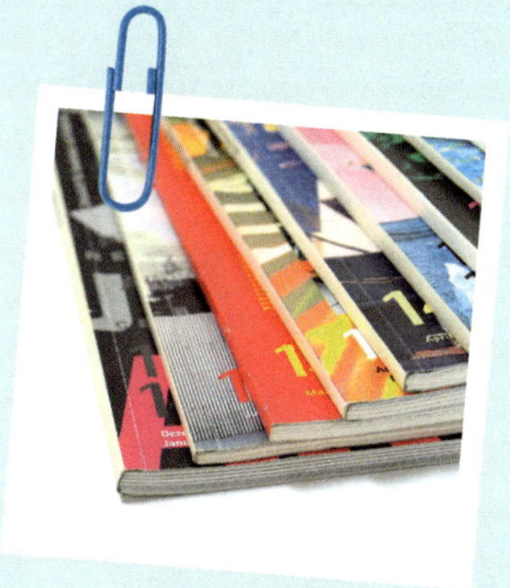

Pensez à emporter aussi quelques petites choses qui vous permettront de vous sentir bien, comme votre **crème préférée ou votre maquillage, quelques magazines ou de la musique.** Ainsi, vous pourrez penser un peu à vous et vous détendre quand bébé dormira. Quoique le mieux serait encore de dormir en même temps que lui, mais la vie de la maternité ne vous en laisse pas toujours la possibilité ! Entre le personnel qui défile dans votre chambre et les visites, vous êtes souvent exténuée.

Pour bébé, prenez-lui **les plus belles grenouillères que vous lui avez achetées.** Bébé sera tout mignon et vous ne vous lasserez pas des « C'est tout son papa, un bel héritier ! » ou « Quelle beauté cette petite ! ». Même si vous accouchez en été, pensez à prévoir quelques vêtements chauds car un nouveau-né est très sensible aux changements de température, et préférez toujours du coton au synthétique pour le confort de bébé. Sachez qu'il vous faudra changer bébé plusieurs fois par jour, alors prévoyez large !

À savoir : si vous hésitez entre les tailles « naissance ou 0 mois », privilégiez la majorité de sa garde-robe en 1 mois, voire 3 mois, car bébé va grandir très vite !

Enfin, ne vous angoissez pas à l'idée d'avoir oublié quelque chose car le papa et vos proches seront là pour vous apporter ce dont vous avez besoin.

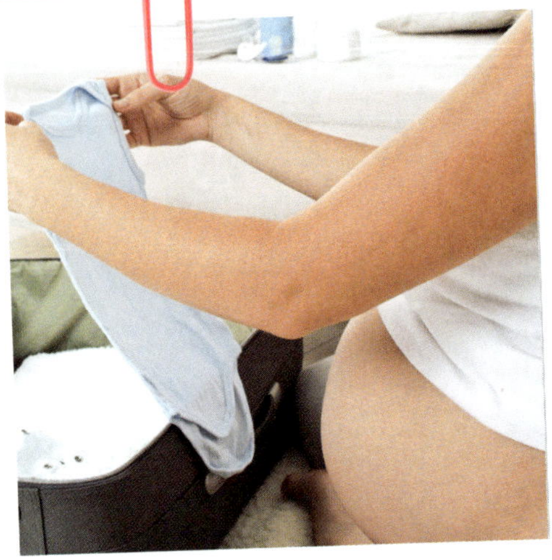

• POUR BÉBÉ :

Les vêtements :

- 5 ou 6 brassières en coton ou bodys
- 5 grenouillères
- 5 pyjamas
- Des chaussettes ou chaussons
- 1 bonnet
- 1 veste chaude
- 4 ou 5 bavoirs
- Un lange de coton

La toilette :

- 3 ou 4 serviettes de toilette (pour en avoir toujours une propre et sèche sous la main)
- 1 bande élastique pour le nombril (vous en trouverez en pharmacie et grande surface)
- 1 savon doux liquide hypoallergénique et au PH neutre de préférence
- 1 brosse à cheveux poils souples
- 1 crème anti-rougeurs
- Sérum physiologique en dosettes
- Les couches sont normalement fournies par la maternité, pensez à poser la question au cours de vos visites.

Et n'oubliez pas le doudou que vous avez choisi pour bébé et la tétine pour parer aux petites crises inconsolables.

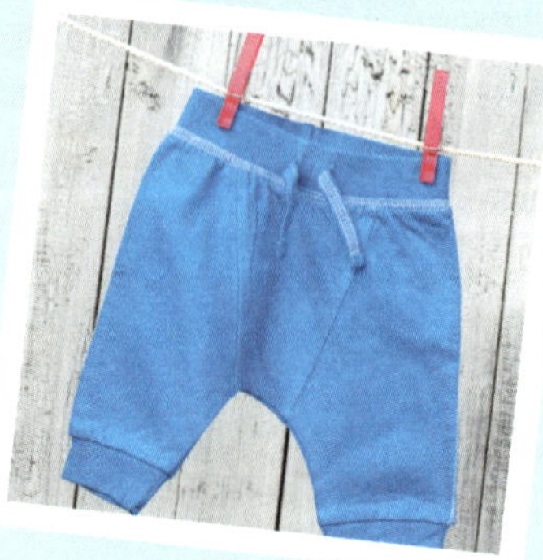

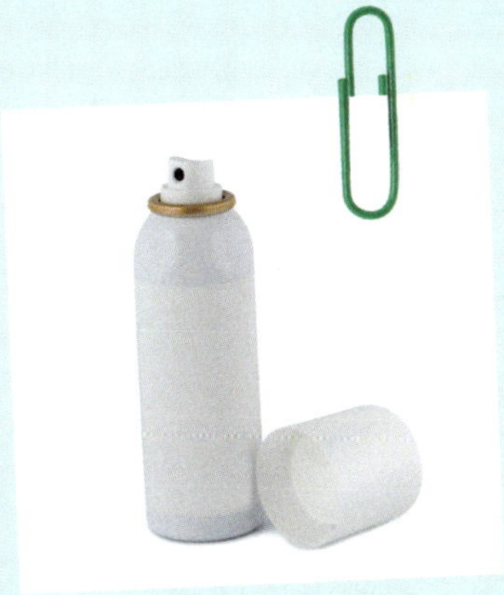

• **POUR MAMAN :**

L'accouchement :

Un grand tee-shirt, une chemise en coton grande taille ou une chemise de nuit en coton, une paire de chaussettes en hiver et un brumisateur.

Appareil photo et éventuellement musique et livre ou magazines.

Le séjour à la maternité :

- 2 à 3 chemises de nuit à ouverture sur le devant si vous allaitez (les pyjamas peuvent vous gêner à l'entrejambe en cas d'épisiotomie)
- Une robe de chambre, des pantoufles et des serviettes de toilette
- Une tenue si vous souhaitez vous habiller pour les visites
- Des culottes jetables
- Des serviettes hygiéniques très absorbantes
- Votre trousse de toilette habituelle, sans oublier un peu de maquillage pour la bonne mine et les photos !
- Un sèche-cheveux (aussi utile pour sécher la cicatrice en cas d'épisiotomie)

Si vous allaitez : 3 soutiens-gorge d'allaitement (une taille au-dessus de celle que vous mettiez les deux derniers mois de grossesse), des coquilles et coussinets d'allaitement, de la pommade, sans parfum et hypoallergénique, en cas d'irritation des mamelons.

semaine 29

Nous voilà bien ancrées dans votre troisième trimestre !

Bébé mesure 36 cm pour 1,3 kg.

Beaucoup de choses se sont passées depuis l'annonce de votre grossesse, n'est-ce pas ! Et maintenant vous pensez certainement de plus en plus à l'accouchement, avec l'appréhension qui arrive inévitablement plus l'on se rapproche de la date prévue ! Ne vous inquiétez surtout pas.

Vous devez savoir que cette angoisse est ressentie par toutes les femmes, de manière plus ou moins forte, il est vrai, mais que l'on en soit à sa première grossesse ou à la troisième, chacune d'entre nous est saisie à un moment donné par cette crainte de ne pas être à la hauteur, de ne pas y arriver ou d'avoir mal !

Beaucoup de mamans gardent ces sentiments pour elles de peur d'être critiquées ou mal jugées sur leur aptitude à devenir mère... Mais vous devez savoir que se demander si votre bébé va pouvoir sortir ou d'avoir peur de la péridurale ou encore avoir déjà envie que bébé soit là parce que la grossesse, vous en avez « ras-le-bol », toutes ces pensées sont tout à fait normales lorsqu'on est enceinte et la plupart des femmes m'ont confié l'avoir vécu !

Et je vous rassure, c'est vraiment légitime et en même temps très sain que cette inquiétude s'exprime. Vous devez en parler, avec le futur papa, avec vos proches, vos amies ou pendant les réunions de préparation à l'accouchement ! Vous n'êtes pas la seule, toutes les femmes enceintes passent par cette étape qui est nécessaire pour devenir maman. Surtout n'attendez pas le jour de l'accouchement pour en parler.

Préparez-vous à cette naissance par des séances de relaxation, posez des questions à votre gynécologue, aux sages-femmes, même celles qui *a priori* vous semblent absurdes, aucun sujet n'est tabou pendant votre grossesse, de plus vous avez le droit et le devoir de vous informer car plus vous en saurez et plus vous serez préparée à l'arrivée de votre enfant.

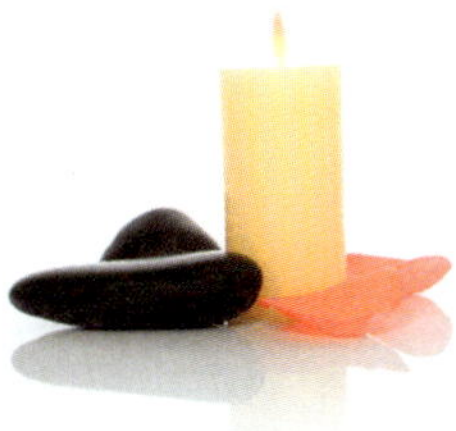

À savoir — NAISSANCE PRÉMATURÉE

Environ 7 % des naissances en France sont prématurées : avant 37 semaines.

À ce stade, votre bébé est viable mais les risques d'accouchement prématuré existent et peuvent entraîner des séquelles dangereuses pour votre bébé.

À notre époque, la plupart des bébés nés prématurément survivent et se développent normalement grâce aux grandes avancées de la médecine néonatale.

Les bébés nés vers la 32e semaine ont 90 % de chances de survie et plus de 80 % d'entre eux n'auront aucune séquelle après quelque temps passé dans une unité de soins intensifs.

Cependant, les grands prématurés, nés avant 30 semaines, ont encore un risque de handicap important même s'ils survivent.

Si vous perdez les eaux avant 37 semaines ou que vous souffrez de douleurs abdominales, de saignements vaginaux ou de contractions utérines, contactez votre maternité sans attendre, une sage-femme ou un médecin vous examinera.

Mon conseil grossesse :

Au cours de ce dernier trimestre, vous aurez davantage de difficultés respiratoires, il peut également vous arriver d'avoir quelques étourdissements ou vertiges si vous restez longtemps debout ou immobile, vous constaterez aussi que vous vous essoufflez beaucoup plus vite...

Alors ménagez-vous et n'oubliez pas que vous êtes prioritaire dans les files d'attente et les transports en commun, faites-vous respecter et imposez-vous si les gens ne le font pas d'eux-mêmes, car rester debout à ce stade de votre grossesse augmente le risque de sciatique, varices, relâchement du col et maux de dos !

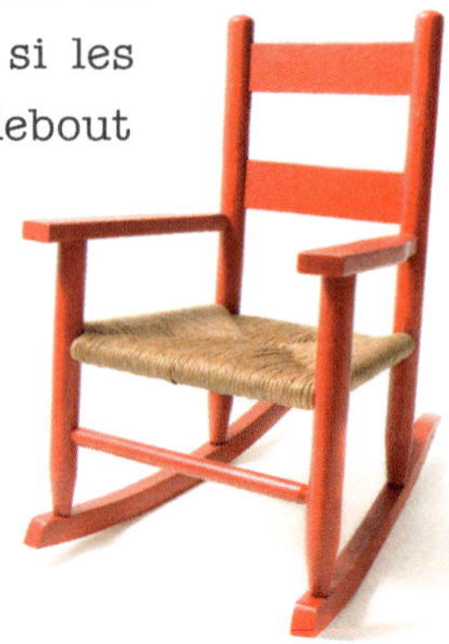

Ma santé

À la maison ou au bureau, les substances potentiellement toxiques pour bébé comme pour vous sont légion.
Évitez de manipuler des produits toxiques ; inhalés, ces poisons pénètrent dans le sang et intoxiquent le fœtus, même si la plupart des bébés sont bien portants malgré tout.
Cela comprend notamment : les solvants, les détergents volatiles, les nettoyants pour four, les produits pour coloration et permanente capillaire, les laques, les pesticides domestiques et industriels, les produits pour décaper le bois...

Est-ce normal ?

Mon col est un peu ouvert, mais mon gynécologue ne m'a pas arrêté alors que j'ai du trajet pour me rendre au travail.

Tout d'abord, rassurez-vous ; il arrive assez souvent que le col s'ouvre au dernier trimestre. Il est alors généralement conseillé à ce moment-là, en complément d'un traitement prescrit par votre gynécologue, de rester le plus souvent possible au repos, assise ou allongée et d'éviter les activités physiques, voire les trajets longs en voiture.

Les gynécologues connaissent bien leur métier en règle générale, et s'il ne vous a pas arrêté c'est que soit il a estimé que votre ouverture de col ne semblait pas inquiétante, soit il n'a pas bien compris vos conditions de travail et de trajet pour aller au travail. Vu vos inquiétudes à ce sujet, le plus simple est de le rappeler et de lui en parler tout simplement, en lui expliquant vos inquiétudes et votre questionnement et en lui demandant clairement si selon son examen lors de votre dernière visite, vous ne prenez aucun risque pour l'évolution de votre grossesse avec vos conditions de travail et de trajet actuels, que vous veillerez bien à lui rappeler.

Quoi qu'il arrive, en dehors du travail, reposez-vous au maximum en position allongée pour compenser et limiter de toute façon les risques. Et si vous avez vraiment la sensation de prendre trop de risques à votre travail, reparlez-en à votre médecin et demandez-lui un congé pathologique.

Info nutrition : se préparer à nourrir bébé

Vos seins peuvent commencer à sécréter le colostrum, un liquide jaune et épais particulièrement riche qui précèdera le lait lors des premières tétées de bébé. Mettez alors des petits coussinets de coton dans votre soutien-gorge pour éviter de tacher vos vêtements et prenez soin de vos seins très fragiles pendant toute la grossesse.

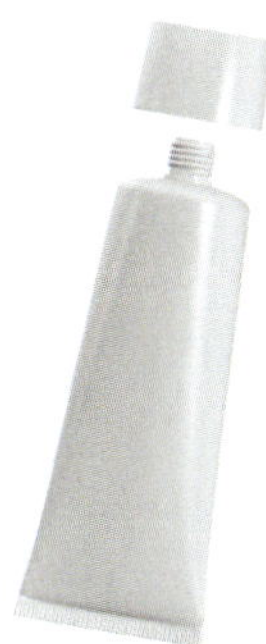

Info grossesse :

Concernant le congé maternité, vous devriez recevoir les papiers à temps si vous les avez bien envoyés à votre employeur et à la CPAM. En fait, dès que votre médecin vous prescrit un arrêt de travail, il vous faut envoyer les volets 2 et 3 à votre caisse d'assurance maladie et le volet 4 à votre employeur. Sachez que les congés de maternité sont déterminés en fonction de la date de votre terme notée sur votre déclaration de grossesse. Les congés sont de 16 semaines pour un premier enfant, avec 6 semaines prénatales et 10 semaines postnatales. Vous pouvez choisir de prendre 8 semaines pré- et postnatales. Votre médecin peut rajouter 2 semaines prénatales comme semaines de grossesse pathologique. Vous pouvez donc, avec l'accord de votre médecin, avoir 10 semaines prénatales. Le terme est donné à 41 semaines d'aménorrhée, cela débutera votre congé de maternité à partir de votre 31e semaine d'aménorrhée (29e semaine de grossesse).

Ma vie de famille

Si, plus vous approchez du terme, plus votre enfant vous montre qu'il n'est pas vraiment ravi et tente de capter votre attention en faisant mille et une bêtises, c'est normal. Soyez patiente et compréhensive, c'est sans aucun doute l'expression de son inquiétude à propos de ce qui va se passer. Pensez à organiser à l'avance votre départ pour la maternité afin qu'il sache où il sera exactement quand le bébé va naître, ce qui va le rassurer. Chez papy et mamie, chez la nounou, avec ses cousins ou chez son meilleur ami… Bref, il doit le savoir pour visualiser et intégrer le fait que vous partirez quelques jours et reviendrez avec son petit frère ou sa petite sœur, ou les deux !

Plus d'infos

• Maintenant que vous avez fait votre petite, ou plutôt très longue, liste de tout ce qu'il faudra pour bébé, il est temps de convaincre le papa !

• Parlez-en progressivement avec votre homme, qu'il sache un peu à quoi s'attendre : en partant de la layette pour arriver au lit et en passant par les biberons, la poussette multifonctions…

• Choisissez bien le contexte et le moment pour lui présenter votre désir frénétique d'acheter tout ce qu'il y a de mieux pour l'arrivée de votre cher petit ange.

• Inutile de le déranger pendant son match de foot, ni de l'évoquer juste avant qu'il parte retrouver ses copains, mais plutôt dans un moment de complicité à deux ou vous le sentirez tout disposé à vous écouter et à vous accompagner…

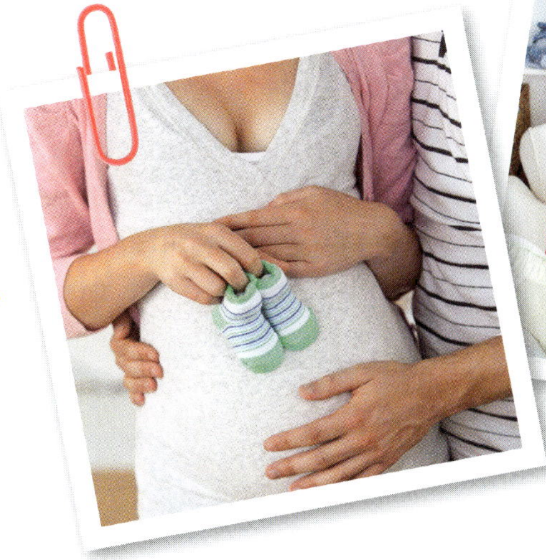

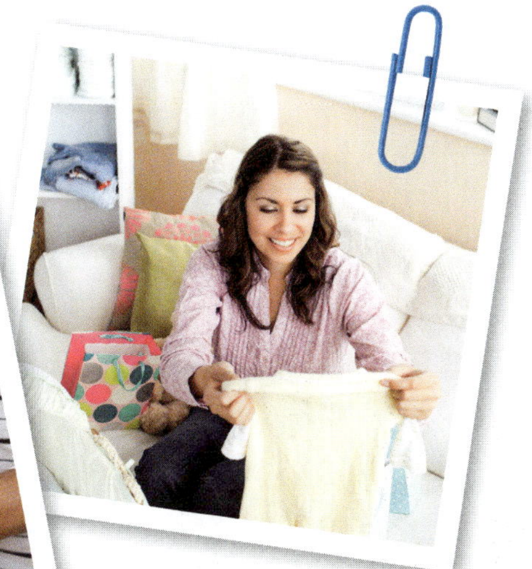

Bien choisir sa poussette

La poussette est l'un des achats les plus importants pour vous, car elle vous servira chaque jour pendant plusieurs années.

Pour cet achat primordial dans votre nouvelle vie de parents, vous devez avant tout penser **« pratique » ! Si une poussette doit être confortable et adaptée à bébé, elle doit également et surtout correspondre vraiment à vos besoins.**

Il n'est pas toujours facile de s'y retrouver parmi toutes les offres que l'on trouve maintenant en magasin : poussette, landau, combiné landau-poussette, petites ou grandes roues, tout-terrain, multiples accessoires…

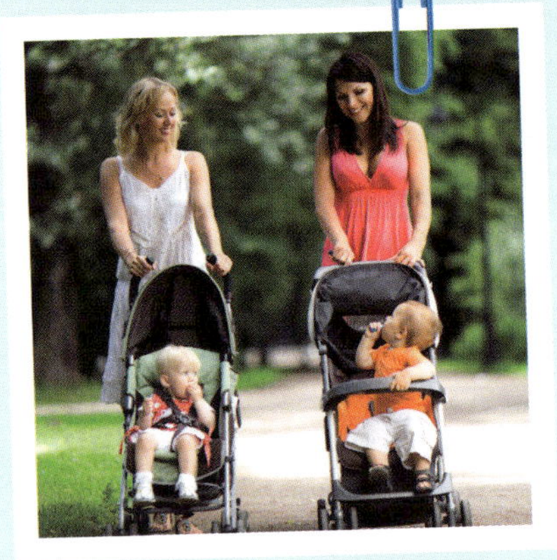

- Vérifiez avant tout qu'elle est homologuée avec la norme NF pour la sécurité de bébé.
- Pensez à choisir une poussette très maniable, légère et surtout facile à plier et à ranger.
- Pour le confort de bébé, elle doit être évolutive et s'adapter à l'âge, du nouveau-né jusqu'au petit enfant qui sait déjà marcher, cela vous permettra de faire de vraies économies.

Voici **quelques astuces pour bien choisir,** car la promenade occupe une bonne partie des journées de bébé, alors autant que ce soit aussi confortable pour lui que pour vous !

Visuellement, la poussette doit vous plaire, bien sûr, vous aurez ainsi beaucoup de plaisir à y mettre bébé mais comparez bien les prix en fonction des qualités :

- **De la naissance à 9 mois :** le combiné landau-poussette est l'idéal car il comprend une nacelle qui permet d'offrir de bonnes conditions de sommeil à

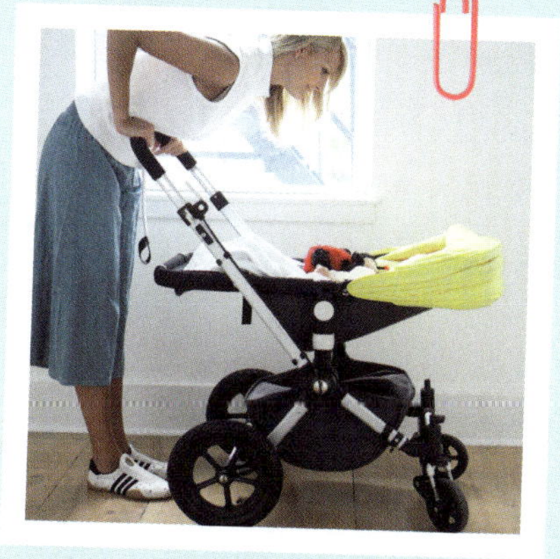

bébé. Un bébé dort entre 18 et 20 heures par jour !

- **Jusqu'à 13 mois :** les combinés avec le siège dos à la route sont aussi très pratiques pour passer de la poussette à la voiture d'un simple clic. Si dès 3 mois bébé tient sa tête tout seul et peut rester en position semi-assise, il faut penser à son confort et ne pas en abuser. Pour la croissance de bébé, la position allongée est essentielle les premiers mois.
- **Jusqu'à 4 ans :** dès 6 mois, bébé veut tout voir, le hamac inclinable est l'idéal pour les promenades.

Quelle que soit la saison où vous accouchez, vous aurez besoin d'une housse anti-pluie. Si vous accouchez en été, une ombrelle sera aussi nécessaire pour protéger bébé.

Quelques recommandations importantes avant d'acheter :

- Calculez **votre budget puériculture par ordre d'importance : le lit de bébé, la table à langer et la poussette sont les trois gros achats de la première année de bébé,** alors pour ne pas faire de dépenses exagérées pensez à acheter utile et fixez-vous une moyenne de prix à ne pas dépasser. Car une fois dans le magasin, on est vite tenté par toutes les options multifonctions qui souvent ne servent pas, si ce n'est à augmenter le prix !
- Pensez à acheter votre poussette en grande surface plutôt que dans les petits magasins de puériculture, la qualité est la même pour un coût plus abordable.
- Méfiez-vous des occasions et des prêts car même si c'est moins cher, voire gentiment proposé par des amies, vous n'êtes pas sûre de la qualité et la sécurité de votre enfant passe avant tout.

Enfin, n'oubliez jamais que bébé doit toujours être attaché dans sa poussette même pour quelques instants.

semaine 30

Cette semaine est celle de votre troisième et dernière échographie.

Vous allez pouvoir rencontrer une dernière fois votre bébé avant le grand moment de la naissance !

Ce bébé imaginaire pour l'instant, dans le sens où il n'est pas encore né, prend de plus en plus de place dans votre vie mais aussi dans votre tête... Vous vous voyez déjà avec lui ou elle dans vos bras. Quand vous vous promenez, vous êtes ensemble sur ce chemin et souriez de tout ce que vous allez lui faire découvrir, vous l'imaginez dans ce petit pyjama qui est déjà votre préféré et vous avez craqué devant cette adorable peluche, sans doute trop grosse et trop chère, mais rien n'est trop beau pour ce petit être qui arrive bientôt ! Votre bébé est déjà là, car il grandit dans votre ventre et vous le faites vivre dans votre esprit.

Surtout, fuyez tout stress ou source de contrariété qui viendrait s'ajouter à cette fin de grossesse, qui n'est pas évidente à supporter pour certaines d'entre nous.

Pensez à éviter les stations debout prolongées car vos jambes souffrent de plus en plus du poids que vous portez. Vos pieds et vos chevillent sont peut-être gonflés, parlez-en à votre médecin et soulagez vos jambes à tout moment de la journée, même au bureau, n'hésitez pas à vous mettre à l'aise. Les gens sont de plus en plus compréhensifs et serviables, alors profitez-en !

Entourez-vous des bonnes personnes qui dégagent **une énergie positive** et laissez les grincheux et les personnes agressives de côté. Vous avez besoin de bien-être et de détente. Gérer votre quotidien vous occupe déjà bien assez pour ne pas avoir à endosser les problèmes des autres, qui ne se rendent pas toujours compte que vous avez envie et besoin d'être rassurée plutôt que l'inverse !

Vous devez penser à protéger votre bébé pour éviter toute naissance prématurée, aussi **reportez tout ce qui peut vous fatiguer inutilement ou déléguez...** Eh oui, je sais bien que vous êtes habituée à tout gérer toute seule, mais c'est la santé de votre bébé qui en dépend alors re-po-sez-vous !

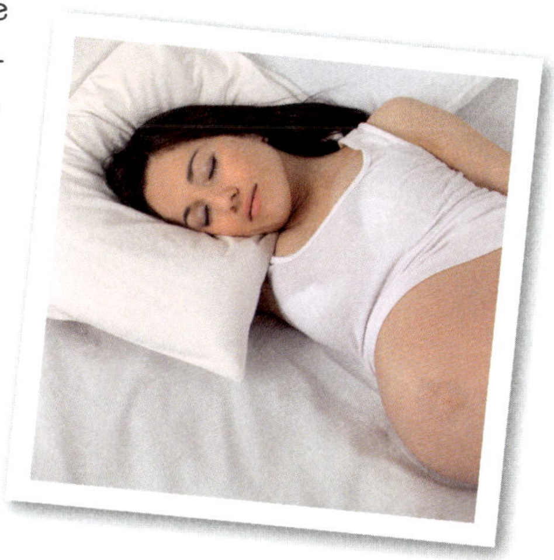

À savoir

LA TROISIÈME ÉCHOGRAPHIE

Elle doit être faite entre la 29e et la 31e semaine. C'est l'échographie de « bien-être fœtal ».

Le médecin vérifie la croissance du bébé en mesurant le diamètre de sa tête, de son abdomen et la longueur de ses fémurs. Tous les organes sont à nouveau passés en revue pour compléter l'échographie morphologique du 5e mois. **L'échographe examine la position du placenta.** Il effectue un examen Doppler pour mesurer la vitesse de circulation du sang dans le cordon et dans le cerveau du fœtus. **Il étudie aussi la présentation de bébé : tête en bas ou siège.**

Il est maintenant **difficile de voir bébé en entier car il est trop grand !**

Mon conseil grossesse

Privilégiez des sous-vêtements 100 % coton pendant toute votre grossesse. Ainsi votre peau respirera beaucoup mieux, de plus le coton est beaucoup moins irritant que les fibres synthétiques. Le coton est aussi à favoriser car il diminue les risques d'infections vaginales, plus courantes pendant la grossesse.

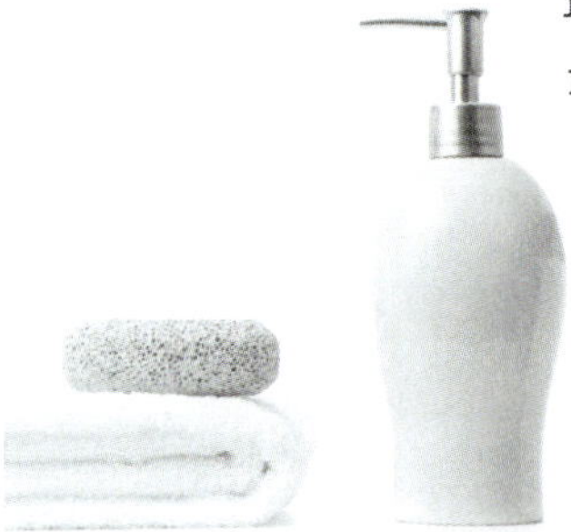

En prévention, évitez les strings, préférez les fibres naturelles au nylon ou au polyester, de même que les sous-vêtements ou pantalons très ajustés. Adoptez des nettoyants sans savon et sans parfum pour l'hygiène intime.

Ma santé — LA BASCULE DU BASSIN

Il est vraiment primordial d'apprendre à bien vous tenir à ce stade de votre grossesse car avec le poids de votre ventre qui s'amplifie, vous avez tendance à voûter le dos…

Adopter une position correcte vous permettra de protéger et de soulager votre dos au quotidien.

Debout, redressez-vous comme si votre tête était suspendue à un fil au plafond : alignez le sommet de votre crâne, votre bassin et vos pieds.

Basculez votre bassin :

Allongez-vous sur le dos, les genoux pliés, rentrez les abdominaux, contractez les fessiers et pressez la courbe du dos sur le sol. Restez dans cette position dix secondes puis relâchez lentement. Faites-le cinq fois et passez progressivement à dix.

Est-ce normal ?

Le futur papa vit ma deuxième grossesse différemment et hésite à assister à l'accouchement qui m'angoisse déjà.

Une naissance est un moment tout à fait à part dans la vie d'une femme comme dans celle d'un homme. Un accouchement peut remettre bien des choses en question au sein du couple, car un homme a le droit de vouloir garder de sa femme l'image qu'il connaît d'elle et non celle de la femme enceinte qui accouche... C'est pourquoi il est important de se préparer à l'accouchement et que les séances que l'on va vous proposer à ce sujet sont à prendre en compte en couple, pour entamer le dialogue autour de l'accouchement. Même si vous avez déjà un enfant, une grossesse n'est jamais identique car le moment a changé, vous-même avez changé, bien des choses se sont passées dans votre vie et il ne peut être que bénéfique d'avoir des conseils de professionnels qui vous aideront le moment venu. Le futur papa a peut-être gardé des souvenirs difficiles de votre précédent accouchement, une inquiétude ou certaines images marquantes. Parlez-en ensemble, sans le forcer, avec compréhension mais en lui exprimant votre désir de l'avoir à vos côtés. Si vous avez déjà un enfant, vous êtes bien placée pour savoir qu'un accouchement réserve toujours des « surprises » et que plus nous sommes préparées, plus nous pouvons maîtriser et apprécier l'instant.

Info nutrition : pas de fruits de mer au resto !

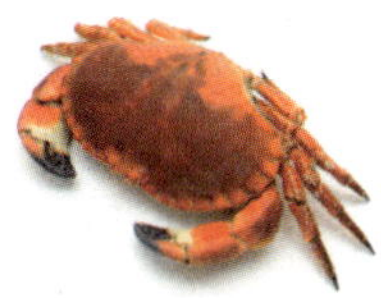

Lors d'une soirée à deux ou entre amis au restaurant, pensez à éviter les plateaux de fruits de mer, même si vous en avez terriblement envie ! La fraîcheur des produits de la mer n'y étant jamais garantie, coquillages et autres crustacés pourraient se révéler toxiques pour bébé comme pour vous...

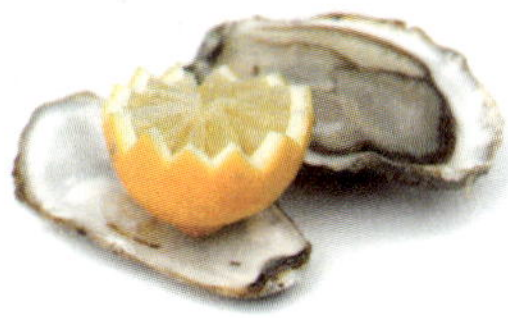

Info grossesse : congé maternité et chômage

Si vous êtes au chômage, vous toucherez tout de même des indemnités journalières durant votre congé maternité, à condition d'avoir reçu une allocation dans les 12 mois qui précèdent le début du congé maternité. Ces indemnités sont calculées sur la base des trois derniers mois de salaire brut précédant le congé.

Concrètement, vous devez signaler le début de votre congé maternité sur votre feuille de situation que vous recevez à la fin de chaque mois, en mentionnant la date de début de votre congé maternité. Pour veiller à ce que tout se passe bien administrativement, il est conseillé d'appeler votre Caisse d'Assurance Maladie afin qu'elle tienne bien compte de votre déclaration de grossesse que vous avez dû leur envoyer dans les 14 premières semaines de votre grossesse. À partir de là, ils sont censés vous payer les indemnités journalières, dès qu'ils ont confirmation de Pôle emploi que vous avez prévenu par votre feuille de situation.

Pour en être sûre, appelez directement Pôle emploi pour leur demander si tout est bien à jour administrativement.

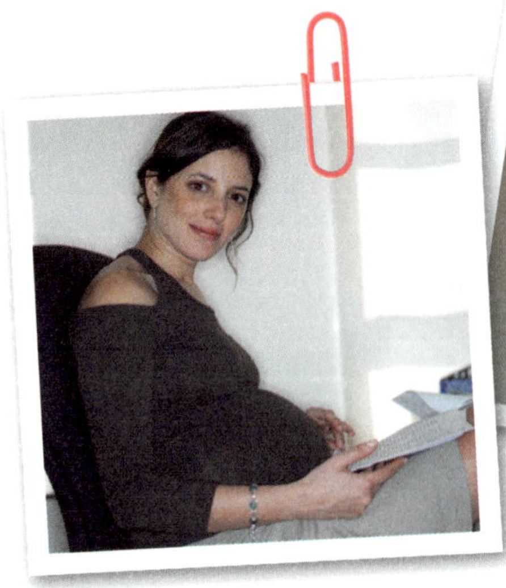

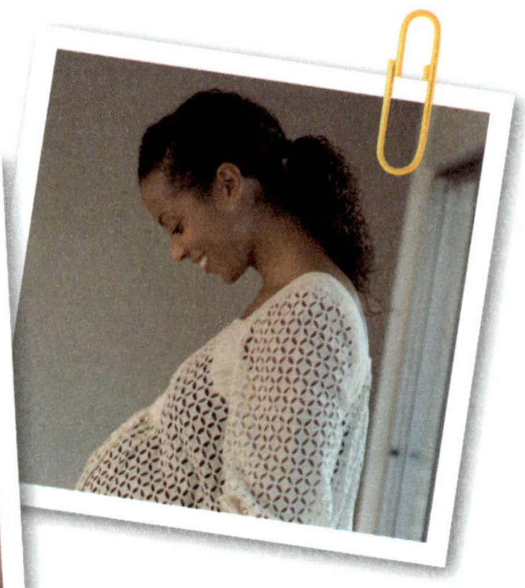

Mon astuce de la semaine !

Lorsque l'on se sent bien dans son corps, cela a une incidence directe sur le moral car faire attention à ce que l'on met dans son assiette est un état d'esprit qui vous place déjà en mode « responsabilité » envers votre bébé qui ne dépend que de vous. Ce bien-être et ce confort physique vous rendront plus épanouie et plus forte émotionnellement ; ainsi la boucle est bouclée dans l'accomplissement de votre corps qui se prépare à l'accouchement et de votre esprit qui s'y accorde pour donner la vie.

Plus d'infos

LE CHOIX DU PRÉNOM :

• Si ce n'est pas encore fait, prenez du temps pour choisir le prénom de votre enfant en prenant en compte qu'il le portera toute sa vie !

• Renseignez-vous sur sa signification, sur son origine…

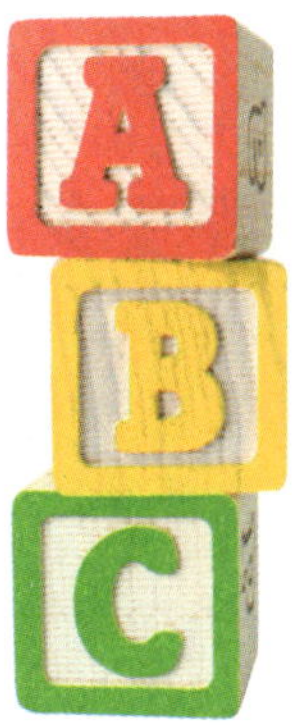

• Ne vous laissez pas influencer par les phénomènes de mode, préférez un prénom qui vous parle et qui a du sens pour vous ou une histoire.

• Cote des prénoms, prénoms rares ou connus, fête et signification, fréquence, vous trouverez tout dans notre bible : *Un bébé, un prénom* (Éditions Mango).

DOSSIER

La troisième échographie : l'échographie de « bien-être fœtal »

L'échographie du troisième trimestre sert à s'assurer du bon développement de votre bébé *in utero*.

Cette échographie doit être réalisée entre les 31e et 33e semaines d'aménorrhée (29e et 31e semaines de grossesse).

Cette dernière échographie obligatoire est remboursée par la Sécurité sociale.

Elle sert à déterminer **la position du bébé, son poids, sa taille ainsi que la position du placenta.**

L'échographe prend les mesures et vous donne notamment le poids estimé de votre bébé, pour dépister tout retard de croissance. **Il s'attarde aussi sur chaque organe, cœur, cerveau… pour repérer une éventuelle malformation tardive.** Il mesure le diamètre de sa tête pour s'assurer qu'une naissance par voie basse est possible. Votre bébé s'est peut-être déjà retourné et mis en position tête en bas. Le médecin observe aussi la position du placenta pour s'assurer qu'il ne gênera pas l'accouchement. Enfin, grâce au doppler, **le médecin regarde si le cordon ombilical et le placenta sont bien irrigués.**

Votre médecin va aussi vérifier que bébé bouge bien en observant le mouvement de ses mains et les mimiques de son visage.

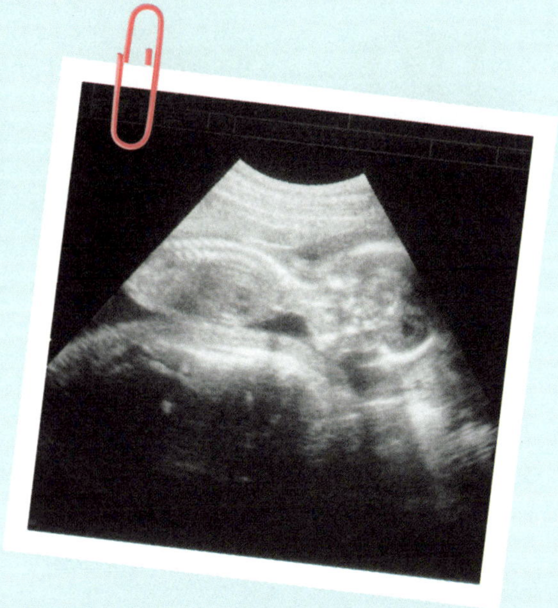

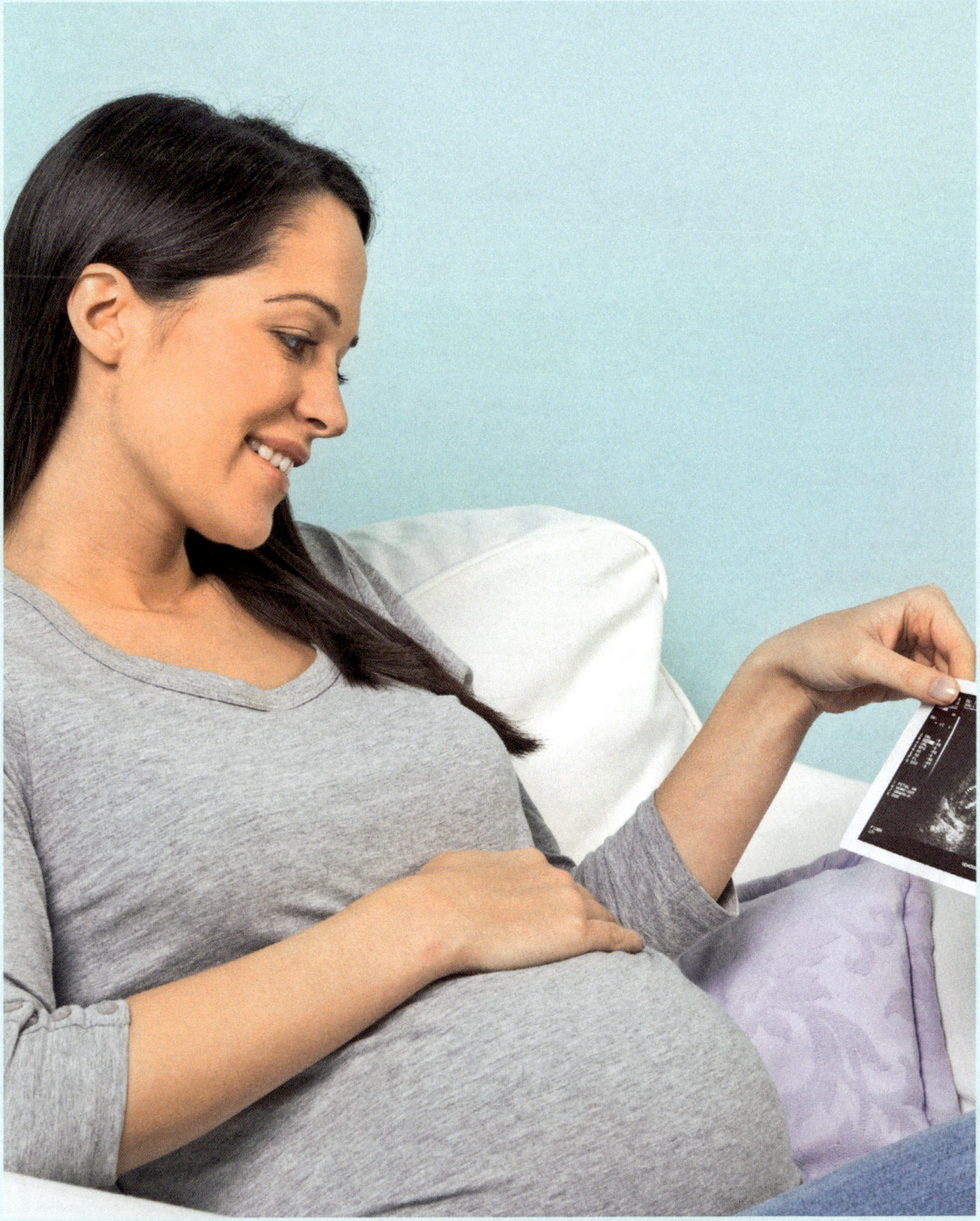

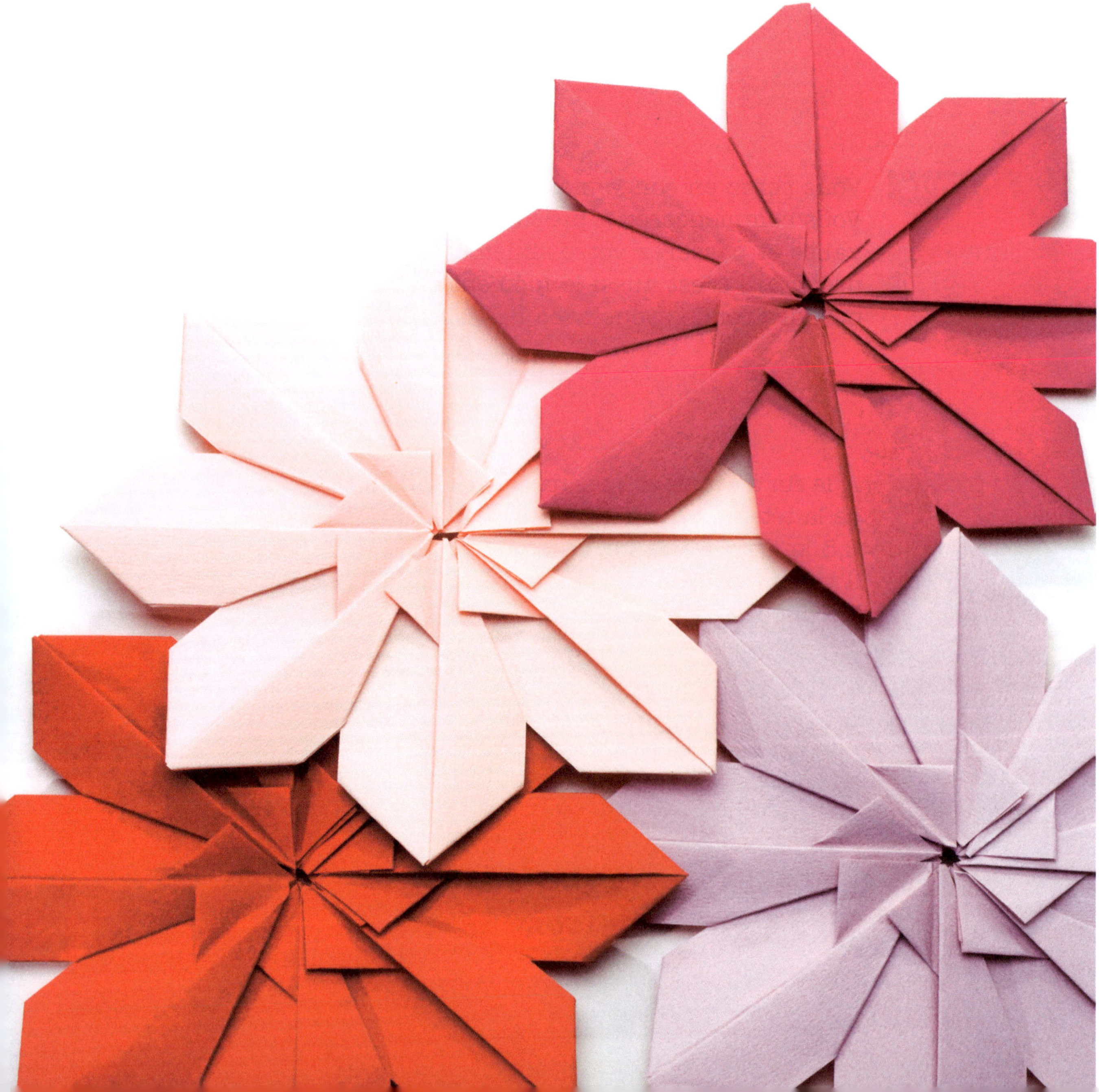

Le 8e mois

Vous Vous serez en congé maternité. Vous commencerez à préparer votre valise et passerez votre sixième examen prénatal ! C'est aussi le moment de prendre rendez-vous avec l'anesthésiste.

Bébé À la fin du mois, il mesure jusqu'à 45 cm de la tête aux pieds ! Il pèse de 2 à 2,5 kg et n'a plus beaucoup de place, il va se retourner tête en bas pour prendre la bonne position !

LE 8e MOIS

semaine 31

Une des angoisses de la future maman à ce stade de la grossesse…

…est la position du bébé. Sachez que si votre bébé ne s'est pas encore retourné, il va certainement le faire et se positionner la tête en bas, mais il peut attendre jusqu'au dernier moment, voire la veille de l'accouchement, alors ne vous inquiétez pas car vous êtes déjà bien assez tendue au quotidien, n'est-ce pas !

Vous devrez vous rendre à **la consultation avec l'anesthésiste qui a généralement lieu au cours du 8e mois dans votre maternité.**

Votre mari et vos enfants, si vous en avez, vous trouvent plutôt changée ces derniers temps ! Et c'est peu de le dire, car depuis le début de votre grossesse, les hormones vous en font voir de toutes les couleurs… Et toute la famille suit le rythme et fait de son mieux pour vous entourer, chacun à sa manière selon son tempérament et sa sensibilité…

Pendant la grossesse, **les émotions sont amplifiées et chaque mot ou regard de votre conjoint peut vous émouvoir plus que de raison et le déstabiliser encore plus !** Un petit détail pourra vous faire fondre en larmes sans prévenir. Votre compagnon ne sait plus comment s'y prendre pour vous ménager et devant tous les efforts qu'il fait pour vous, vous culpabilisez ! Cela ne doit pas venir vous perturber et ajouter aux troubles de la grossesse que vous supportez déjà, dites-lui que vous savez qu'il est à vos côtés et qu'il doit être patient. Parler avec le futur papa suffira à le rassurer car il angoisse souvent autant que la maman même s'il ne le montre pas. Assumer son prochain rôle de père n'est pas évident pour lui, il ne vit pas aussi concrètement que vous cette grossesse et doit pourtant se montrer à la hauteur ! Et les femmes sont bien plus exigeantes encore quand elles sont enceintes... Aussi pensez à lui laisser un peu de temps pour qu'il puisse prendre sa place dans cette aventure, s'il ne l'a pas encore fait.

La grossesse et la naissance qui approchent sont des bouleversements pour toute la famille. Ne laissez pas la situation s'enliser si vous avez l'impression de ne pas être comprise ou entendue. De simples mots suffiront à vous retrouver et à vous faire comprendre quand les émotions vous submergent.

À savoir

Bébé occupe maintenant tout l'utérus. Il est un peu à l'étroit, c'est pourquoi vous le sentez davantage bouger. Ses sens se sont affinés au cours des dernières semaines : il entend les bruits, ses yeux s'ouvrent et se ferment et il perçoit même les ombres et les lumières à travers la paroi de votre utérus.

Il a un vrai rythme respiratoire dû au développement intense des bronches, et sa température se régule elle-même. Il a déjà commencé à développer son sens du goût, car le liquide amniotique change de saveur en fonction de votre alimentation.

À ce stade, le réflexe de succion est bien établi et bébé passe beaucoup de temps à sucer ses pouces et ses autres doigts !

Pour un garçon comme pour une fille, ce stade de la grossesse marque le début de la maturation des organes sexuels.

Ses périodes de sommeil et d'éveil sont toujours approximativement à l'inverse des vôtres...

Mon conseil grossesse

Bébé ressent maintenant vos émotions car vous produisez de l'adrénaline qui passe à travers le placenta. Il perçoit votre agitation, votre peur ou votre plaisir, mais bébé ne lit pas dans vos pensées ! Quand vous ressentez des sentiments contradictoires envers lui, ne culpabilisez pas… C'est tout à fait normal et cela fait partie du processus de la grossesse qui évolue au fil des semaines et des mois, bébé n'en sera pas traumatisé *in utero* pour autant. S'il est en vous, c'est une personne différente de vous, alors soyez apaisée et parlez-lui quand vous le souhaitez. Il vous répondra peut-être par un petit coup de pied !

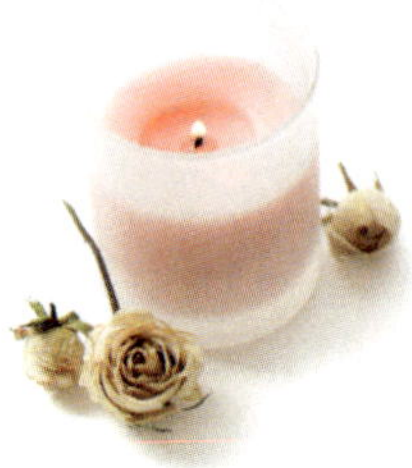

Ma santé REPOS FORCÉ

À ce stade de votre grossesse, il se peut que votre médecin ou votre sage-femme vous ait prescrit des médicaments et du repos pour éviter un accouchement prématuré, si votre col de l'utérus est ouvert ou trop mou. Écoutez et suivez ces recommandations avec sérieux, car il vaut mieux rester allongée quelques semaines plutôt que de faire courir des risques à son bébé en accouchant trop tôt d'un enfant très fragile.

Même si la médecine néonatale a fait beaucoup de progrès ces dernières années, une naissance prématurée est toujours une épreuve alors restez tranquille au chaud et reposez-vous ! Sollicitez votre conjoint, vos proches et vos amis pour toutes les tâches du quotidien sans culpabiliser.

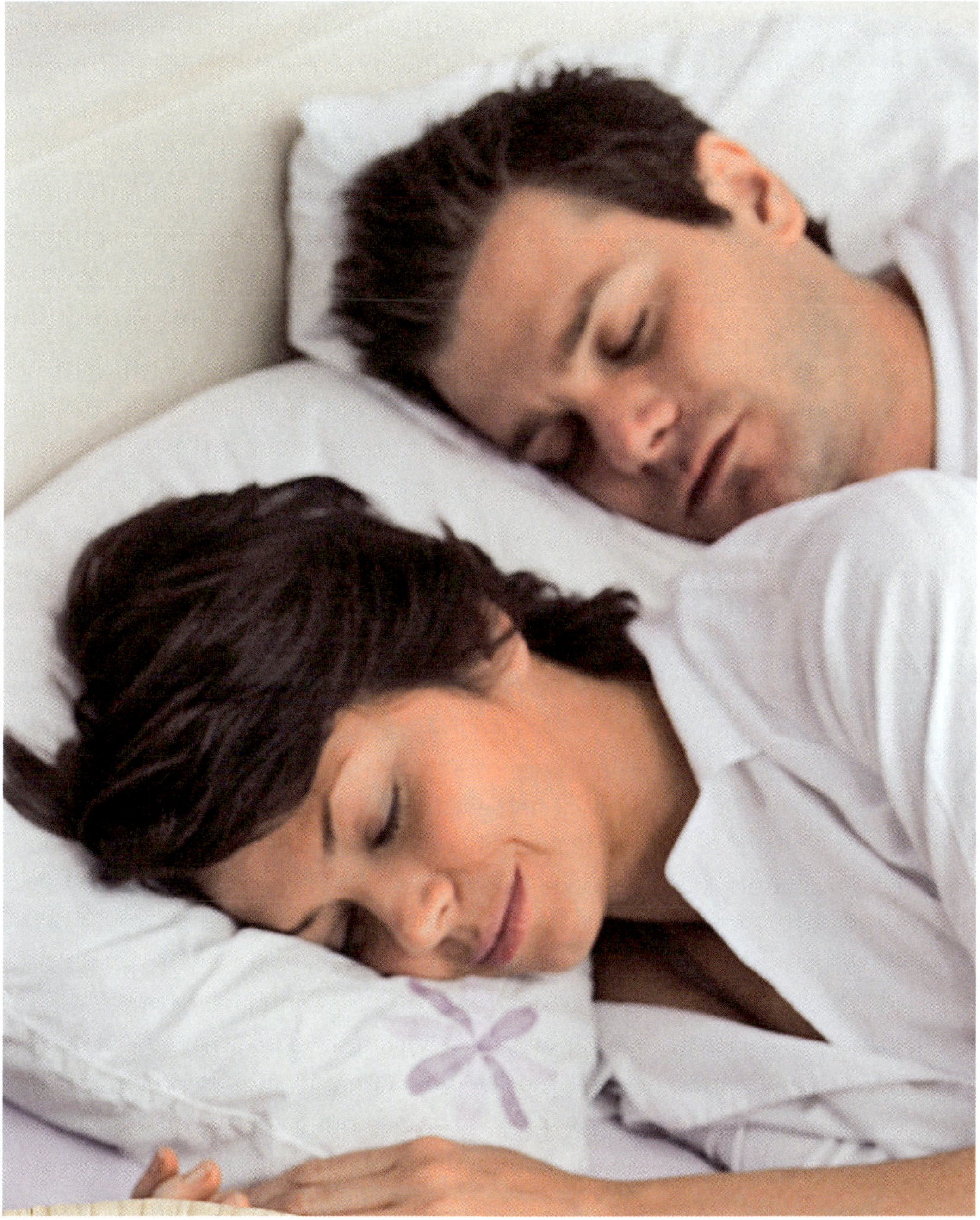

Info nutrition :

Bébé n'a pas encore achevé la calcification de ses os. La vitamine D, qui favorise l'absorption du calcium, lui est encore très utile. Pensez à manger quotidiennement des aliments qui en contiennent : les poissons gras tels que sardine et maquereau, les produits laitiers, les œufs et les foies.

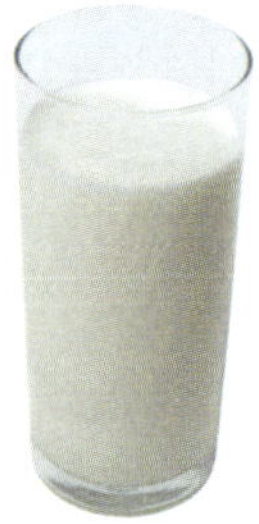

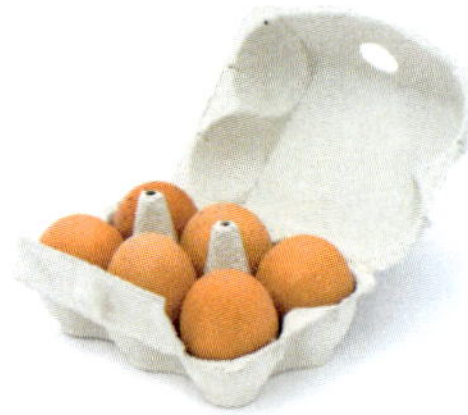

Est-ce normal ?

Mon bébé est en position transverse et ne s'est toujours pas retourné.

Si votre bébé ne veut pas se positionner tête en bas, il a peut-être ses raisons à lui pour ne pas le faire... Si votre bébé est en positon transverse, c'est-à-dire horizontale, votre médecin décidera d'une césarienne dans les 3 semaines avant le terme prévu. La décision pour la date de l'opération peut dépendre de différents facteurs concernant votre grossesse. Par exemple, si votre col se modifie, si vous avez des contractions ou selon l'estimation du poids de bébé, etc. Je vous conseille d'en parler avec votre médecin afin qu'il vous explique ce qu'il envisage pour votre accouchement. Soit une césarienne si bébé reste en transverse, soit un accouchement normal si une version en position tête en bas est possible. En ce qui concerne une tentative de version du bébé pour le faire tourner, sachez qu'en général cette tentative est faite pour obtenir une présentation tête en bas et non pas de siège. Le but recherché est donc de pouvoir éventuellement vous faire accoucher normalement, le bébé se présentant par la tête. Votre gynécologue vous rassurera et vous dira précisément ce qu'il prévoit pour votre santé et la sécurité de bébé.

Info grossesse :

Bébé aimera la musique, quel que soit le style que vous lui proposerez ! **Faites-lui écouter une chanson que vous aimez particulièrement pendant sa vie intra-utérine.** En effet, que ce soit une berceuse, de la musique classique ou pop, un air de musique que bébé a entendu *in utero* peut aider à le calmer et l'apaiser ensuite, sans doute en souvenir de ces neuf mois de bonheur bien au chaud dans le ventre de maman…

Ma vie de famille

N'hésitez pas à demander de l'aide autour de vous si vous êtes contrainte de rester allongée pour protéger bébé. Vos parents, votre famille et vos amis seront ravis de participer. Vous aller créer un autre lien avec ceux qui vous sont chers, ils se sentiront ainsi intégrés à votre projet de vie. Amusez-vous à établir un planning en fonction des caractères et des affinités. Vous pourrez ainsi détourner les petits travers de chacun à votre avantage et en sourire plutôt que de vous stresser à chaque détail qui cloche. Dites-vous que personne n'est parfait et cela vous fera des histoires à raconter à bébé !

Plus d'infos

- Toutes les femmes enceintes ont des doutes et des inquiétudes sur l'accouchement, qui augmentent d'autant plus que le terme approche…
- Se préparer à la naissance permet de mieux connaître son corps et comprendre le pourquoi du comment vous rendra plus sereine le moment venu.
- Avoir peur que son bébé ne sorte pas, qu'il naisse avec le cordon autour du cou, que la péridurale ne fasse pas effet et d'avoir trop mal ou encore de ne pas sentir les contractions à temps sont des grands classiques que toutes les femmes ressentent !
- Rassurez-vous, un bébé trouve toujours le chemin… et l'équipe médicale sera là pour vous soutenir.

DOSSIER

La consultation d'anesthésie

Au cours du huitième mois de grossesse, **vous devez voir un anesthésiste et ceci même si vous ne souhaitez pas bénéficier d'une anesthésie péridurale.**

Cette consultation avec un médecin anesthésiste permettra de compléter votre dossier de suivi de votre grossesse afin d'avoir accès à toutes les informations vous concernant en cas de complications, même si elles restent rares, lors de l'accouchement ou si une césarienne d'urgence s'avère nécessaire.

Le rendez-vous avec l'anesthésiste

Il vous sera demandé un bilan sanguin pour la péridurale à faire dans un laboratoire. **L'anesthésiste va procéder à un examen complet, notamment pour savoir si vous avez un terrain allergique ou asthmatique.** Il vous demandera aussi si vous avez déjà été anesthésiée et si oui, dans quelles circonstances. Il examinera également votre dos et notera scrupuleusement toutes vos remarques et ses conclusions dans votre dossier.

L'anesthésie péridurale

Lors de l'accouchement, les douleurs existent et elles sont relativement intenses, surtout lors des derniers centimètres de dilatation du col et avec la fatigue accumulée, la naissance de bébé vous semble bien trop longue…

La péridurale reste alors le moyen le plus efficace pour enrayer ces douleurs. Elle est rarement contre-indiquée et peu risquée, même s'il faut savoir

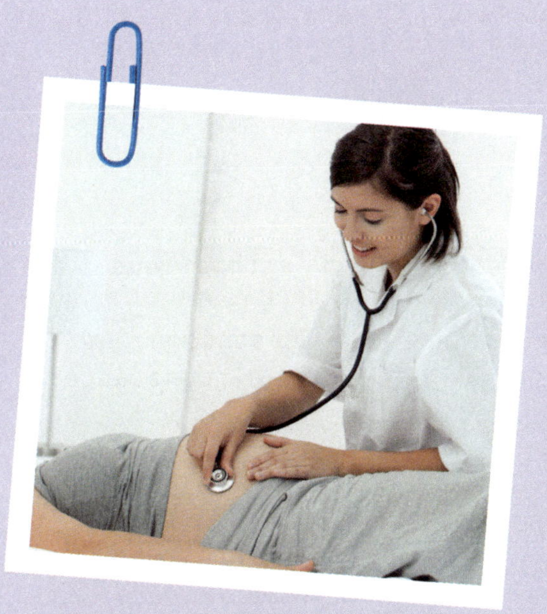

que cette technique de suppression de la douleur n'est pas sans conséquences sur le déroulement de l'accouchement ainsi que sur la santé de maman et de bébé.

Lors des séances de préparation à l'accouchement, la péridurale est largement abordée, n'hésitez donc pas à poser vos questions, à vous renseigner afin d'avoir un point de vue complet sur cette technique et de prendre votre décision en étant ainsi parfaitement informée.

Plus la préparation à l'accouchement est approfondie et moins la péridurale vous semblera absolument nécessaire : en effet, préparer la naissance permet une prise de conscience et une bonne connaissance du processus de l'accouchement et de ses différentes phases. Vous pourrez ainsi anticiper les difficultés, connaître les réactions qui se produisent dans votre corps pour permettre à votre enfant de venir au monde et ainsi **mieux gérer votre appréhension à l'approche du terme** afin de garder confiance en vous, ce qui produira des effets directs et physiques lors de votre accouchement.

semaine 32

Cette semaine est votre dernière semaine de travail !

Vous allez vous absenter pendant 16 semaines. Vous pourrez alors vous reposer et ne plus penser qu'à vous en vous préparant sereinement à l'arrivée de votre bébé. Et vous en aurez bien besoin, car ces prochaines semaines seront certainement fatigantes avec votre bébé qui pèse son petit poids et la fatigue qui s'installe. Alors détendez-vous et n'hésitez pas à faire savoir autour de vous que vous avez besoin d'encore plus d'attention !

Au sujet de votre prochain rôle de maman, je vous avais promis de revenir sur l'allaitement. Nous avons déjà parlé du fait que ce doit être un choix très personnel, c'est-à-dire que pour donner le sein ou le biberon, il faut que cela vous parle émotionnellement, que l'envie soit réelle. **Personne ne doit vous influencer, donc écoutez les conseils que l'on ne manquera pas de vous donner… mais ne gardez que le meilleur.**

Nous sommes dans la sphère de l'intime, car la relation sera exclusive entre vous et votre bébé. Les premiers liens qui vont se créer, dès la naissance, n'ont rien de comparable à une autre relation ou même à une autre grossesse, ce moment-là ne sera qu'à vous deux… Donc choisissez ce que vous ressentez au plus profond de vous.

Si vous désirez allaiter, renseignez-vous pour savoir si dans cette maternité votre bébé sera mis au sein dès qu'il sort du ventre. Cela favorise le contact qui se fait naturellement et c'est absolument magnifique de voir ce petit être aller chercher votre sein d'instinct et se mettre à téter goulûment comme s'il l'avait toujours fait !

Vous devrez imposer votre choix et vos convictions à l'équipe et insister pour vous faire aider par les puéricultrices, car il est tout à fait normal après l'accouchement d'être un peu perdue ou dépassée par ce que vous ressentez. Toute l'énergie que vous aurez donnée pour mettre au monde votre enfant va vous épuiser, et vous devrez être accompagnée et soutenue pendant votre séjour à la maternité.

Que vous décidiez de donner le sein ou le biberon, faites-vous entendre et allez jusqu'au bout de votre désir en tant que mère !

À savoir

LES VARICES

Il est normal que la grossesse soit plus difficile à supporter à ce stade, vous avez plus de soucis circulatoires et pouvez remarquer l'apparition de varices sur vos jambes.

Suivez ces quelques conseils au quotidien :

- Achetez des bas de contention que vous enfilerez dès le matin et évitez les bas entravant la circulation sanguine à mi-jambe.
- Reposez-vous les jambes en l'air, cela aide à drainer le sang des veines des jambes.
- Évitez de croiser les jambes en position assise.
- Marchez à un bon rythme.
- Si vous devez rester longtemps debout, passez le poids du corps d'une jambe sur l'autre régulièrement.
- Évitez les cires dépilatoires chaudes, ainsi que les douches et bains trop chauds.
- Limitez votre prise de poids : il entraîne encore plus de pression sur vos jambes.

Mon conseil grossesse :

Nous avons toutes autour de nous la super copine exemplaire, toujours souriante, patiente, qui vit sa troisième grossesse avec délices, supporte tout sans se plaindre, n'est jamais débordée et d'une disponibilité sans pareille, avec des conseils pleins de bon sens. Elle vous épate et voilà que maintenant vous hésitez à aller la voir… En effet, elle vous a invitée pour le thé, qui, bien entendu, sera accompagné d'une tarte maison abricots-framboises bio, ce sera chaleureux et convivial comme à chaque fois, mais il faut reconnaître que ce modèle unique et parfait vous effraye un peu maintenant. Des « serai-je à la hauteur ? » ou « ferai-je aussi bien ? » vous sifflent aux oreilles depuis le début de votre grossesse et celle que vous admiriez tant commence vraiment à vous agacer ! C'est vrai, qui lui a demandé d'avoir réponse à tout ? Il y a certainement anguille sous roche… Vouloir être à la hauteur est un sentiment tout à fait louable et légitime, tout dépend où est placée la barre et ce qu'il vous en coûte pour l'atteindre. **Ayez simplement confiance en vous et en votre bébé !**

Ma santé DÉMANGEAISONS

En fin de grossesse, votre peau sera très étirée. Elle devient alors très sèche et irritée à force de se tendre et vous pouvez souffrir de démangeaisons sévères sur l'abdomen les derniers mois. C'est à cette période que les vergetures font leur apparition le plus souvent, ce qui n'arrange rien. **Hydratez-vous quotidiennement, voire plusieurs fois par jour.** Sachez que de simples crèmes hydratantes sans parfum ou des huiles sont aussi efficaces que certaines crèmes anti-vergetures hors de prix !

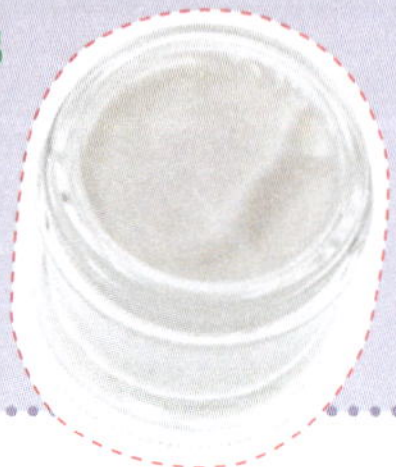

Est-ce normal ?

Je voudrais assister à un concert et je m'inquiète des conséquences pour la santé de mon bébé.

Vous souhaitez profiter de votre grossesse avant l'arrivée de bébé pour vous divertir et sortir ? Pourquoi pas ! Si vous êtes plutôt amatrice de musique classique, vous ne vous exposerez pas, vous et votre bébé, aux mêmes risques qu'un concert de musique pop ou techno. Même s'il peut être amusant de sentir bébé bouger selon les variations de la musique, même si les sons perçus par le fœtus sont filtrés, ils restent cependant très puissants. Vibrations et basses fortes sont très nuisibles pour les adolescents et les adultes, occasionnant des surdités partielles précoces, et *a fortiori* pour les enfants ou les fœtus. Prenez soin de ne pas vous placer près des enceintes, évitez la station debout prolongée et les bousculades. Rappelez-vous que votre bébé sera au moins aussi sensible que vous à une musique douce, tout comme il sera gêné par une ambiance sonore assourdissante. De quoi opter plutôt pour une atmosphère calme et détendue afin de donner la vie à un petit être serein...

Info nutrition :

La mère reprend son poids d'avant la grossesse beaucoup plus rapidement en allaitant ; l'allaitement protège aussi la femme contre le cancer du sein et des ovaires.

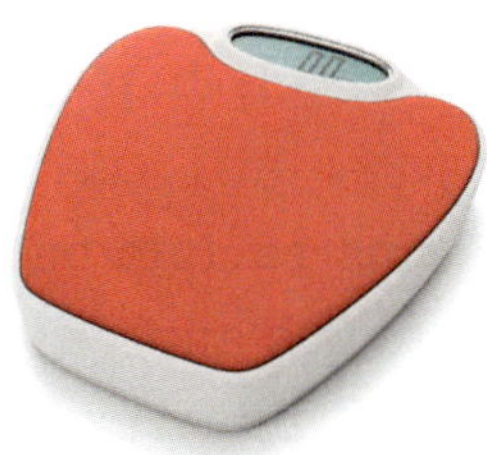

Info grossesse : musique et bébé

Une étude a prouvé que la musique de Mozart avait un effet sur les bébés. Cette musique favoriserait les prédispositions en mathématiques ! En effet, la partie du cerveau dédiée aux raisonnements mathématiques se situe à proximité de la partie vouée à la musique. Dans tous les cas, même si faire écouter du Mozart à bébé ne fera pas nécessairement de lui un génie, cela aidera à son développement moteur.

Mon astuce de la semaine : sachez profiter de l'instant !

Cela ne sert à rien de chipoter ou de repasser derrière votre conjoint qui vient de faire le ménage ou la cuisine ! Appréciez plutôt l'instant l'esprit tranquille, car si vous le titillez trop sur sa manière de faire cuire le poulet ou sa technique pour ranger rapidement la vaisselle, il ne vous aidera plus avec plaisir, mais contraint et forcé, et l'ambiance ne sera plus la même. Si vous ne voulez pas passer votre dîner, voire votre soirée, seule dans votre coin, mettez-y du vôtre… Donc, si vous déléguez, faites-le jusqu'au bout avec tout ce que cela implique pour vous de remise en question. Prenez-le comme une manière d'évoluer et de vous simplifier les choses. D'ailleurs, avec bébé, vous devrez revoir vos priorités, car vos journées déjà trop courtes pour tout caser seront vite surchargées si vous tenez à garder ce rythme avec un bébé qui ne dépendra que de vous. Bébé ne vous laissera de toute façon pas le loisir de choisir, et il aura bien raison car ce sera lui d'abord et tout le reste après !

Plus d'infos

DU REPOS !

- Si vous manquez d'énergie et êtes très fatiguée ce dernier trimestre, ménagez-vous.
- Réduisez vos activités et apprenez à déléguer…
- Les aînés sont souvent plus difficiles à gérer en fin de grossesse : jalousie, colères ; prenez du recul devant ces crises et trouvez des compromis pour vous soulager.
- Soyez réaliste et centrez-vous sur l'essentiel afin de garder votre énergie pour l'accouchement qui approche.

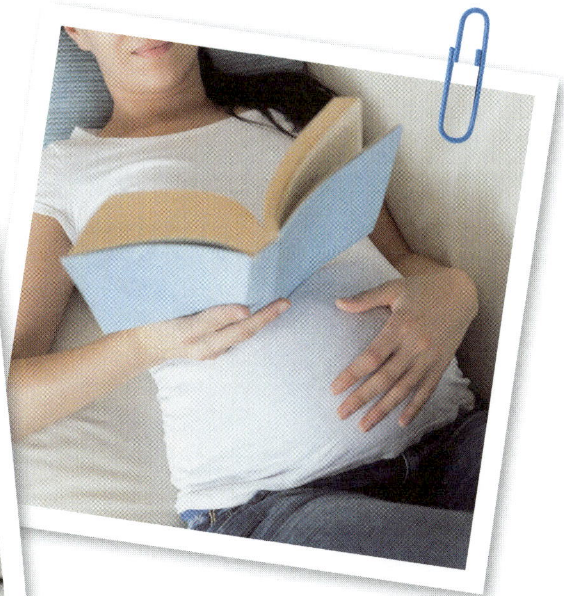

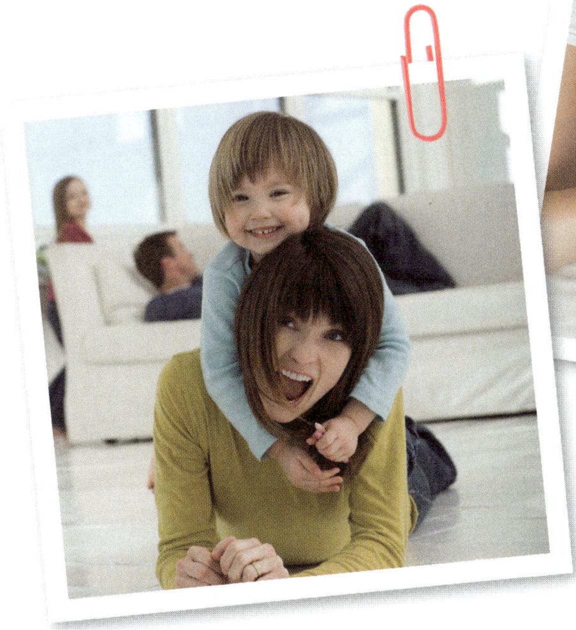

DOSSIER

Congé maternité et congé parental

Le congé maternité et le congé paternité font partie des droits liés à la grossesse que tous les futurs parents peuvent faire valoir. Connaissez-vous vos droits à ce sujet ?

Toutes les femmes enceintes qui travaillent ont des droits liés à la grossesse. L'un d'entre eux est le congé maternité. Pour que vous puissiez en bénéficier dans les meilleures conditions, n'oubliez pas de prévenir votre employeur via une lettre recommandée avec accusé de réception avant votre départ. Dans le cas contraire, il peut s'agir d'une rupture de contrat.

La durée de votre congé maternité varie selon le nombre d'enfants que vous attendez.

- **Pour un enfant,** votre congé maternité sera de 16 semaines : 6 semaines avant l'accouchement et 10 semaines après.
- Si vous **attendez un enfant et avez déjà 2 enfants à charge :** votre congé maternité sera de 26 semaines : 8 semaines avant la date présumée de l'accouchement et 18 semaines après.
- **Pour des jumeaux,** vous avez le droit à 34 semaines : 12 semaines avant l'accouchement et 22 semaines après.
- Et si vous attendez **des triplés,** vous avez le droit à 46 semaines : 24 semaines avant et 22 semaines après votre accouchement.

Mais depuis le 7 mars 2007, les femmes salariées ont le droit de reporter tout ou partie de leur congé prénatal après l'accouchement si elles le désirent. Il est à noter aussi que si vous accouchez prématurément, vos jours ne sont pas perdus et vont s'additionner. En revanche, si vous accouchez après la date prévue, votre congé postnatal n'en sera pas pour autant diminué.

Le futur papa a également des droits liés à la grossesse, dont les 3 jours de naissance et le congé paternité.

Le congé pathologique

En cas de problème, avant ou après l'accouchement, **la future maman a le droit de bénéficier en plus d'un arrêt ou congé pathologique.** De quoi s'agit-il exactement ?

Il s'agit d'un congé maladie bien particulier, qui doit être prescrit par un gynécologue ou le médecin généraliste qui vous suit, qui vient s'ajouter au congé maternité « traditionnel ». Il s'adresse aux femmes enceintes qui sont très fatiguées, qui ont des complications liées à la grossesse ou aux suites de l'accouchement.

Dans tous les cas, c'est votre santé qui est en jeu ainsi que celle de votre bébé, alors n'hésitez pas à en parler tout de suite à votre médecin qui est le seul à pouvoir apprécier la situation, car il vous connaît bien. Ainsi les femmes enceintes peuvent prétendre à 14 jours supplémentaires pour la période prénatale et à 4 semaines pour la période postnatale.

Si vous désirez rester avec votre bébé pour vous occuper de lui, sachez que vous pouvez en faire la demande à votre employeur. **Le congé parental d'éducation** est l'un des droits liés à la grossesse les plus intéressants pour certains couples.

Pour cela, il suffit de faire la demande à votre employeur qui ne peut refuser si vous êtes salariée dans l'entreprise depuis au moins un an. Il peut être demandé par la mère et également par le père. Durant cette période, vous ne serez pas rémunérée par votre employeur, mais par la CAF. Sachez qu'à l'issue du congé parental d'éducation vous retrouverez votre emploi avec les mêmes conditions qu'à la date de votre départ.

Vous pouvez bénéficier d'un congé parental dans le cas suivant :

Naissance d'un enfant : le congé est de 6 mois pour le premier enfant. Il est de 1 an à partir du deuxième, renouvelable jusqu'au mois précedent les 3 ans de l'enfant.

Renseignez-vous auprès de votre Caisse d'Allocations Familiales pour plus de précisions quant à votre situation particulière.

semaine 33

Vous voilà maintenant en congé maternité !

Vous allez vous occuper de vous et vous reposer. Et surtout, commencez à vous organiser pour préparer les derniers petits détails liés à l'arrivée de votre bébé. Votre valise doit être prête au cas où bébé se déciderait à venir plus tôt que prévu, vous partirez ainsi plus tranquille et le papa aussi ! Croyez-moi, lorsque ce moment-là arrive, on est bien contente d'avoir déjà préparé l'essentiel et de n'avoir plus à penser qu'à l'accouchement.

Sachez que la chambre de votre bébé doit, bien sûre, être douce et agréable mais avant tout pratique et fonctionnelle, ne l'oubliez pas au cours de vos achats ! Je sais bien que l'on craque toutes facilement devant tout ce matériel de puériculture de plus en plus mignon et ces motifs absolument irrésistibles, mais au moment de l'achat, pensez à son utilité.

Visualisez-vous avec cette poussette multifonctions, ou cette table à langer très design mais pas vraiment pratique pour stocker les couches et le linge de bébé. Lorsque bébé sera là et que vous serez toute entière dévouée à lui et à son bien-être, vous apprécierez que tout soit adapté et facile d'utilisation, tout en étant agréable bien sûr !

Du côté de votre corps, vos seins prennent encore du volume et sont très lourds, de plus vous sentez peut-être des tiraillements dans le bas-ventre, et comme bébé descend pour s'installer bien en bas et se positionner pour la naissance, il appuie à nouveau sur votre vessie, comme au début de votre grossesse, d'où les fréquentes envies d'uriner !

Tous ces symptômes sont normaux, mais vous devez absolument vous re-po-ser plusieurs fois dans la journée pour soulager votre corps et relaxer votre esprit qui feront ainsi le plein d'énergie dont vous avez grand besoin jusqu'à l'accouchement !

À savoir

L'ÉQUIPEMENT DE BASE pour accueillir bébé

- Landau ou poussette permettant à bébé d'être allongé
- Siège porte-bébé type Maxi-Cosi® ou couffin
- Housse anti-pluie
- Lit pour bébé avec matelas neuf
- Siège auto à installer face à l'arrière
- Table et matelas à langer
- Biberons et tétines à faible débit
- Matériel de stérilisation

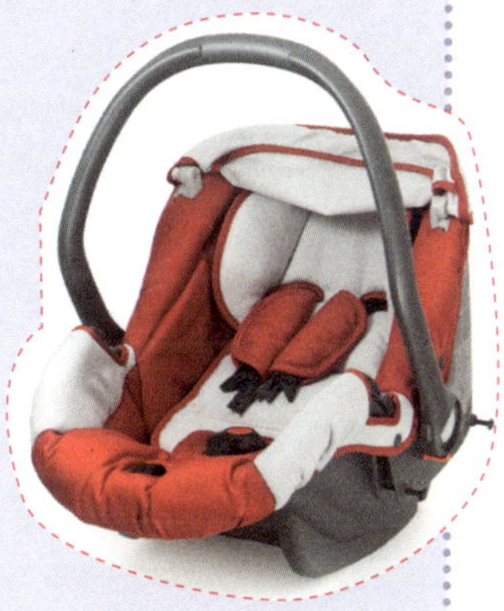

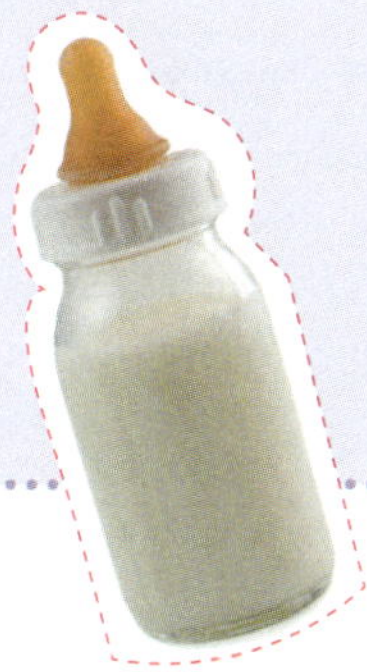

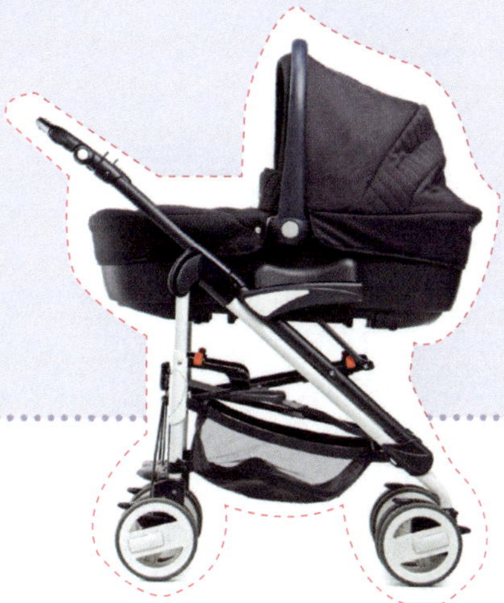

Mon conseil grossesse : Sollicitez vos amies...

Rien de mieux que la solidarité entre femmes enceintes et jeunes mamans. Elles savent par quoi vous êtes passée et ce que vous allez devoir surmonter, organiser, gérer dès l'arrivée de bébé... Si votre budget est serré, faites marcher votre réseau d'amies ayant des enfants en bas âge. Elles pourront sûrement vous prêter vêtements et accessoires de naissance que vous pourrez échanger plutôt que de tout acheter. Cela vous permettra aussi de passer de bons moments avec elles, de connaître les petits trucs qu'on se refile entre copines pour soulager le quotidien, et vous serez ainsi plongée dans la réalité de la vie de jeune maman si certaines de vos amies ont des bébés ou de jeunes enfants.

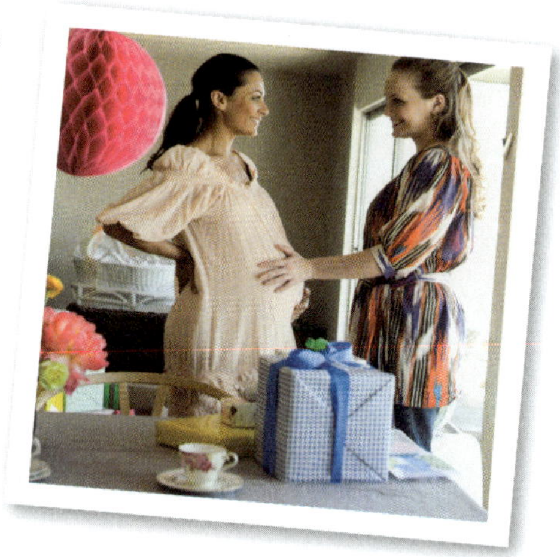

Ma santé — STRESS ET BÉBÉ

L'adrénaline que vous secrétez quand vous êtes stressée ou lors d'émotions intenses traverse la barrière placentaire et atteint bébé durant la grossesse. Elle stimule son rythme cardiaque indûment. Alors pour son bien-être comme pour le vôtre, sollicitez l'aide du papa, de votre médecin, de vos amis ou de vos proches afin de réduire les causes de stress pendant la grossesse.

Est-ce normal ?

J'ai peur que mon bébé ne soit pas comme je l'imagine à sa naissance…

Le duo fusionnel maman-bébé commence dès la conception dans l'imagination de la future maman qui, même inconsciemment, se projette dans un avenir désiré et attendu pour la plupart d'entre nous. Ce bébé qui grandit en vous fait partie de vous en même temps qu'il s'individualise. Chacun de vos gestes est ressenti par le fœtus qui développe tous ses sens grâce à votre contact et vos attentions envers lui tout particulièrement. La relation qui s'instaure entre vous deux ne va pas cesser d'évoluer jusqu'à la véritable rencontre, et ce qui est fascinant, c'est que c'est votre imagination qui vous relie tout autant que les sensations physiques. N'ayez cependant aucune crainte, ce sentiment d'inquiétude est commun à beaucoup de futures mamans à l'approche du terme. Dès que votre bébé sera dans vos bras, vous n'aurez plus aucun doute !

Info nutrition :

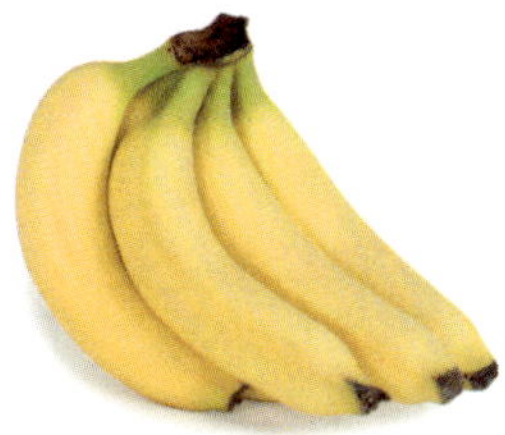

Si vous aviez besoin de 2 100 calories par jour au cours des deux premiers trimestres, c'est 2 200 à 2 250 calories dont vous avez besoin pendant le dernier trimestre pour couvrir tous vos besoins nutritionnels et ceux de bébé.
Vous pouvez donc ces mois-ci augmenter votre ration calorique de 200 à 300 calories par jour, soit une banane ou un verre de lait, mais pas plus car les calories en excès ne profitent pas à votre bébé mais sont stockées sous forme de graisse que vous risquez d'avoir du mal à éliminer après la naissance.

Info grossesse : comment porter un jeune enfant

Vous ne pouvez parfois pas faire autrement que de porter l'un de vos plus jeunes enfants. Vous devez toujours le faire en toute sécurité et procéder de cette façon :

- Accroupissez-vous et prenez-le dans vos bras.
- Gardez le dos droit et utilisez les muscles de vos jambes pour vous redresser.
- Accomplissez toujours ce mouvement pour tout objet lourd et évitez au maximum d'en soulever jusqu'à la fin de votre grossesse.

Mon astuce de la semaine : prenez soin de vos pieds !

Il est difficile de s'occuper de ses pieds en fin de grossesse. Faites appel à une pédicure professionnelle. Ce soin, en plus d'embellir vos pieds, vous permettra de vous détendre et de soulager vos pieds enflés qui souffrent du surpoids que vous portez en fin de grossesse. Ce petit luxe vous redonnera le sourire et vous apportera beaucoup de bien-être...

Plus d'infos

LE CONGÉ DE PATERNITÉ

• Le congé de naissance des pères salariés est de 3 jours à prendre dans les 15 jours qui précèdent ou qui suivent la naissance.

• Le congé de paternité des pères est légalement de 11 jours consécutifs dans lesquels sont inclus samedis, dimanches et jours fériés. Il est de 18 jours pour une naissance multiple.

• Le congé de paternité est cumulable avec les 3 jours du congé de naissance.

• Le congé de paternité est facultatif et doit commencer dans les 4 mois qui suivent la naissance de l'enfant.

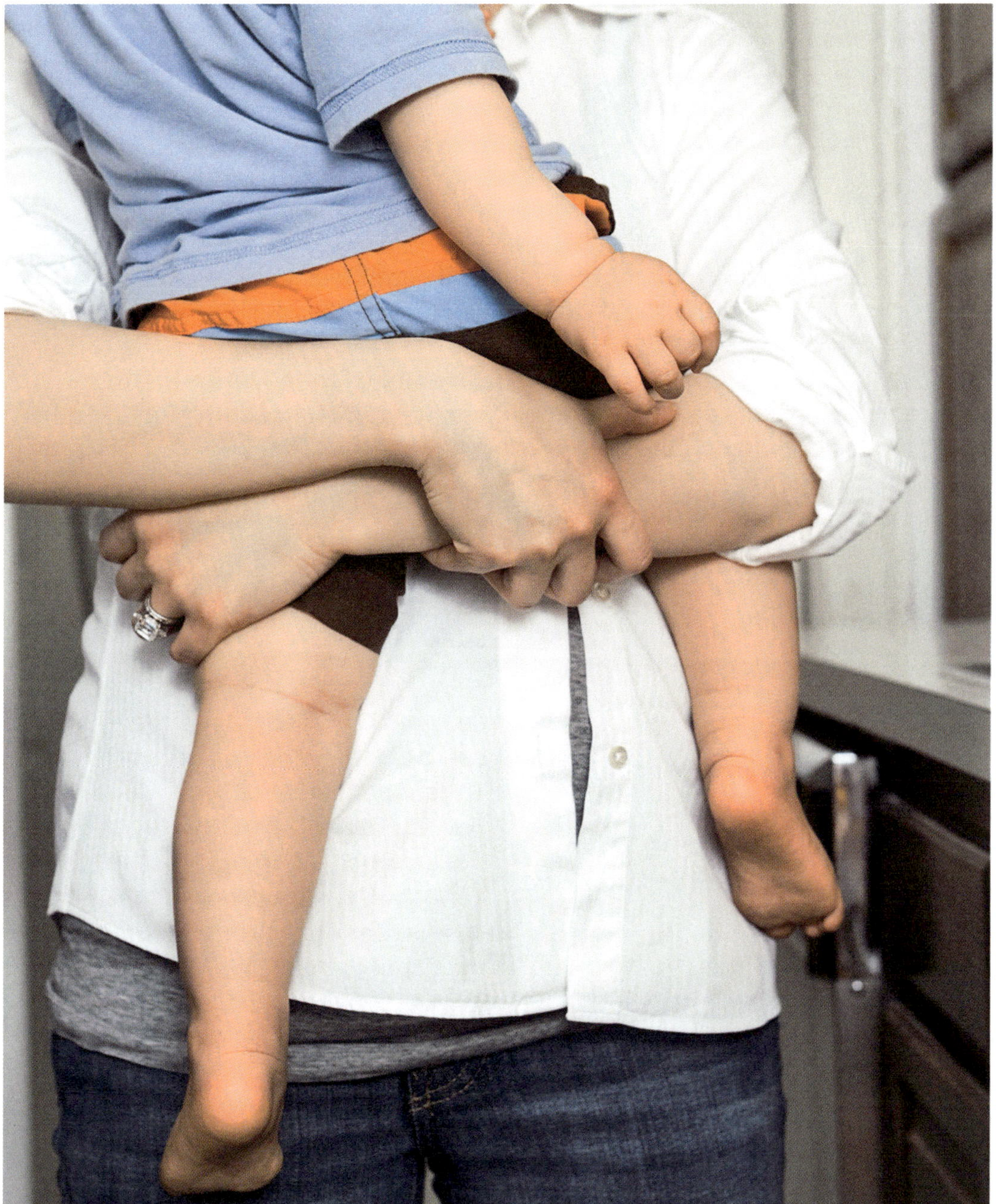

DOSSIER

Le projet de naissance

Les maternités font de plus en plus d'efforts pour **aider les femmes à accoucher selon leurs envies.**

Préparer un plan de naissance permet de communiquer avec l'équipe soignante afin de respecter autant que possible vos demandes, d'indiquer vos préférences concernant le déroulement de l'accouchement, ses aspects médicaux comme pratiques.

Il représente un « guide » et surtout un moyen de réfléchir aux différents choix concernant votre accouchement à travers ces différentes étapes.

- Votre choix d'antidouleur ou non
- La présence du papa ou d'une autre personne et son rôle à vos côtés
- Vouloir ou non être active et mobile pendant le travail
- Les positions que vous souhaitez adopter pour accoucher
- En cas de complication, le mode d'anesthésie que vous souhaiteriez
- La présence ou non de votre compagnon en cas de césarienne
- Le fait que vous souhaitiez ou non allaiter bébé dès sa naissance
- Le moment où vous souhaitez que bébé soit lavé, pesé et mesuré

Ce projet de naissance servira de base de discussion avec l'équipe médicale, favorisant le dialogue afin de trouver des solutions acceptables et raisonnables, tant pour l'équipe qui a ses pratiques habituelles que pour vous. Il vous permettra aussi d'éviter des déceptions en prévenant les attentes irréalistes.

Questions à poser

- Puis-je manger et boire normalement au début du travail ?
- Quels anti-douleurs sont disponibles ?
- Pourrai-je choisir ma position d'accouchement librement ?
- Pourra-t-on prendre des photos ou filmer mon accouchement ?
- Qui souhaitez-vous voir couper le cordon ombilical ?

Cette liste ne doit pas être un ensemble de points à suivre à la lettre, mais bien **un moyen de réfléchir à la façon dont vous souhaitez accoucher,** de la gestion de la douleur à l'accouchement en lui-même, pour vous permettre d'échanger avec l'équipe qui vous accompagnera pendant la naissance.

Il est important de dialoguer avec souplesse avec le personnel médical, obstétricien et sage-femme comme avec tous les intervenants pour le bien-être de la mère, du bébé et de la famille. Ceci **vous permettra d'éviter toute angoisse à propos de votre accouchement** et toute déception quant à son déroulement, sachant que des événements imprévisibles et des impératifs médicaux sont à prendre en compte et pourront arriver pendant le travail.

Cette réflexion autour de l'accouchement vous permettra avant tout d'exprimer vos souhaits comme vos craintes et votre conception de la naissance, en discutant avec le papa autant qu'avec l'équipe médicale.

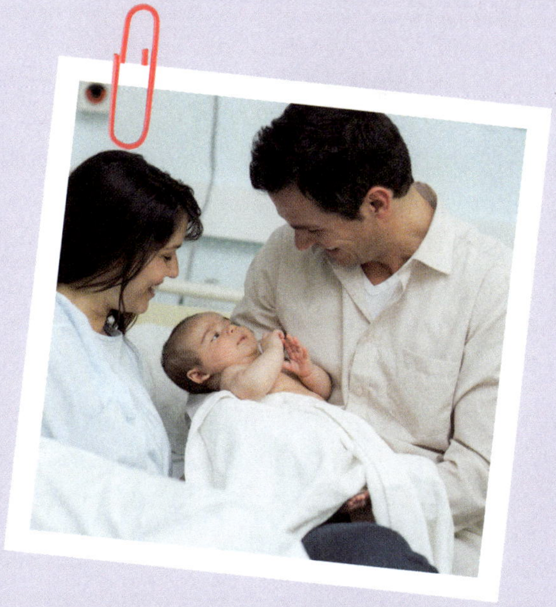

semaine 34

Votre 8e mois est déjà bien entamé

Si votre bébé a encore besoin de rester bien au chaud pendant quelques semaines, vous devez cependant penser à préparer votre valise et la sienne si vous ne l'avez pas encore fait, car l'accouchement peut arriver d'un jour à l'autre ! Soyez déjà prête, ainsi vous serez plus détendue quand bébé décidera du moment.

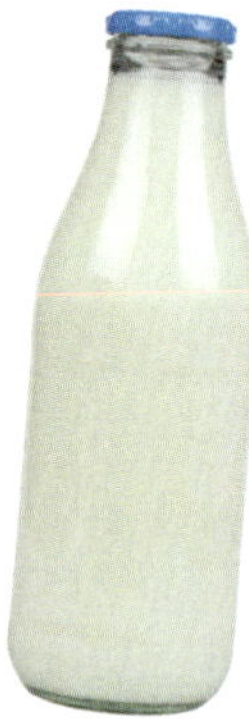

Votre bébé continue de grossir, il pèse maintenant 2,2 kg ! Alors pensez à manger des aliments riches en calcium car il en utilise beaucoup pour ses os à ce stade. Votre alimentation doit toujours rester bien équilibrée pour votre santé à tous les deux !

Plus la naissance approche, plus vous vous posez la question de savoir si vous y arriverez, si vous saurez vous y prendre avec votre bébé ! Si vous serez une bonne mère…

C'est la fameuse question de l'instinct maternel ! Je peux vous assurer que vous n'avez aucun doute à avoir à ce sujet. Certaines femmes se sentent mère dès le début de la grossesse, parfois même dès qu'elles désirent avoir un enfant, alors que d'autres auront besoin de voir leur enfant et de le toucher pour sentir ce sentiment maternel les envahir ! Accoucher de son enfant permet aussi de réaliser concrètement que ce petit être va dépendre de nous et nous fera confiance

quoi qu'il arrive, et c'est pour cette raison que vous serez à la hauteur de ces attentes.
Il n'y a aucune règle dans cette relation mère-enfant. Sachez que c'est votre bébé qui vous fera devenir sa mère et que c'est à travers son regard que vous deviendrez celle qu'il désire et qui saura comprendre ses besoins essentiels. Et vous saurez être cette maman-là, sans vous poser plus de questions ! Il ne s'agit pas de savoir si chacune d'entre nous a l'instinct maternel ou non mais bien d'être là, au quotidien, pour votre enfant, pour l'aider à bien grandir...

À savoir

DIABÈTE GESTATIONNEL

1 à 3 % des femmes enceintes développent un diabète gestationnel : intolérance au glucose.
Ce type de diabète fait l'objet d'un dépistage de routine, le plus souvent par une analyse de sang ou au plus par des examens prénatals. C'est une forme temporaire de diabète dans laquelle le corps ne produit pas assez d'insuline pour faire face à l'augmentation du taux de sucre dans le sang, induit par la grossesse. De plus, certaines hormones de grossesse neutralisent l'action de l'insuline.
Le risque augmente pour les femmes obèses, âgées de plus de 30 ans, ayant des antécédents de diabète gestationnel ou héréditaire.
L'intolérance au glucose se développant tard dans la grossesse, les complications de fin de grossesse sont plus fréquentes, c'est pourquoi les grossesses diabétiques sont surveillées de près à partir de 35 semaines.

Mon conseil grossesse :

Lorsque vous avez ces petits coups de flemme qui, sans être négatifs, nécessitent que vous preniez du recul pour vous recentrer sur vous-même et votre grossesse, ne forcez pas les choses en essayant à tout prix de repousser cette sensation, car elle reviendra deux fois plus forte très rapidement. Prenez ce temps qui vous permettra de vous isoler et de vous revigorer pour repartir de plus belle. Vous vivez avec ce petit être qui se forme, vous devez rester attentive à ses mouvements, à sa position, et c'est un état naturellement protecteur que vous devez conserver et adopter jusqu'à la fin de votre grossesse. Ce n'est pas une faiblesse, mais bien une force, que de savoir écouter son corps et de comprendre ce qui vous fait du bien, surtout pendant cette période d'émotivité intense à l'approche du terme.

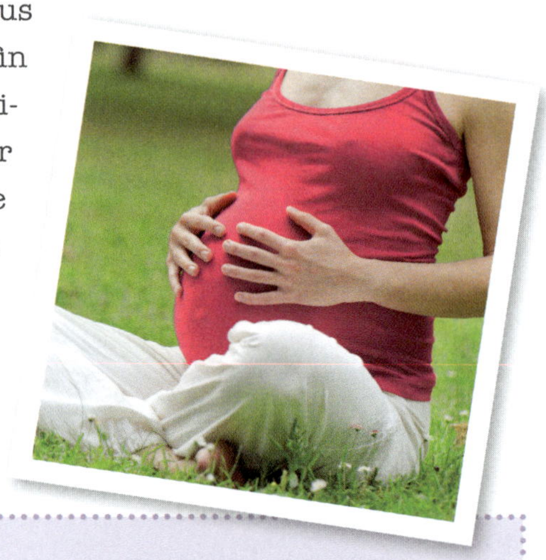

Ma santé

Les hormones de grossesse qui sont produites par le placenta vont amener d'autres changements dans votre corps. En plus de vos seins qui se tendent et grossissent encore, vous pouvez constater des pertes vaginales plus importantes, brunes ou rosées, notamment après avoir eu un rapport sexuel. Elles ne sont pas inquiétantes tant que ce n'est pas douloureux.
Si vous ressentez une gêne, des douleurs ou que le saignement vaginal est rouge, vous devez immédiatement consulter et vous rendre à la maternité pour un examen.

Est-ce normal ?

Depuis que nous savons que j'attends des jumeaux, mon compagnon est complètement perdu.

Le futur papa est encore sous le choc, il faut lui laisser le temps de « digérer ». Vous, vous avez vos bébés dans votre ventre et vous vivez chaque instant avec eux alors que votre homme continue d'évoluer dans sa sphère... Même si c'est acquis qu'il sera papa, rien n'est encore très concret pour lui. De plus, ce n'est pas évident de se projeter en tant que père de plusieurs enfants ! L'arrivée d'un bébé est toujours une mise à l'épreuve pour le couple, car votre vie va de toute façon s'organiser autour des bébés dès qu'ils seront là. Et ce qui n'est pas facile à admettre pour le futur papa, c'est que ces bébés chamboulent déjà tout son monde alors qu'ils ne sont même pas encore nés ! Organisez des rencontres avec des parents de jumeaux dans votre entourage, si vous n'en connaissez pas, contactez une association de jumeaux. Ces parents seront ravis de vous faire part de leur expérience et rassureront votre mari. En plus, ils vous donneront tous leurs petits trucs et astuces à savoir absolument en cas de naissance multiple.

Info nutrition :

Tout au long de votre grossesse, votre entourage vous a encouragé à manger plus et cela part toujours d'une bonne intention qui est de chouchouter une femme enceinte. Et aucune excuse ne sera jamais valable en famille durant le repas dominical ! D'ailleurs, pourquoi vous priver, puisque c'est peut-être la seule période de votre vie ou prendre du poids ne vous sera pas reproché mais plutôt vu comme un signe de bonne santé ? Alors les repas de famille, les goûters entre copines ou avec les enfants, les dîners entre amis, profitez-en, toujours de manière équilibrée, car une fois bébé arrivé vous n'aurez plus trop le temps et ferez sans doute déjà attention à votre ligne...

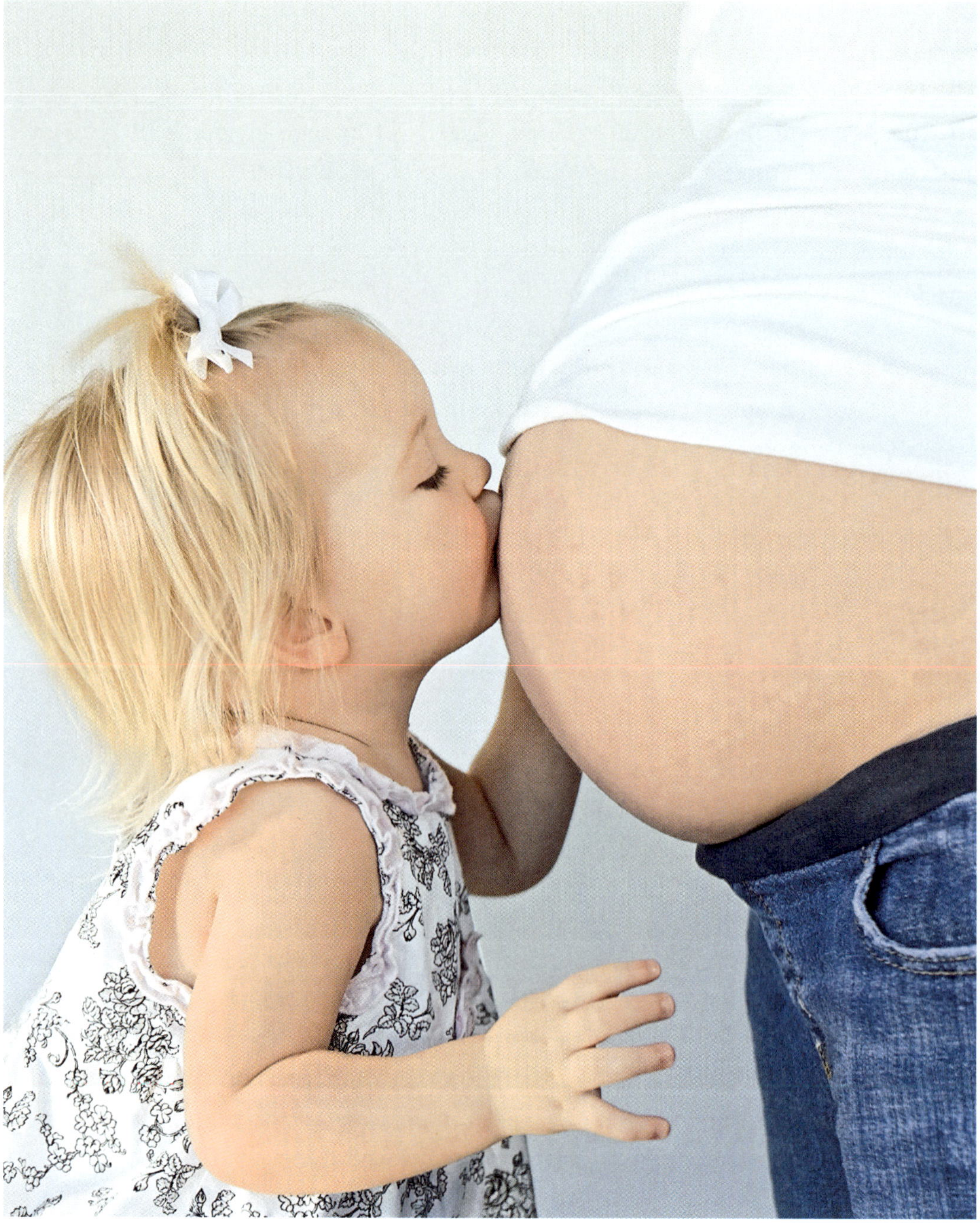

Info grossesse : marchez !

Marchez tous les jours une demi-heure, à votre rythme, en faisant attention à votre posture et à votre respiration. Ces balades quotidiennes vous aideront à évacuer le stress plus fréquent à l'approche du terme, à relativiser, à vous oxygéner en plus de favoriser le bon positionnement de bébé et son engagement dans le bassin.

Ma vie de couple

L'amour pendant la grossesse est longtemps resté un sujet tabou pour les femmes, car porter un enfant nous identifie déjà aux yeux de tous comme mère de famille... Quand le futur bébé prend déjà pas mal de place dans le ventre de sa maman, c'est un regard nouveau pour le couple dans l'acte d'amour lui-même, c'est souvent étrange disent les uns, plutôt surprenant diront les autres, voire repoussant pour certains. La question, au-delà de savoir s'il y a encore du désir entre vous, tourne plutôt, à ce stade de la grossesse, autour de comment vous vous préparez, y compris à ce moment-là, à devenir parents.

Plus d'infos

- En collant son oreille contre votre ventre, papa peut sentir les mouvements respiratoires de bébé !
- Invitez votre compagnon à partager ces moments avec vous, il prendra ainsi mieux conscience de ce petit être qui grandit en vous.
- Projetez-vous dans l'avenir, visualisez ensemble votre vie de parents avec tout ce que vous avez hâte de faire et de partager avec bébé.
- Si vous avez des enfants, laissez-les s'exprimer sur bébé et dire ce qu'ils ressentent, tout en parlant avec bébé s'ils en ont envie, ils seront ravis qu'il leur réponde par des petits coups de pied !

Les grossesses tardives

Si vous attendez votre premier enfant à plus de 38 ans, la profession médicale vous classera comme « primipare âgée », c'est-à-dire considèrera **votre grossesse comme tardive même si, à notre époque, de plus en plus de femmes ont leur premier enfant après 38 ans.**

La raison de considérer médicalement votre grossesse comme tardive est due au fait qu'il existe des risques pour la santé, que ce soit votre première ou votre troisième grossesse. C'est pourquoi des examens prénatals vous sont proposés tout au long de votre grossesse et **un suivi particulier vous est apporté** afin de détecter d'éventuelles anomalies fœtales, génétiques ou physiques.

Des examens complémentaires et des conseils appropriés vous sont ainsi prodigués depuis le début de votre grossesse pour limiter les risques et complications encourus qui sont plus fréquents chez les femmes à partir de 40 ans tels que : diabète gestationnel, hypertension artérielle, prééclampsie, naissance prématurée.

Le seul examen spécifique est **l'amniocentèse, proposée systématiquement aux femmes de plus de 38 ans et remboursée à 100 % par la Sécurité sociale.** Il permet d'établir le caryotype, c'est-à-dire la carte chromosomique, du futur bébé. Cet examen pris en charge à partir de 38 ans n'est pas obligatoire.

Le syndrome de Down ou trisomie 21, qui est l'anomalie fœtale la plus courante, augmente chez les femmes enceintes plus âgées, le risque d'avoir un enfant porteur est de 1/100 à partir de 40 ans. Cependant, les femmes plus âgées étant maintenant systématiquement dépistées, la plupart des femmes qui accouchent de bébés avec cette anomalie chromosomique ont moins de 35 ans. La mesure de la clarté nucale permet un dépistage précoce de ce syndrome.

Le risque de prématurité est de 5 % avant 35 ans et de 8 % après.

30 % des femmes de plus de 40 ans ont une césarienne contre 11 % des mamans plus jeunes.

L'important est de vous faire suivre correctement tout au long de votre grossesse et de rester confiante en vous reposant sur ce suivi prénatal qui vous aidera à profiter de votre grossesse et d'attendre sereinement ce bébé, qu'il soit un premier très attendu comme un petit dernier imprévu !

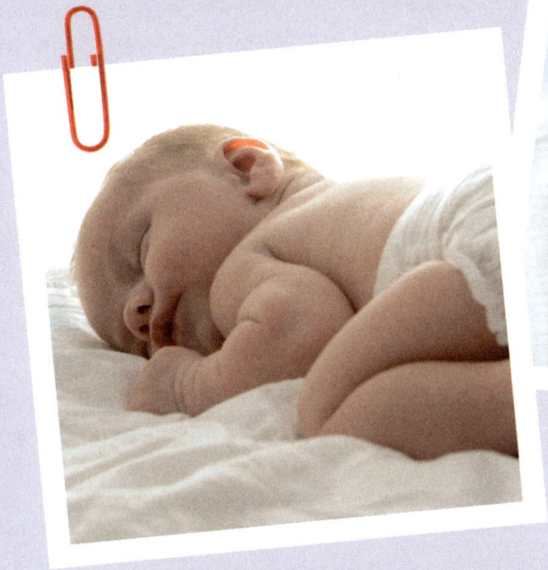

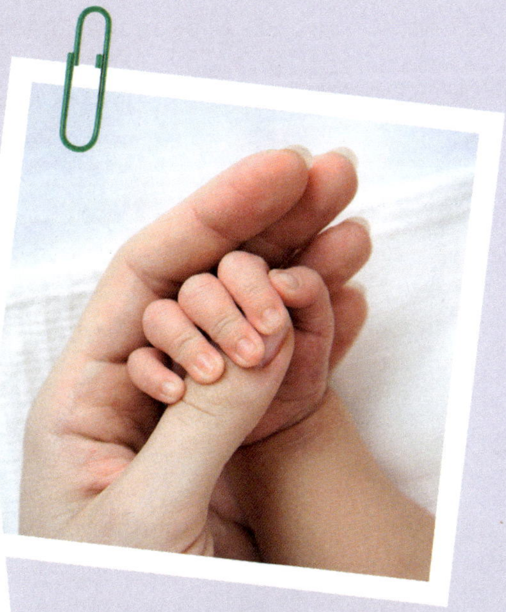

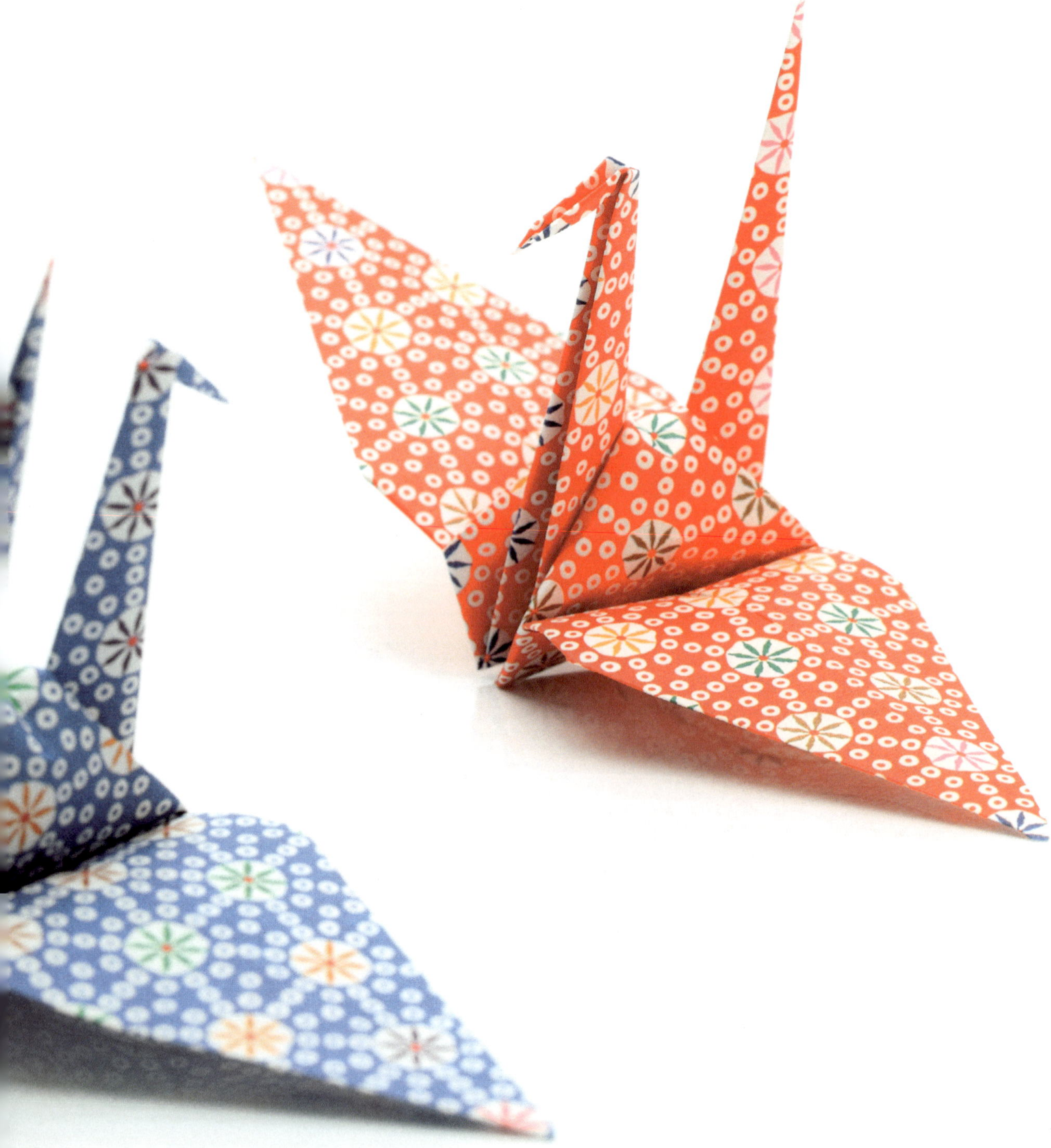

Le 9e mois

Vous Vous passerez votre septième et dernier examen prénatal. Votre valise et l'équipement de base pour accueillir bébé sont prêts. Ce sont les derniers préparatifs avant l'arrivée de bébé.

Bébé À la fin du mois, il mesure près de 50 cm de la tête aux pieds et pèse autour de 3 kg. Comme il grossit et descend, vos hanches s'élargissent. Les mouvements de bébé sont plus limités et il a hâte de vous rencontrer !

semaine 35

Vous voilà au 9e mois, vous êtes presque au bout,

mais vous devez à tout prix vous reposer pour que bébé puisse rester le plus longtemps possible dans votre ventre et ne pas naître prématuré, même s'il est maintenant viable.

Pensez à vous relaxer et à faire des exercices de respiration pour vous détendre et vous préparer sereinement à cette naissance. Si certaines angoisses reviennent à l'approche de l'accouchement, parlez-en avec les sages-femmes, et surtout po-si-ti-vez ! Visualisez-vous avec votre bébé quand il sera dans vos bras, pensez à ce que vous lui direz car vous êtes très proche du but.

Vous allez bientôt pouvoir le câliner, le bercer, réaliser vos rêves de maman car toutes les petites filles gardent au plus profond d'elles-mêmes leur espoir de pouvoir être un jour une maman… pour de vrai ! Vous allez prendre le relais de votre mère et passer ainsi de l'état de « fille de » à « mère de » votre enfant. Si vous avez déjà des enfants, vous savez ce que cela signifie et si c'est votre première grossesse, vous découvrirez que le regard que les autres posent sur vous change quand vous devenez mère à votre tour. Vous entrerez dans le cercle de celles qui ont donné la vie et votre vision du monde sera maintenant et pour toujours celle d'une maman avant tout !

Cette dernière ligne droite est la vôtre et celle de votre famille qui va se créer ou s'agrandir. S'il y a des frères et sœurs aînés, quel que soit leur âge, je vous conseille de les préparer à votre départ. Dites-leur avec de simples mots que leur petit frère ou petite sœur va bientôt naître et que vous devrez partir pour la maternité parce que c'est là que les bébés naissent. Expliquez-leur qu'ils seront les premiers à venir vous voir et rencontrer le bébé (dites-le prénom si vous l'avez déjà choisi). **Et répondez à toutes leurs questions pour les rassurer, car ce n'est pas toujours évident pour les plus petits de comprendre que maman doit partir pour accoucher** et se consacrer à ce bébé que personne ne connaît encore mais qui prend déjà tellement de place ! Dites à vos enfants où ils seront et avec qui quand vous partirez pour la maternité, ils pourront ainsi s'y préparer.

À savoir

À PRÉVOIR AVANT LE DÉPART pour la maternité

- Préparez la chambre d'enfant et les vêtements de bébé.
- Remplissez votre congélateur de plats tout prêts, concoctez soupes, quiches, tourtes ou ragoûts… pour les premières semaines suivant le retour à la maison, et faites des courses d'avance.
- Prévoyez le mode de garde pour votre (vos) aîné(s), quel que soit le moment où vous accoucherez, même en pleine nuit, et mettez-le(s) au courant de la personne qui le(s) gardera lors de votre départ pour la maternité.
- Sachez qui vous emmènera à la maternité si votre compagnon n'est pas là, car vous ne pourrez pas conduire.
- Si votre budget vous le permet, prévoyez une aide ménagère au retour à la maison pour quelques semaines au moins, ou demandez à l'un de vos proches de vous donner un coup de main après la naissance. Surtout si vous savez que vous aurez une césarienne.

Mon conseil grossesse :

Prendre des kilos n'est jamais aisé pour une femme, même pendant une grossesse, car si l'on sait d'avance que c'est pour la bonne cause, nous ne perdons pas de vue que ces kilos, il faudra les perdre après. Et puis, notre reflet dans le miroir n'est pas toujours évident à gérer ; toutes ces petites choses mises bout à bout au quotidien font souvent que notre moral fait le yo-yo et que chaque détail prend encore plus d'importance quand il concerne notre apparence et l'image que les autres nous renvoient.

Les sautes d'humeur de la femme enceinte sont aussi souvent dues à l'indélicatesse de certaines personnes qui arrivent avec leur gros sabots en terrain fragile et vous labourent tout d'une phrase du type : « T'as pris des joues » ou « Ben dis donc, tu vas nous faire un gros bébé à ce rythme ! ». Lorsque vous vous trouvez confrontée à ce genre de personnes qui tiennent de tels propos à votre égard, **surtout relativisez**. Souvent ce n'est pas dit méchamment mais plutôt naïvement, voire bêtement, donc ne le prenez pas au premier degré, vous dépenseriez une belle énergie pour des individus qui n'en valent pas le coup. Prenez vos distances ou répondez une petite phrase bien placée si cela vous fait du bien, mais ne ruminez pas sur ces réflexions de bas étage pendant des heures.

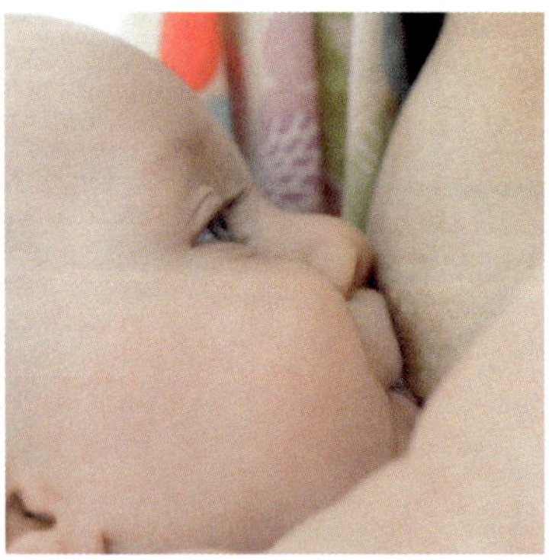

Info nutrition : l'allaitement

L'allaitement contribue à diminuer le risque d'obésité. De nos jours, 15 % des enfants âgés de 6 à 12 ans sont en surpoids en France. Le risque de devenir un adulte obèse est de 50 % à 70 % si l'obésité apparaît dans l'enfance.

Est-ce normal ?

Je n'ai pas envie d'accoucher, je veux garder bébé dans mon ventre ! Vous voulez garder votre bébé rien que pour vous bien au chaud dans votre ventre ! Eh bien, rassurez-vous, vous n'êtes pas la seule et c'est tout à fait normal de ressentir cela. Vous vivez pleinement votre grossesse et vous vous sentez tellement bien enceinte que vous n'avez pas envie que ça se termine… Vous parlez déjà à votre bébé et il vous répond ! Vous pensez que rien ne peut être mieux que ces instants magiques, mais le moment où l'on vous posera votre bébé contre vous est indéfinissable. **Vous allez vivre des étapes toutes plus merveilleuses les unes que les autres.** Si vous angoissez pour l'accouchement, **sachez que toutes les femmes ressentent cette appréhension avant le terme,** alors parlez-en avec les sages-femmes lors des séances de préparation à l'accouchement, ou confiez-vous à l'une de vos meilleures amies déjà maman, votre sœur, votre mère… Ainsi vous serez rassurée de partager cette crainte et de savoir que beaucoup de femmes se sentent et se sont senties comme vous à l'approche du jour J.

Ma santé

Il est important de pouvoir localiser une douleur dans le bas du dos, même si elles sont plus courantes pendant la grossesse, et ceci d'autant plus qu'elle est forte. **En effet, il y a probablement une cause précise qui nécessite un traitement approprié.** Une douleur qui irradie dans une jambe peut, par exemple, être causée par la tête du bébé qui appuie sur le nerf sciatique. Vous devez en parler à votre médecin ou aux sages-femmes afin d'y remédier.

Info grossesse : césarienne de convenance

Certaines femmes se posent la question de savoir si une césarienne peut être demandée par la maman pour raisons personnelles et non médicales. Sachez que s'il existe des cas ou l'accouchement de convenance peut se faire, il est très rare qu'un médecin accepte une césarienne de convenance.

Bien qu'il soit compréhensible qu'un premier accouchement mal vécu fasse craindre le suivant, cela ne justifie pas à lui seul de poser l'indication d'une césarienne qui reste une opération avec tous les risques que cela comporte. Le médecin n'y a donc recours qu'en cas de nécessité pour la maman ou le bébé.

Cependant, cela peut être discuté avec votre médecin, en cas d'angoisse, par rapport à un accouchement précédent très difficile.

Parlez de vos craintes et des circonstances de votre premier accouchement afin de voir ensemble si cela peut justifier une césarienne pour cet accouchement. Si votre médecin préfère tenter les voies naturelles, le mieux sera d'évacuer le souvenir mal vécu de votre accouchement précédent pour vous recentrer sur celui-ci. Il se passera différemment si vous êtes plus sereine. Les sages-femmes seront là pour vous accompagner et vous rassurer, car elles connaîtront votre vécu et mettront tout en œuvre pour que votre accouchement se passe dans les meilleures circonstances. C'est pourquoi il est important de parler de vos précédentes grossesses, de vos craintes, et de savoir faire confiance à l'équipe qui saura prendre soin de vous.

Mon astuce de la semaine

Hydratez particulièrement votre buste qui subit des modifications importantes car vos seins sont déjà prêts à l'allaitement. Alors puisque Dame Nature est généreuse de ce côté-là, honorez-la avec un large sourire jusqu'aux seins ! Le futur papa appréciera à coup sûr...

Plus d'infos

• À votre retour, vous devrez récupérer de l'accouchement et reprendre des forces, alors n'hésitez pas à déléguer.

• Le premier mois, tâches ménagères et courses ne devront pas être votre priorité car le rythme avec bébé est épuisant de nuit comme de jour.

• Anticipez votre retour en prévoyant un mois de couches premier âge, lingettes pour peau sensible, produits pour l'hygiène de bébé au PH neutre et sans parfum et serviettes hygiéniques pour vous.

• Si vous vous occupez des affaires courantes : factures, courriers, banque… Organisez-vous à l'avance ou passez le relais au papa dans les 2 mois suivant la naissance.

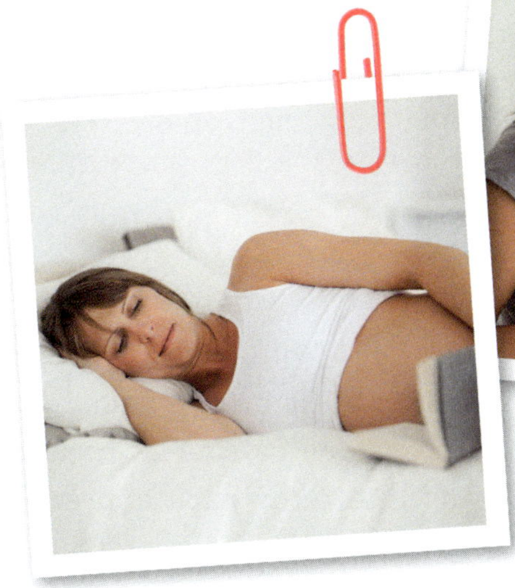

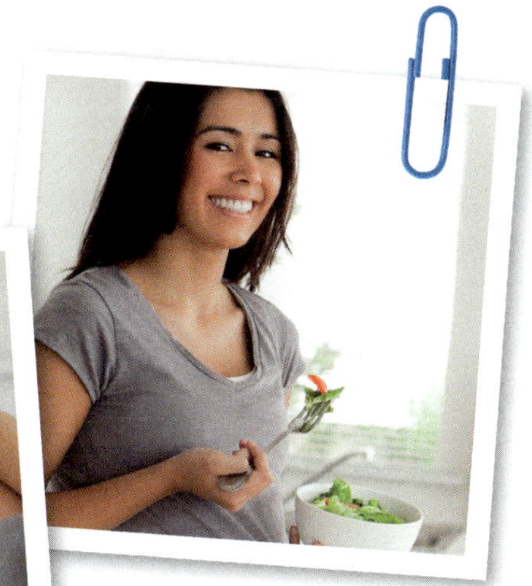

Faire garder bébé

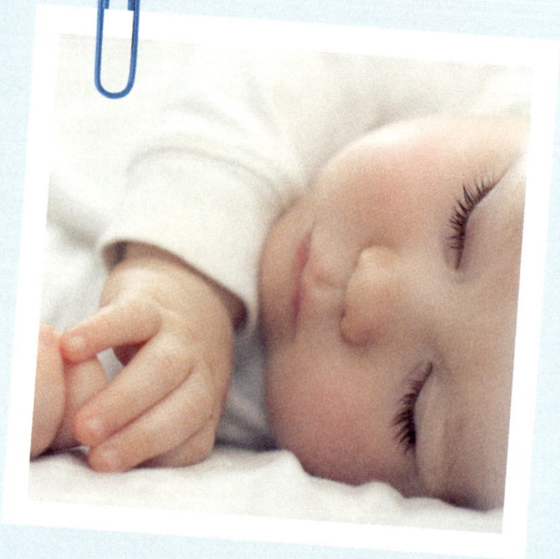

Cela devient parfois une aberration de devoir courir inscrire son enfant à la crèche ou de lui trouver une nourrice alors que l'on n'est qu'au premier trimestre de sa grossesse et que nous sommes loin d'avoir tout organisé dans notre tête comme à la maison.

La course effrénée qui commence déjà pour bébé dans le ventre de sa maman pour obtenir sa place dans la crèche du quartier ou chez la super nounou vantée par notre meilleure amie est souvent très stressante pour la femme enceinte qui se sent débordée de devoir prendre toutes ces décisions alors qu'il est encore dans son ventre. Mais **l'avenir de nos enfants passe par là,** à moins que vous n'ayez la possibilité de prendre un congé parental pour vous occuper de bébé.

Vous allez devoir évaluer les différents modes de gardes, notamment en fonction de vos ressources. Comparez et calculez ce qu'il vous en coûtera de faire garder bébé ou de vous arrêter temporairement de travailler en prenant un congé parental de quelques mois. Notez :

- le nombre d'enfants gardés par rapport aux intervenants disponibles ;
- la façon dont ils s'adressent aux enfants ;
- la propreté des lieux, la sécurité et la gaieté ;

- l'accessibilité à un jardin et la fréquence des sorties ;
- la proximité par rapport à votre lieu de résidence ou votre travail.

Ajoutez la course contre le temps matin et soir pour déposer bébé et le récupérer et le voir simplement une heure avant qu'il ne s'endorme, et vous pourrez alors décider librement.

Soyez exigeante avec les références, et préférez **un mode de garde agréé et officiel pour plus de sécurité.**

Prenez le temps de comparer les allocations de congé parental à votre salaire net moins les frais de garde et de retour au travail : repas de midi, vêtements, stationnement ou frais de transports, etc.

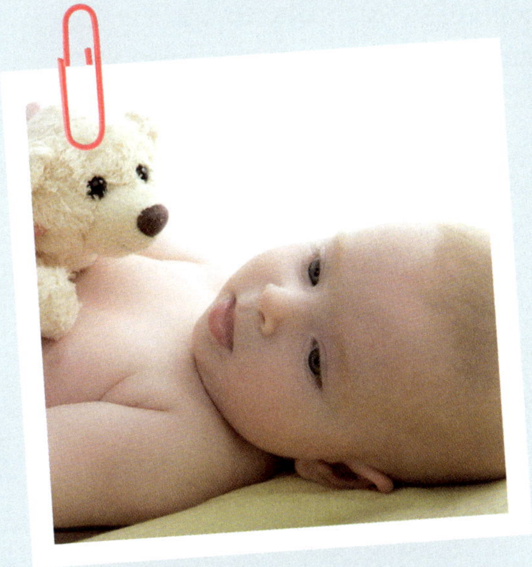

Rappelez-vous qu'un nouveau-né change très vite et évolue beaucoup pendant sa première année, à vous de choisir avec votre ressenti et votre situation personnelle. Si bien sûr vous n'avez pas le choix sur le plan financier ou que vous avez la chance d'avoir un travail passionnant que vous voulez reprendre, **ne culpabilisez surtout pas.** Bébé s'en remettra et s'adaptera très bien à vos conditions de vie si vous-même les acceptez. **C'est vous son repère, donc ce que vous déciderez pour votre bébé lui conviendra tout à fait s'il voit dans vos yeux que vous le vivez bien.**

Le service « Enfance et famille » de votre mairie ainsi que votre PMI (centre de Protection Maternelle et Infantile) pourront vous informer sur les différentes solutions de garde qui existent près de chez vous.

semaine 36

À ce stade de votre grossesse, je suis sûre que vous vous sentez très lourde

et que vous avez du mal à trouver une position agréable pour vous reposer. Ce n'est vraiment pas évident, je vous l'accorde, prenez beaucoup de coussins pour vous caler et arriver à vraiment vous détendre.

À la fin de cette semaine bébé pèse près de 2,5 kg et mesure 45 à 47 cm !

Vous ressentez certainement des contractions dans la journée, assez courtes, environ 30 secondes, et vous sentez que votre ventre se durcit. Si elles ne sont pas fréquentes et à intervalles réguliers ce n'est pas le début du travail, mais dans le doute n'hésitez pas à consulter, car cela se passe différemment pour chaque femme et même d'une grossesse à l'autre !

Sachez que les rapports sexuels, à ce terme, peuvent provoquer des contractions et déclencher le travail. En effet, le sperme contient une hormone, la prostaglandine, liée à l'accouchement. Ne vous privez pas si vous en avez vraiment envie, mais allez-y avec beaucoup de douceur !

Votre corps se prépare à l'accouchement et votre bassin se modifie au fil des jours pour permettre à votre bébé de passer. Si vous craignez qu'il ne sorte pas, sachez que vous n'êtes pas la seule à y penser à l'approche

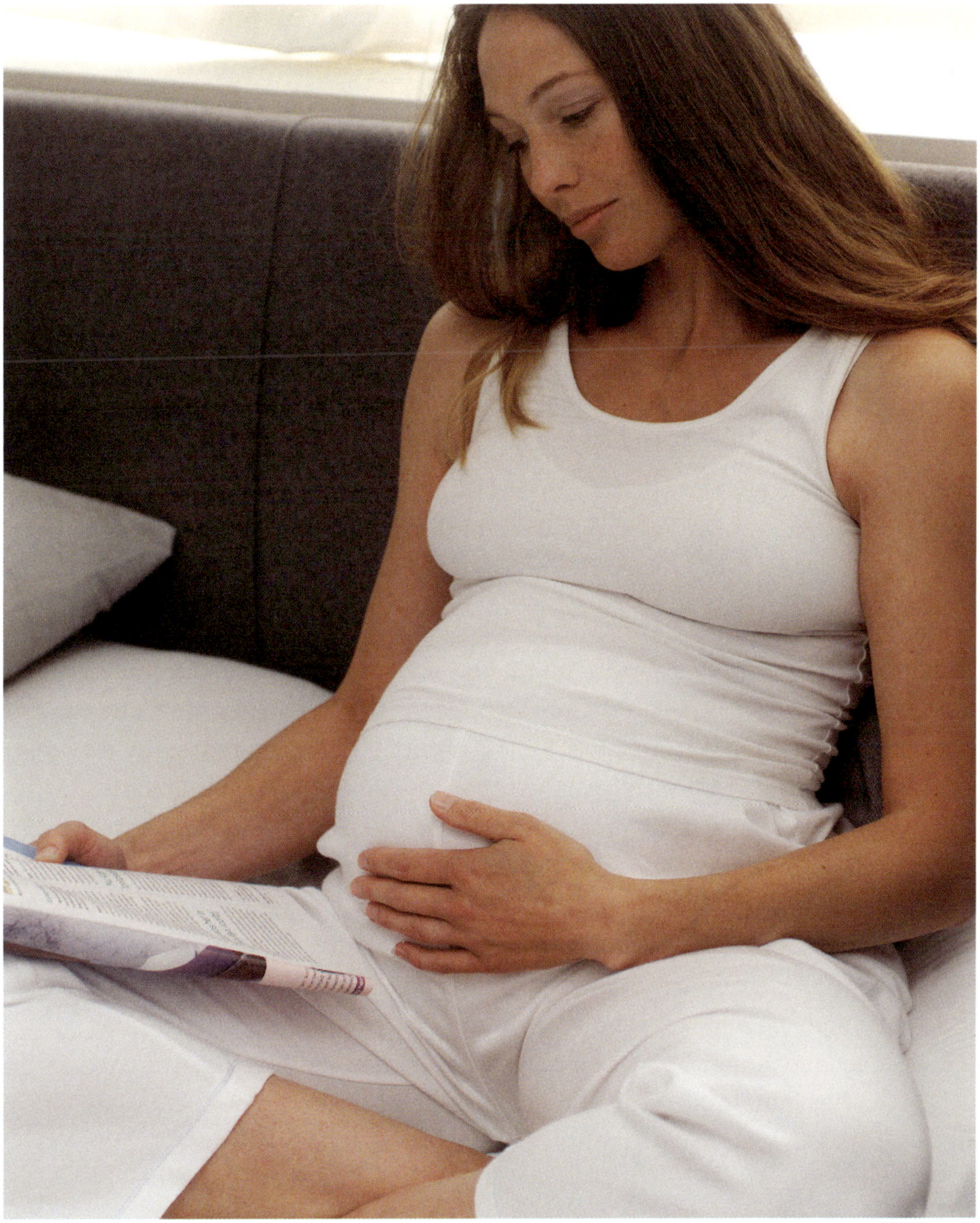

de la date prévue ! Beaucoup de femmes m'ont confié se poser cette question alors qu'elles avaient déjà un ou plusieurs enfants. C'est une angoisse féminine universelle… et je vous certifie qu'il passera !

Lors des réunions de préparation à la naissance, pensez à parler de ce qui vous inquiète le plus ou vous trouble au sujet de votre accouchement. Les interrogations ne sont pas les mêmes pour toutes les femmes enceintes, et les sages-femmes ne peuvent pas se mettre à votre place… Alors dépassez vos appréhensions et dites clairement ce qui vous travaille, je vous assure que vous en serez soulagée et qu'aucune question n'est « bête » à ce stade. Si vous y pensez, c'est que c'est justifié ! N'attendez pas le dernier moment pour vous renseigner. Il est très important de vous sentir rassurée sur tout ce qui vous préoccupe, sans aucun tabou.

Mon conseil grossesse :

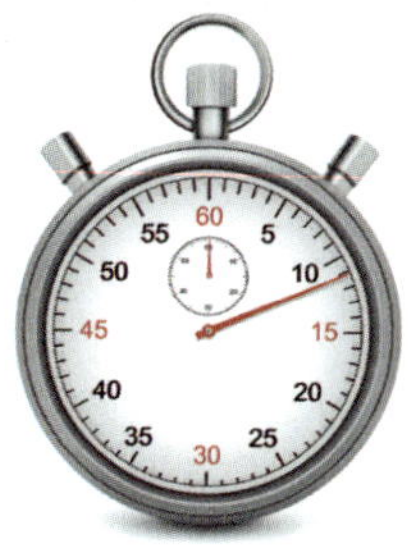

Chronométrez la durée et la fréquence de vos contractions et informez-en votre sage-femme ou l'équipe de la maternité.

C'est l'association de la douleur et des contractions de plus en plus fortes et régulières qui indiquent le véritable commencement du travail. Dans ce cas, les contractions sont habituellement régulières, de plus en plus intenses, plus longues, plus rapprochées les unes des autres, de plus en plus douloureuses.

À savoir

RECONNAÎTRE LES SIGNES DU TRAVAIL

Les premières contractions peuvent correspondre à une phase de pré-travail pendant laquelle le col de l'utérus termine sa maturation. **Différents signes peuvent annoncer le début du travail,** ces symptômes n'apparaissent pas tous ni dans un ordre précis selon chaque femme :

- Vous avez des contractions régulières toutes les 15 minutes environ : notez-les ;
- Vos contractions se prolongent, s'intensifient et se rapprochent ;
- En marchant ou en changeant de position, les contractions persistent ;
- Vous sentez des douleurs dans le bas du dos plutôt que dans le bas de l'abdomen ;
- Vous perdez un liquide : rupture de la poche des eaux.

Il est souvent difficile de faire la différence entre le pré-travail, où le col de l'utérus se centre, se raccourcit, se ramollit et commence à s'ouvrir, et la première phase de l'accouchement, pendant laquelle le col de l'utérus va se dilater à 3 ou 4 centimètres.

Aussi n'hésitez pas à appeler votre sage-femme, la maternité ou votre obstétricien pour décrire vos sensations afin de savoir si vous devez ou non vous rendre tout de suite à la maternité.

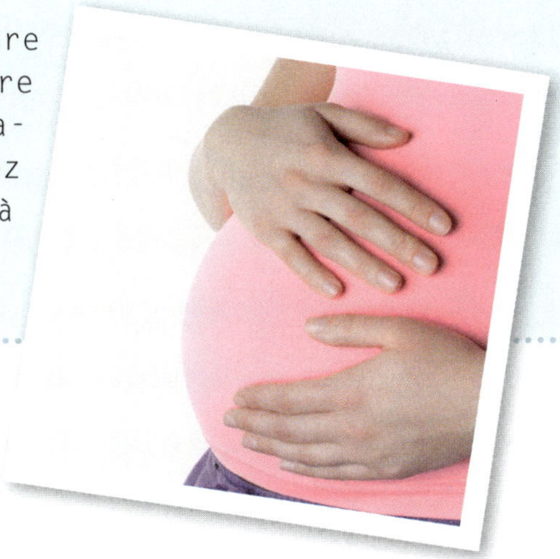

Ma santé

À votre arrivée à la maternité, vous serez prise en charge par une sage-femme qui procèdera de cette façon :
- prise de la tension artérielle ;
- vérification de votre température et de votre pouls ;
- toucher vaginal pour mesurer la dilatation du col et la souplesse du périnée ;
- monitoring pour enregistrer les contractions de l'utérus et les battements cardiaques de bébé ;
- analyse d'urine pour rechercher la présence de sucre et d'albumine.

Est-ce normal ?

J'ai peur que l'on utilise les forceps pour mon accouchement.

Vous avez donc entendu parler de certaines aides médicales à l'accouchement comme le forceps, les spatules ou la ventouse ? Eh oui, encore de nos jours, l'équipe d'accouchement peut avoir recours à ce matériel pour vous aider à sortir bébé. Rassurez-vous, tout se passe toujours pour le mieux ! Ce sont simplement des instruments qui vont vous aider à accoucher rapidement en cas d'accouchement difficile. Ils ne vous feront aucun mal et n'en feront pas non plus à bébé ! Simplement, les petites marques qu'ils peuvent laisser sur le crâne de bébé s'en iront au bout de quelques jours et après vous ne vous en souviendrez même plus ! Donc n'ayez surtout pas d'inquiétude par rapport à tout cela, faites simplement confiance à votre équipe d'accouchement et le jour J, profitez surtout du meilleur moment : la naissance de votre bébé !

Info nutrition : brûlures d'estomac

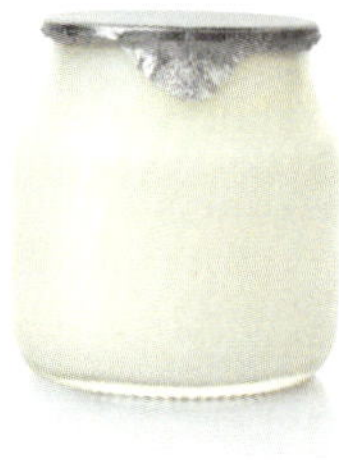

Si vos troubles digestifs s'intensifient ce mois-ci et que vos brûlures d'estomac deviennent douloureuses, parlez-en à votre médecin. Pensez au yaourt nature avant les repas ou au verre de lait pour neutraliser l'acidité gastrique, mangez peu et plus souvent et asseyez-vous bien droite quand vous mangez pour diminuer la compression de l'estomac.

Info grossesse :

Ce que vous vivez, ce que vous ressentez transparaît sur votre visage, dans votre attitude et jusque dans vos gestes. Votre corps et votre esprit sont intimement liés pour vivre une fin de grossesse sereine connectée à votre bébé et vous préparer à l'accouchement. Pensez à vous en pensant aux autres. Faites-vous du bien en étant en accord avec vous-même, avec vos choix, vos décisions et suivez votre intuition... C'est extrêmement apaisant et bénéfique d'être en harmonie avec soi-même au moment où l'on s'apprête à donner la vie.

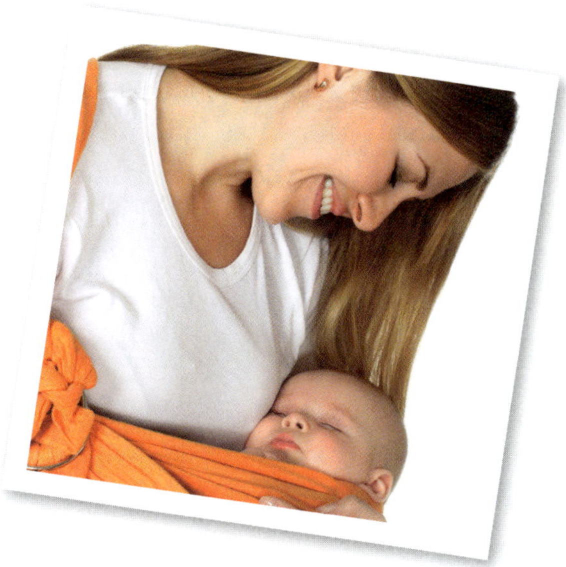

Ma vie de famille

En avançant dans la grossesse, votre vécu mère-fille est sûrement ressorti car vous vous identifiez, consciemment ou non, à votre mère. **La grossesse est un moment très propice pour mettre à jour beaucoup de choses du passé qui pèsent leur poids et vous tourmentent** justement parce que vous êtes, à votre tour, enceinte. Les histoires familiales sont des successions de répétitions jusqu'à ce que l'on prenne conscience de ce qui se joue en nous et à travers nous. Lorsque tout remonte à la surface, il est temps d'y faire face et d'avancer. Une vraie rencontre avec ses propres parents s'offre alors car ils vous voient différemment… Ce besoin de partage et de vérité est essentiel en ce qu'il fonde votre propre famille et vous aidera à vous reconstruire. Saisir l'occasion de la maternité pour se rapprocher de sa mère, de ses parents, est très porteur pour votre relation à venir avec votre enfant.

Plus d'infos

• Une amie qui a déjà accouché aura toujours envie de vous faire partager son expérience.

• Si vous en apprenez quelque chose qui vous aidera dans votre propre accouchement, c'est serein, en revanche si c'est pour vous communiquer ses peurs, fuyez !

• Vous avez déjà bien assez à faire avec vos propres angoisses à l'approche du terme.

• Car à ce stade, c'est l'imaginaire qui entre en action et nous renvoie à nos peurs primaires face à la douleur, à la souffrance et à la santé de notre bébé.

• Il sera toujours temps de lui demander de vous raconter son accouchement après et de lui raconter le vôtre…

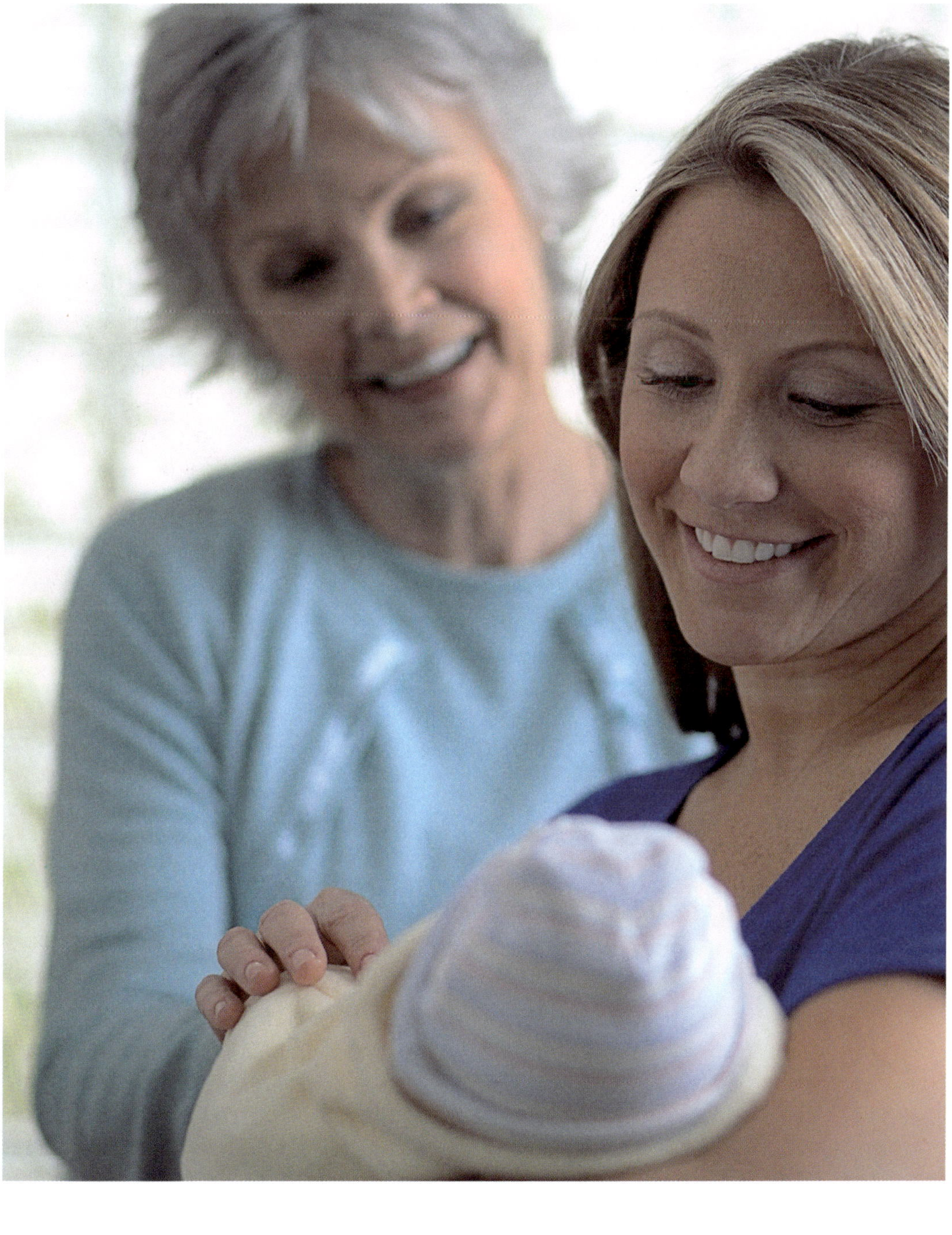

Les bienfaits du portage

Exit le landau, ce qui est à la mode de nos jours c'est de porter son bébé !

En effet, porter bébé de manière naturelle représente une bonne alternative à la poussette et une redécouverte de pratiques anciennes.

Mais bien plus qu'une question de mode, le portage a de nombreux avantages pour vous et votre tout-petit :

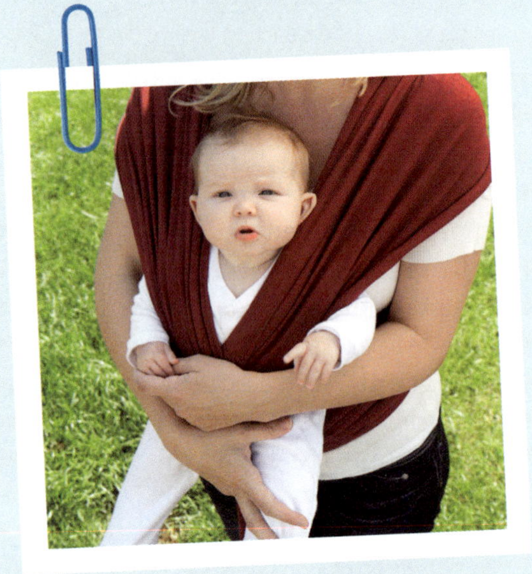

Il permet de renforcer la relation maman/bébé.

Jusqu'à 4 mois, **votre enfant a besoin d'être bercé et porté.** Blotti contre vous, rassuré par votre odeur ou celle du papa, bébé se sentira bien, apaisé et en sécurité. Il gagnera ainsi plus en autonomie.

Un plus pour son développement.

Dans son porte-bébé, votre enfant suit vos mouvements et stimule ainsi son équilibre.

De plus, en position verticale, le portage favorise la digestion et réduit les reflux gastriques.

Plus de liberté et de complicité !

Blottis l'un contre l'autre, maman et bébé forment une unité. Vous pouvez ainsi vaquer à vos occupations en toute tranquillité et **partager des moments avec les autres membres de la famille.** Raconter une histoire ou aider aux devoirs de votre aîné par exemple !

Vous gardez également vos mains libres pour cuisiner, écrire, lire, jouer... Bébé ne se sentira pas à l'écart. Au contraire, **il se sent bien et son besoin d'attention est comblé.**

Pratique et confortable

Le porte-bébé ventral, ou l'écharpe porte-bébé, permet de transporter aisément votre enfant. Pratique et confortable, il est peu encombrant et léger. L'écharpe peut même être utilisée comme couverture lorsque vous en avez besoin.

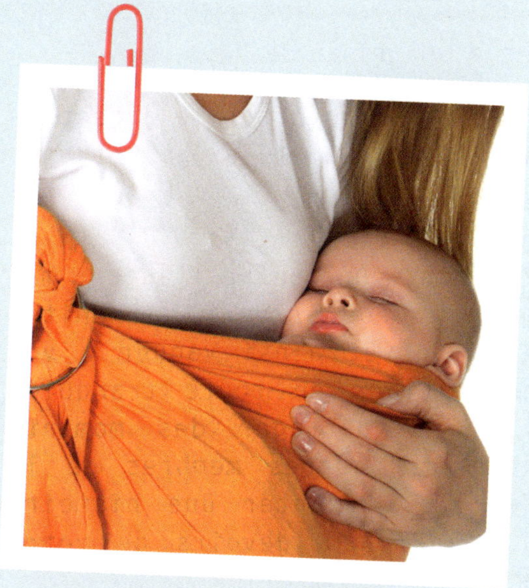

Bébé partage vos rires, vos soupirs, **il entend et ressent votre voix, vos chansons, votre respiration et votre cœur.** Tout cela contribue à éveiller votre enfant !

Selon une étude, porter son bébé pourrait même aider à réduire le baby blues !

- Choisissez un porte-bébé ventral classique ou un hamac multipositions.
- Essayez plusieurs modèles avant de l'acheter et renseignez-vous sur la manière de l'utiliser.
- Vérifiez que les bretelles du porte-bébé soient bien rembourrées, avec un appuie-tête et des attaches sécurisées et que le tissu soit robuste (pour l'écharpe comme pour le porte-bébé ventral).
- Bébé ne doit pas rester plus d'une heure ou deux d'affilée dans un porte-bébé.

Vous pourrez l'utiliser jusqu'à 5 ou 6 mois selon la taille et le poids de votre bébé, après il sera trop grand ou trop lourd !

Vous commencez à trouver le temps long

et vous avez certainement hâte de découvrir votre bébé maintenant ! La rencontre avec ce petit être sera assurément magique...

Vos nuits sont devenues très agitées et vous trouvez le sommeil difficilement car votre ventre pèse vraiment beaucoup et vous avez envie de vous « libérer » ! Chaque mouvement du quotidien devient pénible, pour vous lever d'une chaise c'est toute une gymnastique, alors ne parlons même pas du lit ! Prenez le temps à chaque fois pour ne pas vous fatiguer davantage et n'hésitez pas à demander de l'aide à vos proches qui seront très heureux que vous les sollicitiez. Il n'y a rien de plus gratifiant que d'aider une femme enceinte !

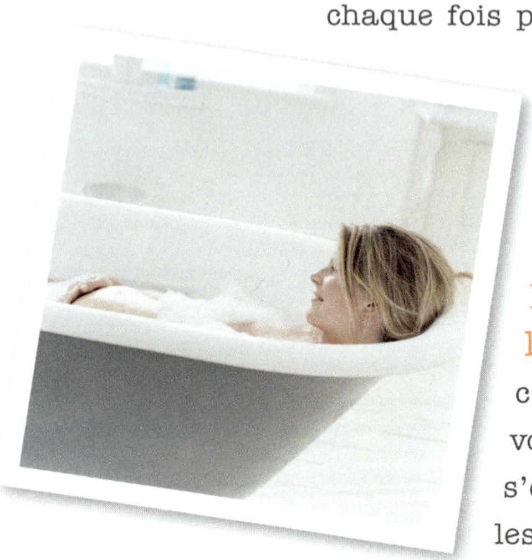

Pensez au bain chaud qui soulage vraiment bien à ce stade, c'est peut-être le seul endroit où toutes vos petites douleurs et tiraillements s'estompent. Vous pourrez mieux sentir les mouvements de bébé qui bouge d'ailleurs de moins en moins car il n'a plus beaucoup de place ! **La tête en bas, les bras croisés sur sa poitrine et les genoux pliés sur le ventre,** il n'est

plus très à l'aise. Mais prêtez quand même beaucoup d'attention à ses mouvements, car s'il ne bouge presque plus ou pas du tout ou que cela vous semble inhabituel, allez immédiatement à la maternité. Vous serez ainsi rassurée sur la santé de votre bébé.
Si vous avez des contractions fréquentes et/ou douloureuses, n'hésitez pas. Consultez sans attendre. La sage-femme vous fera un monitoring qui permettra de savoir si c'est le travail qui a commencé.
Sachez que vous pouvez aussi perdre les eaux avant ou après les premières contractions, dans ce cas **partez tout de suite à la maternité sans paniquer.** Appelez les sages-femmes si vous le souhaitez pour qu'elles vous indiquent ce qu'il faut faire et partez confiante en vous disant que dans très peu de temps vous tiendrez enfin votre bébé dans vos bras !

À savoir

Chaque jour que bébé passe à l'abri dans votre utérus le rend plus robuste et plus apte à s'adapter quand il va naître. Alors encore un peu de patience !
Il est important d'arriver calme et détendue à la maternité pour ne pas vous laisser inquiéter par l'effervescence qui y règne souvent.
Les contractions sont souvent anarchiques au début puis s'installent plus régulièrement : séparées de 60 à 50 minutes au début, puis 40 à 30 minutes pour arriver de 20 à 10 minutes.
Elles vous laissent le temps de voir venir pour annoncer doucement la première phase de travail qui débutera lorsqu'elles seront régulières, à moins de 5 minutes d'intervalle.
La phase de pré-travail durant habituellement plusieurs heures, vous pouvez vous reposer pour diminuer l'anxiété qui vous gagne, vous divertir et vous faire dorloter chez vous.

Mon conseil grossesse : Lecture et musique en salle d'accouchement

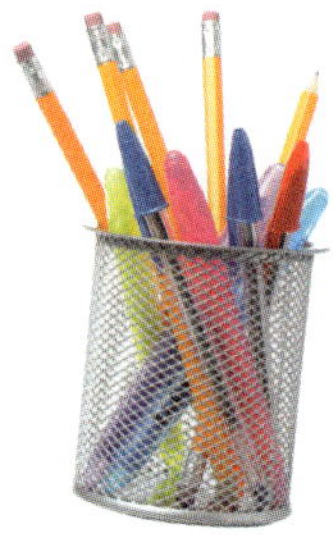

Vous pourrez apporter de la lecture ou de la musique en salle d'accouchement ! En fait, le temps qui sépare le début du travail, souvent associé avec la perte des eaux, et le moment même de la naissance peut être plus ou moins long. Dans cette période, vous n'avez souvent pas grand-chose de plus à faire qu'attendre que l'équipe médicale vous dise : c'est bon madame, vous pouvez pousser ! **Mais d'ici là, rien ne vous empêche de lire, d'écouter de la musique, d'écrire, de dessiner, de jouer même, seule ou avec le futur papa.**

En revanche, les téléphones portables ou certains autres appareils électroniques sont interdits en salle d'accouchement, donc n'hésitez pas à demander l'autorisation avant de sortir votre ordinateur portable et de vous connecter sur Internet par le Wifi de l'hôpital ! Sachez enfin que certaines femmes parviennent même, souvent sous péridurale, à s'endormir dans ce laps de temps. Donc faites ce qui vous fait plaisir, en veillant à ne pas entraver le bon travail de votre équipe d'accouchement !

Ma santé

Si vous souhaitez avoir l'analgésie péridurale, vous aurez le temps de la demander en arrivant à la maternité. Vous pouvez très bien prendre le temps de vivre la période de pré-travail au calme à la maison en vous concentrant pour garder votre énergie en vue du travail afin de vous préparer à accoucher en toute quiétude.

Est-ce normal ?

Je me suis réveillée avec une perte de liquide et je ne sais pas si c'est urinaire ou la perte des eaux...

Vous devez vous rendre à la maternité pour ce genre de cas. C'est même indispensable que vous alliez consulter pour s'assurer de la nature de la perte de liquide. Les sages-femmes trouveront tout à fait normal que vous alliez les voir si vous avez un doute à ce stade de votre grossesse. Il ne faut pas attendre et y aller à chaque fois que cela se produit.

Par téléphone, on ne peut pas vous dire s'il s'agit de pertes d'urine, de pertes vaginales ou surtout d'une fissure de la poche des eaux. Seule une consultation avec un test pourra vous dire quel est ce liquide.

Je vous conseille donc d'aller consulter à la maternité, et surtout de ne pas oublier de prendre votre dossier médical, votre valise et celle de votre bébé. En effet, s'il s'agit d'une fissure de la poche des eaux, vous serez hospitalisée. Votre médecin vous dira, selon les résultats de votre consultation, quelle sera la suite des événements pour vous et votre bébé.

Info nutrition :

Si vous ressentez les premiers signes de l'accouchement, reposez-vous et mangez des aliments énergétiques : le travail pourra démarrer à n'importe quel moment et vous devez conserver toute votre énergie. Il peut se passer plusieurs heures, voire une journée, avant le déclenchement réel de l'accouchement.

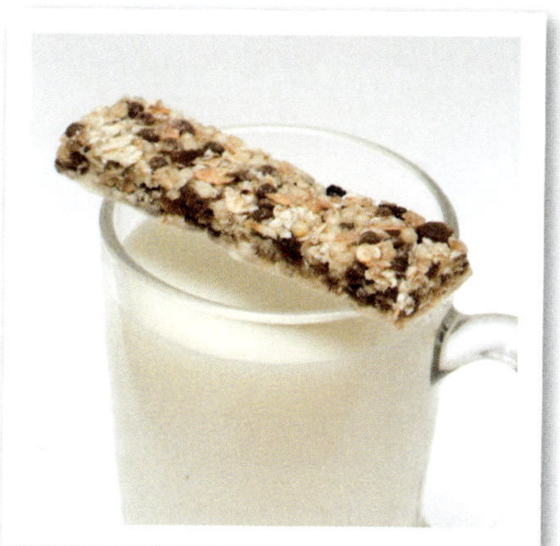

Info grossesse :

Si vous faites des rêves très bizarres ces temps-ci, voire complètement farfelus, sachez que cela s'explique d'abord par le fait que votre sommeil est plus léger à ce stade de votre grossesse avec une digestion plus laborieuse qui perturbe vos nuits. Ensuite, vous vivez et évacuez les appréhensions et inquiétudes liées à l'approche du terme et particulièrement à l'accouchement. Cette phase psychologique est tout à fait normale et saine à l'approche de la naissance. Partagez vos rêves avec le papa qui saura vous rassurer et vous divertir afin de relativiser.

Mon astuce de la semaine

Reposez-vous, détendez-vous et respirez calmement…

La peur contracte les muscles et les contractions aggravent la douleur. C'est comme si votre utérus se contractait deux fois plus ! Faites-vous confiance ainsi qu'au personnel qui va vous prendre en charge.

Plus d'infos

• Veillez à ne pas trop vous déconnecter de la réalité en surfant sur le net dans la multitude de sites et autres blogs qui nous donnent des tonnes d'infos à digérer en quelques secondes.

• Fixez-vous des moments dans la journée pour cette petite pause web, et faites attention à tout ce que l'on peut y trouver…

• Méfiez-vous des récits et conseils donnés à tout va, parfois romancés, souvent approximatifs et toujours anxiogènes !

• On trouve le pire comme le meilleur sur la toile… Alors restez vigilante et gardez une distance de sécurité afin de rester sereine avant la naissance.

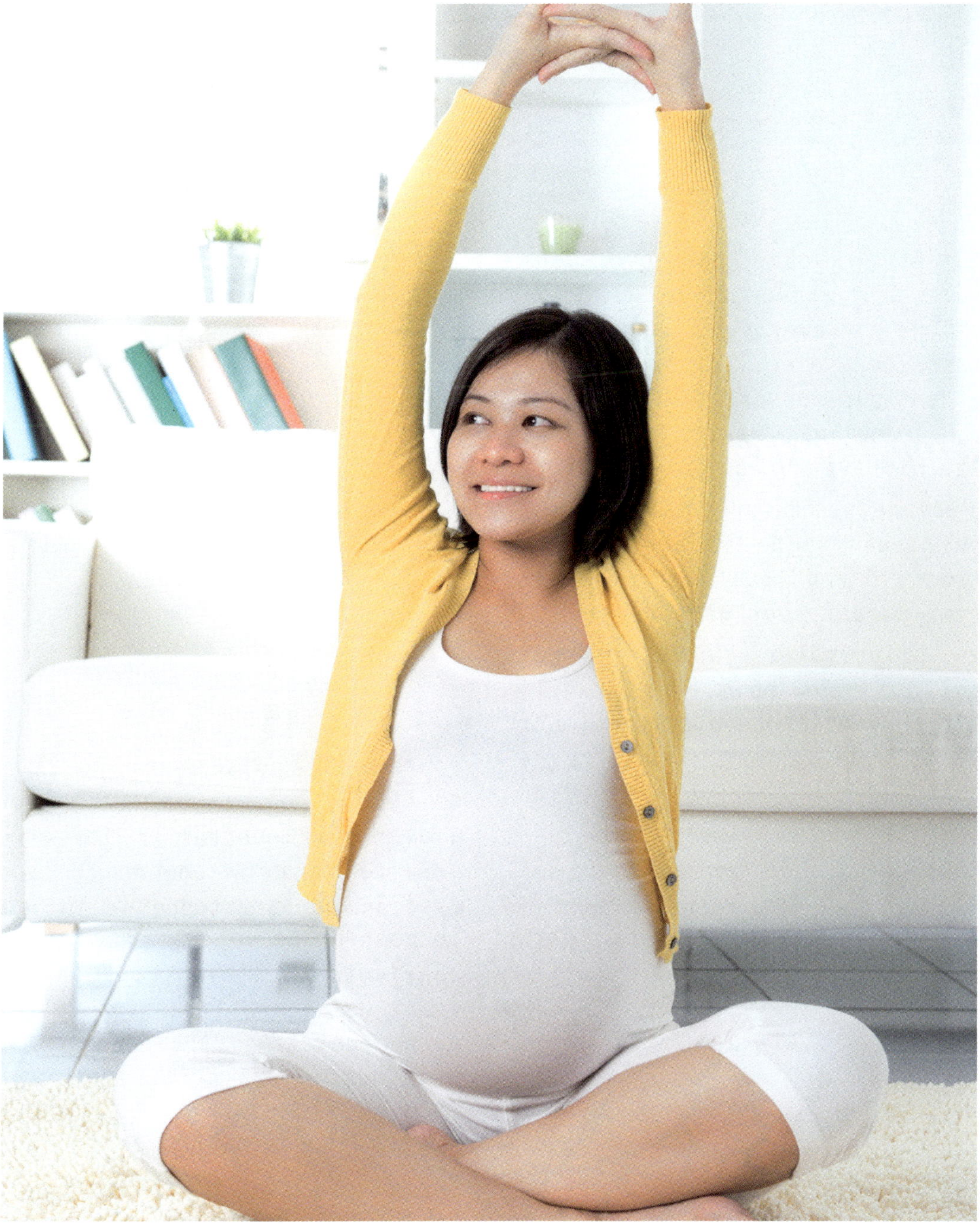

Les mamans solos

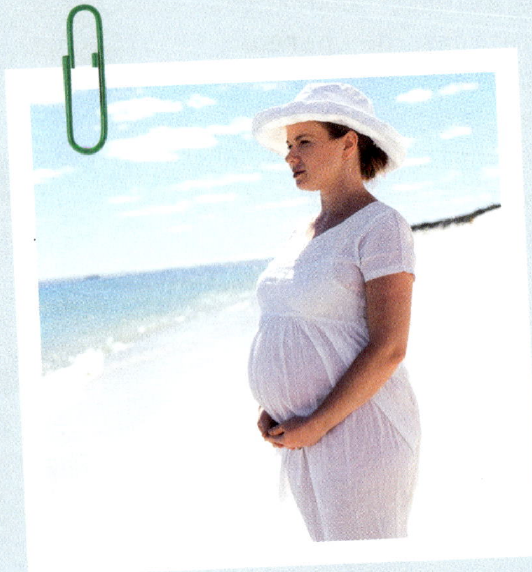

Peut-être vous retrouvez-vous seule à l'approche de l'accouchement ou avez-vous vécu votre grossesse isolée, le père ne souhaitant pas fonder une famille et ne voulant pas se projeter dans l'avenir avec vous ?

De nombreuses futures mamans comme vous traversent des périodes de stress, d'angoisse, voire de déprime durant leur grossesse.

Les principales causes de cet état qui vous rend plus fragile sont souvent liées à un sentiment de solitude, en cas d'absence de partenaire, de manque de soutien ou de sentiment d'isolement.

C'est une grande épreuve pour une future maman qui a justement besoin de soutien et de la force des siens à ce moment particulier de sa vie.

Il se peut que le père vous ait même reproché de ne pas avoir évité la conception de ce bébé, mais si vous avez décidé de le garder, c'est votre choix et vous devrez alors faire preuve de beaucoup de courage et puiser en vous afin de réunir toutes vos forces pour élever votre enfant et lui créer ensuite un cocon maternel. **Vous avez les ressources pour assurer le bonheur de votre enfant, soyez confiante en l'avenir.** Vous pouvez vous réconcilier avec le père ou rencontrer plus tard un compagnon qui aimera cet enfant comme le sien.

Quand cette situation est imposée par les circonstances, vous vous sentez accablée par des préoccupations d'ordre pratique et financier. **Tissez un réseau de relations, contactez des associations de parents isolés qui pourront vous soutenir sur tous les plans, matériel autant que psychologique, en plus de votre famille et de vos amis.**

Quand bébé naît et que la maman rentre à la maison toute seule, c'est là qu'elle se sent souvent bien isolée. Confrontée aux exigences et aux pleurs de bébé jour et nuit, épuisée, dépassée par tout ce qu'il y a à faire, la maman doit alors se débrouiller seule.

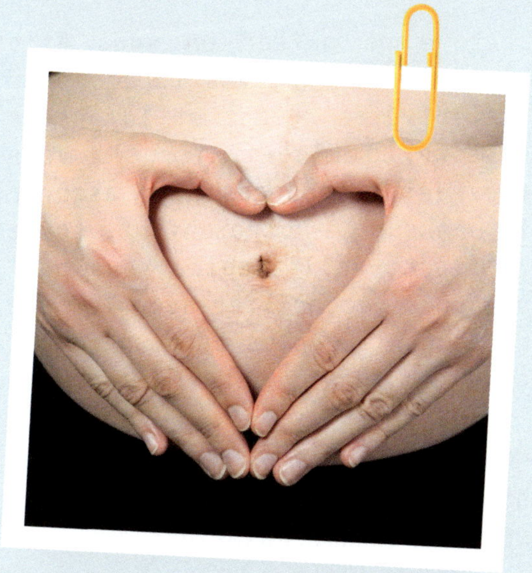

C'est dans ces moments que vous aurez besoin du soutien de votre mère, des conseils de votre sœur et de l'amour de votre tante et de votre grand-mère. **N'hésitez pas à demander de l'aide aux personnes qui vous sont les plus proches et en qui vous avez confiance,** elles se feront un plaisir d'être à vos côtés dans ces moments pas toujours évidents et vous pourrez souffler un peu et vous reposer sur leurs épaules.

Si vous vous inquiétez pour l'avenir de votre enfant, ce qui est légitime, n'oubliez pas qu'il existe des aides spécifiques pour les mères célibataires et un réseau d'aide sociale dont vous pouvez bénéficier. Renseignez-vous auprès du service social de votre mairie.

Même si votre situation personnelle et familiale n'est pas simple à vivre, sachez que beaucoup d'enfants élevés par un seul parent deviennent des adultes épanouis et heureux.

semaine 38

Bébé mesure près de 50 cm pour un peu plus de 3 kg.

Nous voilà vraiment proche de l'accouchement et vous ne pensez plus qu'à cela, n'est-ce pas !
Peut-être en stressant un peu d'ailleurs, et c'est bien légitime, rassurez-vous ! Vous devez vous préparer et vos proches aussi à l'arrivée imminente de bébé !
Pensez à tout ce par quoi vous êtes passée pour arriver jusque-là, tant de chemin parcouru et vous voilà prête à devenir maman pour la première fois ou plus d'ailleurs. Nous avons toutes la même appréhension à l'approche du terme car vous allez enfin rencontrer votre bébé avec le futur papa.
Vous allez passer du bébé imaginaire que vous avez pensé et rêvé au bébé réel qui sera votre enfant pour la vie ! Ce que vous allez vivre est unique et vous en garderez un souvenir extraordinaire ! Quelles que soient les conditions de votre accouchement, sachez que dès que l'on vous mettra votre bébé dans les bras, vous saurez que ça valait vraiment le coup et que rien de comparable ne vous arrivera jamais dans votre vie, si ce n'est d'autres naissances !
Vous serez alors tournée vers l'avenir et votre relation avec votre bébé sera unique. Surtout profitez des derniers instants de votre grossesse pour bien vous reposer et laissez de côté

le ménage et autres détails, car après la naissance vos nuits seront très courtes et vos journées remplies.

Détendez-vous au maximum et préparez-vous psychologiquement à votre prochain rôle de maman en ne pensant qu'aux bons côtés de votre grossesse, à tout ce qui vous a plu pendant ces neuf mois et à tout ce que vous avez découvert sur vous-même. Vous êtes déjà prête, sans même vous en rendre compte, à devenir maman ou à l'être une nouvelle fois.

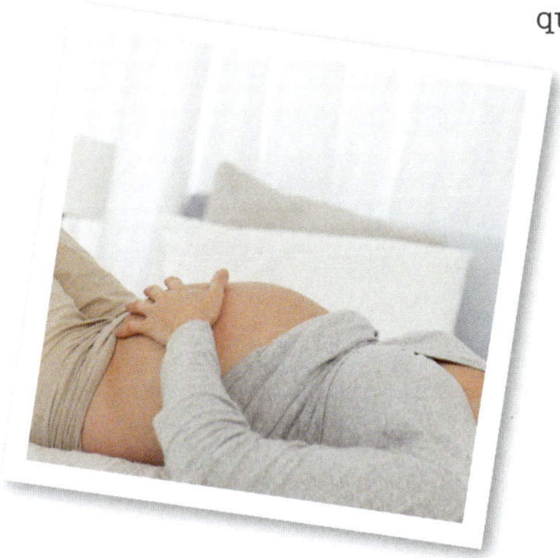

À savoir

LES DIFFÉRENTES PHASES DE L'ACCOUCHEMENT

Si vous attendez votre premier enfant, voici la façon dont se déroule un accouchement normal en 4 étapes :

1. La dilatation du col : le col de l'utérus se dilate jusqu'à dix centimètres pour laisser passer bébé, en moyenne un centimètre par heure au début de la dilatation.
2. L'engagement : le bébé a franchi le col et s'engage dans le bassin.
3. L'expulsion : c'est le moment de pousser, c'est la phase de naissance du bébé.
4. La délivrance : expulsion du placenta 10 à 20 minutes après la naissance jusqu'à 1 heure.

Mon conseil grossesse :

Les naissances sont souvent entourées de mythes et histoires de femmes qui se transmettent de mère en fille et qui ne sont pas pour nous rassurer, loin de là ! Ainsi nous avons toutes entendu parler d'accouchements interminables ou de péridurales ratées et autres sages-femmes incompétentes... Il vous faut savoir faire la part des choses entre réalité et fantasmes. Si en plus vous êtes plutôt du genre anxieuse, rappelez-vous que votre grossesse et votre accouchement vous sont vraiment spécifiques. Ce n'est pas parce que la sœur de l'amie de votre cousine raconte à qui veut l'entendre que son travail a duré vingt-deux heures et qu'elle a failli y rester qu'il faut la prendre au mot ! En général, le souvenir qu'on en garde est toujours disproportionné, que ce soit dans un sens ou dans l'autre d'ailleurs.

Visualisez votre accouchement mentalement, verbalisez vos peurs et informez-en l'équipe dès que vous arriverez à la maternité pour accoucher, cela vous permettra de mieux appréhender la venue de bébé et votre propre scénario pour réaliser le plus beau des films de votre vie.

Ma santé — LA PERTE DU BOUCHON MUQUEUX

Le bouchon muqueux est une glaire assez épaisse qui tapisse l'intérieur du col pendant toute la grossesse. Elle sert à empêcher qu'une infection remonte du vagin jusqu'à l'utérus. Le bouchon est généralement éliminé au cours du travail sans que vous vous en rendiez compte. Mais il arrive que certaines femmes le perdent avec un peu de sang quelques jours avant. Contactez alors votre maternité afin d'en informer une sage-femme qui vous conseillera : l'accouchement est imminent !

Est-ce normal ?

J'ai peur que bébé ne sorte pas, c'est bête mais ça m'angoisse !

Votre angoisse que votre bébé ne passe pas est tout à fait normale et naturelle car l'accouchement est associé à beaucoup de craintes et de préjugés par certaines femmes qui transmettent leur peur aux autres !

Vous savez au fond de vous que votre bébé sera en sécurité, car les équipes actuelles en maternité sont très compétentes et surtout à l'écoute. Alors dites ce que vous ressentez aux sages-femmes qui comprendront très bien et pourront ainsi vous expliquer le déroulement de votre accouchement. **Plus vous serez informée et mieux vous vivrez cette naissance, qui j'en suis certaine, sera un moment formidable.**

Je sais que vous serez prête le moment venu et que vous serez très bien entourée pour mettre au monde un magnifique bébé !

Info nutrition : buvez !

Buvez et hydratez-vous souvent, mais ne mangez pas si vous êtes en phase de travail car les contractions appuient sur l'estomac et vous feront rejeter votre repas.

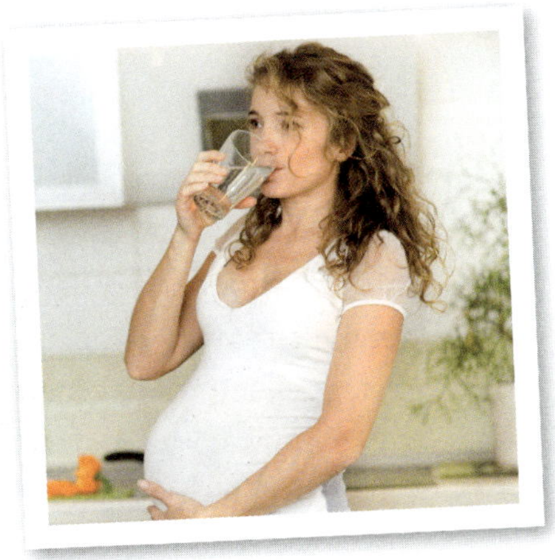

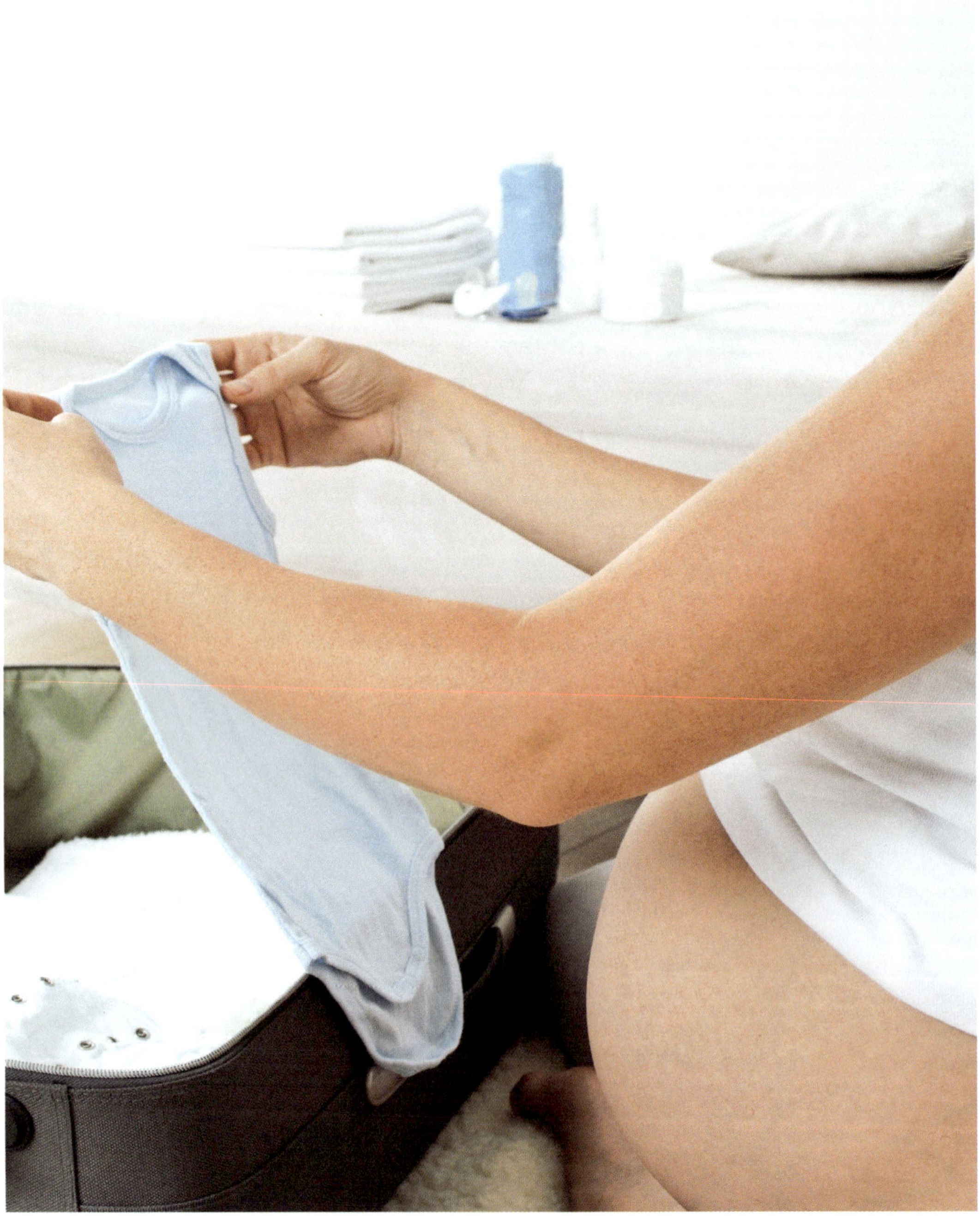

Info grossesse :

Dans 15 % des grossesses arrivées à terme, la rupture de la poche des eaux se fait spontanément avant le début du travail. **Ne prenez pas de bain si vous avez perdu les eaux, en raison des risques d'infection. Mais vous pouvez tout à fait prendre une douche.**

Mon astuce de la semaine

Plutôt que de ressasser vos appréhensions ou de vous angoisser à propos des tâches ménagères ou des choses que vous n'avez pas encore eu le temps de faire, détendez-vous et entourez-vous de bonnes énergies pour vous donner les forces nécessaires à l'accouchement qui approche ! Une après-midi avec des amies qui s'intéressent à vous, à vos projets et se soucient de votre santé en vous écoutant et en vous parlant de leurs enfants vous donnera des ailes pour avancer et entrevoir un bel avenir pour votre famille. Cela tient à peu de choses, le fait de se sentir bien, être avec quelqu'un que l'on aime, un mot, une attitude, un geste et tout s'embellit…

Plus d'infos

- Pour un premier enfant, le travail peut durer huit heures, alors ne paniquez pas.
- Avant de partir pour la maternité, pensez à mettre dans votre valise votre portable ou carnet d'adresses avec les numéros de toutes les personnes à joindre pour annoncer la bonne nouvelle.
- Prenez vos papiers, votre dossier avec vos derniers examens et votre appareil photo, que vous confierez au papa ou à la personne qui vous accompagne.
- Ajoutez-y votre trousse de toilette et votre brumisateur, indispensable pour vous rafraîchir, ainsi qu'un long T-shirt pour l'accouchement.
- Pensez aussi à retirer vos bijoux avant votre départ pour la maternité.

DOSSIER

Le départ pour la maternité

Votre ventre que vous trouvez énorme, l'inconfort que vous ressentez, l'envie de voir enfin votre bébé… voilà qui vous convainc que l'accouchement est imminent !

Le travail peut maintenant se déclencher à tout moment, au beau milieu de la nuit comme en pleine journée, il est donc important que vous vous sentiez prête pour le grand jour.

Préparez-vous en gardant votre calme et concentrez-vous sur votre corps qui commence le travail pour vous laisser guider vers l'accouchement qui progresse et la naissance de bébé.

Lorsque vous commencez à ressentir des contractions, votre ventre se durcit à intervalles réguliers. C'est le muscle de l'utérus qui se contracte pour commencer à faire descendre le bébé. Ces durcissements sont d'abord indolores puis vous font de plus en plus mal de façon régulière : c'est le travail qui a commencé.

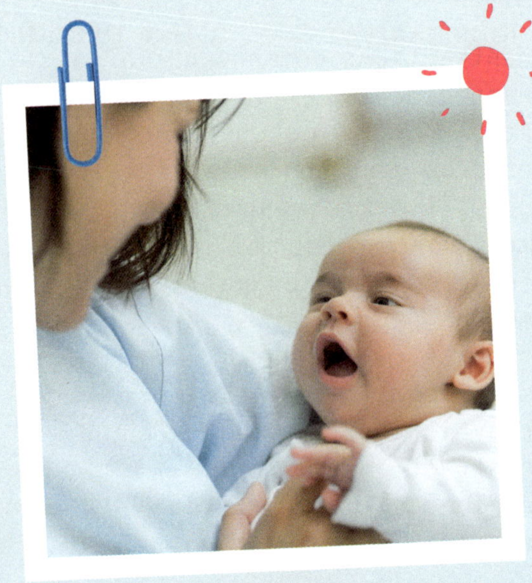

Chronométrez l'intervalle entre les contractions : toutes les 20 minutes puis toutes les 10 minutes. Attendez aussi que chaque contraction dure au moins 30 secondes avant de partir pour la maternité. En effet, il arrive que l'on passe par une phase de contractions douloureuses suivie par d'autres moins intenses.

• **Le faux travail :** c'est une sorte de répétition générale quelques jours avant l'accouchement. Les contractions commencent, elles se rapprochent, elles peuvent même être régulières et persistantes et d'un coup tout s'arrête. Votre corps est redevenu calme. Informez votre médecin ou la sage-femme qui vous conseillera sur le moment pour vous rendre à la maternité. Il se peut alors qu'une sage-femme vous examine et vous renvoie chez vous. C'est que vos contractions ne sont pas encore efficaces et que **le col n'a pas commencé à se modifier.**

Un bain chaud vous apaisera et calmera les contractions si vous n'avez pas perdu les eaux.

Si le cœur vous en dit, vous pouvez marcher tout doucement au bras du papa : la marche favorise la descente de bébé dans le bassin ainsi que l'effacement et l'ouverture du col.

Si vous attendez votre deuxième ou troisième enfant, ou plus, partez pour la maternité dès que vous avez des contractions espacées régulièrement de 5 minutes ou moins pendant plus d'une heure.

Dès que vous êtes inquiète ou avez un doute sur ce qui se passe dans votre corps, que ce soit sur l'intensité des contractions comme sur les mouvements de bébé, appelez votre sage-femme ou la maternité quelle que soit l'heure du jour ou de la nuit, sans aucune crainte de les déranger. L'équipe médicale est là pour cela et pourra vous aider et vous rassurer afin de garantir votre sécurité et celle de votre bébé.

Rendez-vous immédiatement à la maternité, après avoir prévenu les sages-femmes pour les en informer, s'il y a rupture de la poche des eaux avec une perte importante de liquide amniotique et/ou perte de sang.

semaine 39

☺

50 cm pour environ 3,5 kg, voilà bébé prêt à découvrir le monde !

Si vous n'êtes pas encore partie pour la maternité, vous êtes sur le point d'y aller car bébé est pressé de venir au monde maintenant, et vous et le futur papa de le voir enfin !

Dites-vous bien que vous aurez mené votre grossesse à terme et que c'est là l'essentiel !

Je vous rappelle que si vos contractions sont régulières et douloureuses ou que la poche des eaux s'est rompue, c'est le signe du départ pour la maternité. L'équipe médicale vous prendra alors en charge tout de suite, que ce soit sur le plan physique comme administratif.

N'hésitez pas à communiquer avec l'équipe et à leur dire ce que vous ressentez, ce que vous souhaitez. Trop de femmes n'osent pas s'exprimer ou poser des questions et regrettent après de ne pas avoir saisi l'occasion de parler de ce qui les tracassait.

Beaucoup de mamans m'ont dit après avoir accouché qu'elles étaient mal positionnées, ou n'avaient pas ressenti telle ou telle chose et se sont inquiétées. Je vous assure que vous avez le droit de donner votre avis, et que si le personnel ne vous paraît pas très à l'écoute et que vous avez peur de déranger, c'est certainement plus parce qu'ils donnent l'impression d'être débordés et pris dans l'action. Ils sont là pour vous guider et vous aider à vivre au mieux votre accouchement.

Le papa peut aussi être l'intermédiaire entre vous et les sages-femmes, s'il est à vos côtés c'est qu'il le veut et vous pouvez compter sur lui pour vous accompagner dans ce grand moment.
Vous vous apprêtez à créer votre propre famille ou à l'agrandir, alors positivez et reposez-vous sur les personnes qui vous entourent et sont là pour vous.
Je vous souhaite de vivre pleinement ce moment où vous donnerez la vie.

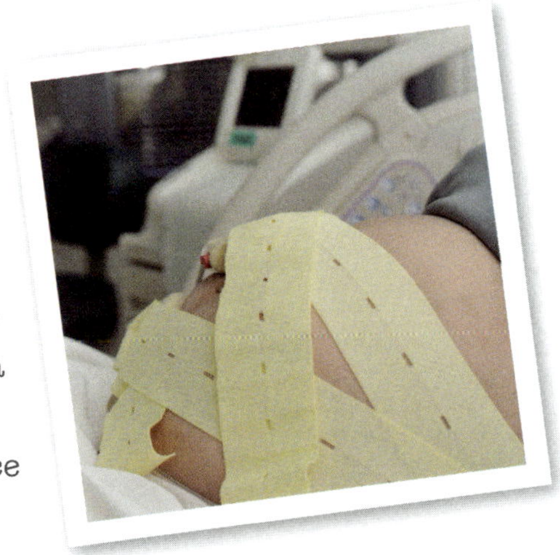

À savoir — LA CÉSARIENNE

La césarienne concerne 20 % des naissances en France. C'est une opération qui a donc lieu au bloc opératoire sous anesthésie péridurale ou générale. **Les médecins décident de la pratiquer afin d'éviter tout risque pour l'enfant et la mère.** De nos jours, une césarienne est une intervention parfaitement maîtrisée pratiquée par un chirurgien expérimenté.
Une césarienne peut être programmée d'avance si :
- votre bassin est trop étroit ;
- vous avez déjà eu une césarienne qui a fragilisé l'utérus ;
- votre bébé se présente par le siège ou est trop gros ;
- l'un des enfants se présente mal en cas de naissance multiple.

Une césarienne imprévue peut être décidée pendant le travail si :
- votre bébé se présente mal et s'est mis de travers ;
- les contractions ne sont pas efficaces et le col ne se dilate pas ;
- les battements du cœur de bébé sont irréguliers ou ralentissent à chaque contraction.

Mon conseil grossesse : La péridurale

Vous pourrez choisir d'atténuer la douleur si vous le souhaitez et en ressentez le besoin pendant votre accouchement. Beaucoup de maternités s'adaptent maintenant à la demande des femmes et **posent la péridurale quand elles le veulent, quel que soit le stade de la dilatation.** Cette anesthésie reste un grand progrès pour les femmes car elle supprime la douleur et accroît la détente musculaire. L'accouchement est alors plus facile pour la mère. Ne négligez pas cependant l'importance de la préparation à l'accouchement que vous avez suivie pendant votre grossesse, car ces séances permettent d'acquérir un automatisme dans la respiration. Si dans l'émotion vous avez peur d'oublier, ne vous inquiétez pas, la sage-femme saura vous guider, vous recentrer et vous aider à bien respirer afin de mieux gérer la douleur.

Ma santé

71 % des femmes ont une épisiotomie pour leur premier bébé. Ce geste médical est destiné à faciliter le passage du bébé et rendre l'expulsion plus rapide pour votre sécurité et celle de votre bébé. C'est une incision chirurgicale du périnée afin d'éviter un déchirement au moment du passage de bébé. Elle est indolore, mais la cicatrisation peut s'avérer désagréable. L'épisiotomie est assez fréquente au premier enfant. La sage-femme pratique cette incision si le périnée est résistant, que vous avez un gros bébé ou s'il est nécessaire de précipiter l'expulsion.

Est-ce normal ?

J'ai très peur d'avoir une césarienne, je ne veux pas que mon bébé sorte comme ça.

Si vous avez une certaine appréhension de la césarienne, rassurez-vous, de nombreuses futures mamans s'inquiètent un peu de cette méthode d'accouchement. Mais comme pour toute expérience, vous trouverez des personnes négatives qui vous décourageront, mais aussi des personnes positives qui vous encourageront en valorisant les raisons d'avoir une césarienne. Évitez le plus possible d'aborder ce sujet avec les personnes négatives et au contraire, reparlez-en avec les autres !

Tournez-vous vers des femmes qui ont gardé une bonne impression de leur accouchement, il y en a plus que de mécontentes. Cela vous rassurera, c'est évident ! Surtout, dites-vous bien qu'il est important d'avoir des pensées positives et de garder confiance en vous avant votre accouchement, en vous reposant sur l'équipe de la maternité qui est compétente. Alors concentrez-vous avant tout sur votre désir de voir bébé venir au monde, et mettez de côté tant que possible tout ce qui peut perturber ce petit plaisir rien qu'à vous !

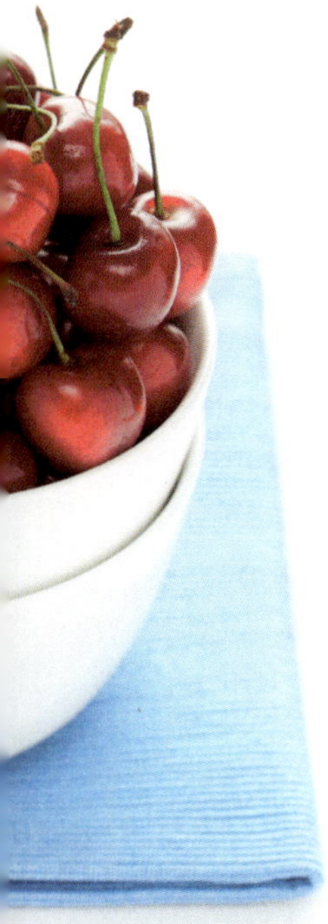

Info nutrition :

Selon l'OMS (Organisation Mondiale de la Santé), s'abstenir de manger et de boire n'est indiqué que durant les phases actives de l'accouchement : poussée et expulsion.

Info grossesse : peut-on boire ou manger pendant l'accouchement ?

Concernant le fait de manger ou boire durant l'accouchement, les avis sont très partagés. La plupart du temps, vous entendrez dire par les professionnels que le fait de boire ou de manger remplit votre estomac, ce qui peut devenir dangereux en cas d'anesthésie générale, si l'urgence rend nécessaire une intervention. En revanche, on ne vous interdira jamais de prendre avec vous un spray de type brumisateur pour pallier la sensation de soif, et une perfusion de sucre compensera votre faim. Les anesthésistes préfèrent vous savoir l'estomac léger. Un accouchement prévu comme normal peut toujours se transformer en césarienne et vous serez en meilleure sécurité médicale si l'on vous opère quasi à jeun. Dans tous les cas, écoutez et suivez les conseils des professionnels qui vous entourent, ils sauront vous guider, et n'oubliez pas votre brumisateur !

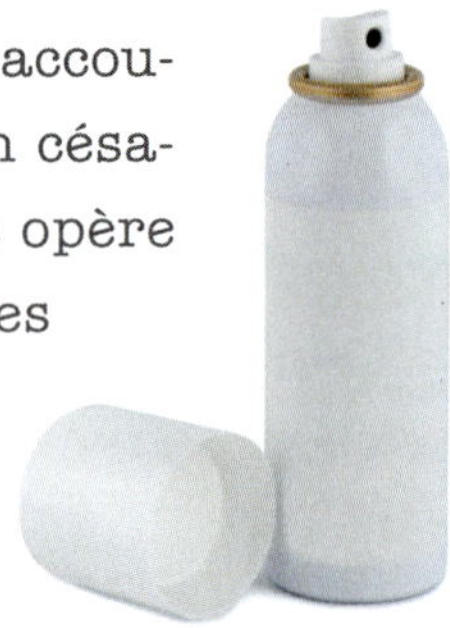

Ma vie de famille

Depuis que vous êtes enceinte, vous vivez projetée dans ce futur que vous portez en vous et vous vous imaginez chaque moment de sa vie dans vos bras : comment vous ferez ceci, ce que vous lui direz, ce que vous lui montrerez... C'est votre imagination qui vous porte vers votre bébé et vous permet de le faire vivre déjà en dehors de vous, dans votre quotidien. Pendant quelque temps après sa naissance, vous serez centrée et concentrée sur bébé et vous allez vous oublier un peu, même beaucoup pour la plupart d'entre nous. Accaparée par bébé, la jeune maman ne pense plus à la femme qui a donné naissance à ce ou ces petits bouts de chou mais raisonne, pense, bouge et mange « maman » !

Plus d'infos

• Profitez de ce moment incroyable qu'est la naissance car vous ferez enfin connaissance avec votre bébé, en vous découvrant l'un l'autre, vous retrouverez votre complicité de ces 9 mois…

• Rappelez-vous que chaque bébé est unique en ce qu'il a de vos gènes et de ceux du papa, plus la personnalité qu'il ne va pas manquer de vous révéler chaque jour !

• Ce ne sera pas toujours évident, vous aurez des périodes de doute et de stress, mais qui seront vite oubliées devant les sourires et les câlins de votre petit bout de chou…

• Gardez toujours confiance en vous et en votre famille.

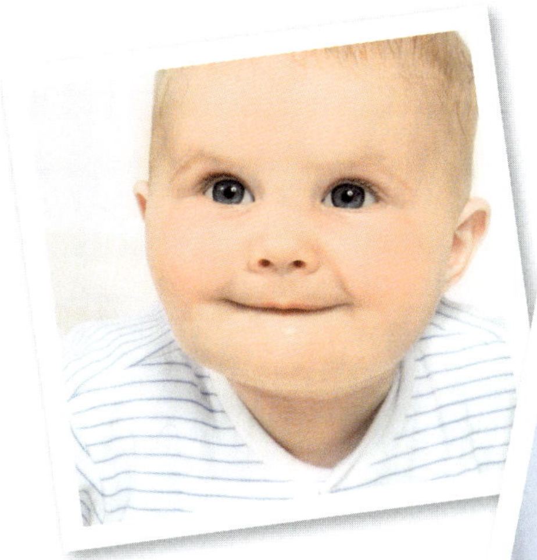

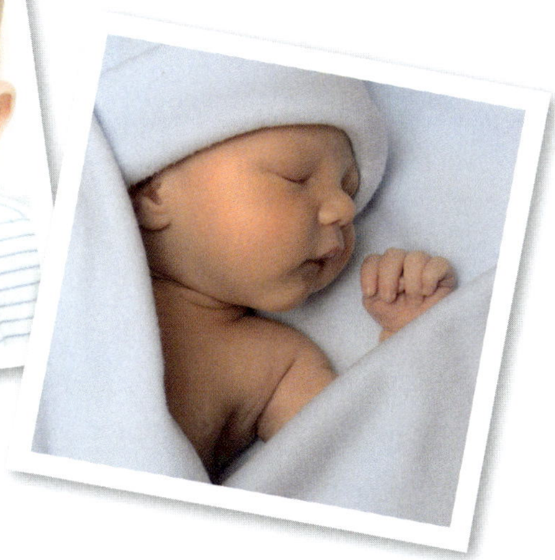

DOSSIER

Si vous avez dépassé le terme...

Si vous n'avez pas encore accouché, vous allez certainement **être déclenchée dans les jours qui viennent.** Quand la date de votre accouchement est dépassée, vous devez aller à la maternité. Ne vous inquiétez pas, car cela arrive parfois et l'équipe médicale est tout à fait au point pour gérer ce cas.

De toute façon, dites-vous qu'il vaut mieux que votre bébé soit resté plus longtemps au chaud dans votre ventre plutôt qu'il ne soit sorti trop tôt. L'important est qu'il soit en bonne santé.

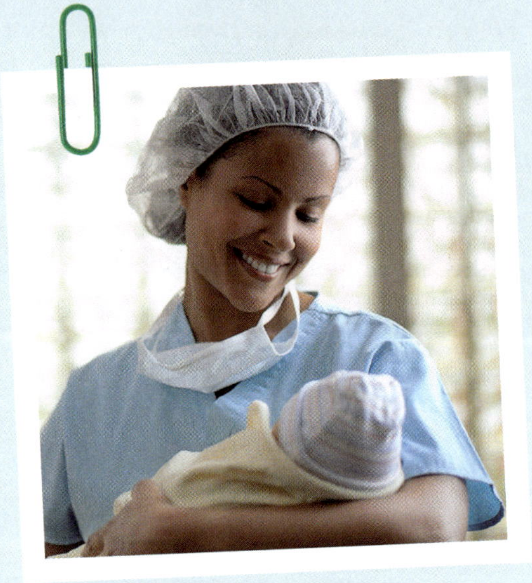

- On vous aura certainement donné un rendez-vous le jour du terme ou le lendemain. Allez-y avec votre valise, car les sages-femmes peuvent décider de vous garder afin de surveiller de plus près bébé.

Les méthodes de surveillance de la bonne santé de bébé sont le plus souvent :

- un examen de l'état de maturité du col de l'utérus par la sage-femme ou l'obstétricien ;
- un monitoring pour suivre son rythme cardiaque et s'assurer qu'il n'est pas en souffrance ;
- un examen doppler pour surveiller les échanges sanguins entre le placenta et le fœtus ;

- une vérification des mouvements du bébé ;

- un test des réactions du bébé aux sons ou aux vibrations ;

- une échographie pour vérifier l'état du placenta, la quantité de liquide amniotique ainsi que la taille du bébé.

Pour quelles raisons doit-on déclencher un accouchement ?

Sachez qu'il existe trois raisons de déclencher l'accouchement : deux sont d'indication médicale, la dernière pour raison personnelle.

- Le déclenchement pour dépassement de terme est une indication médicale, car **il y a un risque pour le bébé à trop laisser dépasser le terme** si le travail ne se met pas en route tout seul.

- Le déclenchement avant la date présumée de l'accouchement : des causes médicales liées à la future maman ou au bébé font qu'il est parfois nécessaire que vous accouchiez avant la date prévue.

- Le déclenchement de convenance : comme son nom l'indique, il n'y a aucune raison médicale de le faire. Cependant cela peut être discuté avec votre médecin pour votre confort : en cas de grande fatigue, d'angoisse, d'absence du papa ou de problèmes familiaux ou bien pour s'assurer d'être accouchée par votre propre médecin… Mais, surtout, ne prenez pas le déclenchement à la légère. Il y a tout de même certains inconvénients par rapport à un accouchement naturel, aux sujets desquels votre médecin ou l'équipe médicale vous informera préalablement.

Comment se passe un déclenchement d'accouchement ?

Il existe globalement deux techniques permettant de déclencher un accouchement : la perfusion de l'ocytocine et l'utilisation de prostaglandines.

L'ocytocine est l'hormone qui entraîne physiologiquement les contractions du travail. L'injection d'ocytocine est directement utilisée si les conditions de départ sont bonnes (voir l'état de votre col). Les prostaglandines sont disponibles sous forme de gel ou de comprimés mis en place dans le vagin. Cette méthode est utilisée en première intention si le col n'est pas favorable à un déclenchement. La perfusion d'ocytocine vient toujours en relais, passé un certain laps de temps entre les deux. Ensuite, l'accouchement se déroule de la même façon qu'un accouchement naturel.

En résumé, l'accouchement se déroule de la même manière qu'un accouchement normal à la différence que les contractions initiales, au lieu de venir spontanément, sont provoquées par l'injection d'un produit. Ce qui explique que de plus en plus de futures mamans et de gynécologues ont tendance à avoir recours au déclenchement par simple convenance.

Le déclenchement a tout de même quelques inconvénients : le travail est souvent plus long, les contractions sont souvent plus douloureuses avec un taux de césariennes plus élevé.

Vous êtes dans la dernière ligne droite et vous aurez mené votre grossesse jusqu'au bout, alors voilà une partie du contrat bien remplie ! **Vous avez su vous préserver et prendre soin de vous et de votre bébé, ce qui était l'essentiel.** Votre bébé va venir au monde avec toutes les chances de son côté pour bien commencer sa vie avec vous. Vous allez découvrir des phases d'intense bonheur et apprendre maintenant à devenir la mère qu'il faut pour votre enfant.

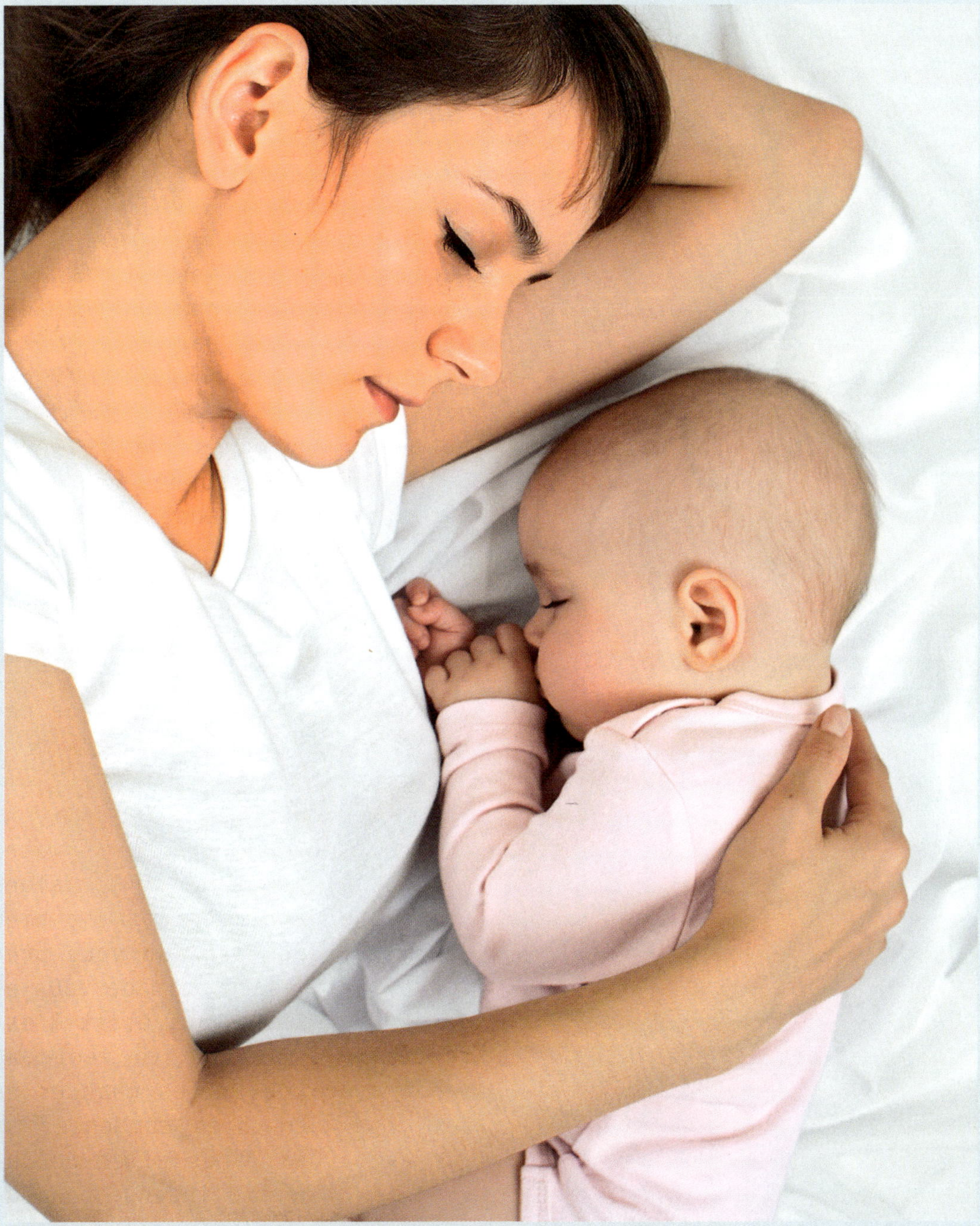

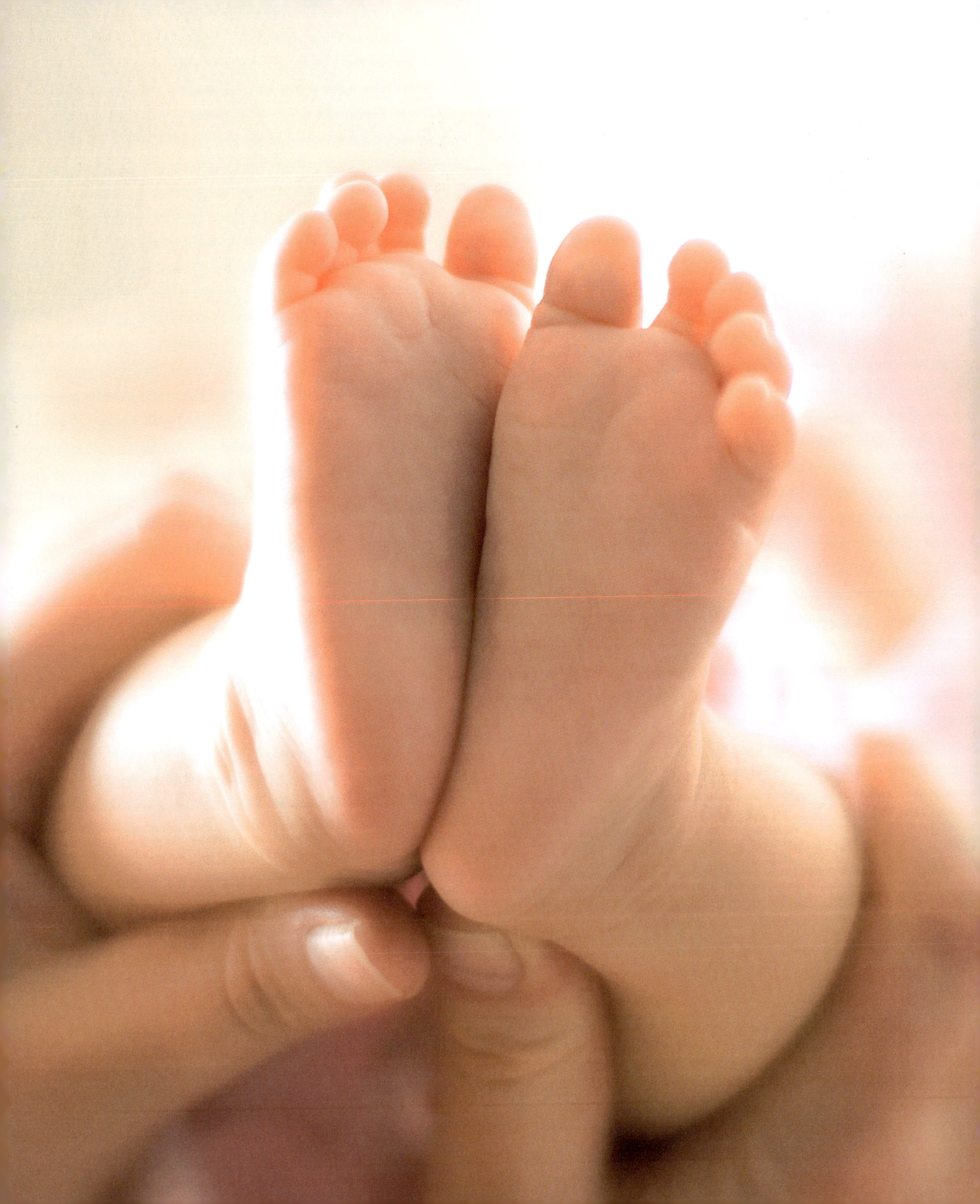

Bébé est là !

- L'accouchement
- Nourrir bébé
- Bébé à la maison

Le jour de l'accouchement

L'ambiance médicale, la salle de travail rythmée par les bips d'appareils tous aussi inconnus les uns que les autres... Tout cela peut parfois être stressant ou angoissant pour certaines femmes quand arrive le jour J. Plus vous vous serez préparée et informée, plus vous pourrez vous concentrer sur l'essentiel : devenir maman !

En effet, il est certain que mieux vous saurez ce qui vous attend, d'autant plus si c'est votre première grossesse, moins vous serez inquiète. Vous pourrez ainsi mieux supporter les contractions car vous serez plus confiante, notamment en vous rappelant que ces contractions, bien que douloureuses, ne sont pas permanentes et sont utiles et efficaces car elles ouvrent le passage à votre bébé. Chaque contraction pousse bébé vers la sortie et les rend ainsi plus supportables.

Faites confiance au personnel médical qui vous entoure, de plus, la prise en charge de la douleur et les progrès médicaux vous permettront de vivre un accouchement très encadré sans prise de risque pour vous comme pour votre bébé.

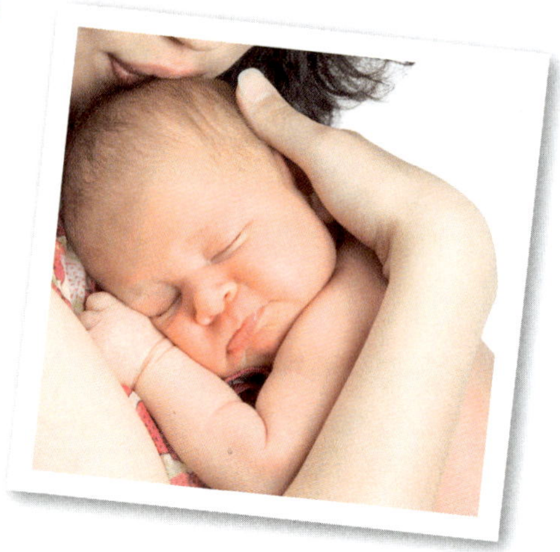

Voici la façon dont devrait se dérouler votre accouchement :

À votre arrivée à la maternité dans laquelle votre grossesse a été suivie, vous serez examinée par la sage-femme, qui, selon l'état de votre col, vous orientera ou non en salle de pré-travail. Pendant cette phase, vous pourrez peut-être vous lever, voire marcher, pour faciliter et faire progresser le travail et préparer ainsi le col de l'utérus afin qu'il se modifie.

Un accouchement se déroule en 4 étapes :

1. La dilatation du col : le col de l'utérus se dilate jusqu'à dix centimètres pour laisser passer bébé, en moyenne un centimètre par heure au début de la dilatation.

2. **L'engagement** : le bébé a franchi le col et s'engage dans le bassin.

3. **L'expulsion** : c'est le moment de pousser, c'est la phase de naissance du bébé.

4. **La délivrance** : expulsion du placenta 10 à 20 minutes après la naissance jusqu'à 1 heure.

1. La dilatation du col

Pendant le travail, une sage-femme vient régulièrement vous examiner pour mesurer l'ouverture du col.

On dit que le col mûrit quand, de long, postérieur et fermé en cours de grossesse, il se raccourcit et s'ouvre d'un ou deux doigts en fin de grossesse.

Le col est ainsi favorable pour l'accouchement, c'est-à-dire mûr et prêt à la dilatation. Parfois on constate en fin de grossesse que le col n'a pas bien mûri, c'est comme cela et il faudra faire avec pour l'accouchement.

Il peut être moins postérieur et la tête de votre bébé peut se fixer : appliquée, elle appuie bien sur le haut du bassin et fixée, elle est descendue un peu dans le bassin. La sage-femme va ainsi constater la progression du travail pour agir en conséquence.

Il faut savoir que le travail peut être déclenché par plusieurs facteurs :

Un rapport sexuel, la perte de la poche des eaux ou un examen de fin de grossesse par votre gynécologue ou par l'un des membres de l'équipe médicale qui vous accompagne pendant l'accouchement. Ces différents facteurs peuvent déclencher la libération de prostaglandines par des membranes situées au niveau du col, entraînant une modification de celui-ci, des contractions utérines et la distension musculaire de l'utérus dont les fibres musculaires sont plus excitables.

Évitez de suivre le tracé des contractions sur le monitoring !

Détendez-vous plutôt au maximum entre deux contractions, sinon, surveiller chaque contraction risque de vous crisper encore plus ! Votre conjoint peut cependant vous prévenir quand la suivante arrive afin de vous préparer et d'adapter votre respiration.

La douleur est inégale selon les femmes, la position, la taille du bébé et la vitesse de dilatation. L'important est de rester concentrée afin de ne pas se laisser surprendre par la douleur. Vous sentez monter la contraction qui atteint un pic puis s'estompe comme une vague… Pour faire face à la douleur :

- Utilisez les techniques de respiration que vous avez apprises pendant vos

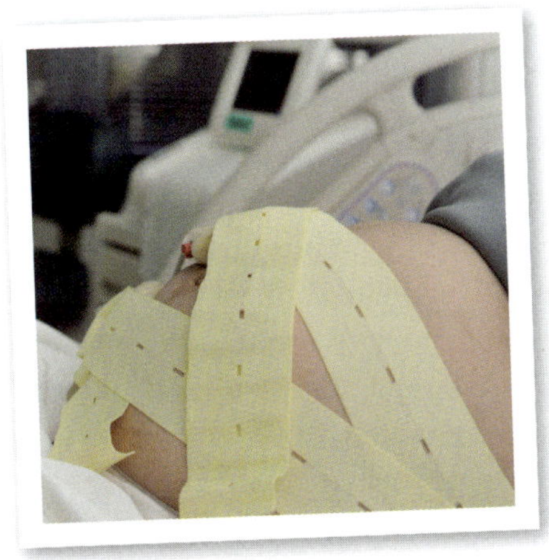

séances de préparation à l'accouchement pour vous préparer à la contraction suivante.

- Prenez les choses par étapes, une contraction à la fois.
- Cherchez des positions différentes pour soulager la douleur.
- Concentrez-vous quand la contraction arrive en visualisant une image agréable, toujours la même, qui vous aidera à tenir la douleur à distance quand vous vous sentirez submergée.

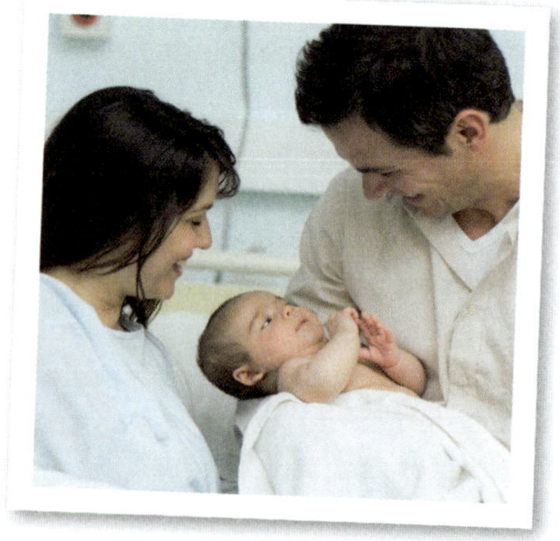

La péridurale

Si vous le souhaitez, vous pourrez avoir une péridurale qui insensibilisera la moitié inférieure de votre corps. Beaucoup de maternités s'adaptent maintenant à la demande des femmes pour leur poser la péridurale quand elles le veulent, quel que soit le stade de dilatation : elle supprime la douleur et accroît la détente musculaire. Informez-en la sage-femme à votre arrivée si vous souhaitez recourir à la péridurale.

2. L'engagement

Une fois qu'elle considèrera que vous êtes prête à accoucher, l'équipe médicale et particulièrement la sage-femme vous installeront dans la salle d'accouchement, où vous trouverez une table d'accouchement qui est un fauteuil divisé en trois parties, de façon à vous installer correctement pour l'accouchement, mais également des appareils de transfusion et des appareils de monitoring.

Deux capteurs seront disposés par une sage-femme sur votre ventre : l'un pour écouter les battements du cœur de bébé et l'autre pour surveiller vos contractions. L'un des membres de l'équipe médicale vous posera une perfusion pour vous hydrater et vous injecter du sérum de glucose qui est destiné à vous permettre un effort prolongé.

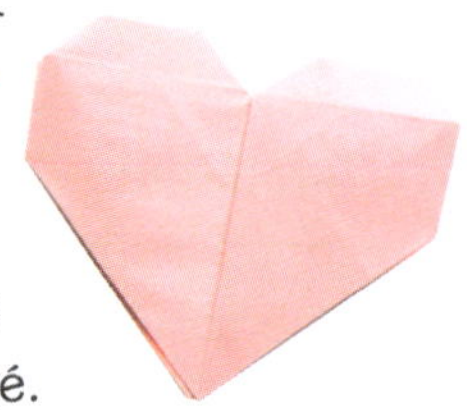

On positionnera ensuite vos jambes sur des étriers et vous aurez ainsi les talons bloqués par des cale-pieds pour votre confort. Cette position permettra d'optimiser l'ouverture de votre bassin et de votre périnée afin de faciliter le passage de bébé.

Quand le col est arrivé à dilatation complète, le bébé peut s'engager dans le bassin.

3. L'expulsion

Une fois bien installée dans une salle de travail, après la phase de travail, va alors débuter la phase d'expulsion : elle correspond au moment où le bébé descend vers le bassin de la mère et vient poser sa tête contre le périnée. Les tissus vont ensuite se distendre doucement et la sage-femme commencera alors à vous demander de pousser. Elle vous aide toujours de la voix et vous encourage, elle aperçoit le sommet du crâne de votre bébé et va guider sa tête. Cette phase dure environ 20 minutes, c'est peu et énorme en même temps car vous êtes déjà fatiguée par les contractions. Il vous faudra donner toutes vos forces en poussant pour aider votre bébé à sortir.

Votre conjoint ou la personne qui vous accompagne joue un rôle important à ce stade, car il peut vous soutenir physiquement pendant que vous poussez pour faire sortir votre bébé, ses mots d'encouragement sont précieux pendant ce moment très intense de la naissance. Votre bébé va alors prendre son premier contact avec l'oxygène, qui lui permet d'émettre son premier cri et juste après on vous le posera sur le ventre pour un moment magique !

Enfin, le cordon est coupé, soit par le papa à qui on le proposera ou par la sage-femme, et votre enfant fait alors officiellement partie de votre famille !

La sage-femme note l'heure exacte de la naissance de votre bébé, qui sera inscrite sur son acte de naissance.

4. La délivrance

Vient ensuite le moment de la délivrance car une fois que votre bébé est né, il reste à expulser le placenta. Environ 20 minutes après la naissance, quelques contractions l'expulsent. Un pédiatre ou la sage-femme va ensuite effectuer les premiers soins de votre bébé, évaluer les réflexes standard du nouveau-né et faire les tests d'observation, le temps qu'éventuellement l'obstétricien vous recouse en cas d'épisiotomie.

Et le meilleur moment est gardé pour la fin, lorsque l'on vous laissera enfin vous reposer deux heures, si possible en tête à tête avec votre enfant, dans un peau-contre-peau inoubliable qui offre aussi le moment tant attendu de la première tétée…

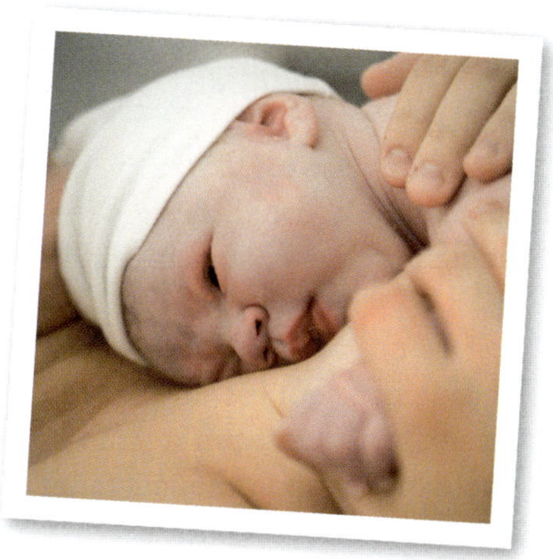

Questions-réponses sur l'accouchement

Vous trouverez ici les questions les plus fréquentes que se posent les femmes autour de l'accouchement sans, le plus souvent, oser en parler ou le demander : l'épisiotomie, la péridurale, les positions pour accoucher, les soins intimes, la césarienne, les suites de couches…

Je perds les eaux, que faire ?

Avant tout, définissons ce que signifie « perdre les eaux ». La perte des eaux peut intervenir avant ou après les premières contractions. Elle est due à la rupture des membranes qui protégeaient encore votre bébé après l'ouverture du col et le rejet du bouchon muqueux.

- Ne pensez pas perdre un litre de liquide amniotique en une fois ! Perdre les eaux signifie perdre l'équivalent d'un verre d'eau en plusieurs fois.
- En effet, la tête du bébé faisant bouchon, vous risquez de perdre les eaux peu à peu, lorsque celui-ci va bouger ou que vous allez effectuer un mouvement.
- Au niveau des sensations, la perte des eaux est ressentie comme un écoulement tiède, en flot, donnant vraiment l'impression d'être important dans les cas les plus évidents.

En tout cas, dès la perte des eaux, partez immédiatement pour la maternité, sans attendre les contractions si elles ne sont pas encore là. En effet, une fois que la poche des eaux est percée, des germes peuvent remonter par le vagin et infecter votre bébé.

De plus, il y a des risques pour que le cordon ombilical soit attiré vers le bas et compressé par le bébé lors de l'accouchement. Vous voilà ainsi prête pour réagir comme il se doit le moment venu !

Dois-je attendre de perdre les eaux pour aller à la maternité ?

Pour savoir à quel moment vous rendre à la maternité, vous avez deux principaux signaux : la perte des eaux et les contractions de travail.

Pour reconnaître si vous allez bientôt accoucher, voici les caractéristiques des contractions qui enclenchent l'accouchement :

- Elles sont régulières, de plus en plus rapprochées, de plus en plus longues, de plus en plus douloureuses et aptes à modifier votre respiration qui devient plus ample. Ces contractions de travail vous donneront l'impression d'une vague de douleur qui part du milieu du dos, qui se divise en deux vers vos hanches et qui se rejoint sur le ventre.
- Si vous ressentez ces contractions, c'est que le travail de l'accouchement a débuté ! Il ne vous reste plus qu'à prévenir les sages-femmes et à partir pour la maternité pour donner naissance à votre bébé.

En revanche, dès la perte des eaux, partez immédiatement pour la maternité, en effet, une fois que la poche des eaux est percée, des germes peuvent remonter par le vagin et infecter votre bébé. Vous

ressentirez un liquide tiède s'écouler, en flot, qui peut être plus ou moins important selon les femmes.
Mais si vous avez le moindre doute, n'hésitez surtout pas à appeler votre sage-femme ou la maternité, vous aurez ainsi les conseils les plus adaptés à votre situation.

Puis-je marcher durant le travail ?

Effectivement, vous pourrez marcher pendant le travail mais sous certaines conditions de sécurité, de surveillance de votre bébé et de vous-même. Ainsi, il faut que la maternité dispose d'un monitoring ambulatoire pour garder un œil sur bébé tout au long du travail. Pour vous, si vous avez une péridurale, celle-ci doit être dosée pour être ambulatoire.

- La marche est vivement conseillée en phase de pré-travail.

Durant le travail, les changements de position sont fréquemment utilisés par la sage-femme :

- Vous pourrez marcher si les conditions le permettent, sinon la position assise en tailleur, l'utilisation du ballon ou autre vous seront proposées par la sage-femme pour aider à ce que la naissance de votre bébé se fasse de la façon la plus naturelle possible. Donc, si l'envie vous en dit et que vous en avez physiquement la possibilité, n'hésitez pas à demander à votre équipe d'accouchement la possibilité de vous dégourdir un peu les jambes ! Évidemment, en cas de césarienne, ce sera impossible car il s'agit d'une opération.

D'ici là, n'hésitez pas à marcher, cela vous fera toujours le plus grand bien !

La péridurale comporte-t-elle des risques pour mon bébé ou pour moi ?

Rassurez-vous, car s'il peut y avoir des effets secondaires à une péridurale, la plupart sont bénins : l'effet de la péridurale peut être incomplet ou inexistant. Vous pouvez ressentir des douleurs dans le dos, mais il est difficile de savoir si elles sont dues à la péridurale ou à une position prise pendant l'accouchement. Plus rarement, dans moins de 1 % des cas, certaines femmes présentent une forte hypotension (faible tension artérielle) ou ressentent des maux de tête et des vertiges pendant quelques jours.
Et pour votre enfant, dans des conditions normales, la péridurale ne change rien.
Dans le meilleur des cas, elle permet de raccourcir la durée du travail, grâce à la détente qu'elle procure ou parce qu'elle permet d'utiliser des produits qui augmentent les contractions utérines.
Donc si vous choisissez de profiter de la péridurale, n'hésitez pas !

Combien de temps dure une péridurale ?

Sachez tout d'abord que le cathéter péridural est mis en place en général lorsque les contractions sont régulières et efficaces, soit aux environs de 3 cm de dilatation. L'effet n'est pas immédiat et l'analgésie est obtenue entre 10 et 20 minutes après l'injection.

L'analgésie péridurale est prolongée pendant toute la durée de votre accouchement, quelle que soit sa durée. Les doses nécessaires d'anesthésique local sont administrées par le cathéter péridural, soit en perfusion continue à l'aide d'une seringue automatique, soit à votre demande.

Dans ce dernier cas, vous disposerez d'un bouton relié à une seringue automatique et vous appuierez sur ce bouton lors de la réapparition des sensations douloureuses, ce qui entraînera une perfusion supplémentaire d'anesthésique local. Rassurez-vous, un dispositif de sécurité empêche des injections trop fréquentes.

L'accouchement terminé, le cathéter vous sera retiré avant le retour dans votre chambre et une sensibilité normale réapparaîtra en quelques heures.

Soyez ainsi rassurée par rapport à votre accouchement ! Et en cas de doute, n'hésitez surtout pas à en parler à votre sage-femme ou à l'équipe d'accouchement le jour J, ils sauront trouver les mots pour vous rassurer.

Est-on obligée d'avoir une péridurale en cas de déclenchement ?

Si vous ne voulez pas de péridurale, il n'y a pas de souci. C'est votre souhait et il sera respecté. Il n'est pas obligatoire de faire une péridurale pour un déclenchement.

La seule chose qui peut être longue sur ce déclenchement, c'est justement le début du travail.

Souvent la dilatation s'accélère quand il

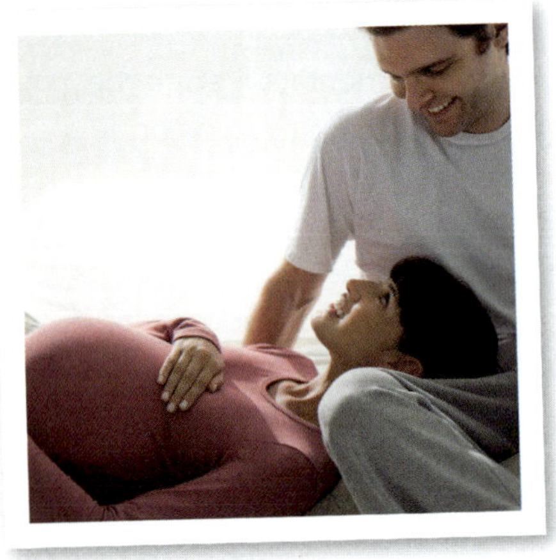

est possible de rompre la poche des eaux. Cela permet à la tête du bébé de prendre place dans le bassin, de mieux appuyer sur le tissu.

Concernant la douleur, le ressenti varie beaucoup d'une femme à l'autre et dépend aussi de la façon dont bébé est positionné. De toute façon, que l'accouchement soit déclenché ou non, la douleur est la même une fois le travail en route. Vous verrez donc comment vous réagissez.

Vous avez aussi l'opportunité de changer d'avis si la douleur devient trop forte et de choisir en fin de compte de prendre la péridurale. La douleur s'installant progressivement, vous pourrez aussi vous adapter à elle et bien la gérer.

Pourrai-je accoucher en position de côté ?

L'angle de poussée optimal se trouve en position verticale, pourtant en France, la position la plus utilisée reste la position allongée. En fait, la meilleure position pendant l'accouchement devrait être déterminée par l'angle entre le fœtus et le rachis maternel plus approprié pour l'engagement et l'angle de poussée. De plus en plus de professionnels de l'accouchement proposent aux futures mamans de choisir la position dans laquelle elles se sentent le plus à l'aise pour pousser. Donc si on vous le propose, n'hésitez pas à vous mettre de côté !

Et si on ne vous le propose pas, mais que vous en ressentez l'envie ou le besoin, exprimez-le à l'équipe d'accouchement. Ils feront toujours au mieux pour que ce moment se passe dans les meilleures conditions pour vous.

Quoi qu'il arrive, n'hésitez jamais à poser des questions et à exprimer ce que vous ressentez durant les phases de travail et d'accouchement, l'équipe d'accouchement saura prendre en compte tous vos ressentis ! Faites-leur confiance.

Faut-il se raser entièrement avant un accouchement ?

La question de l'épilation avant l'accouchement est effectivement posée très souvent par les futures mamans, toujours soucieuses de vouloir bien faire et de rester « présentables », même le jour J.

Sachez donc que si l'épilation totale a été de coutume durant plusieurs années, de nos jours, elle n'est plus indispensable. Les sages-femmes se limitent maintenant à raser la zone de l'épisiotomie ou le haut du pubis en cas de césarienne. Mais, pour éviter ces petits désagréments et parce que vous avez autre chose à penser le jour de l'accouchement, vous pouvez tout à fait anticiper !

Prévoyez deux semaines environ à l'avance un rendez-vous chez l'esthéticienne. Au besoin, la sage-femme fera une petite retouche à l'aide d'une tondeuse électrique, pas de rasoir, juste avant l'accouchement.

Avec ce petit stress en moins, vous serez plus sereine pour vivre pleinement votre accouchement !

Dois-je prendre mes précautions avant l'accouchement pour éviter toute gêne ?

Comme beaucoup de futures accouchées, vous avez envie de prendre vos précautions avant l'arrivée de bébé concernant les petits désagréments de l'expulsion. L'effort de poussée que vous faites pour mettre votre bébé au monde peut entraîner l'émission de selles durant l'accouchement.

Pour le début du travail, si vous voulez avoir l'esprit tranquille vis-à-vis de la sortie de bébé, le mieux est d'en parler à la sage-femme qui vous accueillera à votre arrivée à la maternité.

Une fois qu'elle vous aura examiné et confirmera que vous êtes bien en travail elle pourra, si vous le voulez, vous donner un lavement. Ce type de mini-lavement agit rapidement.

Vous pouvez aussi acheter un micro-lavement, toujours sur conseil de votre sage-femme ou de votre pharmacien, et l'utiliser chez vous avant de partir à la maternité, en effet, il vaut mieux éviter toute autre forme de traitement ou recette.

Mais ne paniquez pas et n'ayez aucune honte car les médecins et les sages-femmes ont l'habitude et n'y prêteront pas attention si cela se produit.

Dans quels cas l'épisiotomie est-elle nécessaire ?

L'épisiotomie, qui consiste en une incision du périnée et du vagin pour éviter un déchirement incontrôlé des tissus au moment de la sortie de la tête, n'est plus pratiquée systématiquement. Elle est conseillée pour les situations suivantes :

- un gros bébé ;
- un périnée étroit ou résistant ;
- une souffrance fœtale qui nécessite un accouchement immédiat ;
- l'utilisation du forceps ou de la ventouse ;
- pour protéger la tête d'un bébé prématuré.

Parlez-en avec la sage-femme au début du travail si vous voulez éviter l'épisiotomie ou au contraire la souhaitez. Si elle juge nécessaire de pratiquer cet acte médical, elle vous en avertira.

Peut-on demander à accoucher par césarienne ?

Vous vous posez donc la question du déclenchement de l'accouchement. Car une césarienne qui est demandée par la maman pour raisons personnelles et non médicales s'apparente à un déclenchement. Il y a trois raisons de déclencher un accouchement, dont deux médicales et une de convenance personnelle.

- Le déclenchement pour dépassement de terme est une indication médicale, car il y a un risque pour le bébé à trop laisser dépasser le terme si le travail ne se met pas en route tout seul. D'autres causes médicales liées à la future maman ou au bébé font qu'il est aussi parfois nécessaire que vous accouchiez par césarienne.
- Il arrive assez souvent de nos jours que l'on ait recours à un déclenchement de convenance. Alors qu'il n'y a aucune raison médicale de le faire, cela peut être discuté avec votre médecin pour votre confort : en cas de grande fatigue, d'angoisse, par rapport à un précédent accouchement qui ne s'est pas très bien passé par exemple, d'absence du papa ou de problèmes familiaux, ou bien pour s'assurer d'être accouchée par votre propre médecin…

Mais sachez qu'il y a tout de même certains inconvénients par rapport à un accouchement naturel et qu'une césarienne reste un acte médical important. Parlez-en avec votre gynécologue pour aborder tous les aspects, et confiez-lui vos appréhensions qui pourront être prises en compte par l'équipe le moment venu.

Comment se déroule une césarienne programmée ?

Il est tout à fait compréhensible d'avoir des appréhensions au sujet d'une césarienne puisque c'est une opération, mais rassurez-vous, la césarienne est une opération courante pour votre médecin.

En cas de césarienne programmée, vous serez hospitalisée la veille.

- Le jour de la césarienne, on viendra vous chercher au moins 1/2 heure avant.
- L'anesthésiste viendra vous poser la rachianesthésie. C'est une injection simple sans pose de matériel dans le dos. Cette injection est faite dans le liquide rachidien mais sur une zone où il n'y a pas de moelle épinière. Donc aucun risque d'atteindre la moelle. Le médecin posera ensuite les champs opératoires avant de commencer.
- Il faut en moyenne 10 minutes pour sortir le bébé puis 3/4 d'heure pour recoudre. Vous serez perfusée et sondée. La sage-femme s'occupera de votre bébé, mais avant elle vous le présentera un instant. Pendant que le médecin s'occupera de vous, la sage-femme prendra soin de bébé sur la table chauffante.
- Pour le papa, dans certaines maternités, il peut être présent durant l'opération. Mais il faut demander à votre médecin si c'est possible pour vous. Sinon, le papa suit bébé et reste avec lui tant que l'opération n'est pas terminée.
- Après l'opération, vous resterez tous les trois ensemble en « salle de réveil » durant environ 2 heures, le temps de vous surveiller. Après cette surveillance post-opératoire, vous pourrez retourner dans votre chambre avec papa et bébé.

Concernant les douleurs post-opératoires, elles sont très bien gérées par des médicaments antidouleur. Il ne faudra pas hésiter à prévenir la sage-femme si la douleur apparaît afin qu'elle puisse la calmer tout de suite.

Quand puis-je me doucher après l'accouchement ?

Tout dépendra de votre accouchement... Si tout se passe bien, vous pourrez au plus tôt vous doucher deux heures après la naissance de votre enfant, suite aux deux heures de surveillance pendant lesquelles vous serez gardée en salle d'accouchement.

- Si vous êtes un peu faible, il vous faudra attendre de retrouver vos forces ou d'avoir un peu d'aide pour vous glisser sous la douche. Dans tous les cas, ne vous levez pas seule la première fois et il serait mieux que vous ayez pris un repas avant de passer sous la douche.
- En cas de césarienne, il vous faudra attendre le lendemain pour pouvoir vous lever et 48 h pour vous doucher. Dans ce cas, l'équipe médicale vous aidera à faire votre toilette en attendant de pouvoir vous doucher.

Quoi qu'il en soit, ne vous stressez pas pour ça, vous finirez par prendre une bonne douche, et l'essentiel sera à ce moment-là de pouvoir profiter de votre bébé !

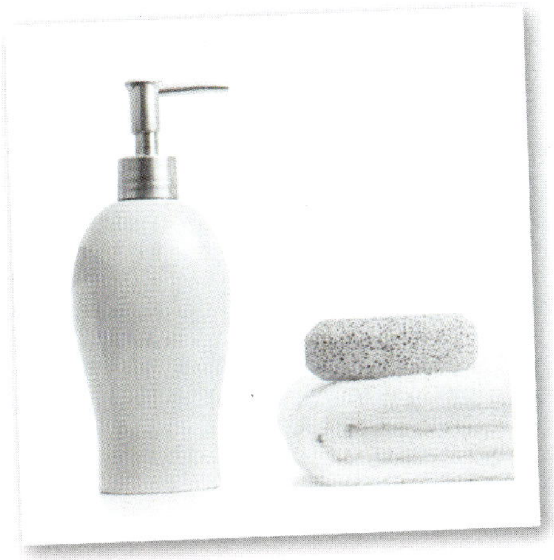

Quel savon utiliser pour les soins intimes après l'accouchement ?

Prendre soin de soi après l'accouchement est essentiel, même si les nouvelles mamans ont un peu de mal à trouver ce temps. Durant votre accouchement, votre vagin et votre périnée ont été perturbés, aussi vous faut-il des soins particuliers qui vous permettront de nettoyer en douceur et apaiser vos muqueuses sensibilisées. Vous trouverez en pharmacie des soins adaptés pour votre hygiène intime à utiliser quotidiennement.

• En effet, d'une part les lochies (saignements qui suivent l'accouchement) avec l'utilisation de garnitures périodiques et d'autre part, peut-être, une épisiotomie, vous demandent une hygiène intime rigoureuse.

• En ce qui concerne l'épisiotomie, pour que la cicatrice reste propre et sèche il vous faut la nettoyer avec un savon liquide doux et neutre après chaque passage aux toilettes, rincez et séchez d'avant en arrière. Vous pouvez même utiliser un sèche-cheveux (mais pas trop longtemps pour éviter le dessèchement). Privilégiez les culottes en coton et n'utilisez surtout pas de tampon. En cas de pertes anormales ou nauséabondes, ou en cas d'irritation, consultez un gynécologue pour commencer un traitement et éviter une surinfection.

En suivant ces conseils, vous vivrez votre nouvelle maternité confortablement.

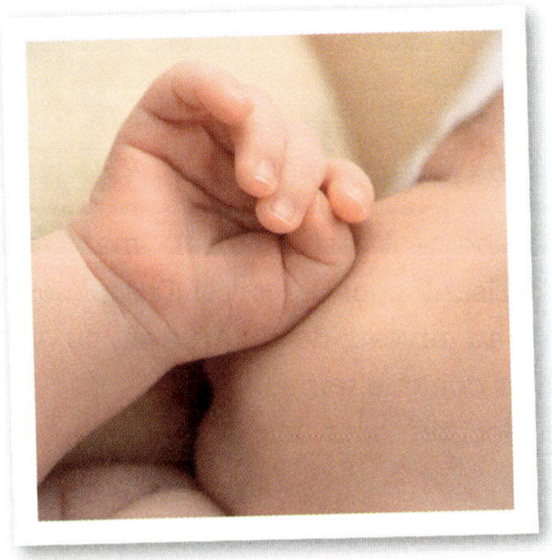

Pourrai-je allaiter mon bébé tout de suite après la naissance ?

Vous avez choisi d'allaiter votre bébé et vous voudriez commencer tout de suite après sa naissance ? Rassurez-vous, sauf cas particulier, cela sera tout fait possible et même encouragé !

• En salle d'accouchement, la première tétée est faite dès que bébé en manifeste l'envie. Le principal est qu'il ait le contact peau à peau avec vous, cela lui donnera l'opportunité de téter dès qu'il le souhaite.

• Si la première tétée ne peut se faire dans les premières minutes, par exemple en cas de césarienne, ne vous inquiétez pas, cela n'aura pas de conséquences pour le bon déroulement de votre allaitement. Avec une maman décidée à allaiter, tout ne peut que bien se passer !

Puis-je garder mon bébé la nuit suivant l'accouchement ?

A priori, rassurez-vous, oui ! Si votre bébé et vous-même êtes en bonne santé, vous aurez le plaisir de partager cette

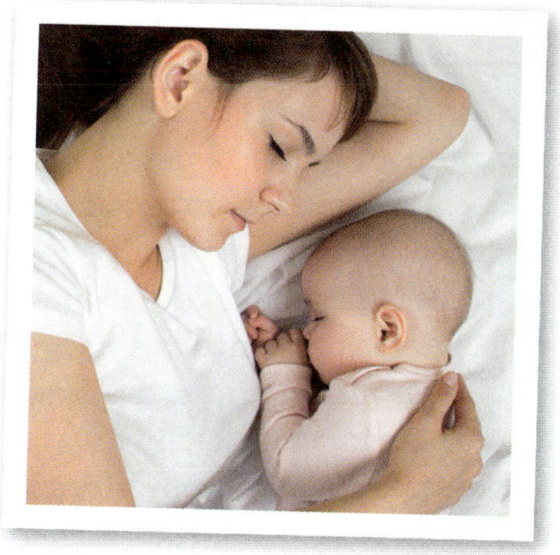

première nuit avec bébé. Le personnel de garde sera à votre disposition pour vous accompagner et veiller à ce que cette première nuit se passe le mieux possible pour vous deux.

• En revanche, en cas de petit poids de bébé par exemple, souvent en cas de naissance prématurée, votre bébé peut être gardé en service de néo-natalité, pour une surveillance plus rapprochée.

• En cas d'accouchement difficile ou de césarienne parfois, bébé peut aussi être gardé en nursery, afin de vous laisser l'occasion durant cette première nuit de récupérer pour être en pleine forme dès le lendemain matin pour vous occuper au mieux de votre enfant.

Quoi qu'il en soit, n'hésitez pas à en parler avec l'équipe de la maternité, afin de décider ensemble de ce qui sera le mieux dans votre situation, en fonction de votre état et de celui de votre bébé.

Combien de temps dure le séjour en maternité ?

Le séjour habituel en maternité est en moyenne de 4 à 6 jours en fonction du mode d'accouchement, pour s'assurer que tout va bien aussi bien pour maman que bébé.

La surveillance des premières 24 heures est capitale au niveau de la maman pour être sûre de ne pas avoir de problème post-accouchement (hémorragie, hypertension...).

• En fait, la durée de votre séjour dépendra de plusieurs choses. Sachez que si les hôpitaux ont tendance à réduire au maximum la durée du séjour par manque de place, les cliniques proposent souvent aux futures mamans de les garder quelques jours avant de les laisser rentrer à la maison.

• Par ailleurs, en cas d'accouchement par voie basse, parfois la maman peut avoir la possibilité de rentrer chez elle dès le lendemain de l'arrivée de bébé, alors qu'en cas de césarienne, il peut arriver que le séjour de la maman dure plus d'une semaine.

Même si la Sécurité sociale rembourse jusqu'à 12 jours d'hospitalisation après l'accouchement pour vous et votre bébé, c'est rarement le cas. Le séjour varie généralement de 3 à 6 jours.

Combien de temps durent les pertes de sang en suite de couches ?

L'accouchement est naturel, mais aussi traumatisant pour le corps. Des plaies bénignes au niveau de l'utérus et du vagin suintent quelque temps.

• Les lochies sont les saignements du début du post-partum (période qui suit l'accouchement). Elles durent environ quinze jours. Ces écoulements vulvaires (autre nom) sont aussi constitués de caillots de sang et de débris de membranes cellulaires. Vous n'avez pas d'inquiétude à avoir tant qu'il n'y a ni douleur ni fièvre.

• Il arrive que vers le douzième jour après l'accouchement, les saignements s'intensifient quelques jours, c'est le petit retour de couches mais ce ne sont pas des règles.

• Si vous allaitez totalement bébé, votre retour de couches sera repoussé en raison des hormones libérées tout au long de votre allaitement. Sinon les règles reviennent en moyenne six semaines après l'accouchement. Elles marquent la fin du post-partum.

Le retour des règles ou retour de couches marque la reprise d'un cycle menstruel, avec sans doute une ovulation quinze jours plus tôt. Attention donc durant cette période, car si vous n'avez pas de contraception, une grossesse peut arriver le mois suivant l'accouchement.

Où déclarer la naissance de bébé ?

Sachez que la déclaration de naissance est établie à la mairie du lieu de naissance de bébé et non du lieu d'habitation des parents. Un officier d'état civil remet alors au papa un carnet de santé et l'acte de naissance est rédigé immédiatement.

• Faites bien attention à respecter les délais pour la déclaration de naissance. Même si vous avez fait une déclaration anticipée de naissance, elle doit absolument être faite à la mairie dans les 3 jours qui suivent le jour de la naissance.

• Cette déclaration est heureusement gratuite et nécessite juste comme pièces justificatives la déclaration de naissance établie par le médecin ou la sage-femme et le livret de famille pour y inscrire l'enfant. Vous devez simplement veiller à respecter le délai des 3 jours et tout sera en ordre…

À quoi sert le test de Guthrie ?

Le test de Guthrie est un examen de sang fait de façon systématique à tous les bébés entre la 72e et la 96e heure de vie. Il sert à faire un dépistage génétique de maladies invisibles à la naissance. Il porte le nom de son créateur, le médecin Robert Guthrie, mais dépiste en fait 5 maladies : la phénylcétonurie (test Guthrie), l'hypothyroïdie congénitale, l'hyperplasie congénitale des surrénales, la drépanocytose et la mucoviscidose.

• Pour faire cet examen, on prélève quelques gouttes de sang au niveau du talon de votre enfant, qui seront analysées par un laboratoire spécialisé pour ces tests.

• Vous ne recevrez pas de résultats de l'examen… C'est bon signe car cela veut dire que votre bébé est en pleine santé et n'a aucune de ces maladies rares.

Pourquoi mon bébé fait-il une jaunisse ou l'ictère du nouveau-né ?

La jaunisse est un symptôme très fréquent chez les bébés dans les

48 à 72 h suivant leur naissance. Pourquoi votre enfant fait-il une jaunisse ? En fait, l'origine de la jaunisse, ou ictère du nouveau-né, est un excès d'un pigment appelé bilirubine dans le sang et les tissus de votre enfant. La bilirubine se trouve au départ dans l'hémoglobine des globules rouges. Quand les globules rouges sont détruits, ils libèrent la bilirubine qui doit être éliminée par le sang, vers le foie de bébé puis les urines et les selles. Si la bilirubine libérée dans le sang est en trop forte dose, elle se retrouve stockée sur la peau et la teinte en jaune. Les yeux de bébé sont même légèrement colorés.

- Dans les cas les plus fréquents d'ictère physiologique, un simple traitement en photothérapie durant un à deux jours règle le problème.
- Dans des cas plus rares d'ictère cholestatique, l'excès de bilirubine n'a pas la possibilité d'être évacué naturellement par les selles et les urines, ce qui leur donne une teinte décolorée. L'ictère cholestatique est alors une urgence thérapeutique.

Voilà, vous en savez maintenant plus sur l'origine de la jaunisse, ainsi, vous pourrez rester tout à fait sereine dans l'éventualité que l'on puisse vous parler d'un ictère du nouveau-né chez votre enfant.

Que se passe-t-il si mon bébé fait une jaunisse ?

La jaunisse, ou ictère du nouveau-né, est la conséquence d'un excès du pigment appelé bilirubine dans le sang de votre enfant. Cela lui donne une coloration jaune de la peau et des muqueuses. Le traitement de la jaunisse sera alors destiné à empêcher le taux de bilirubine de devenir trop élevé.

- La surveillance se fait en posant sur la peau du bébé un petit lecteur électronique (« flash ») qui donne une indication du taux de bilirubine stocké sur la peau de bébé. En cas de valeur élevée, un contrôle est effectué par une simple prise de sang. Si le taux de bilirubine libre dans le sang est trop élevé, le nouveau-né est exposé, nu en incubateur, à l'action des rayons d'une lampe « bleue » ou de néons (photothérapie).
- Le prématuré bénéficie de cette mesure pour des taux de bilirubine plus bas que les bébés à terme. Les yeux sont protégés des rayons par un bandeau. La température et l'état d'hydratation du nouveau-né sont surveillés pour éviter les coups de chaleur.

La photothérapie est faite de façon continue ou discontinue, en moyenne durant 1 à 2 jours pour la grande majorité des cas d'ictère physiologique. Lorsque cette mesure thérapeutique ne suffit pas, d'autres traitements sont entrepris en unité spécialisée. Rassurez-vous, il est très fréquent que les nouveau-nés fassent de la photothérapie. Sachez que votre enfant retrouvera sa peau de pêche quelques jours après votre retour à la maison.

Le baby blues

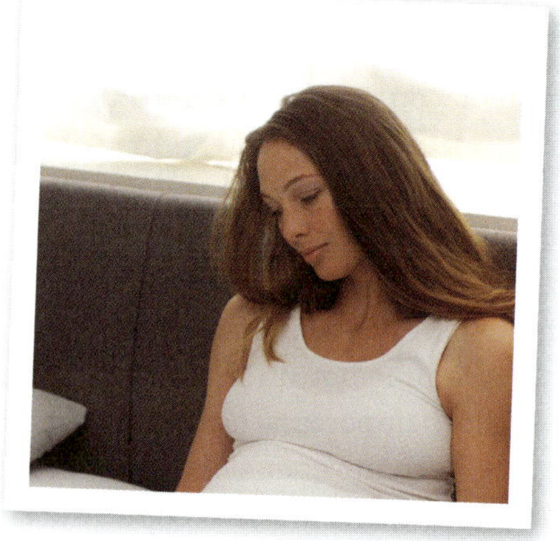

Le baby blues est très fréquent : vous avez subitement envie de pleurer alors que vous avez mis au monde un bébé magnifique, que papa est comblé et que votre famille est épanouie…
Mais voilà que vous vous sentez incapable d'assumer votre rôle de mère, que vous êtes extrêmement fatiguée, intensément émotive et très irritable !
Cette période est transitoire et apparaît dans les 2 à 3 jours suivant la naissance.
Vous ne vous sentez pas à la hauteur de ce rôle de mère qui exige tant de vous, êtes angoissée, pouvez perdre l'appétit. Après l'accouchement, vous êtes vulnérable physiquement et le bouleversement hormonal lié à la fin de la grossesse et à la mise en place de l'allaitement provoque des changements d'humeur brusques incontrôlables et déstabilisants pendant quelques jours.

De l'enfant imaginaire au bébé réel

La relation mère-enfant est fondée sur la rencontre et la séparation. Il s'agit en effet pour une mère de découvrir son enfant quand elle le met au monde en même temps qu'elle renonce à l'enfant imaginaire qu'elle a créé pendant sa grossesse. L'enfant rêvé qui était là avant même d'être enceinte, celui qu'elle a construit comme étant celui qui viendrait combler sa vie, son bonheur et même ses manques, celui avec qui la mère s'est projetée depuis qu'elle a rencontré le futur papa. Un sentiment singulier envahit alors la mère devant ce bébé dont elle ne discerne pas encore toute la tonalité des pleurs et des humeurs, car si la mère a besoin d'être rassurée sur ses compétences, bébé également. L'après-naissance la renvoie toujours à un autre, un enfant différent qui est pourtant le sien, un paradoxe intime le plus souvent rapidement surmonté.

Une histoire de transmission

Une naissance remet toujours en question les rapports de filiation, que la famille se crée ou qu'elle s'agrandisse. Pour une femme, il s'agit à chaque grossesse d'une progression vers son identité de mère et rien n'est jamais acquis dans la relation maternelle. Être la mère d'un enfant comme de plusieurs ne protège pas de sa propre histoire, de ses souffrances et de ses doutes. La place que prend un enfant quand il vient au monde n'est jamais anodine, même si c'est le troisième ou le quatrième d'une fratrie. La relation avec un enfant peut être précédée parfois de douloureuses histoires familiales que la mère porte avec elle comme un fardeau.

- Le baby blues concerne plus de la moitié des femmes et dure quelques jours.

Il est alors important de pouvoir en parler quand l'incompréhension s'installe entre une mère et son enfant. Dès les premiers jours, quand la jeune mère vulnérable se sent débordée par son rôle et encore plus par ce que l'on attend d'elle... Lorsque bébé arrive, il bouscule tout le monde, chacun doit y mettre du sien pour lui faire de la place, lui faire sa place, ce qui ne va pas toujours de soi, surtout pour la mère fragilisée.

Une présence 24 heures sur 24

Pourtant, la fragilité psychique d'un nourrisson met en évidence cette capacité des mères à rester attentives alors même qu'elles pensaient être arrivées à bout de forces. C'est-à-dire qu'une mère a envers son enfant une attirance qui la lie à lui pour les besoins les plus élémentaires en ce qu'ils sont porteurs de l'essentiel de cette relation. Une présence inconditionnelle de la mère qui tourne pour les enfants à l'obsession et pour les mères à la sacro-sainte culpabilité. En effet, combien de mères se retrouvent submergées par cet enfant qui ne leur laisse plus aucun répit jour après jour et qu'elles vont devoir apprendre à connaître pour instaurer cette relation de confiance absolue ?

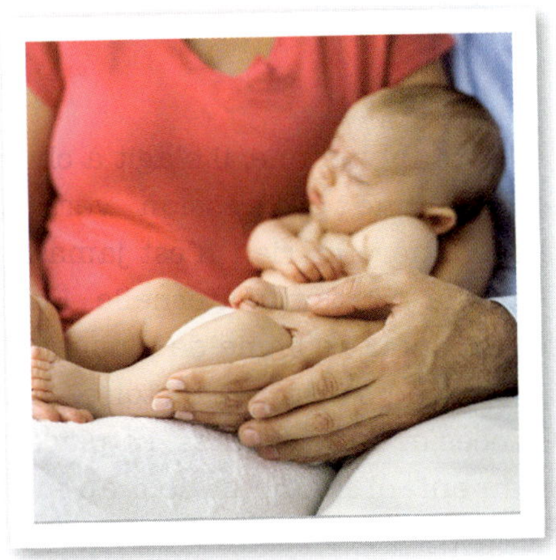

Savoir se donner du temps pour devenir mère

Si la nature a décidé d'accorder neuf mois à l'enfant pour naître et autant à la future mère pour se faire à cette idée, pour autant est-ce suffisant de savoir que l'on va devenir mère pour l'être réellement ?

Il n'y a pas de savoir en la matière, pas de recettes, que des idées reçues et l'expérience qui se forge au fil du temps. La relation entre une mère et son enfant est ambivalente dès les premiers instants. Toutes les mères rêvent d'être en symbiose avec leur enfant, pourtant ce petit être les surprend souvent dans l'attente et la demande inconditionnelle qu'il exerce sur elles. Théoriquement, on devient mère lorsqu'on accouche, pratiquement il en va tout autrement.

- Le baby blues traduit la prise de conscience des responsabilités maternelles tant sur le plan psychologique que matériel.

Prenez soin de vous

Devenir mère implique un long cheminement que chaque femme doit parcourir à son rythme et non suivant un modèle établi. Reposez-vous dès que vous le pouvez afin de reprendre des forces et concentrez-vous sur l'essentiel en laissant les détails de côté pour le moment.

Essayez de dormir en même temps que votre bébé malgré le défilé du personnel de la maternité et des visites.

Parlez avec votre conjoint de ce que vous ressentez afin qu'il vous comprenne, car il peut être déconcerté par vos réactions.

De retour à la maison, ne restez pas toute la journée en pyjama, achetez-vous une nouvelle crème de jour, un gel douche ou maquillez-vous si vous en avez l'habitude.

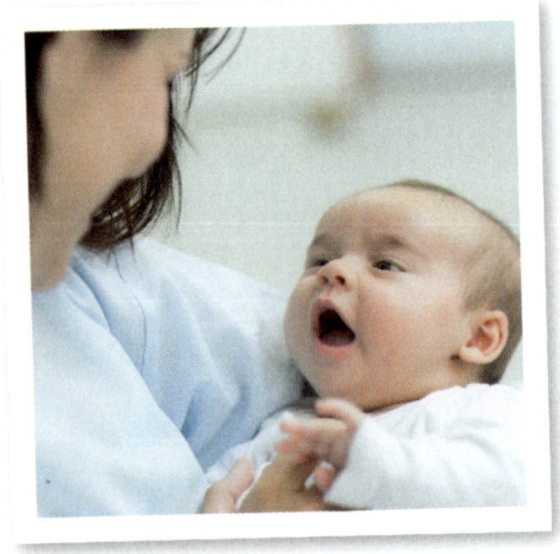

Parlez-en ! Surtout si cet état de fragilité ne disparaît pas au bout d'une dizaine de jours et que la tristesse vous envahit. Il vous faut partager ce que vous ressentez, vous dire que vous n'êtes pas la seule, toutes les mamans se sentent perdues un jour ou l'autre, ainsi une personne autour de vous, une amie, votre mère, votre sœur, une sage-femme, votre médecin, pourra certainement l'entendre et vous aider à surmonter ce cap difficile que nous vivons toutes, lié à l'arrivée de bébé.

Accueillir un enfant, c'est avant tout une histoire d'identité, se connaître enfin à travers un être unique qui n'est que le prolongement de soi-même avec tout ce que l'on va lui transmettre, le plus souvent, inconsciemment.

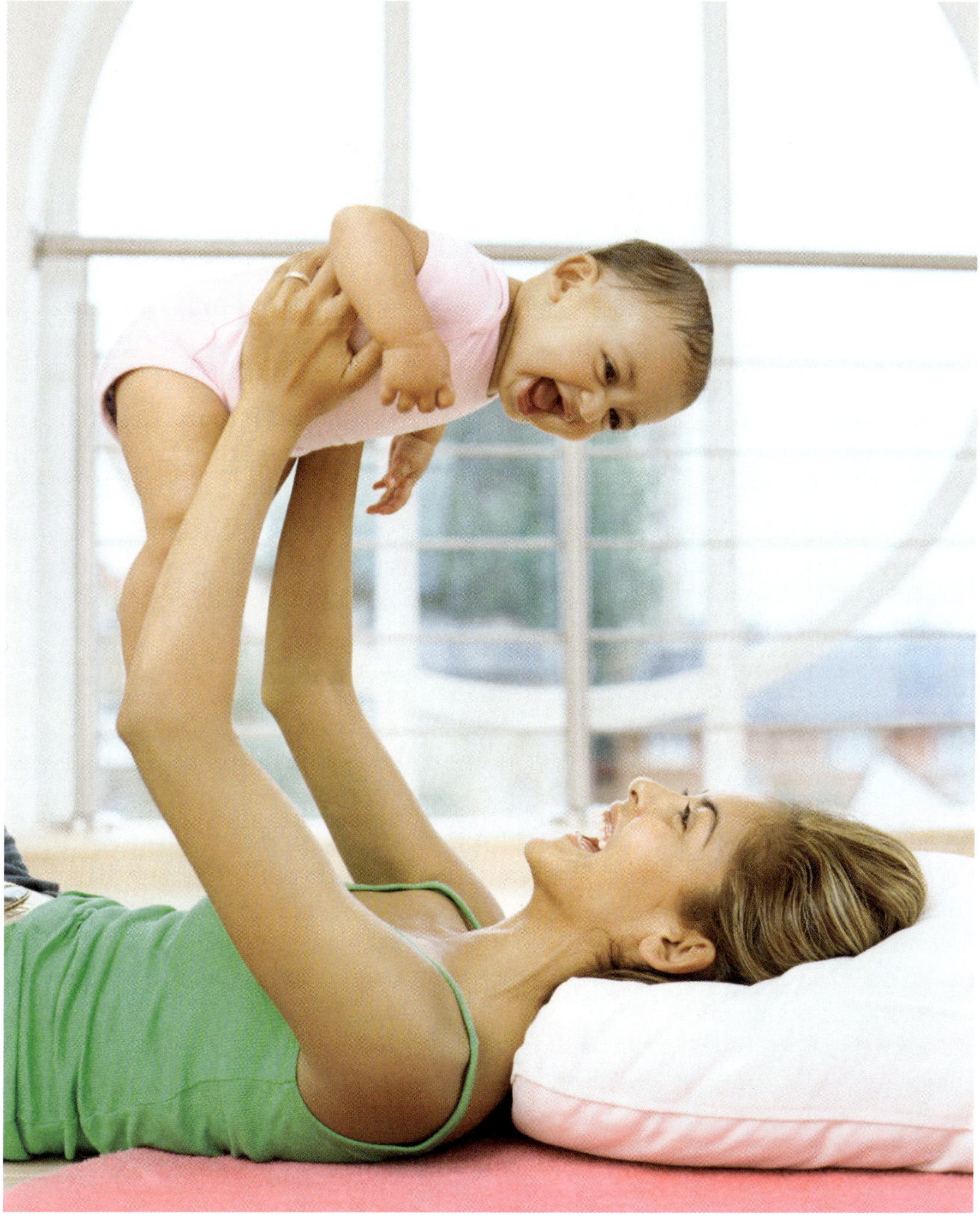

Allaitement ou biberon

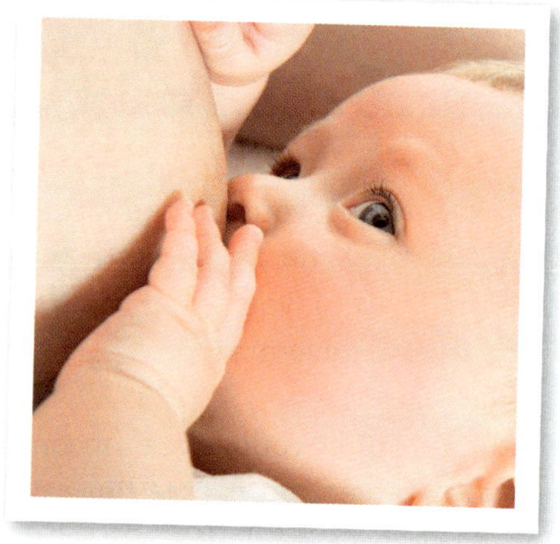

Vous l'avez rêvé, imaginé, espéré et tant attendu pendant ces neuf mois… Et voilà que ce moment magique est arrivé : vous êtes devenue une Maman pour de vrai !

Sa maman pour toute la vie, celle qui sera là pour son enfant à chaque instant, qui saura l'écouter, le comprendre et le protéger. Vous êtes celle qui l'a mise au monde, lui a donné la vie et qui l'aidera à grandir jour après jour.

Vous êtes MAMAN et votre relation avec votre bébé est UNIQUE.

Chacun de vos gestes, de vos mots, de vos regards seront important pour votre bébé qui ne voit que vous pour l'instant…

Ce n'est pas si simple de devenir mère, on se pose une foule de questions, on doute, on s'interroge toujours dans le but de bien faire, de faire tout ce qu'il faut pour être « une bonne mère » !

Vous trouverez ici plein d'astuces qui vous aideront à mieux comprendre votre bébé, pour l'accompagner sur cette longue route que vous lui tracez avec tant d'amour.

Soyez sûre d'une chose que vous devez garder à l'esprit dès maintenant et chaque jour :

Vous saurez être la MAMAN qu'il faut pour VOTRE bébé !

La relation mère-enfant est à la fois simple et compliquée.

- Simple parce qu'elle est naturelle et va de soi pour votre bébé car lui vous aime déjà, il ne se pose aucune question, il est heureux dès qu'il est avec vous et vous allez vite le constater.

Chaque jour vous vous découvrirez encore plus maman de ce bébé qui va vous en apprendre beaucoup sur vous-même.

- Compliquée parce que la donne a changé, qu'élever un enfant n'est pas aussi simple qu'avant, parce que les mamans veulent donner le meilleur d'elles, que de nos jours elles travaillent et assument tout au quotidien : vie privée, vie publique, vie de famille, vie professionnelle, vie sociale… Beaucoup d'étiquettes à porter !

Avec ces conseils, vous pourrez gérer ces situations, vous poser les bonnes questions au bon moment, y répondre et ainsi avancer et vous épanouir dans votre plus beau rôle.

Être MAMAN c'est pour TOUTE la vie !

LE SEIN OU LE BIBERON ?

Bébé est arrivé, vous le tenez dans vos bras, c'est presque irréel cette toute petite « chose » qui vous regarde avec ses grands yeux innocents, c'est votre bébé, vous SA MAMAN.

Maintenant que vous avez accouché et que vous pouvez enfin être fière de vous et vous dire : « ça y est, j'y suis arrivée ! », voilà que vous allez devoir déjà passer à autre chose, à la phase pratique car bébé ne va pas attendre !

Nourrir bébé, voilà qui va être l'essentiel de vos occupations pendant quelques mois !

Que vous ayez choisi de donner le sein ou le biberon, vous trouverez ici plein de conseils, mais ce qui est très important c'est de le faire avec plaisir et amour, parce que VOUS avez décidé d'allaiter ou de donner le biberon.

Vous SEULE prenez la décision d'allaiter ou de donner le biberon !

L'allaitement au sein : vous avez décidé de donner le sein à bébé, c'est formidable car la nature a bien fait les choses et votre corps est prêt, alors ne laissez personne vous dire que vous n'avez pas assez de lait ! Sauf raisons médicales, vous aurez largement de quoi nourrir votre bébé, aussi soyez confiante, bébé compte sur vous.

Donner le sein est très naturel et vous devez absolument vous détendre, les mamans se posent parfois beaucoup trop de questions et ce doute les empêche de se donner entièrement à l'allaitement.

Voici les 5 règles d'or pour un bon allaitement :

1. Bébé tétera facilement si vous le guidez doucement, en prenant votre temps et en le rassurant.
2. Titillez les lèvres de bébé avec votre petit doigt, il ouvrira la bouche car le réflexe de succion est un réflexe primaire.
3. Ne vous posez pas la question de savoir s'il a assez bu, car si vous doutez bébé le ressent, essayez à un autre moment car il doit trouver son rythme.
4. Parlez à votre bébé, dites-lui ce que vous ressentez et détendez-vous, ce moment doit être agréable pour vous deux : soufflez, respirez et profitez !
5. N'utilisez les biberons de complément qu'en tout dernier recours et pas le premier jour car bébé n'a pas d'effort à faire avec un biberon, il choisira donc le plus facile et acceptera moins facilement le sein.

Sachez imposer votre choix et n'hésitez pas à demander de l'aide à l'équipe de puéricultrices pendant votre séjour à la maternité, elle saura vous accompagner.

Mes conseils pour bien nourrir bébé :

- Prenez soin de vos seins en portant un bon soutien-gorge d'allaitement.
- Installez-vous confortablement pour allaiter bébé, bien calé contre vous, les yeux dans les yeux, vous devez être à l'aise, détendue et ne consacrer ce moment qu'à bébé.
- Ne répondez pas au téléphone, ce moment est votre moment d'intimité à tous les deux !

Vécu / Témoignage :

Je voudrais partager avec vous le moment de découverte qu'a vécu Béatrice avec son bébé à la maternité.

L'équipe de puéricultrices me demande de venir voir une maman qui vient d'accoucher et qui ne se sent pas très à l'aise avec son bébé.

Arrivée dans la chambre, je vois en effet qu'elle a l'air un peu perdu. Elle me dit ne pas arriver à nourrir son bébé et donc elle pense ne pas être une bonne mère pour lui !

Après avoir parlé avec elle un long moment, elle me dit qu'elle a peur de ne pas être à la hauteur pour allaiter son bébé, car sa mère et sa belle-mère insistent tellement sur ce point qu'elle n'a pas d'autre choix que de réussir pour son enfant. Mais elle s'angoisse dès que l'heure de la tétée approche et perd tous ses moyens, son bébé s'agite alors, crie, pleure, puis finit par refuser le sein.

Je lui fais comprendre combien c'est important de faire ce qu'elle ressent au fond d'elle pour son bébé, ce qu'elle vit intimement en tant que mère et non pas ce qu'il faudrait faire pour correspondre à l'image qu'ont les autres de son rôle de maman.

Béatrice prend alors son petit Matéo dans les bras, lui parle de ce qu'elle ressent pour lui avec des mots simples comme je le lui ai proposé. Elle se détend et relâche un peu la pression qui lui pèse dessus à chaque fois qu'elle doit allaiter, elle s'accorde du temps avec son bébé en oubliant le regard des autres. Son fils la regarde fixement et se met à téter goulûment, alors je vois un grand sourire sur les lèvres de la maman rassurée de pouvoir enfin nourrir son bébé… Les mots sont toujours essentiels pour exprimer ce que vous ressentez à votre bébé, il perçoit votre intonation, vos sensations, tout votre corps qu'il connaît bien pour y avoir vécu 9 mois ! Ayez confiance en vous, tout ce que vous faites est pour le bien de votre bébé, vous êtes sa maman et c'est tout ce qui compte pour lui.

L'allaitement

L'allaitement est un très bon choix pour votre bébé. Le lait maternel est le plus naturel et le plus adapté au bien-être et à la croissance d'un nouveau-né. Riche en nutriments essentiels, il permet de protéger bébé contre les infections et allergies.

La première tétée

Il est conseillé de débuter l'allaitement le plus tôt possible après l'accouchement.

L'important est que vous et votre bébé soyez installés bien confortablement lors de la tétée. Amenez la tête de votre bébé vers le sein sans vous pencher au-dessus de bébé. Il existe de nombreuses postures pour allaiter votre enfant, la plus pratiquée étant la position transversale, très pratique. Lorsque vous présentez le sein droit, vous soutenez bébé du bras gauche, la tête étant soutenue par la main gauche. Placez votre main droite sur le sein droit en évitant de toucher la partie foncée entourant le mamelon (l'aréole) qui sera en contact avec la bouche de bébé. Pensez à vous laver les mains avant.

À quelle fréquence allaiter votre bébé ?

L'important est que bébé soit satisfait. Plus le bébé tète, plus il stimule la production de lait, mettez-le donc au sein dès la naissance et le plus souvent possible les premiers jours. Évitez les biberons de complément, sauf sur avis médical.

La montée de lait

La montée de lait a lieu le troisième jour. L'écoulement du lait s'enclenche dès que bébé commence la succion. Le lait coule goutte à goutte, même du sein non utilisé. Ce réflexe d'écoulement facilite la tâche de votre bout d'chou. Sachez qu'il peut même s'écouler lorsque vous entendez bébé pleurer ou lorsque vous pensez à lui ! Parfois, le lait coule trop vite et peut gêner votre enfant. Dans ce cas-là, vous pouvez exercer une pression manuelle juste avant la tétée.

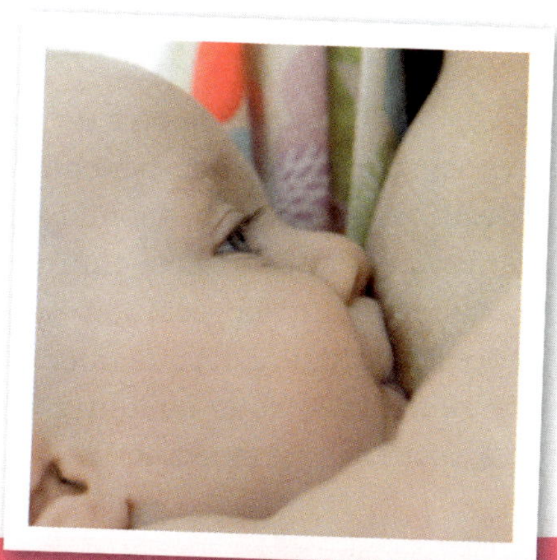

Combien de temps peut durer l'allaitement ?

Plus vous allaitez, plus la production de lait est importante. La fréquence des tétées favorise la production de lait. Votre bébé n'a pas besoin d'aliments solides avant 4 à 6 mois. Il est important de vous reposer, prendre du temps rien que pour vous et bien vous alimenter pour répondre aux exigences de votre enfant.

Saviez-vous que la composition de votre lait n'est pas constante ?

En effet, celle-ci évolue au cours de la croissance de bébé et même au cours de la tétée. En effet, plus votre bébé grandit, plus ses besoins sont différents.

Pendant 2 jours, votre bébé tète le colostrum. Ce lait jaune est très dense, riche en graisses, protéines, glucides et minéraux, tels que le calcium et magnésium. Il contient également une grande quantité d'anticorps contre de multiples infections.

D'abord jaune or, le lait devient moins épais au bout de 3-4 jours et évolue vers une couleur blanc-orangé, riche en sucres et graisses.

Après trois semaines d'allaitement, vous donnez à bébé un lait dit « mature », plutôt bleuté, dont la composition est plus riche en graisses le matin.

Quel régime alimentaire pour la maman qui allaite ?

Adoptez une alimentation équilibrée et riche en calcium, c'est-à-dire : fruits et légumes, protéines végétales et animales, céréales complètes, produits laitiers allégés en matières grasses et légumineuses. Outre les produits laitiers, pensez aux autres nombreuses sources de calcium, telles que le brocoli, les poissons en conserve comme les sardines, par exemple, le tofu, les graines de sésame et figues sèches. Évitez bien entendu la caféine, l'alcool, le tabac et autres drogues dites « douces » qui passent dans le lait maternel en altérant sa qualité, puis dans l'organisme de votre bébé. De plus, elles font baisser la production de lait.

Comment arrêter ou diminuer l'allaitement de votre bout d'chou ?

Le sevrage de l'allaitement peut être total ou partiel, mais une chose est sûre : il est important qu'il soit progressif. Commencez donc par supprimer la tétée du midi, puis quelques jours après, celle du midi et une de l'après-midi en les remplaçant par un biberon ou bien un aliment solide, suivant l'âge de bébé. N'hésitez pas à parler à votre enfant, en lui expliquant les raisons des tétées au sein qui se font de plus en plus rares. Et lorsque vous lui donnez le biberon, continuez les rituels précédents… C'est aussi l'occasion pour papa de donner enfin le biberon à bébé ! Peu à peu, en y allant doucement mais sûrement, bébé acceptera le biberon et/ou les aliments solides que vous lui proposerez.

Je suis certaine que l'allaitement de votre bébé se passera à merveille ! Un grand moment de complicité entre vous et votre bout d'chou qu'il est important de conserver un maximum de temps, si possible jusqu'à 6 mois, pour son bien-être, ainsi que le vôtre !

Les besoins spécifiques pendant l'allaitement

On entend souvent tout et son contraire à propos de l'alimentation de la femme pendant l'allaitement ! Alors faisons le point sur les réels besoins nutritionnels d'une mère qui allaite.

Pas besoin de manger pour deux !

La production de lait moyenne chez une femme est de 750 ml durant les premiers mois de la lactation, ce qui correspond à un besoin calorique accru de 500 à 600 kcal supplémentaires.

Des besoins accrus en minéraux

Le calcium

Il est important de consommer des aliments riches en calcium. Des produits laitiers mais pas seulement : les sardines en boîte, les graines de sésame ou encore les épinards et tous les légumes verts en général, sont également de bonnes sources de calcium, ainsi que les figues sèches et les amandes. Vous pouvez consommer à nouveau toutes les sortes de fromage, au lait cru de préférence, si vous n'y êtes pas allergique, mais en quantité modérée car le fromage apporte des graisses saturées mauvaises pour le système cardiovasculaire... et pour la ligne ! Il est inutile de prendre, en plus, des suppléments en calcium, aucun bénéfice n'étant démontré à ce jour, que ce soit sur la quantité ou la qualité de votre lait.

La vitamine D

La vitamine D est essentielle pour la bonne croissance osseuse de votre enfant. Votre lait en contient mais de toute façon, votre médecin prescrit systématiquement, par précaution, un supplément en vitamine D à votre bébé.

On la trouve dans certains poissons gras (saumon, thon, hareng), les huiles de poisson comme l'huile de foie de morue, dans les jaunes d'œuf, le foie, les huîtres, mais la principale source reste l'exposition au soleil ! Eh oui, le soleil permet de synthétiser la vitamine. Quinze à trente minutes par jour suffisent pour faire le plein de vitamine D.

Le fer

Les besoins en fer de votre nouveau-né sont couverts par ses propres réserves et par votre lait maternel. Privilégiez les aliments riches en fer dont vous trouverez la liste dans notre dossier spécial page 62. Vous n'avez pas besoin de supplément en fer pendant la période où vous allaitez, sauf si c'est votre médecin qui vous le recommande, bien sûr !

L'iode

De l'iode est transféré dans le lait maternel ; continuez à privilégier, dans votre alimentation, les aliments naturels riches en iode et utilisez du sel de mer iodé. Les aliments qui fournissent le plus d'iode sont les produits qui viennent de la mer : fruits de mer, crustacés et certains poissons plus que d'autres, tels que le saumon, l'églefin ou la morue.

Du lait aromatisé ?

Saviez-vous que le lait maternel transmet au bébé les arômes des aliments consommés par la mère ? Et que, de ce fait, l'exposition précoce de l'enfant à ces molécules aromatiques peut jouer un rôle essentiel dans le développement du goût de nos enfants ? Si vous mangez sainement et varié, votre bébé appréciera votre style de nourriture et en grandissant, inconsciemment, il lui donnera sa préférence.

Certains aliments donnent un goût prononcé au lait : poireaux, céleri, choux-fleurs, asperges, ail, oignons, etc. Ne les excluez pas de vos repas, mais il se peut que vous notiez que bébé fait la grimace si son lait a l'un de ces arômes !

Les consommations à proscrire...

La consommation d'alcool, de vin, de café ou de tabac est à proscrire car, tout passant dans le lait, ces substances sont nuisibles pour votre enfant.

Prenez une collation ou un goûter !

S'il est vrai qu'il faut éviter le grignotage, c'est simplement parce que le fait de manger tout au long de la journée est mauvais pour votre ligne, pour votre santé, pour votre poids… Bref, le grignotage est une mauvaise habitude !

En revanche, on a trop souvent tendance à croire que la collation du matin ou le goûter de 16 h c'est du grignotage, eh bien non ! Au contraire, il est même conseillé de faire une collation.

Pourquoi ? Tout d'abord, la collation permet justement d'éviter de grignoter, surtout en fin de journée, lorsqu'on prépare le repas par exemple.

Si on a déjeuné à midi, et que le soir on a tendance à manger plutôt tard, vers 20 h ou 20 h 30, cela fait parfois un petit peu long pour notre estomac, et dans ce cas beaucoup de gens ont tendance à aller piquer des aliments dans la cuisine à partir de 18 h, toutes les 30 minutes et cela jusqu'au repas !

Ce qui est mauvais pour la santé c'est que l'on picore souvent des bêtises grasses ou sucrées, et au final, on consomme beaucoup plus de calories que lors d'une collation saine, puis on arrive au repas, et on a toujours aussi faim donc on mange tout autant !

Si vous avez envie de faire une collation vers 11 h ou un goûter à 16 h, c'est tout à fait possible et même recommandé si vous allaitez, à condition que ce soit une collation équilibrée et non un plein de calories !

Vous pouvez prendre un fruit frais avec une boisson rafraîchissante lorsqu'il fait chaud l'été, et l'hiver, vous pouvez opter pour un thé, un laitage et un fruit qui sont aussi une bonne option.

Vous pouvez aussi faire des goûters plus élaborés à partager en famille, comme un smoothie, une tartine de pain complet avec deux carrés de chocolat noir, une salade de fruits frais… Bref, l'essentiel étant de ne pas opter pour des gâteaux toute l'après-midi ou autres sucreries !

En famille, la collation vous permettra de passer un bon moment avec vos enfants, si vous en avez déjà. Sachez que ce qui est bon pour vous l'est aussi pour vos enfants et leur donnera de bonnes habitudes qu'ils garderont pour la vie, c'est important.

Ainsi, cette collation vous permettra de faire une ou deux pauses sympas dans votre journée. Une véritable pause, on ne mange pas toute seule debout dans sa cuisine en 2 minutes chrono ! Vous prendrez ainsi soin de vous, vous ferez plaisir et tiendrez jusqu'au repas du soir sans pour autant faire d'écarts dans la journée…

Une petite collation saine et légère et un goûter peuvent vous empêcher de faire n'importe quoi côté alimentation en fin de journée, alors n'hésitez pas et bon appétit !

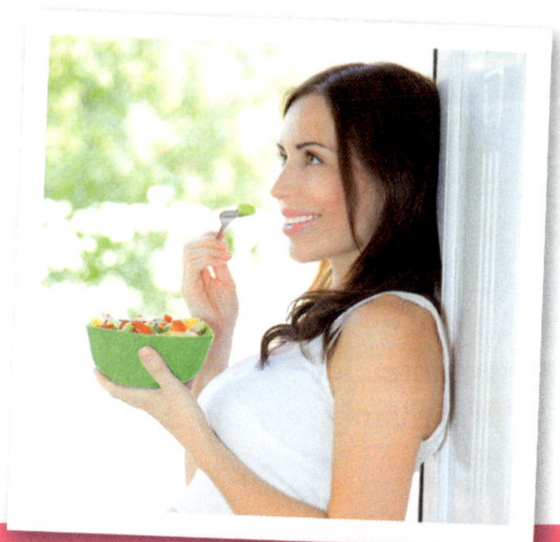

Hydratez-vous !

Sachez que votre corps contient plus de 60 % d'eau pour les femmes.

Cette teneur atteint 75 % chez le nourrisson et diminue avec l'âge. C'est pourquoi il est très important de boire tout au long de la journée : il est conseillé de boire chaque jour 1,5 litre que complète l'eau contenue dans les aliments que vous consommez (rappelez-vous que les fruits et légumes sont composés à 90 % d'eau en moyenne). Mais ce besoin moyen varie en fonction de l'âge (besoins relatifs plus élevés chez l'enfant et chez la personne âgée par exemple), de l'activité physique, d'un éventuel régime et de l'environnement, s'il fait chaud par exemple.

La boisson la plus simple reste l'eau, dont la consommation apporte également des minéraux, indispensables au bon fonctionnement de votre corps pendant la grossesse et au bon développement de bébé lors de son allaitement. Elle est sans calorie : à consommer donc sans modération !

Vous pouvez choisir parmi toutes les eaux : robinet, eaux de source, eaux minérales naturelles, gazeuses… De même, le thé est également une source importance d'eau, mais évitez le café car sa haute teneur en caféine favorise la déshydratation.

Une hydratation adéquate assure ainsi un bon fonctionnement de votre corps : l'eau est indispensable au « transport » de toutes les substances contenues dans l'organisme, tels que les minéraux, les vitamines, les nutriments divers, mais également les toxines pour les amener à l'élimination.

Sachez qu'il suffit de 2 % de manque d'eau dans l'organisme pour voir ses capacités diminuer de 20 %.

Une eau minérale permet de compenser les éventuelles carences auxquelles vos habitudes alimentaires peuvent vous exposer.

L'eau est une alliée pour la journée !

Une sensation de faim ? Hop… un grand verre d'eau, cela vous évitera de succomber à un grignotage souvent fréquent dû aux bouleversements hormonaux que l'organisme subit après l'accouchement.

Alors, pour être certaine de boire suffisamment, placez une bouteille devant vous. N'attendez pas d'avoir soif pour boire, car lorsque le signal de la soif retentit, il est déjà trop tard : votre corps manque déjà d'eau !

Votre corps libère et élimine beaucoup de toxines. La meilleure manière de se débarrasser de ces toxines est de boire beaucoup d'eau. Pas de soda, ni d'eau sucrée… De l'eau pure. Ou alors du thé, vert ou autre, nature.

Mais à quoi ça sert d'éliminer des toxines ?

Eh bien, à plusieurs choses :

- Trop de toxines dans le corps, se traduit souvent par une peau terne qui ne vous met pas en valeur.
- Éliminez les toxines et à vous la peau de bébé bien hydratée !
- Trop de toxines entraînent une sensation de fatigue.

Question goût, vous pouvez remplacer l'eau par du thé nature ou par des infusions, mais l'eau ne peut jamais être remplacée par des sodas (trop de sucre), de l'alcool (raison évidente !) ou par du café (trop excitant). N'oubliez pas d'initier ensuite bébé aux joies de l'eau, les bonnes habitudes se prennent très tôt !
Buvez régulièrement un verre d'eau à température ambiante, meilleure pour votre corps que de l'eau glacée.

Bien préparer un biberon

Il vous faut au préalable un biberon avec une tétine adaptée à l'âge de votre enfant, mais aussi de l'eau et du lait en poudre, aussi adapté à l'âge de bébé.
Le choix de l'eau reste votre choix ! Si certains estiment qu'il est préférable de n'utiliser que de l'eau déminéralisée, d'autres estiment que c'est la variété de l'eau choisie, dont celle du robinet, qui aide au bon développement du système immunitaire de bébé : donc au choix, utilisez de l'eau en bouteille peu minéralisée ou de l'eau du robinet que vous aurez fait préalablement bouillir, et mettez-en jusqu'à la graduation indiquée…
Ensuite, pour le choix du lait, nous vous conseillons d'en parler avec votre pédiatre qui saura au mieux vous conseiller en fonction de votre enfant.

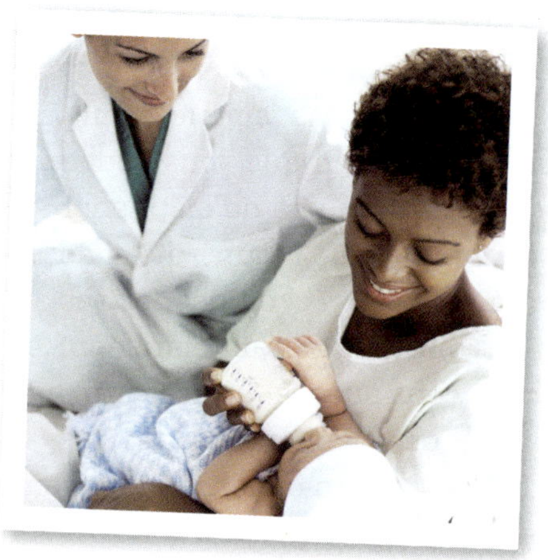

On met d'abord l'eau, ensuite on met le lait en poudre.

Pour la préparation, vous versez d'abord de l'eau dans le biberon, puis ajoutez par dessus la quantité de poudre adaptée. En termes de proportion, il vous faut mettre 1 dose de poudre pour 30 ml d'eau. Sur les boîtes de lait en poudre, vous trouverez les quantités adaptées selon l'âge de votre enfant. Par exemple, lorsque vous devez lui donner un biberon de 120 ml, il s'agit bien de 120 ml d'eau auxquels vous ajoutez ensuite les 4 doses de poudre. Vous aurez donc au final un peu plus de 150 ml de lait recomposé.
Pour un biberon de 120 g : mettez 120 ml d'eau et rajoutez ensuite les cuillerées de lait en poudre : donc la quantité totale va dépasser les 120 ml… c'est tout à fait normal.
N'oubliez pas de bien mélanger le biberon, tout d'abord en le faisant rouler à la verticale entre vos mains, le temps que la poudre s'intègre bien à l'eau, puis en veillant à bien fermer le bouchon, vous pouvez secouer plus énergiquement le biberon de haut en bas pour une bonne

homogénéité du lait. Vérifiez toujours la température avant de le donner à bébé.

Pour ce qui est de la bonne température, vous pouvez donner le biberon chaud, à température ambiante ou frais, cela ne pose aucun problème pour la digestion.

Si votre bébé est habitué au lait chaud, il refusera peut-être le lait frais ou à température ambiante.

Sachez que vous pouvez servir le lait à température ambiante, frais ou réchauffé. Mais une fois le lait mélangé, il ne peut rester que 24 h maximum dans le réfrigérateur.

Combien donner de biberons à mon bébé ?

L'alimentation de bébé est constituée de 6 repas de 120 à 150 g de lait (4 à 5 mesures de poudre) et d'un biberon de nuit (souvent réclamé jusqu'à 2 ou 3 mois). Les horaires sont, à titre d'exemple : 6 h - 9 h - 12 h - 15 h - 18 h - 21 h (et 3 h du matin...).

Dès le repas terminé, il faut nettoyer le biberon et la tétine avec du liquide vaisselle et un goupillon, puis bien sécher le tout.

Surtout, n'attendez pas trop, car le lait séché est difficile à nettoyer !

Avant le repas et jusqu'à l'âge de 3 mois, stérilisez le matériel selon la technique que vous avez choisie (casserole, stérilisateur vapeur, comprimés de chlore...). On ne rigole pas avec la stérilisation, car le lait est très apprécié des microbes et les tétines mal séchées sont les copines des bactéries... tout cela pouvant entraîner des diarrhées importantes et dangereuses chez un nourrisson.

Le bisphénol A dans les biberons

Vous avez sûrement déjà entendu parler des dangers potentiels de la composition des biberons pour nos bébés. Plusieurs études, notamment au Canada, ont démontré ces dernières années la toxicité de ce composant chimique utilisé dans la fabrication de biberons en plastique pour bébés.

Qu'est-ce que le bisphénol A ?

Le bisphénol A (ou BPA) est un composé chimique utilisé, entre autres, pour la fabrication des plastiques. Sous l'effet de la chaleur, de minuscules particules se détachent du plastique du biberon que bébé ingère donc en conséquence.

Comment donc bien choisir le biberon pour bébé ?

Vous pouvez utiliser des biberons marqués « sans bisphénol A », en polypropylène, proposés maintenant par la plupart des marques, ou en verre.

Le repère est très simple pour s'assurer que le biberon que vous achetez pour bébé ne contient pas de bisphénol A : s'il y a un symbole de récupération accompagné du chiffre « 7 » ou des lettres « PC », ce plastique contient du bisphénol A.

Si vous continuez à utiliser un biberon composé de bisphénol A, évitez de le chauffer au micro-ondes, de le laver avec de puissants détergents qui détruisent la cohésion du plastique et libèrent ainsi le bisphénol A, ou au lave-vaisselle. Ne versez pas d'eau bouillante à l'intérieur et jetez-le dès qu'il est rayé.

Une polémique donc face à ce composé qui pousse à écarter le danger au maximum pour votre bébé. Nous ne sommes jamais trop prudentes. Face aux doutes, prévenons tout risque en écartant au maximum le bisphénol A de notre quotidien.

Questions-réponses sur l'allaitement

Vous retrouverez ici notre rubrique avec les questions les plus fréquentes que se posent les mamans sur l'allaitement.

Je voudrais allaiter mais j'ai peur d'abîmer mes seins.

L'allaitement modifie les seins, c'est évident, mais vos seins sont déjà modifiés par le simple fait de la grossesse.

Ce sont les changements hormonaux et la prise de poids qui agissent sur le volume des seins et l'élasticité de la peau.

- Quoi que vous décidiez pour votre allaitement, votre poitrine sera de toute façon modifiée après l'accouchement. Il faut plusieurs mois après une grossesse pour voir comment vos seins récupèrent.
- Si vous désirez vraiment allaiter, ce serait dommage de vous priver de cette expérience en pensant éviter ainsi à vos seins de se retrouver modifiés durant quelque temps. Vous pourriez regretter de ne pas avoir vécu cette expérience avec votre bébé, si vous en ressentez l'envie.

L'allaitement n'abîmera pas plus vos seins que la grossesse !

Alors vivez-le pleinement si tel est votre choix, et continuez à apporter un soin particulier à vos seins comme vous l'avez fait tout au long de votre grossesse.

Combien de temps peut durer une tétée ? Dois-je donner les deux seins ?

Il vous faudra un peu de temps pour vous adapter et connaître les réactions de votre bébé. Rassurez-vous, les premiers temps, cela n'est pas toujours évident.

Alors, pour la tétée, il faut garder l'esprit souple car l'allaitement évolue en fonction des besoins de bébé, de son appétit et de son humeur. Je vous conseille de réagir à chaque fois en fonction de votre bébé et de l'état de vos seins.

- La tétée peut ne durer que 10 minutes si bébé tète bien efficacement. Maintenant, s'il pleure après et réclame encore, vous pouvez lui donner l'autre sein.
- Une fois l'allaitement bien lancé, il est conseillé de donner un sein en alternance avec l'autre d'une tétée sur l'autre.

Vous pouvez tout à fait faire une pause et essayer de voir si bébé ne veut pas faire un rot avant de reprendre le sein. En revanche, il n'est pas conseillé de changer votre bébé de sein en cours de tétée car cela peut l'amener à régurgiter.

Quels intervalles entre deux tétées ou deux biberons ?

En fait, il n'existe pas de règle commune et établie sur le rythme de l'alimentation de bébé durant ses premiers mois. On a longtemps conseillé de nourrir bébé toutes les 2 heures minimum et toutes les 4 heures maximum. De nos jours, on propose de nourrir bébé à la demande, c'est-à-dire uniquement lorsqu'il réclame.

À vous d'écouter votre instinct et de nourrir votre enfant comme vous le ressentez.

Pour vous rassurer, un bébé qui se nourrit toutes les 4 h ne prend pas plus de risques que celui qui se nourrit toutes les 2 h. Une chose est sûre, plus votre enfant s'habitue à ce que l'intervalle augmente, plus il prend des réserves et donc mieux il se nourrit à chaque tétée ou biberon.

- Donc pour espacer petit à petit ses repas, n'hésitez pas à le faire patienter au fur et à mesure 5 minutes de plus, puis 10 minutes de plus. Et s'il dort, ne le réveillez pas pour autant ! Il se rattrapera largement à son réveil.
- Un cas particulier tout de même, celui des bébés à faible poids de naissance. Dans ce cas, suivez avant tout les conseils de l'équipe de votre maternité.

Ne vous inquiétez pas, comme toutes les mamans du monde, vous trouverez rapidement votre rythme avec votre enfant !

Dois-je réveiller mon bébé s'il ne réclame pas son repas ?

Faut-il réveiller votre bébé pour le nourrir à ses horaires habituels ? À cette question, à part une exception médicale de bébé à faible poids de naissance, les différents experts sont unanimes : non ! Si bébé dort, laissez-le dormir tranquillement. Si vraiment il a faim, il finira par se réveiller et rassurez-vous, il rattrapera vite son retard à son réveil.

- Un bébé reposé est un bébé heureux ! Ce serait dommage de l'empêcher de se reposer, alors qu'il profitera ensuite encore plus de son prochain repas en toute sérénité ! Même si vous nourrissiez bébé à heures ou à intervalles réguliers, ne le réveillez pas pour le nourrir. Vous constaterez par vous-même les bénéfices de ce choix.
- Profitez d'ailleurs au maximum des temps de sommeil de bébé pour vous reposer. Il est tout aussi essentiel que vous soyez vous-même en pleine forme pour vous occuper au mieux de votre enfant.

Donc prenez soin de votre bébé et… prenez soin de vous !

Y a-t-il des aliments interdits quand on allaite ?

Tout d'abord, rappelez-vous que l'alimentation qui est bonne pour la femme enceinte et allaitante est exactement la même que celle qui est bonne pour tout le monde : variée, équilibrée et composée d'aliments aussi naturels que possible.

• Pensez à insister sur les laitages afin d'avoir suffisamment d'apport en calcium (cinq portions seront adaptées).

• En ce qui concerne votre ration d'eau, buvez à votre soif. Si vous observez une couleur foncée de vos urines, produites en faible quantité et un dessèchement de la bouche, pensez à boire plus.

• Sinon, lorsque vous allaitez, il n'y a pas d'aliments à éviter. Les seules choses à éviter absolument sont les drogues, le tabac et l'alcool, mais aussi certains médicaments. Alors renseignez-vous bien et lisez la notice avant de prendre un médicament.

En résumé, mangez équilibré et variez les plaisirs !

Si vous suivez ces conseils, vous ne prendrez aucun risque côté alimentation pour votre bébé durant votre période d'allaitement !

Mon bébé perd du poids, est-ce normal ?

Rassurez-vous, à la naissance, tous les bébés perdent du poids, c'est normal. Eh oui, quel que soit le poids de naissance de votre bébé, il va perdre du poids durant en moyenne les 3 premiers jours. Puis il peut stabiliser son poids le 4e jour et remonter sa courbe de poids dès le 5e jour. Pour suivre ces changements de poids, votre bébé est pesé tous les jours à la maternité, au moment de sa toilette. La perte de poids ne devient préoccupante que si elle atteint les 10 % du poids de naissance.

• Si votre allaitement n'est pas encore totalement installé, votre pédiatre pourra demander à ce que votre bébé ait un complément provisoirement. Au biberon, il est facile de savoir combien il boit par jour et si c'est suffisant. La plupart du temps, il suffit donc d'augmenter les apports de lait journaliers pour résoudre le problème.

• La perte de poids peut occasionnellement être la conséquence d'une infection ou d'un ictère. Votre pédiatre demandera alors des examens complémentaires et mettra en route le traitement adéquat.

Rassurez-vous, quand vous rentrerez à la maison, la courbe de poids de votre bébé sera ascendante et il ne sera plus utile de le peser tous les jours. Si vous êtes de nature inquiète, vous pouvez louer un pèse-bébé chez votre pharmacien pour un mois.

Mais vous serez très vite tranquillisée quant au poids de votre bébé !

J'allaite, puis-je prendre des anti-douleurs ?

Jusqu'à présent, aucune contre-indication n'a été donnée à propos du paracétamol lorsque l'on allaite. Alors si une douleur vous fait particulièrement souffrir, vous pouvez prendre cet anti-douleur dans la limite des prescriptions habituelles (attendre au moins 4 h avant une deuxième prise).

• En revanche, les corticoïdes ou les tranquillisants par exemple sont très fortement déconseillés pendant l'allaitement.

• Dans le doute, n'hésitez pas à faire appel à votre médecin pour qu'il vous prescrive un médicament adapté à votre douleur et à votre situation de jeune maman allaitante !

Et plus que tout, concentrez-vous sur le bonheur d'avoir votre enfant et de pouvoir l'allaiter plus que sur votre douleur… Cela ne peut que l'aider à passer ou vous aider à la supporter, au moins !

Est-ce normal d'avoir moins de lait certains jours ?

La production de lait étant particulièrement liée à votre état physique et émotionnel, c'est normal et il est avant tout nécessaire que vous soyez bien reposée.

• Par ailleurs, votre humeur est tout aussi importante ! Et il est tout à fait compréhensible que lorsque vous n'êtes pas au meilleur de votre forme, vous ayez l'impression d'avoir moins de lait.

• Allaiter son enfant nécessite une disponibilité totale, surtout les 15 premiers jours et nuits, ce qui est épuisant pour la maman.

• Reposez-vous, buvez beaucoup d'eau, inspirez profondément, relâchez les épaules et profitez de ces moments avec bébé qui est heureux tout contre vous… Vous serez ainsi dans de meilleures conditions pour produire le lait dont il a besoin.

N'oubliez pas un point essentiel, vous devez rester détendue et ne penser qu'à vous et votre bébé à ce moment-là.

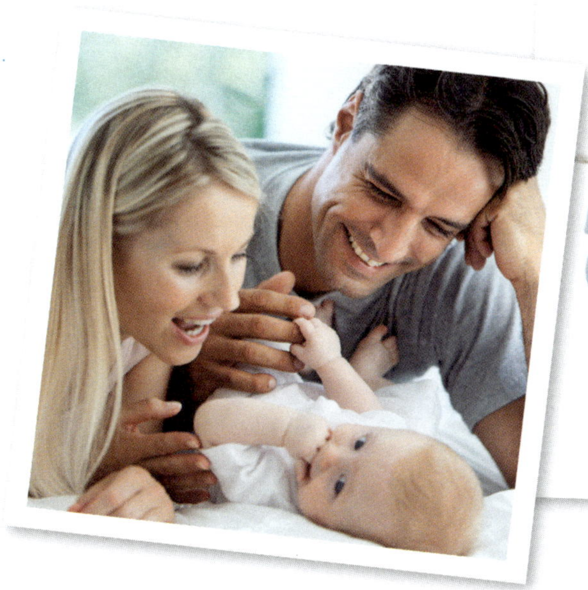

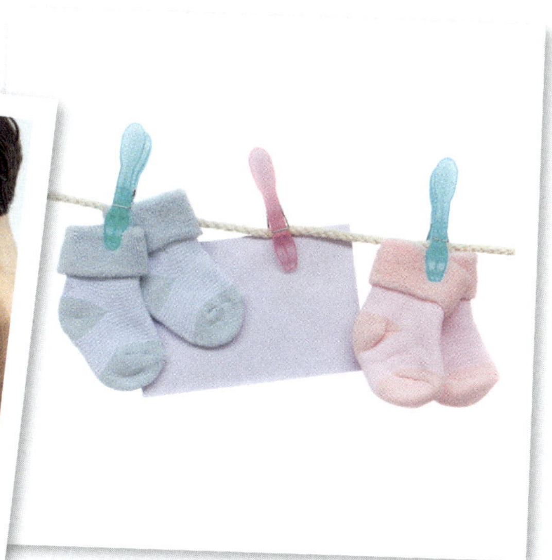

Le retour à la maison... serai-je à la hauteur ?

Le jour J est arrivé, vous voilà de retour à la maison avec votre bébé. Une nouvelle vie commence ! Mais avec ce nouveau départ, le doute commence à s'installer…

Serai-je une bonne mère ?

À peine sortie de la maternité et très vite plongée dans la réalité quotidienne, il est possible que, comme de nombreuses mères, vous vous sentiez débordée par les événements. Eh oui ! Il n'est pas évident de se retrouver seule à la maison avec ce bébé que l'on n'est pas encore sûre de connaître et toutes les appréhensions qui vous gagnent.

Rassurez-vous, il n'y a rien de plus normal !

Le court séjour à la maternité ne permet pas le plus souvent d'installer un équilibre suffisant dans la relation avec son bébé car vous, jeune maman, réalisez soudain que tout repose sur vous et que c'est vous que l'on jugera en premier lieu !
Pourtant malgré vos craintes, vous vous en sortirez bien mieux que vous ne le pensez !

La souffrance liée à l'accouchement, la fatigue physique et morale sont généralement les facteurs amplifiant cet état de stress et d'inquiétude à propos de vos qualités maternelles.
« Et si je n'y arrivais pas ? » Avec cette question récurrente, c'est un sentiment d'incapacité, d'abandon qui peut envahir la mère quand elle ne sait plus comment calmer son enfant, le distraire, le sécuriser.
Les nouveau-nés sont de véritables éponges qui absorbent tout ce ressenti maternel et le renvoient, amplifié, à leur mère.
Il est maintenant établi que, pendant la grossesse, il existe une communication intense entre vous et votre enfant. En effet, pendant toute cette période, votre bébé n'est pas passif, bien au contraire, et communiquer avec lui pendant la grossesse a contribué à développer le lien parent-enfant à venir. Ceci simplement parce qu'un bébé avant même de naître est pris dans le langage à travers les paroles de ses parents qui parlent de lui à leur entourage, qui l'ont déjà prénommé et l'ont donc intégré à leur quotidien.

La culpabilité maternelle

Tous vos actes sont représentatifs de la place que vous accorderez dans cette transmission maternelle. Les femmes savent où se situe la difficulté dans l'éducation d'un enfant, c'est pour cela qu'elles tentent de s'y préparer au mieux pendant la grossesse, mais elles ignorent ce que sont les implications psychiques de leur vécu dans cette relation en devenir, c'est souvent ce qui les culpabilise dans leur idéal de mère.

Comment affronter le fait qu'un enfant ne réagisse pas comme on l'attendait et que le seul langage qui s'établisse soit l'incompréhension ?

Il est normal que, comme chaque mère, vous vous retrouviez, à un moment donné, dans les premières semaines après la naissance, tourmentée par l'image que vous donnez à voir, ne serait-ce qu'au père et au reste de la famille qui observent les réactions de votre bébé.

Ayez confiance en vous !

C'est en observant votre bébé que vous comprendrez mieux chaque jour ce qu'il vous demande. Savoir s'il a faim ou sommeil, s'il a froid, chaud, mal au ventre ou veut simplement un câlin… Quand bébé pleure, rappelez-vous que c'est la seule manière qu'il a de communiquer avec vous !

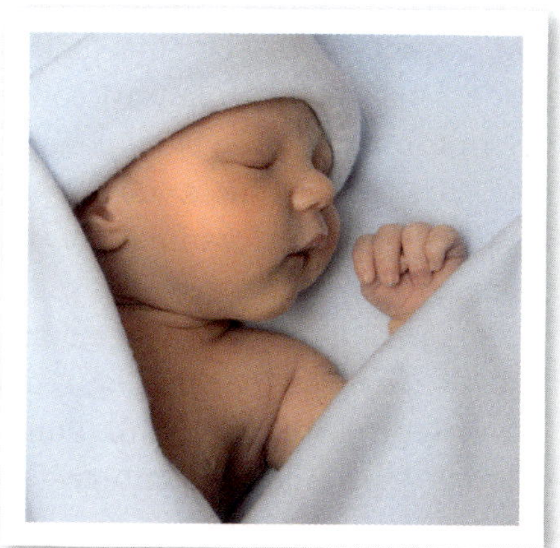

LES PREMIÈRES NUITS DE BÉBÉ

La question la plus répandue chez les mères de nouveau-nés est souvent : « Est-ce qu'il fait ses nuits ? »

Et vous allez vite vous rendre compte qu'il n'y a pas de règle en la matière ! Certains bébés feront leurs nuits dès le premier mois, d'autres pas avant 5 ou 6 mois…

Les six premières semaines de vie de votre bébé seront sans doute pour vous les plus fatigantes : Bébé ne fait pas encore des nuits complètes et a donc besoin de téter une à deux fois entre minuit et six heures du matin. Vos nuits ainsi que les siennes seront donc ponctuées de réveils nocturnes.

Les rythmes d'un bébé ne ressemblent en rien à ceux des adultes et entre la naissance et sa troisième année, les cycles de sommeil de bébé vont beaucoup évoluer. Si l'âge comme l'environnement sont important pour un bon sommeil de votre enfant, vous devrez vous armer de patience pour que tout se mette en place, car cela peut parfois prendre du temps.

Lorsque bébé trouvera enfin ses marques pour s'endormir paisiblement d'un long et profond sommeil, ce sera votre plus bel accomplissement tant vous aurez appréhendé ces nuits interminables que chaque parent connaît un jour ou l'autre. Beaucoup de facteurs peuvent entrer en compte pour perturber l'endormissement ou le sommeil d'un tout-petit.

De la naissance à trois mois c'est avant tout la faim qui règle le sommeil de bébé. Votre enfant a besoin d'un cadre souple mais ferme pour se situer dans le temps et dans l'espace qui constituent son environnement.

Dans les premiers mois, votre bébé ne fait pas encore la différence entre le jour et la nuit, il a besoin de temps pour se caler et se repérer dans le rythme des journées. Ne pas fermer les volets la journée, ne pas allumer une lumière trop vive la nuit, l'habituer à voir concrètement les différences jour-nuit va l'aider à se repérer.

Bébé est souvent sujet à des douleurs digestives qu'un petit massage sur le ventre peut calmer, ou un bain qui peut avoir les mêmes effets relaxant sur bébé que sur vous. L'odeur de maman est toujours enivrante alors un petit linge imprégné de votre odeur peut apaiser bébé.

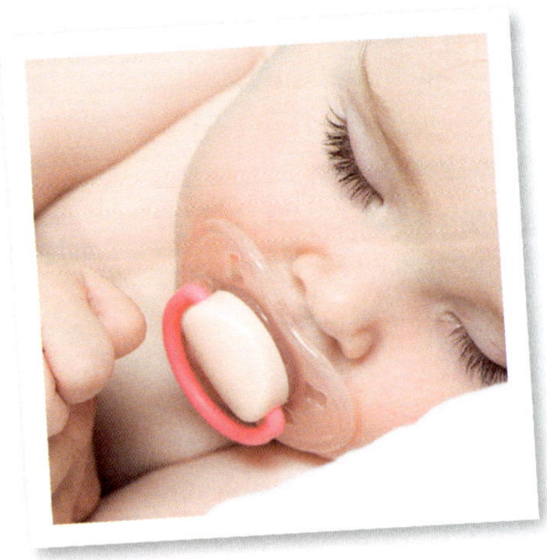

Le sommeil dans tous ses états

Il est aussi important de ne pas habituer votre bébé à accourir dès qu'il se réveille, savoir reconnaître ses différents pleurs et lui laisser le temps de se calmer. La tétine peut aussi devenir un piège, car quand votre tout-petit l'a perdue, vous seule pourrez la lui redonner. J'ai connu des mamans qui posaient dix tétines autour de leur bébé la nuit, espérant qu'il parviendrait à en saisir une !

Savoir que vous êtes là est essentiel pour votre enfant

Qu'il puisse compter sur vous sans pour autant que vous soyez à son entière disposition, il sera vite en mesure de comprendre ce que vous lui apportez et ce qu'il peut en faire.

Il faut savoir s'adapter à l'âge de l'enfant et penser aux concessions que vous êtes prête à faire ou non. S'il vous est impossible de laisser pleurer votre bébé, trouvez le moyen de le rassurer sans le sortir pour autant de son lit : une voix douce, une musique, une petite veilleuse, une comptine peuvent l'aider… Et bien sûr, le bercer.

- Fiez-vous à votre intuition pour comprendre ce qui peut troubler le sommeil de bébé.
- Ne réveillez pas bébé pour le nourrir, sauf avis médical contraire pour les prématurés ou bébés de petit poids, un bébé ne se laisse pas mourir de faim, il se réveillera le moment venu.

• Surveillez la température de la chambre qui doit être inférieure à 20 °C.
• Couchez votre enfant sur le côté ou sur le dos pendant sa première année.
• Ne donnez jamais de sirop à votre bébé pour dormir, compte tenu des risques encourus.

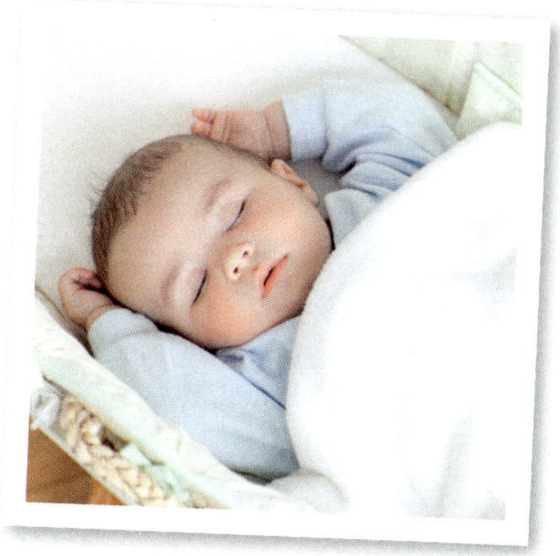

Les bons réflexes à l'heure du dodo

Bébé a du mal à s'endormir : il a besoin de ses petits rituels qui le rassurent et l'aident à quitter maman et papa pour plusieurs heures, ce qui n'est pas évident. Soyez alors assez souple mais ferme, c'est-à-dire que vous devez lui donner des repères qui vont l'aider à se sentir sécurisé et à s'apaiser.

• Pensez à créer un environnement propice au sommeil : une chambre claire, des couleurs pastels et à la lumière douce, une température comprise entre 18 °C et 20 °C.
• Évitez d'entasser les peluches dans sa chambre. Quelques-unes sont bien sûr autorisées, mais sans exagération : n'oubliez pas que les acariens les adorent, eux aussi !
• Son lit ne doit pas être trop grand : bébé se sentira davantage en sécurité si son corps est en contact avec les bords du lit, il retrouve ainsi la douceur du cocon utérin qui le rassurait quand il était dans votre ventre.
• Vous vous levez régulièrement pour aller veiller sur bébé dans sa chambre ? Pensez à utiliser une petite lampe de poche. La nuit, cette petite astuce vous permettra de le surveiller pendant la nuit sans le réveiller complètement…
• Et si vous avez peur de ne pas entendre votre p'tit bout pleurer la nuit, pensez aux appareils de surveillance pour écouter bébé. Cela vous permettra de dormir sur vos deux oreilles et d'être réveillée au moindre souci.
• Pensez au lait tiède, mais surtout pas de sirop pour dormir ! C'est à proscrire absolument si vous ne voulez pas que votre bébé ne puisse plus s'en passer pour trouver le sommeil…

Lorsque bébé s'agite et semble avoir mal au ventre, c'est qu'il souffre sûrement de coliques. Jusqu'à 3 mois, son système digestif est encore très fragile et pas complètement formé. Mais pas de panique, maman est là et va remédier à tout cela, avec douceur et efficacité :

Commencez par lui masser le ventre dans le sens des aiguilles d'une montre et tenez-le à plat ventre sur votre bras. Tout en étant bercé, votre bout d'chou sera déjà calmé.

N'oubliez pas de demander conseil à votre pédiatre si cela persiste et que bébé semble vraiment gêné par son petit ventre, il faut d'abord écarter toute cause médicale.

Pensez également au lait si vous lui donnez le biberon, il est possible qu'il faille en changer, cela arrive.
Si votre bébé a une tétine, cela peut le calmer, alors n'hésitez pas. Les idées les plus simples sont souvent les plus efficaces.

Astuce pratique : Pour commencer en douceur la journée, dans le calme et la sérénité, pensez à préparer la veille les vêtements de votre(vos) aîné(s), éventuellement le petit déjeuner et les affaires pour aller à l'école. Vous gagnerez ainsi quelques minutes de sommeil qui vous seront précieuses avec moins de stress et éviterez surtout la course du matin !

Le co-sleeping ou co-dodo

Le co-sleeping est un terme très à la mode depuis quelques années. Il désigne le fait de dormir, dans le même lit, avec son bébé. Une pratique courante, puisque vous seriez plus de 30 % à partager votre lit avec vos enfants (de 0 à 6 mois), mais qui fait pourtant débat !
Sécurité, intimité du couple, qualité du sommeil... Les questions des parents sont toujours très nombreuses à ce sujet. Pour ou contre ? Faisons le point ensemble sur les avantages et les inconvénients.

Un bon point pour l'allaitement !

Le principal avantage du co-sleeping est sans aucun doute de favoriser l'allaitement maternel. Pas besoin de vous lever en pleine nuit, d'allumer les lumières, d'aller chercher votre enfant dans sa chambre, puis d'attendre qu'il se rendorme pour rejoindre votre lit...
Il suffit de se pencher pour donner le sein ! Les mamans qui pratiquent le co-sleeping se disent moins fatiguées et allaitent donc plus longtemps leur enfant.

Le bien-être de bébé

Partager le sommeil de son bébé permettrait de l'endormir plus facilement. Rassuré par votre présence, bébé est serein, moins angoissé.
Pourtant de nombreux pédiatres et pédopsychiatres estiment cette habitude nocive à long terme, car l'enfant aurait besoin d'avoir son propre territoire pour pouvoir « couper le cordon » et se percevoir comme un individu autonome.

La sécurité de bébé

L'un des principaux arguments contre le co-sleeping est le risque d'accident grave pour le bébé. Risque de chute, d'étouffement, d'écrasement, d'hyperthermie s'il est trop couvert, etc.

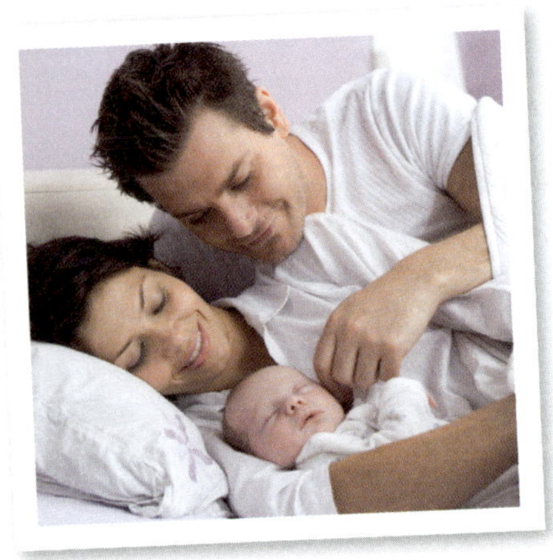

Pour éviter cela quelques règles de sécurité sont à respecter impérativement :

- Bien choisir sa literie : le matelas doit s'adapter parfaitement au cadre du lit afin qu'il n'y ait aucun « vide » dans lequel bébé pourrait glisser !
- Bannissez les oreillers, couette et matelas mou : tous les supports dans lesquels bébé pourrait s'enfoncer ou qui pourraient le recouvrir ou lui tenir trop chaud. Choisissez un matelas ferme, des oreillers en latex pour vous, bébé n'en a pas besoin, et optez pour les couvertures individuelles qui ne risquent pas de lui passer au-dessus de la tête.

Par ailleurs, ne le surprotégez pas : une gigoteuse et éventuellement une couverture fine doivent suffire à son confort.

- Ajoutez une barrière pour que bébé ne tombe pas ou alors rapprochez votre lit d'un mur, ou encore garnissez de coussins (pas trop mous) le tour du lit au sol.
- Choisissez la bonne position ! Ne mettez pas bébé sur le ventre. Mettez-vous allongée sur le côté, jambes repliées, un bras au-dessus de la tête ; votre bébé sur le dos ou sur le côté, tout près de vous.

Et le couple dans tout ça ?

La présence du bébé dans le lit conjugal entraîne forcément un manque d'intimité pour le couple. Le co-sleeping peut d'ailleurs parfois servir d'alibi pour éviter la reprise des rapports sexuels après l'accouchement.

Alors oui, il est possible de faire preuve d'un peu d'imagination et de choisir d'autres lieux que le lit pour les ébats amoureux. Mais avec la fatigue qui s'accumule avec bébé, ce n'est pas toujours facile…

Quand arrêter le co-dodo ?

Il est conseillé d'arrêter la pratique du co-sleeping vers 18 mois. En effet, c'est à cet âge-là que les enfants commencent à s'intéresser à tout ce qui a trait à la sexualité, c'est donc à ce moment qu'il est important de poser plus clairement la frontière entre adultes et enfants.

Si votre bébé est plus jeune mais que la cohabitation est devenue difficile, faites-le passer de votre lit à un lit à lui, mais toujours dans votre chambre. Vous conservez ainsi les bénéfices de la proximité tout en vous sentant plus à l'aise pour dormir.

Questions-réponses sur le sommeil de bébé

Le sommeil est indispensable à un nourrisson, car ses 17 à 18 heures de sommeil par jour lui permettent de mener à terme son développement cérébral autant que corporel. Lorsque bébé dort, son organisme sécrète une hormone, l'hormone de croissance, qui agit sur son bon développement. C'est également lors du sommeil que bébé acquiert son horloge biologique interne.

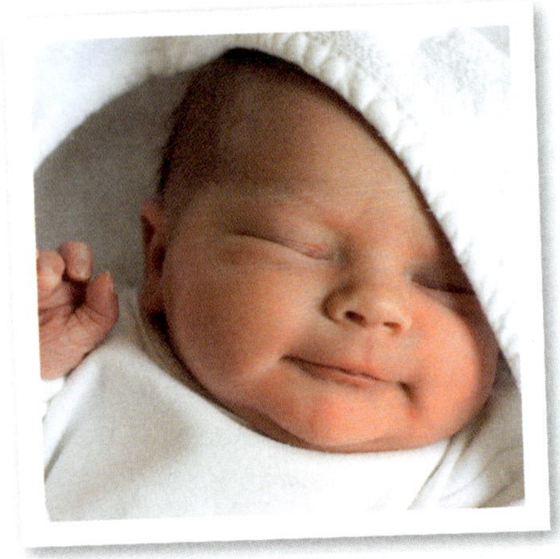

Quelles sont les conditions pour que bébé ait un sommeil optimal ?

La première chose à faire est de veiller à ce que votre enfant ait un environnement calme. Ne jouez pas avec lui avant de dormir, cela risquerait de l'exciter et de perturber ou de prolonger son endormissement. Préférez les berceuses ou les veilleuses, avec quelques bisous afin de le rassurer et donc de favoriser l'endormissement rapide. Une fois mis au lit, n'attendez pas qu'il se soit endormi, mais sortez de la chambre afin que bébé sache qu'il doit dormir seul.

Côté sécurité :

- Couchez toujours votre enfant sur le dos de manière à diminuer le risque de mort subite du nourrisson.
- N'utilisez ni oreiller ni couette, accusés d'être responsable de mort subite chez le nourrisson : un pyjama bien chaud ou une gigoteuse spéciale hiver suffit amplement !
- 18 °-19 °C : c'est la température idéale pour la chambre de bébé.
- Le matelas : choisissez un matelas qui s'adapte parfaitement au berceau, de manière à ce que bébé ne se retrouve pas coincé dans son sommeil sur un bord du matelas, d'une densité de 20 à 22 kilos par mètre cube et traité contre les acariens et les bactéries.
- Gardez à portée de main votre Babyphone pour vous assurer que bébé passe une bonne nuit.

Mon enfant s'agite souvent avant de dormir et pleure, que dois-je faire ?

Rien de plus normal pour un nourrisson. Vous pouvez le laisser un peu s'agiter mais vérifiez tout de même que tout va bien, qu'il n'est pas gêné ou a besoin d'être changé ou a mal quelque part…

- Les nourrissons ont des cycles de sommeil de 50 minutes, dont le premier est un sommeil agité. Il prépare donc son sommeil profond de cette manière, ne le réveillez pas si vous le voyez bouger tant qu'il ne pleure pas et ne se réveille pas de lui-même.
- Lorsqu'apparaissent les premiers signes de fatigue, il est important de coucher bébé sans attendre. Comme pour nous, s'il rate son cycle de sommeil, il sera énervé, fatigué et devra attendre le suivant pour s'endormir correctement.

Mon bébé dort encore et va rater l'heure de son repas, dois-je le réveiller ?

Ne réveillez pas un bébé qui dort… Même s'il va rater son repas ou bien s'il faut le changer, si votre enfant ne se réveille pas c'est qu'il a besoin de son sommeil.

• Les 3 premiers mois de sa vie, un bébé se réveille toutes les 3 heures environ pour manger, ensuite, il se rendort naturellement. Cela nuirait à la mise en place de son rythme de sommeil et un bébé n'aime pas être réveillé s'il a encore envie de dormir.
• Prenez l'habitude de le mettre dans son berceau dès les premiers signes de fatigue et attendez qu'il se réveille de lui-même.

À quel âge mon bébé va-t-il faire ses nuits ?

Tout d'abord, jusqu'à un mois environ, un nourrisson ne sait pas faire la différence entre le jour et la nuit. Voilà pourquoi il se réveille même au beau milieu de la nuit parce qu'il a faim.
De plus, les bébés qui ont un poids égal ou inférieur à 5 kilos n'ont pas les réserves suffisantes pour dormir plus de 7 heures d'affilée. Il est donc nécessaire pour lui de manger. Certains enfants feront plus rapidement leurs nuits que d'autres, mais rassurez-vous, à partir de 3 mois tout redevient normal. À partir de 4 mois, un bébé dort même 8 à 9 heures par nuit !
Pour aider votre enfant, faites-lui faire la sieste dans des conditions optimales :
• Ne fermez pas complètement les volets mais laissez-les entrouverts, qu'il puisse voir qu'il y a de la lumière et donc qu'il fait encore jour.
• Faites-lui faire 2 à 3 siestes dans la journée : une sieste matinale, une sieste après le repas de midi et une sieste dans l'après-midi pour établir un bon rythme de sommeil.
• Couchez votre enfant à heure fixe tous les soirs pour faciliter son rythme de sommeil.

LA TOILETTE DE BÉBÉ

Il est essentiel d'adopter les bons gestes au quotidien pour préserver la santé de bébé. Ce moment de la journée est un instant privilégié entre vous et votre bout d'chou, un moment de tendresse et d'échange. De la tête aux pieds, voyons ensemble la meilleure façon de prendre soin de lui.

Adoptez les bons réflexes au quotidien

Le bain est un moment privilégié entre bébé et vous. Assurez-vous avant que la température de la salle de bain est d'au moins 22 °C et prenez soin d'utiliser une eau à température corporelle, c'est-

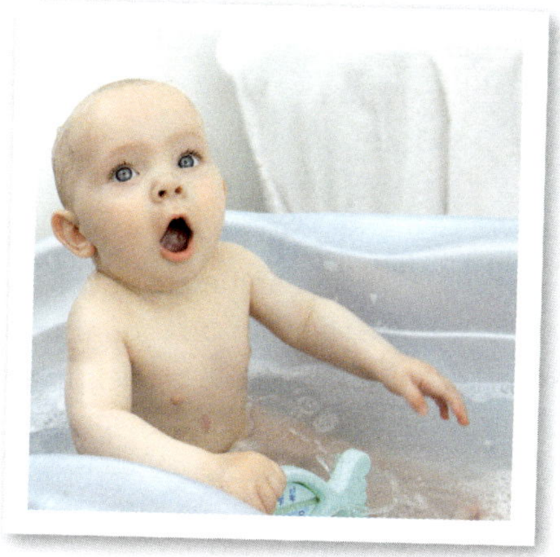

à-dire 37 °C, dans une petite baignoire en plastique. Savonnez bébé directement dans l'eau ou bien avec un petit gant de toilette tout doux. Pour une hygiène parfaite, évitez les éponges qui renferment une multitude de microbes ! Prenez bien soin de sécher bébé délicatement à la sortie du bain avec une serviette, pour éviter que sa peau ne s'irrite avec l'humidité.

Les cheveux : lavez-les lui quotidiennement, du moins pendant les 4 premiers mois, avec un shampoing doux spécial bébé ou bien, encore plus pratique, un gel corps-cheveux qui permet, vous l'avez compris, de laver le corps et les cheveux de bébé. Le cuir chevelu doit être savonné dans le bain, en même temps que le reste du corps. Bébé transpire beaucoup de la tête et si elle n'est pas nettoyée tous les jours, il y a un risque de formation de croûtes grasses. Si celles-ci apparaissent, massez le cuir chevelu avec de l'huile d'amande douce et ces croûtes tomberont.

Les yeux : ils doivent être lavés tous les jours avec une compresse stérile et du sérum physiologique. En effet, il arrive souvent que bébé ait les yeux collés le matin, rien d'anormal, rassurez-vous.

Les oreilles : il ne faut surtout pas utiliser de coton-tige qui risquerait de percer le tympan. Tout en maintenant bien bébé, nettoyez ses oreilles avec une fine mèche de coton humide.

Le nez : utilisez également de fines mèches de coton aspergées de sérum physiologique tant que bébé ne saura pas encore bien se moucher. Pensez à tourner les mèches pour bien nettoyer les voies nasales.

Les ongles : coupez les ongles avec des ciseaux pour bébé (bouts ronds et recourbés) pas avant son premier mois. Ne les coupez pas trop courts en évitant de laisser des pointes sur les côtés qui peuvent rentrer dans la peau et infecter celle-ci en conséquence. Effectuez ce geste régulièrement afin d'éviter que bébé ne se griffe.

Le cordon : faites en sorte, jusqu'à ce qu'il tombe, que la couche ne gêne pas. Appliquez de l'éosine et tout cicatrisera sans problème.

La toilette intime : à chaque changement de couche, la toilette s'impose, bien entendu. Ses organes génitaux étant très sensibles, agissez en toute délicatesse en commençant par utiliser une lingette nettoyante d'avant en arrière. Séchez ensuite votre bébé avec une serviette-éponge, sans oublier les plis de l'aine.

- Pour les petits garçons, évitez de décalotter avant 4 mois. Utilisez une compresse ou encore un coton mouillé sans savon pour nettoyer le pénis ainsi et l'extrémité du gland.
- Pour les petites filles, utilisez une compresse ou coton mouillé sans savon dans tous les replis de la vulve vers l'anus, et non le contraire, pour éviter de ramener les souillures vers l'orifice vaginal.

Choisissez les bons produits…

Les gammes de produits pour bébé respectant la fragilité et sensibilité de sa peau sont de plus en plus nombreuses. Ce marché évolue suivant les aspirations des mamans et les produits s'adaptent mieux aux bébés par leur texture plus soyeuse. La plupart des produits sont doux, hypoallergéniques, sans alcool et sont composés d'huile d'amande douce, glycérine, vitamine E et d'allantoïne aux vertus protectrices, sans rinçage obligatoire.

Voici une liste de produits indispensables pour la toilette de bébé :

- **Les lingettes hydratantes** : elles sont très pratiques dans les situations d'urgence et ne nécessitent pas de rinçage. À emporter donc partout et à utiliser à tout moment !
- **Le lait de toilette :** facile à rincer, celui-ci est idéal pour laver le visage et les fesses tout en évitant le dessèchement cutané.
- **L'eau nettoyante :** elle permet de rincer le lait de toilette. En spray, celle-ci est très pratique pour rafraîchir votre bout d'chou lors de petites chaleurs.
- **Le gel lavant :** celui-ci élimine les salissures et tout autre produit résistant au lavage. Il apaise et hydrate immédiatement la peau de bébé.
- **Le savon dermatologique** : il est utilisé pour le bain ou sur le gant de toilette. Il est idéal pour la peau sensible de bébé. Certaines mamans le préfèrent au lait et lingettes. Prenez soin de bien le rincer et sécher.
- **La poudre de toilette ou talc :** elle s'utilise sur les fesses et les zones de plis et permet de prévenir les irritations.
- **L'eau de soin :** sans alcool, elle permet de terminer la toilette de bébé en envoûtant la peau, les draps et le linge d'un parfum très agréable.

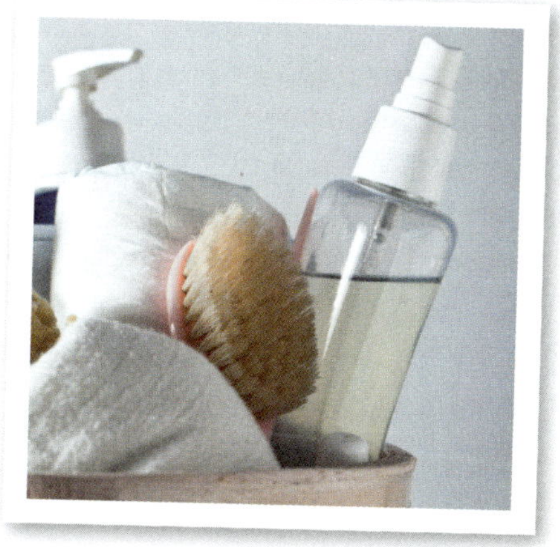

N'oubliez pas de privilégier les produits bios pour votre bébé. Ceux-ci sont en constant développement et se diversifient de plus en plus. Vous ferez ainsi d'une pierre deux coups en réalisant un geste pour la nature et votre bébé !

Un moment très privilégié, où chaque geste compte et deviendra vite un réflexe. Un plaisir à partager avec bébé, avec, de temps en temps, un petit massage à la fin du bain qui fera autant de bien à vous qu'à votre bout d'chou ! Vous serez surprise par tous les petits signes que bébé cherchera à vous transmettre dans ces moments de complicité.

MASSAGES, CARESSES ET DOUCEUR MAMAN-BÉBÉ

Plongés dans les douceurs de la maternité, mère et enfant se découvrent, se cherchent, se trouvent, se confondent à n'en plus finir pour fonder toutes les bases qui leur serviront de tremplin pour construire leur relation.

Des preuves d'amour par milliers, des demandes assouvies avant même qu'elles ne soient formulées par un petit être comblé de voir une maman si dévouée à son bien-être. L'exigence maternelle est alors totale et inconditionnelle envers son bébé.
Vous ne devez pas hésiter à répondre aux attentes de votre bébé et même à les devancer, juste pour le plaisir, pour le sien comme pour le vôtre.

• Les échanges qui se produisent entre vous sont uniques et ces premiers liens sont fondateurs pour bébé, son développement psychomoteur et son éveil qui ne passe que par vous pour l'instant. Vous et son papa bien sûr !
Passer du temps avec votre bébé, sans être dérangée ou occupée à faire autre chose, est très important dans le message que vous lui faites passer : « je suis là pour toi et je prends soin de toi » ce qui signifie « tu pourras toujours compter sur moi ».

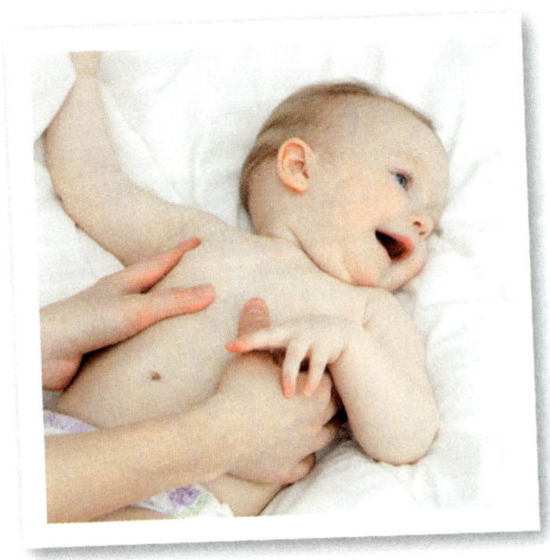

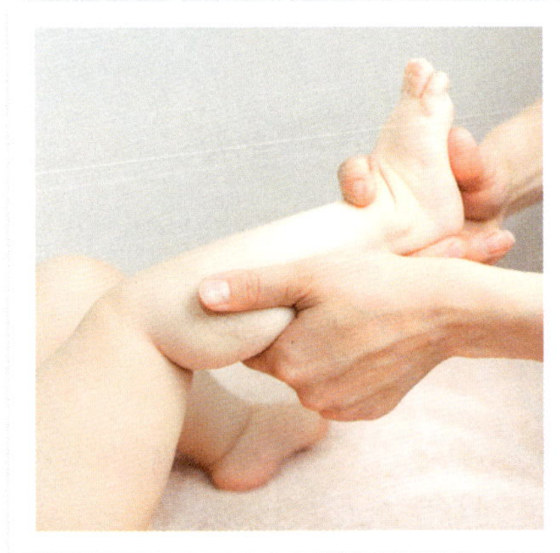

• Vous donnez ainsi confiance à votre bébé à travers vos mots qu'il saisit au vol, il entend la douceur de votre voix, ressent vos gestes doux et aimants, votre attention toute particulière qui font de votre duo le plus merveilleux des cocons pour lui.
• Frôler sa joue, lui sourire tout comme le masser sont des instants à privilégier. Masser son bébé est bien plus qu'une détente, c'est une véritable rencontre entre la maman et son bébé, c'est une découverte du corps et de l'esprit. Aussi pensez à le faire dans un endroit calme où vous serez à l'aise avec bébé posé sur vos genoux, sur la table à langer ou sur votre lit, nommez chaque partie de son corps que vous caressez pour lui faire prendre conscience de ce corps qu'il ne connaît pas encore très bien.

Tous ces moments de douceur doivent venir du cœur, alors si un jour vous êtes trop fatiguée, ne le faites pas, expliquez à votre bébé que ce sera pour demain et allez plutôt prendre l'air avec lui, car il appréciera tout autant une jolie promenade !

Questions-réponses sur les premiers jours avec bébé

Quelle est la meilleure position pour coucher mon bébé ?

La façon de coucher bébé est en effet primordiale. Tant que bébé est tout petit, c'est à vous de le positionner car il ne bouge pas et ne saura pas changer de position en cas de nécessité. Vers 6 mois, la question ne se pose plus car bébé a la force de bouger et de se mettre dans la position qui lui plaît le mieux pour dormir.

- En attendant, mettez-le sur le dos, à plat, sans oreiller ni couverture, dans son nid d'ange. La literie est aussi importante, avec un lit rigide à barreaux et un matelas ferme adapté aux dimensions du lit.
- Sachez que la position sur le dos est actuellement préconisée par l'ensemble des pédiatres pour diminuer les risques de mort subite du nourrisson.

Quelle température pour la chambre de mon bébé ?

Sachez que jusqu'à ses deux mois votre bébé se trouve bien dans une chambre chauffée à 20 degrés maximum.

Ensuite, il devient plus capable de régler la température de son corps et la température ambiante est convenable à 18-19 degrés.

- S'il est bien couvert avec une gigoteuse, il est inutile de trop chauffer sa chambre. Évitez toujours la couette et la couverture et ne placez pas bébé trop près d'un radiateur ni dans un courant d'air.
- Avec un chauffage électrique, l'air peut s'assécher et favoriser par la suite l'apparition de maladies respiratoires. Si c'est nécessaire, utilisez un humidificateur d'air.
- Lorsqu'il fait très beau et très chaud, la température dans la chambre peut beaucoup monter : n'hésitez pas à laisser bébé en body et en couche.
- Enfin, pensez à aérer la chambre de bébé tous les jours.

Ainsi organisées, les siestes et les nuits de bébé se feront dans de bonnes conditions de température.

Bébé a des coliques, comment y remédier ?

C'est en effet une préoccupation fréquente pour les jeunes parents. Les coliques du nouveau-né sont heureusement sans risque pour bébé, même si cela le fait beaucoup pleurer.

Voici quelques petits trucs pour calmer les coliques de votre bébé :

- nourrissez-le en position verticale pour lui éviter d'avaler trop d'air ;
- mettez-le en position ventrale sur votre bras et massez-lui le ventre avec votre main libre ;
- rassurez-le par de douces paroles tout en le berçant ;
- assurez-lui un environnement calme avec des lumières tamisées ;
- donnez-lui un bain ;
- promenez-le en poussette ou faites-lui faire une balade en voiture ;

• optez pour l'homéopathie sur conseil de votre pédiatre.

Rassurez-vous, les coliques ne durent qu'un temps !

Faut-il donner une tétine à mon bébé ?

En plus de le nourrir, téter procure une vraie satisfaction au tout-petit. Ce comportement inné, bébé l'emploie déjà dans le ventre de sa maman. Cela lui permet de se rassurer et de maîtriser ses émotions. Mais téter ne doit surtout pas remplacer un câlin des parents. Et donner une tétine à son bébé ne doit pas exclure d'avoir vérifié qu'il n'a ni faim, ni soif, ni besoin que sa couche soit changée.

Alors, quels sont ses avantages ?

La tétine permet de soulager bébé… et ses parents, en cas de crise inconsolable. Lors de coliques du nourrisson, il arrive que le bercement ou le massage du ventre ne soit pas suffisant. Dans ce cas, une tétine peut être efficace. Par rapport au pouce, les parents contrôlent mieux l'usage de la tétine, à condition de ne pas en priver bébé sans ménagement.

Et ses inconvénients ?

Pour certaines personnes, la tétine n'est pas saine car elle traîne partout… On dit aussi que comme le pouce, elle favoriserait une mauvaise position des dents. Si la tétine est perdue la nuit, bébé reste éveillé et peut pleurer jusqu'à ce que ses parents la lui redonnent. Et d'autres pensent que le « sevrage » de la tétine est difficile quand elle est devenue une habitude.

Cela étant dit, compte tenu du tempérament de votre bébé, vous saurez faire le meilleur choix possible pour lui en apprenant à le connaître.

Pourquoi bébé a-t-il besoin d'un doudou ?

On a d'abord critiqué les doudous pour des raisons d'hygiène, puis on s'est aperçu qu'ils faisaient partie du développement de l'enfant.

• Le doudou est l'objet transitionnel, c'est-à-dire que c'est le premier objet auquel va s'attacher l'enfant qui lui soit extérieur et qui lui sera vital. Toutes les mères savent à quel point le doudou est important pour leur enfant, quel parent n'a pas fait l'expérience de ce fameux bout de tissu que l'on ne retrouve plus juste au moment de partir ! C'est celui-là et pas un autre !

• Cet objet rassure l'enfant, le conforte lorsqu'il se sent seul ou inquiet. Les mères sont souvent très attentives à ce besoin de leur enfant, elles cherchent l'objet idéal, quand c'est souvent ce qui est le plus proche de lui que l'enfant adopte. Il s'apaise alors et se sent sécurisé.

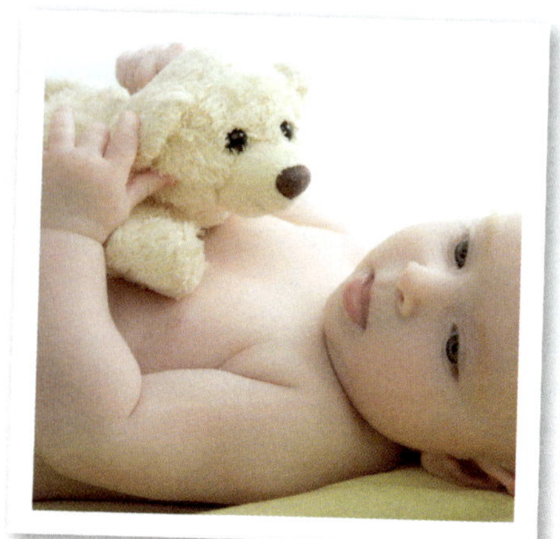

Qu'est-ce qu'un doudou apporte à bébé tactilement ?

- Le toucher est un des sens primordiaux qui est exploré dès la naissance par le nouveau-né et va lui permettre, dès le début de sa vie, de se situer dans un schéma corporel essentiel pour se constituer en tant que sujet.
- Tous les enfants n'ont pas de doudou, ils peuvent préférer autre chose qui ne soit ni un nounours ni un vieux bout de chiffon, mais simplement se titiller les cheveux, prendre leur pouce ou la tétine.

Un doudou est-il un objet de substitution des parents pour le bébé ou le petit enfant ?

- Vers l'âge de huit ou neuf mois, la séparation devient une réelle source d'angoisse pour le bébé, le doudou va alors jouer un rôle important, le consoler. C'est là que ce compagnon privilégié va être investi de toute l'affection dont l'enfant ressent le manque terrible en regardant ses parents s'éloigner.

Mon bébé pleure beaucoup, comment le calmer ?

Lorsque vous vous retrouvez dans la situation avec bébé qui ne cesse de pleurer, vous laissant dans le plus grand désarroi, avec un sentiment d'impuissance, voire de culpabilité, comme de très nombreuses jeunes mamans, surtout calmez-vous et rassurez-vous, vous saurez gérer !
Tout d'abord, dans cette situation, prenez une minute pour vous, pour respirer un grand coup calmement et revenir sereine face à votre enfant. Vous n'êtes pas responsable de ces pleurs, tous les bébés pleurent à un moment ou à

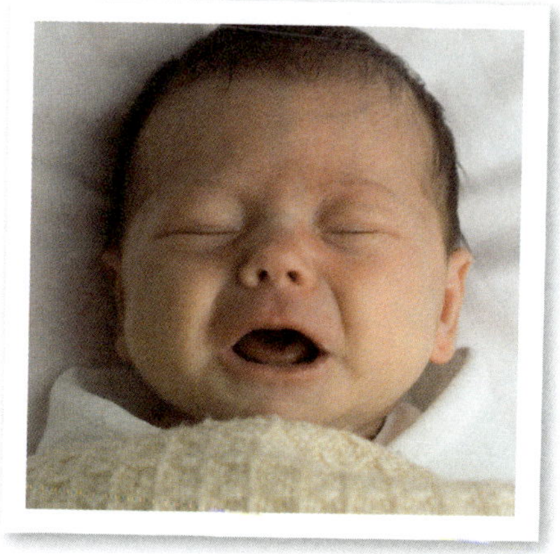

un autre. C'est durant quelque temps le principal moyen pour lui de s'exprimer.
- Afin de soulager et faire cesser ses pleurs, vous devez tout d'abord vérifier les points essentiels suivants : bébé a-t-il faim ? Est-il propre ? Est-il fatigué ? Si vous estimez que le problème peut venir de là, proposez-lui un peu de lait, changez-le et couchez-le.
- Ensuite, s'il vous semble que bébé souffre, il est possible que ses pleurs soient les conséquences de coliques du nourrisson. Dans ce cas, tentez un massage du ventre, en repliant ses petites jambes sur son ventre de façon régulière et pourquoi pas en chantant une petite chanson pour accompagner le mouvement. Vous pouvez aussi allonger bébé sur vous, ventre à ventre ou encore masser doucement son ventre avec des mouvements circulaires.
- Téter soulage aussi souvent bébé de ses maux de ventre, que ce soit avec une tétine ou avec l'un de vos doigts positionné dans le creux de son palais.
- Si malgré tout ça, les pleurs ne cessent pas, n'hésitez pas à prendre sa tem-

pérature et à appeler votre médecin qui saura alors vous conseiller en fonction des éléments précis de la situation.

Mais encore une fois, il est tout à fait normal que bébé pleure, et très souvent, le meilleur remède aux pleurs est le sommeil ! Car un bébé a parfois besoin de « se décharger » des tensions de la journée ou du trop-plein d'énergie pour pouvoir ensuite bien s'endormir.

En apprenant à comprendre votre bébé et à découvrir les petits rituels qui le calment, vous pourrez ainsi faire face à ses pleurs afin de l'apaiser suivant le moment de la journée. Soyez patiente et courageuse, et tout se passera pour le mieux.

Quelle est la température normale d'un bébé ?

En fonction du moyen que vous utilisez pour mesurer la température de votre enfant, le résultat ne sera pas le même. Si vous utilisez un thermomètre par voie rectale (par le rectum), la température normale varie de 36,6 °C à 37,5 °C, par voie tympanique (par l'oreille), elle varie de 35,8 °C à 37,5 °C.

- Veillez à bien utiliser votre thermomètre pour sa fonction d'origine : n'utilisez pas un thermomètre rectal dans la bouche ou inversement. Les résultats seraient alors faussés.
- Jusqu'à l'âge de 2 ans, préférez la prise de température par voie rectale, c'est de loin la plus précise, et passé 38 °C, ce sera le signe que votre enfant a de la fièvre.

Mon bébé a de la fièvre, que faire ?

Tout d'abord, il vous faut vérifier à l'aide d'un thermomètre la température de votre bébé. Si vous prenez sa température et que vous constatez qu'il a bien de la fièvre, voici quelques conseils :

- Appelez sans tarder votre pédiatre pour lui demander conseil, afin qu'il examine votre bébé.
- Autre conseil essentiel : ne paniquez surtout pas ! Un bébé a régulièrement des poussées de fièvre, et dans la grande majorité des cas, cette fièvre disparaît dans les 72 h sans autre conséquence pour l'enfant.
- Si votre bébé est fiévreux, assurez-vous qu'il est à l'aise et offrez-lui beaucoup de liquide.
- Enlevez-lui le surplus de couvertures ou de vêtements pour permettre à la chaleur de s'échapper et abaisser sa température corporelle. Ne le déshabillez pas complètement, car il pourrait alors avoir trop froid et commencer à grelotter, ce qui ferait remonter sa température.
- Vous pouvez donner à votre enfant un médicament contre la fièvre que votre médecin vous a prescrit dès la naissance, mais le médicament ne doit pas être un réflexe, car la fièvre a son utilité dans le développement des défenses immunitaires de votre enfant. N'ayez recours aux médicaments que si votre enfant vous semble vraiment particulièrement agité, assommé ou en souffrance et avec l'accord de votre médecin.

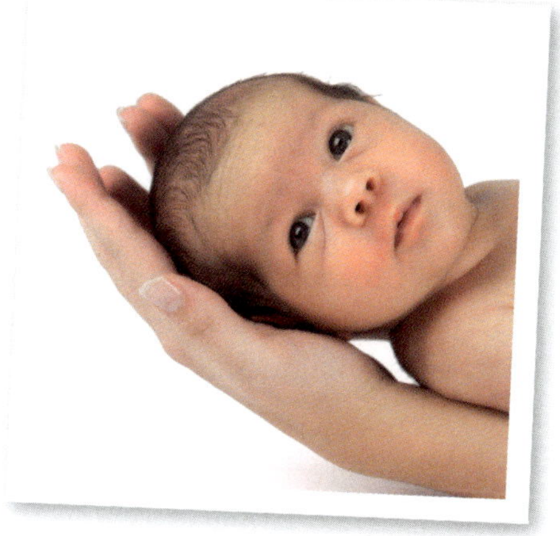

UN BÉBÉ SEREIN ET RASSURÉ

Pas facile de se sentir tout de suite à l'aise dans un nouvel environnement ! À peine sorti du ventre de maman, bébé découvre le berceau à la maternité. Puis ce sera son lit que vous lui avez choisi avec amour qu'il va découvrir dans sa chambre. Que de nouveautés d'un seul coup !

Forcément, l'une des conséquences est que les premières semaines de bébé sont agitées. Son sommeil ne sera pas si simple à venir et vous vous sentirez parfois impuissante face aux pleurs de votre petit trésor.

Ces conseils vous aideront à profiter pleinement de vos nuits et à récupérer de vos journées plus que remplies avec bébé.

- N'hésitez pas à donner son bain à bébé peu de temps avant de le coucher, le bain l'apaisera, car vos gestes lents et votre voix rassurante lui permettent de rester calme dans ce moment privilégié.
- Prenez ensuite le temps de parler à votre enfant. N'hésitez pas à lui dire à l'avance qu'il va bientôt aller se coucher, qu'il va passer une bonne nuit et que le lendemain il sera en pleine forme pour profiter d'une nouvelle belle journée. Votre voix et votre intonation le rassureront, même s'il ne comprend pas le sens de toutes vos paroles.
- Calmement, mettez en place un petit rituel : une petite berceuse, une caresse, une veilleuse, à vous de choisir. Mais reproduisez ce petit rituel durant plusieurs jours et vous verrez qu'il en prendra vite l'habitude.

N'oubliez pas de coucher votre bébé dans les meilleures conditions : que ce soit dans un berceau, un lit-parapluie ou un lit à barreaux, allongez-le sur le dos, cette position minimise les risques de mort subite du nourrisson. Veillez à garder une température proche des 19 °C dans sa chambre, enfilez-lui une couche propre et confortable, un body et un pyjama bien adaptés à sa taille et enfin glissez-le dans une douillette (turbulette, gigoteuse), en évitant toute couverture ou drap dans lequel bébé pourrait s'étouffer.

- Bébé pleure lorsqu'il ne se sent pas dans les meilleures conditions. Donc, si bébé pleure au moment du coucher, vérifiez qu'il a bien mangé, qu'il est propre, faites votre petit rituel et fermez sa chambre.

DES REPÈRES IMPORTANTS POUR LES JOURNÉES DE BÉBÉ

Les premières semaines de vie du nouveau-né peuvent paraître un peu chaotiques vues de l'extérieur, car dès le retour à la maison, c'est vous qui vous adaptez à son rythme, c'est-à-dire qu'il se réveille quand il a faim et ce n'est pas évident de suivre pour les jeunes parents plutôt fatigués qu'autre chose.

La maman, elle, se fait une raison et ne vit que pour bébé en répondant à ses besoins essentiels.

Mais en réalité, c'est bien plus subtil que cela car bébé se réveille à peu près toutes les trois à quatre heures, si vous avez de la chance, pour réclamer à manger, et sinon encore plus souvent pour celles qui ont hérité du petit « rebelle » en herbe !

- **Les premiers mois :** c'est en effet et avant tout la faim qui réveille le nourrisson, et je vous concède que ce n'est pas toujours évident de régler l'heure du repas de votre petit bout de chou. Mais évitez de le réveiller, car si bébé dort c'est qu'il en a besoin. Que ce soit pour le changer ou pour lui donner son repas, bébé n'appréciera pas vraiment d'être réveillé, et en plus vous allez perturber son rythme de sommeil qui se met déjà en place progressivement.
- **Le sommeil est essentiel pour le développement psychomoteur de bébé :** quand votre bébé dort il ne fait pas que dormir, car c'est là qu'il recharge ses batteries, qu'il récupère de la fatigue physique et nerveuse de ses journées et que son cerveau travaille à sa maturation cérébrale et à son développement corporel, rien que ça !
- **Adoptez un emploi du temps régulier avec bébé :** pour toutes les activités de sa journée comme les repas, la promenade ou le bain. Cela va l'aider à se repérer et à se caler progressivement sur le rythme de vos journées. Il saura que quand papa est de retour vous lui donnez le bain, et qu'après il y a une tétée avant d'aller au dodo avec la petite musique de son mobile.
- **Tous ces petits gestes sont importants :** ils doivent donc être faits à peu près au même moment de la journée d'un jour à l'autre, ainsi votre nourrisson va s'éveiller de plus en plus tard dans la journée au fil des mois et prolonger ses nuits pour votre plus grand plaisir ! Donc, dès les premiers signes de fatigue, bâillements ou paupières qui se ferment, n'attendez pas pour le coucher et respectez son rythme.

Bien entendu, si un jour vous devez chambouler un peu le rythme de bébé pour une raison précise, cela n'est pas « grave » si bébé peut retrouver rapidement ses petites habitudes qu'il apprécie et qui le rassurent.

LE BESOIN DE SUCCION

Un nouveau-né a besoin de sucer, c'est instinctif, le fœtus commence souvent à sucer son pouce dans votre ventre et ce geste est pour lui bien plus important qu'on ne le pense !

Un bébé a besoin de sucer : c'est un besoin inné. Sucer, que ce soit son pouce, sa tétine, ses doigts, son doudou, son pyjama… tout ce qu'il trouvera et lui ap-

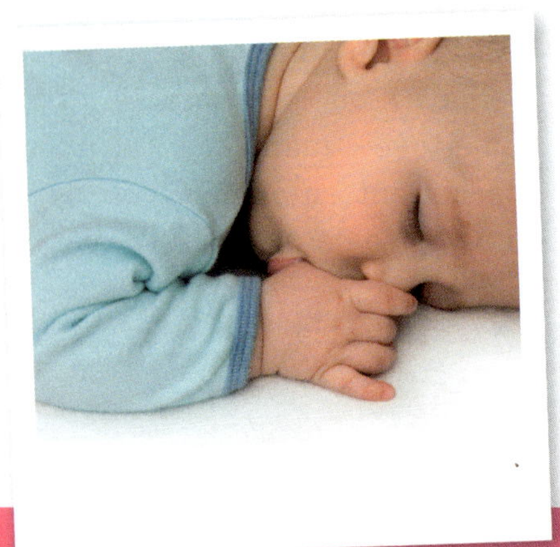

portera cette sensation incomparable qui a débuté bien avant sa naissance, alors qu'il n'était qu'un fœtus !

Pour un nourrisson, le besoin de succion n'a rien à voir avec la faim, c'est un besoin instinctif pendant les 6 premiers mois de sa vie, ensuite c'est un réconfort, une protection, une douceur qui fait partie intégrante de son éveil.

C'est votre bébé qui choisira s'il va sucer son pouce ou prendre la tétine, et c'est bien souvent difficile d'imposer notre choix de parents quand on sait toute la satisfaction primaire qu'éprouve un bébé dans ces moments-là !

Pouce ou tétine ?

L'important, en tant que parents, est de ne pas considérer le pouce et la tétine comme une solution de remplacement à votre présence ou à la tendresse maternelle. Bébé suce par besoin, puis au bout de quelques mois l'associe à des moments de fatigue, de faim, d'énervement ou d'insécurité, c'est alors que la succion contribue à son développement.

Sucer son pouce : c'est bébé qui décide et l'on n'y peut rien ! C'est naturel, plus économique, pas besoin de stériliser et on ne risque pas de le perdre !

Sucer une tétine : on a plus de contrôle pour l'enlever ou la donner à bébé, on peut la nettoyer quand elle est sale et il faut absolument en avoir plusieurs pour éviter une crise de pleurs inconsolables !

Savoir gérer le besoin de succion

S'il ne faut pas contrarier ce besoin essentiel chez bébé, pour autant il ne s'agit

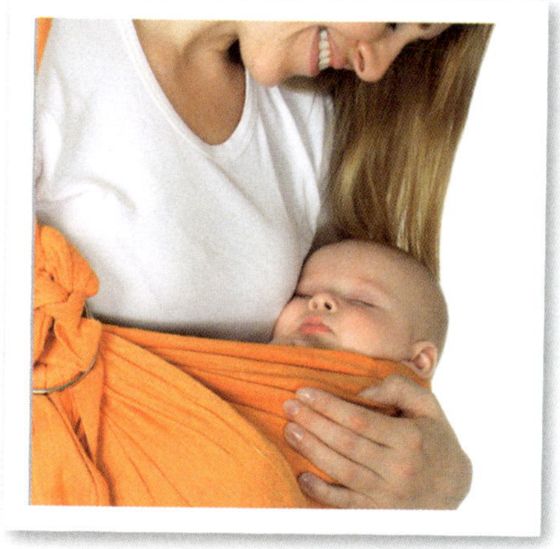

pas de le laisser avec une tétine toute la journée dans la bouche et sans arrêt… Tout est une question de mesure.

Votre bébé a besoin de VOUS avant tout, dès sa naissance il ne voit que vous et ne veut être qu'avec sa maman. Alors, quand vous êtes avec lui, soyez-le entièrement ! Concrètement, cela signifie lui parler de ce que vous faites quand vous êtes occupée dans la cuisine ou quand vous allez prendre votre douche. Portez-le en écharpe si vous le pouvez, il sera bercé et tellement ravi de faire corps à corps avec maman ! Posez-le tout près de vous mais ne l'ignorez pas, il est là et écoute avec attention tout ce que vous dites et faites car tout ce quotidien fait partie de l'éveil de votre bébé.

Quand un nouveau-né vit des changements ou des périodes de séparation, il se réconforte en suçant, ce qui lui rappelle le bien-être de sa vie intra-utérine, il reprend ainsi confiance et se prépare à grandir, tout doucement.

L'ÉVEIL DE MON BÉBÉ

Vous serez sûrement étonnée de voir à quelle vitesse bébé va s'éveiller, surtout

les premiers mois ! En perpétuel changement, il va s'adapter rapidement au monde extérieur en développant son corps et ses sens.
Dès les premières semaines de sa vie, votre nouveau-né est déjà réceptif à tout ce qui l'entoure !

Un goût particulièrement développé

Dès sa naissance, bébé peut distinguer le salé, le sucré, l'amer et l'acide.
Bébé préfère d'ailleurs le goût sucré au goût salé et si vous allaitez, votre enfant goûtera différentes saveurs en fonction de ce que vous mangerez !

Une vue réduite

La vue du bébé à cet âge est réduite, il est particulièrement attiré par les couleurs vives et aime déjà observer le monde extérieur.
Vers 9 jours, il sera capable de fixer du regard, puis petit à petit bébé va s'intéresser aux personnes qui l'entourent, à ce qui bouge, aux visages.

Son odorat se développe

L'odorat de votre bout d'chou est très sensible. Celui-ci distingue très vite les odeurs agréables des autres. Cette sensibilité lui permet de reconnaître sa mère à son odeur corporelle.
De nombreuses études ont montré par exemple que des nouveau-nés de 2 jours pouvaient répondre à diverses odeurs par des réactions physiologiques, telles que la modification du rythme respiratoire, ainsi que comportementales (mouvements des bras et jambes). Ces études ont également montré que des bébés de moins de 12 heures réagissaient à une présentation d'odeurs sous leur nez par des modifications faciales très marquées.
Bébé reconnaît donc très tôt votre odeur, principalement celle de votre cou, et inversement ! Cette reconnaissance apaise votre bout d'chou. L'odeur joue un rôle principal pour le rassurer lorsqu'il pleure. Hop, dans les bras de maman quelques instants et le monde redevient plus calme et agréable pour bébé…

Une ouïe très sensible

À 1 mois bébé est très sensible aux bruits qui l'entourent. Il peut déjà reconnaître votre voix, puis celle de son papa.
Des études ont récemment démontré que bébé reconnaissait les bruits qui l'ont bercé dans le ventre de sa mère.
En fait, l'ouïe est déjà acquise chez le bébé dès le 5e mois de grossesse !

Les activités à faire avec lui

N'hésitez pas à parler à votre enfant. Parlez-lui doucement pour le calmer, et chantez-lui des berceuses pour l'endormir ! Proposez-lui des musiques douces.
Les caresses et le contact peau à peau sont très importants dès la naissance.
Rien de tel pour stimuler l'éveil de bébé !
À la maison, vous pouvez installer un mobile coloré, au-dessus de son lit.
Mais attention, n'en faites pas trop ! Bébé peut vite se fatiguer à cet âge-là, les séances d'éveil doivent être courtes.

L'importance du langage dans la relation mère-enfant

Votre bébé ne perd pas une miette de ce qu'il se passe autour de lui, il est captivé

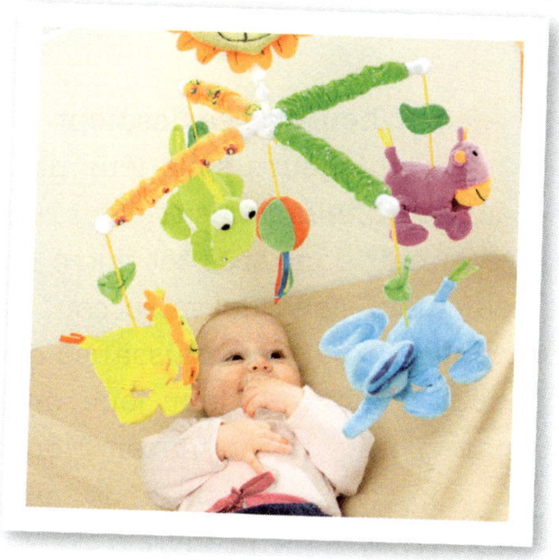

et réceptif à toutes vos paroles. Prenez donc le temps de vous adresser à lui, racontez-lui ce que vous faites, où vous allez, à qui vous parlez, il est absolument ravi d'être au centre du monde, de son monde, qui est vraiment immense à découvrir pour lui ! C'est l'aventure de sa vie qu'il ressent à chaque instant, et dont vous êtes le centre et le repère essentiel.

POURQUOI BÉBÉ PLEURE EN FIN DE JOURNÉE ?

Si être maman c'est beaucoup de bonheur, ce n'est pas pour autant tous les jours facile. Vous êtes à peine remise de votre accouchement et vous faites de votre mieux pour que bébé soit épanoui et heureux. Mais voilà que certains soirs bébé pleure alors qu'il vient de manger, que vous venez de le changer et qu'a *priori* tout va bien côté santé. Si même vos câlins n'arrivent pas à le calmer, ne vous inquiétez pas, c'est son moyen d'expression qui lui permet d'évacuer les tensions de la journée. Eh, oui ! Ses journées sont longues et les découvertes incroyables, il a besoin de se défouler.

On ne trouve pas toujours une raison exacte à ces pleurs qui disparaissent le plus souvent vers 3 mois.

Entre nervosité, tensions et coliques qui perturbent bébé, les pleurs du soir sont communs à tous nos petits bouts les premiers mois, et les mamans sont souvent inquiètes.

Si vous avez éliminé toutes les causes telles la faim, la soif, trop chaud, trop froid, tout comme les raisons médicales, et que bébé continue de se tortiller et de s'agiter dans tous les sens, prenez-le dans vos bras et bercez-le.

Allongez-le sur votre avant-bras pour lui masser le ventre en même temps avec votre main, ça le soulagera bien.

Prendre bébé contre soi, lui parler, le bercer, lui chanter une comptine de votre voix douce et rassurante ou le porter en écharpe pour qu'il se colle contre votre peau, voilà ce qui l'apaisera et lui permettra de retrouver le calme pour s'endormir.

- Sachez que les pleurs de votre bébé sont normaux (en dehors de toute cause médicale), et que ces phases font partie de son bon développement psychique s'il ne pleure que quelques heures par jour, et n'oubliez pas qu'à cet âge bébé ne fait pas de caprices mais exprime ses besoins, évacue ses peurs, vous réclame, réagit aux tensions de la journée…
- Alors ne culpabilisez pas, car c'est son moyen de communiquer tout simplement. Soyez attentive et vous saurez très vite décrypter ses différents pleurs pour répondre de manière adéquate et ainsi le rassurer.

Index

Adresses utiles

• Centres de PMI :

Contactez votre mairie qui vous communiquera les coordonnées du centre le plus proche de chez vous ainsi que les horaires des permanences.
Centre de Protection Maternelle et Infantile à Paris
Tél : 01 43 47 73 57

• Caisse nationale d'allocations familiales :

www.caf.fr

• Assurance maladie en ligne :

www.ameli.fr

• Drogues Alcool Tabac Info Service :

Tél : 113 (prix d'un appel local)
24h/24, 7 jours/7
Accueil anonyme et gratuit
www.drogues.gouv.fr

• Bien-être et préparation à la naissance :

Haptonomie
www.haptonomie.com

Chant prénatal
Tél : 01 55 48 07 32
www.chantprenatal.com

Préparation en piscine et bébés nageurs
FAAEL Tél : 03 81 49 18 67
www.fael.asso.fr

• Informations sur la grossesse et la naissance :

Périnatalité Info
www.perinatalite.info

• Allaitement :

La Leche league
Tél : 01 39 58 45 84
www.lllfrance.org
Information et soutien pour l'allaitement maternel

Allaitement informations
www.allaitement-informations.org
Informations, dossiers et soutien à l'allaitement maternel et ateliers sur le portage

• Massage pour bébé :

Association française de massage pour bébé
Tél : 05 56 59 33 24
www.massage-bebe.asso.fr

• Bébés prématurés :

SOS Prema
Tél : 01 55 61 91 20
www.sosprema.com
info@sosprema.com
Lieu d'échange pour parents d'enfants prématurés

• Familles monoparentales :

Association française des Solos
www.asso-des-solos.fr

Fédération syndicale des familles monoparentales
Tél : 01 44 89 86 80
www.csfriquet.org

• Soutien et aide pendant la grossesse

Mouvement français pour le planning familial
Tél : 01 45 84 28 25 ou 01 42 60 93 20
www.planning-familial.org

SOS bébé
Aide aux futures mamans en difficulté, grossesse malvenue ou difficile, aides et droits grossesse, fausse couche, accouchement sous X...
Tél : 01 42 47 08 67
www.sosbebe.org

Grossesse secours
Tél : 01 45 84 55 91
www.grossesse-secours.org

• Naissances multiples :

Fédération Jumeaux et Plus
Tél : 01 44 53 06 03
www.jumeaux-et-plus.fr

• Sages-femmes :

Conseil national de l'ordre des sages-femmes
Tél : 01 45 51 82 50
www.ordre-sages-femmes.fr

• Procréation médicalement assistée :

Fiv France
www.fivfrance.com

• Accueil Naissance :

www.accueilnaissance.fr
Activités et ateliers autour de la naissance et de la petite enfance

• Garde d'enfants :

SOS Urgences Mamans
56 rue de Passy
75016 Paris
Tél : 01 46 47 89 98

www.bebe-annonce.com

• Protection de l'enfance :

Allo Enfance maltraitée : 119
www.allo119.gouv.fr

Calculer sa date d'accouchement

➜ date du 1er jour des dernières règles

➜ date **présumée** d'accouchement (seul un médecin pourra confirmer la date)

janvier	octobre	février	novembre	mars	décembre	avril	janvier	mai	février	juin	mars	juillet	avril	août	mai	septembre	juin	octobre	juillet	novembre	août	décembre	septembre
1	15	1	15	1	13	1	13	1	12	1	15	1	14	1	15	1	15	1	15	1	15	1	14
2	16	2	16	2	14	2	14	2	13	2	16	2	15	2	16	2	16	2	16	2	16	2	15
3	17	3	17	3	15	3	15	3	14	3	17	3	16	3	17	3	17	3	17	3	17	3	16
4	18	4	18	4	16	4	16	4	15	4	18	4	17	4	18	4	18	4	18	4	18	4	17
5	19	5	19	5	17	5	17	5	16	5	19	5	18	5	19	5	19	5	19	5	19	5	18
6	20	6	20	6	18	6	18	6	17	6	20	6	19	6	20	6	20	6	20	6	20	6	19
7	21	7	21	7	19	7	19	7	18	7	21	7	20	7	21	7	21	7	21	7	21	7	20
8	22	8	22	8	20	8	20	8	19	8	22	8	21	8	22	8	22	8	22	8	22	8	21
9	23	9	23	9	21	9	21	9	20	9	23	9	22	9	23	9	23	9	23	9	23	9	22
10	24	10	24	10	22	10	22	10	21	10	24	10	23	10	24	10	24	10	24	10	24	10	23
11	25	11	25	11	23	11	23	11	22	11	25	11	24	11	25	11	25	11	25	11	25	11	24
12	26	12	26	12	24	12	24	12	23	12	26	12	25	12	26	12	26	12	26	12	26	12	25
13	27	13	27	13	25	13	25	13	24	13	27	13	26	13	27	13	27	13	27	13	27	13	26
14	28	14	28	14	26	14	26	14	25	14	28	14	27	14	28	14	28	14	28	14	28	14	27
15	29	15	29	15	27	15	27	15	26	15	29	15	28	15	29	15	29	15	29	15	29	15	28
16	30	16	30	16	28	16	28	16	27	16	30	16	29	16	30	16	30	16	30	16	30	16	29
17	31	17	1 décembre	17	29	17	29	17	28/29	17	31	17	30	17	31	17	1 juillet	17	31	17	31	17	30
18	1 novembre	18	2	18	30	18	30	18	1 mars	18	1 avril	18	1 mai	18	1 juin	18	2	18	1 août	18	1 septembre	18	1 octobre
19	2	19	3	19	31	19	31	19	2	19	2	19	2	19	2	19	3	19	2	19	2	19	2
20	3	20	4	20	1 janvier	20	1 février	20	3	20	3	20	3	20	3	20	4	20	3	20	3	20	3
21	4	21	5	21	2	21	2	21	4	21	4	21	4	21	4	21	5	21	4	21	4	21	4
22	5	22	6	22	3	22	3	22	5	22	5	22	5	22	5	22	6	22	5	22	5	22	5
23	6	23	7	23	4	23	4	23	6	23	6	23	6	23	6	23	7	23	6	23	6	23	6
24	7	24	8	24	5	24	5	24	7	24	7	24	7	24	7	24	8	24	7	24	7	24	7
25	8	25	9	25	6	25	6	25	8	25	8	25	8	25	8	25	9	25	8	25	8	25	8
26	9	26	10	26	7	26	7	26	9	26	9	26	9	26	9	26	10	26	9	26	9	26	9
27	10	27	11	27	8	27	8	27	10	27	10	27	10	27	10	27	11	27	10	27	10	27	10
28	11	28/29	12	28	9	28	9	28	11	28	11	28	11	28	11	28	12	28	11	28	11	28	11
29	12			29	10	29	10	29	12	29	12	29	12	29	12	29	13	29	12	29	12	29	12
30	13			30	11	30	11	30	13	30	13	30	13	30	13	30	14	30	13	30	13	30	13
31	14			31	12			31	14			31	14	31	14			31	14			31	14

Mes notes

La puériculture chez Mango :

Crédits photographiques : Thinkstock
sauf Getty images (couverture, pages 151, 158 et 244)

Direction éditoriale : Tatiana Delesalle
Édition : Aurélie Cazenave et Julie Cot
Direction artistique : Chloé Eve
Mise en pages : Natacha Marmouget et Catherine Le Troquier
Préparation de copie et relecture : Claire Dauvel
Fabrication : Thierry Dubus et Audrey Bord

N° d'édition : A16007
ISBN : 978-2-3170-1747-6
Code MDS : 76219N1
Achevé d'imprimer en Slovénie par DZS en novembre 2015
Dépôt légal : janvier 2016
Édition n°2